비교하면 보이는
약 vs. 약

비교하면 보이는 약 vs. 약

한국약사교육연구회 지음

고혈압 / 협심증 / 심부전 / 부정맥 /
이상지질혈증 / 항혈전제 / 천식 /
만성 폐쇄성 폐질환 / 기침 /
알레르기비염 / 당뇨병 / 갑상샘 질환 /
비만 / 피임 / 자궁내막증 / 불임 / 갱년기 증상 /
위식도역류병 / 소화성궤양 / 설사 /
변비 / 과민성장증후군 / 염증장질환 /
구역·구토 / 멀미 / 바이러스성 간염 /
간성뇌증 / 만성콩팥병 / 요실금 /
전립샘비대증 / 발기부전 / 야뇨증

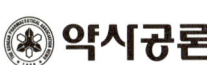

이 책을 내면서

2000년 의약분업 이후 약학대학 6년제 시행, 안전상비의약품의 약국 외 판매 등 약업계에는 커다란 변화가 있었습니다. 이러한 제도의 변화뿐 아니라 과학기술의 눈부신 발전으로 인하여 새로운 패러다임의 신약이 개발 중이며, 개인별 특성을 고려한 맞춤약료 시대를 맞이하기 위한 다양한 연구들 또한 진행 중입니다. 또 정보기술(IT)을 접목한 임상 서비스의 혁신 등 의약 분야에는 새로운 도전과 변화의 바람이 끊임없이 일어나고 있습니다.

건강한 삶을 영위하고자 하는 인류의 꿈을 실현하기 위해서는 의약품을 개발하고 이를 올바르고 안전하게 사용하는 것이 뒷받침되어야 합니다. 이는 우리 약사들에게 보다 나은 약료 서비스 제공을 위한 전문성을 요구하고 있습니다.

이에 발맞춰 한국약사교육연구회(Korea Continuing Pharmacy Education, KCPE)는 2011년 창설된 이래로 지금까지 약사 전문 교육 프로그램 개발에 힘써왔습니다. 그간 우리 연구회는 약사공론, 경기도약사회지, 서울시약사회지 등에 문답 형식으로 쉽게 풀어가는 의약품 복약상담을 연재하였고, 2014년에는《2014 일반의약품 복약지도매뉴얼 Ⅲ》를 발간하였습니다.

일반의약품 복약상담 연재 이후 우리 연구회는 최상의 약료 서비스를 위한 정보를 제공하기 위해 2015년부터 지금까지 약사공론에 〈약 vs 藥 꼼꼼 비교〉를 연재하고 있습니다. 〈약 vs 藥 꼼꼼 비교〉는 같은 질병 치료에 쓰이는 다른 계열 약물들, 동일 계열 또는 약리기전이 비슷한 약물이지만 환자의 기저질환이나 병용약물, 생활 환경 등 환자의 특성에 따라 달리 사용하고 모니터링해야 하는 약물들에 대하여 그에 해당하는 적응증, 작용기전, 약물상호작용, 주의해야 할 환자 등을 알기 쉬운 방식으로 연재하고 있습니다.

《비교하면 보이는 약 vs. 약》은 그간 약사공론에 연재하였던 〈약 vs 藥 꼼꼼 비교〉 원고를 토대로 엮었으며, 비슷한 두 약물을 비교해가며 다른 점들을 쉽게 이해할 수 있도록 문답(Q&A) 형식으로 구성하였습니다. 그리고 마지막 부분에는 '이것만은 알아두세요'라는 두 약물의 핵심 비교 사항을 포인트로 요약 정리했습니다.

이 책은 근거 중심 약학을 기본 골자로 하여 집필하고자 노력하였으며, 집필에 참여한 저자들은 약국, 병원, 제약회사, 학교, 관공서 등 다양한 분야에서 활동하는 약사들로서 이들의 경험이 독자들에게 도움을 드릴 수 있으리라 믿습니다.

의약품의 중요성과 약사법 제정을 기념하기 위해 '약의날'이 국가기념일로 제정되었습니다. '약의날'이 국가기념일로 지정된 2021년을 기점으로 국민의 건강을 위한 약사 서비스가 한층 더 도약하리라 기대해봅니다. 이에 발맞춰 한국약사교육연구회가 2022년 창설 12주년을 맞이하여 이 책을 발간하게 되어 매우 기쁘게 생각합니다.

마지막으로 이 지면을 빌려 《비교하면 보이는 약 vs. 약》 출간을 위하여 애써주신 약사공론과 연재하는 동안 격려와 충고를 아끼지 않았던 여러분께 감사드립니다. 이 책이 환자 상담과 국민 건강에 조금이나마 보탬이 되기를 진심으로 바랍니다.

2022년 2월
집필진을 대표하여
한국약사교육연구회장 정경혜

차례

이 책을 내면서 4

1 심혈관 질환 13

고혈압 Hypertension 15
협심증 Angina Pectoris 19
암로디핀(Amlodipine) vs. 로사르탄(Losartan) 23
암로디핀(Amlodipine) vs. 딜티아젬(Diltiazem) 27
히드로클로로티아지드(Hydrochlorothiazide) vs. 스피로노락톤(Spironolactone) 31
프로프라놀롤(Propranolol) vs. 카르베딜롤(Carvedilol) 35
카르베딜롤(Carvedilol) vs. 네비보롤(Nebivolol) 39
니페디핀(Nifedipine) vs. 베라파밀(Verapamil) 42
트레프로스티닐(Treprostinil) vs. 셀렉시팍(Selexipag) 45
니트로글리세린(Nitroglycerin) vs. 이소소르비드이질산염(Isosorbide dinitrate) 49
니코란딜(Nicorandil) vs. 몰시도민(Molsidomine) 53

심부전 Heart Failure 57
라미프릴(Ramipril) vs. 네비보롤(Nebivolol) 61
사쿠비트릴·발사르탄(Sacubitril·Valsartan) vs. 에날라프릴(Enalapril) 66
비소프롤롤(Bisoprolol) vs. 이바브라딘(Ivabradine) 70

부정맥 Arrhythmia 73

아미오다론(Amiodarone) vs. 프로파페논(Propafenone) 76

아미오다론(Amiodarone) vs. 드로네다론(Dronedarone) 79

이상지질혈증 Dyslipidemia 85

프라바스타틴(Pravastatin) vs. 아토르바스타틴(Atorvastatin) 87

로수바스타틴(Rosuvastatin) vs. 에제티미브(Ezetimibe) 92

알리로쿠맙(Alirocumab) vs. 에볼로쿠맙(Evolocumab) 97

페노피브레이트(Fenofibrate) vs. 오메가-3-산 에틸에스테르90(Omega-3-acid ethyl esters) 101

항혈전제 Antithrombic Agents 107

클로피도그렐(Clopidogrel) vs. 프라수그렐(Prasugrel) 110

티카그렐러(Ticagrelor) vs. 클로피도그렐(Clopidogrel) 114

실로스타졸(Cilostazol) vs. 클로피도그렐(Clopidogrel) 118

헤파린(Heparin) vs. 에녹사파린(Enoxaparin) 121

와파린(Warfarin) vs. 리바록사반(Rivaroxaban) 125

아픽사반(Apixaban) vs. 다비가트란(Dabigatran) 129

아스피린(Aspirin) vs. 와파린(Warfarin) 134

아스피린(Aspirin) vs. 에독사반(Edoxaban) 139

2 호흡기 질환   153

천식 Asthma 155
만성 폐쇄성 폐질환 Chronic Obstructive Pulmonary Disease, COPD 158
기침 Cough 161

심비코트(Budesonide/Formoterol) vs. 플루티폼(Fluticasone/Formoterol) 163

툴로부테롤(Tulobuterol) vs. 살부타몰(Salbutamol sulfate) 167

티오트로퓸(Tiotropium) vs. 인다카테롤(Indacaterol) 172

덱사메타손(Dexamethasone) vs. 프레드니솔론(Prednisolone) 175

코데인(Codeine) vs. 디히드로코데인(Dihydrocodeine) 180

디히드로코데인(Dihydrocodeine) vs. 레보드로프로피진(Levodropropizine) 184

알레르기비염 Allergic Rhinitis 189

펙소페나딘(Fexofenadine) vs. 올로파타딘(Olopatadine) 192

아젤라스틴(Azelastine) vs. 모메타손(Mometasone) 196

모메타손(Mometasone) vs. 트리암시놀론 아세토니드(Triamcinolone acetonide)　200

세티리진(Cetirizine) vs. 로라타딘(Loratadine)　204

3　내분비 질환　211

당뇨병 Diabetes Mellitus　213

글리메피리드(Glimepiride) vs. 메트포르민(Metformin)　216

글리클라지드(Gliclazide) vs. 보글리보스(Voglibose)　220

둘라글루타이드(Dulaglutide) vs. 인슐린글라진(Insulin glargine)　225

인슐린글라진(Insulin glargine) vs. 인슐린디터머(Insulin detemir)　230

로베글리타존(Lobeglitazone) vs. 삭사글립틴(Saxagliptin)　235

시타글립틴(Sitagliptin) vs. 에보글립틴(Evogliptin)　239

리나글립틴(Linagliptin) vs. 엑세나타이드(Exenatide)　243

아카보즈(Acarbose) vs. 레파글리니드(Repaglinide)　246

엑세나타이드(Exenatide) vs. 리라글루티드(Liraglutide)　250

피오글리타존(Pioglitazone) vs. 엠파글리플로진(Empagliflozin)　254

갑상샘 질환 Thyroid Disease　259

콤지로이드(Comthyroid) vs. 씬지로이드(Synthyroid)　261

메티마졸(Methimazole) vs. 프로필티오우라실(Propylthiouracil)　264

비만 Obesity　267

날트렉손/부프로피온(Naltrexone/Bupropion) vs. 오르리스타트(Orlistat)　269

펜터민(Phentermine) vs. 리라글루티드(Liraglutide)　273

날트렉손/부프로피온(Naltrexone/Bupropion) vs. 펜터민/토피라메이트(Phentermine/Topiramate)　277

리라글루티드(Liraglutide) vs. 펜터민/토피라메이트(Phentermine/Topiramate)　282

4　여성 질환　291

피임 Contraception　293

에티닐에스트라디올/레보노르게스트렐(Ethinylestradiol / Levonorgestrel) vs. 에티닐에스트라디올/드로스피레논(Ethinylestradiol/Drospirenone)　295

레보노르게스트렐(Levonorgestrel) vs. 울리프리스탈(Ulipristal)　299

자궁내막증 Endometriosis 305
디에노게스트(Dienogest) vs. 고세렐린(Goserelin) 306

불임 Infertility 309
클로미펜(Clomiphene) vs. 메노트로핀(Menotropin) 311

갱년기 증상 Menopausal Symptoms 315
에스트라디올(Estradiol valerate) vs. 티볼론(Tibolone) 317

5 소화기 질환 323

위식도역류병 Gastroesophageal Reflux Disease, GERD 325
소화성궤양 Peptic Ulcer Disease, PUD 327
란소프라졸(Lansoprazole) vs. 덱스란소프라졸(Dexlansoprazole) 328
에소메프라졸(Esomeprazole) vs. 테고프라잔(Tegoprazan) 333
판토프라졸(Pantoprazole) vs. 레바프라잔(Revaprazan) 337
미소프로스톨(Misoprostol) vs. 레바미피드(Rebamipide) 340
알긴산나트륨(Sodium alginate) vs. 알마게이트(Almagate) 343

설사 Diarrhea 347
변비 Constipation 348
과민성장증후군 Irritable Bowel Syndrome, IBS 350
로페라마이드(Loperamide) vs. 디옥타헤드랄스멕타이트(Dioctahedral smectite) 352
락툴로오스(Lactulose) vs. 산화마그네슘(Magnesium oxide) 355
비사코딜(Bisacodyl) vs. 프루칼로프라이드(Prucalopride) 360
비사코딜(Bisacodyl) vs. 피코황산나트륨(Sodium picosulfate) 364
폴리에틸렌글리콜(Polyethylene glycol) vs. 피코황산나트륨(Sodium picosulfate) 367
폴리카르보필칼슘(Polycarbophil Calcium) vs. 도큐세이트(Docusate Sodium) 371
리팍시민(Rifaximin) vs. 라모세트론(Ramosetron) 376
트리메부틴(Trimebutine) vs. 시메트로퓸(Cimetropium) 380

염증장질환 Inflammatory Bowel Disease, IBD 383
메살라진(Mesalazine) vs. 설파살라진(Sulfasalazine) 385
인플릭시맵(Infliximab) vs. 베돌리주맙(Vedolizumab) 390

구역과 구토 Nausea and Vomiting **395**

멀미 Motion Sickness **397**

돔페리돈(Domperidone) vs. 메토클로프라미드(Metoclopramide) **398**

온단세트론(Ondansetron) vs. 아프레피탄트(Aprepitant) **402**

아프레피탄트(Aprepitant) vs. 네투피탄트/팔로노세트론(Netupitant/Palonosetron) **406**

스코폴라민 패취(Scopolamine) vs. 디멘히드리네이트 복합제제(Dimenhydrinate) **411**

디멘히드리네이트(Dimenhydrinate) vs. 베타히스틴(Betahistine) **415**

레보설피리드(Levosulpiride) vs. 모사프리드(Mosapride) **419**

베스자임 vs. 베나치오에프 **423**

6 간 질환 433

바이러스성 간염 Viral Hepatitis **435**

엔테카비르(Entecavir) vs. 테노포비르(Tenofovir DF) **438**

엘바스비르/그라조프레비르(Elbasvir/Grazoprevir) vs. 글레카프레비르/피브렌타스비르(Glecaprevir/Pibrentasvir) **441**

간성뇌증 Hepatic Encephalopathy **447**

락툴로오스(Lactulose) vs. 리팍시민(Rifaximin) **449**

7 신장 질환 455

만성콩팥병 Chronic Kidney Disease, CKD **457**

세벨라머탄산염(Sevelamer carbonate) vs. 탄산란탄(Lanthanum carbonate) **459**

수크로제이철(Sucroferric oxyhydroxide) vs. 칼시페디올(Calcifediol hydrate) **464**

사이클로스포린(Cyclosporine) vs. 시롤리무스(Sirolimus) **469**

타크로리무스(Tacrolimus) vs. 미코페놀레이트(Mycophenolate) **474**

8 비뇨생식기 질환

요실금 Urinary Incontinence 483

전립샘비대증 Benign Prostatic Hyperplasia, BPH 486
톨터로딘(Tolterodine) vs. 솔리페나신(Solifenacin) 488
옥시부티닌(Oxybutynin) vs. 트로스퓸(Trospium) 491
페소테로딘(Fesoterodine) vs. 미라베그론(Mirabegron) 496
탐스로신(Tamsulosin) vs. 테라조신(Terazosin) 500
알푸조신(Alfuzosin) vs. 실로도신(Silodosin) 505
피나스테리드(Finasteride) vs. 두타스테리드(Dutasteride) 509

발기부전 Erectile Dysfunction 515
실데나필(Sildenafil) vs. 타다라필(Tadalafil) 517

야뇨증 Nocturnal Enuresis 521
데스모프레신(Desmopressin) vs. 이미프라민(Imipramine) 522

찾아보기 531

1 심혈관 질환

고혈압 Hypertension

정경혜

고혈압(hypertension)

수축기혈압(systolic blood pressure, SBP)이 140mmHg이거나 이완기혈압(diastolic blood pressure, DBP)이 90mmHg 이상

고혈압 치료약물 작용기전

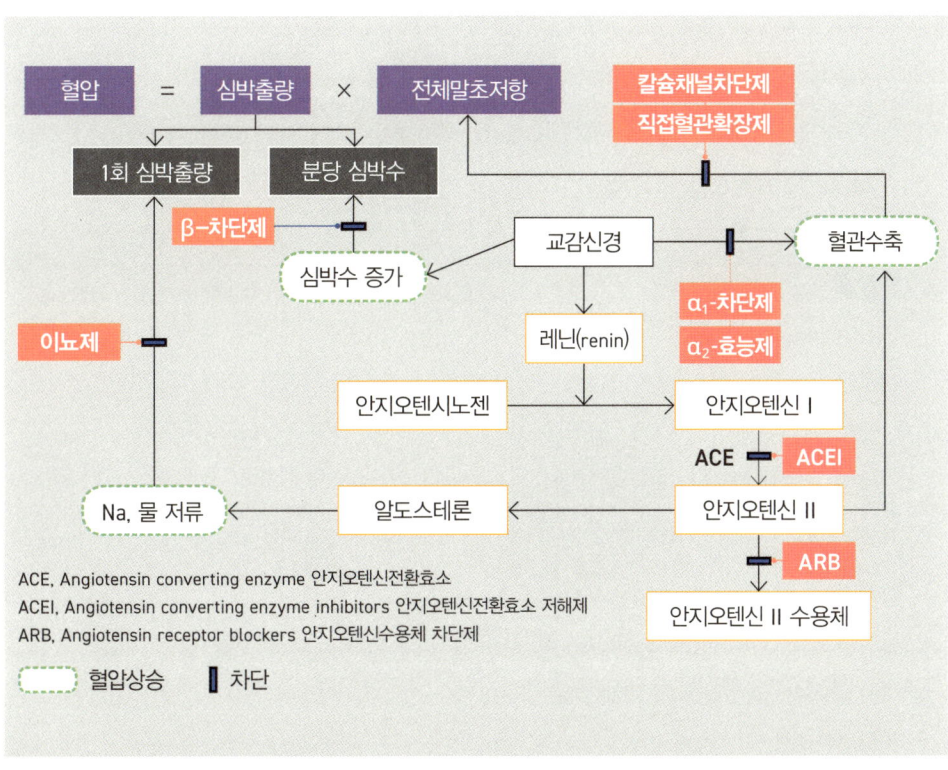

그림 1-1 고혈압 치료약물 작용기전

고혈압 치료 약물

심박출량 저하, 전체말초저항 감소

1) 안지오텐신전환효소 저해제(angiotensin converting enzyme inhibitors, ACEI)

    안지오텐신 II(angiotensin II)는 혈관을 수축하고 알도스테론 분비 증가로 물과 나트륨을 저류시켜 혈압상승. ACEI는 안지오텐신 I을 안지오텐신 II로 전환하는 안지오텐신전환효소(angiotensin converting enzyme, ACE)의 작용을 저해하여 안지오텐신 II 생성 감소로 혈압 저하

    - 알라세프릴(alacepril, 세타프릴정), 캅토프릴정(captopril, 카프릴정)
      실라자프릴정(cilazapril, 실라자프릴정), 에날라프릴(enalapril, 에나프린정)
      이미다프릴(imidapril, 타나트릴정), 리시노프릴(lisinopril, 제스트릴정)
      페린도프릴(perindopril, 아서틸정), 라미프릴(ramipril, 트리테이스정)

2) 안지오텐신수용체 차단제(angiotensin receptor blockers, ARB)

    안지오텐신 II 수용체인 AT_1 길항작용으로 안지오텐신 II를 감소시켜 혈압 저하

    - 아질사르탄(azilsartan, 이달비정), 칸데사르탄(candesartan, 아타칸정)
      에프로사르탄(eprosartan, 테베텐정), 피마사르탄(fimasartan, 카나브정)
      이르베사르탄(irbesartan, 아프로벨정), 로사르탄(losartan, 코자정)
      올메사르탄(olmesartan, 올메텍정), 텔미사르탄(telmisartan, 미카르디스정)
      발사르탄(valsartan, 디오반정)

심박출량 감소

1) 이뇨제(diuretics)

    티아지드(thiazide)계, 유사 이뇨제

    - 히드로클로로티아지드(hydrochlorothiazide: HCTZ, 다이크로진정)
      클로르탈리돈(chlorthalidone, 하이그로톤정)
      인다파미드(indapamide, 후루덱스서방정), 지파미드(xipamide, 디유렉산정)

    루프이뇨제(loop diuretics)

    - 푸로세미드(furosemide, 라식스정), 토라세미드(torasemide, 토렘정)
      아조세미드(azosemide, 유레틴정)

    칼륨보존이뇨제

    - 아미로라이드(amiloride, 아미로정)

알도스테론 길항제

- 스피로노락톤(spironolactone, 알닥톤필름코팅정)

2) 베타차단제(β-blockers)

심장선택적 베타차단제(cardioselective β-blockers)

교감신경 β1 수용체를 선택적으로 차단

- 아테놀올(atenolol, 테놀민정), 베탁솔롤(betaxolol, 켈론정)
- 베반토롤(bevantolol, 칼반정), 비소프롤롤(bisoprolol, 콩코르정)
- 셀리프롤롤(celiprolol, 셀렉톨정), 메토프로롤(metoprolol, 베타록정)
- 네비보롤(nebivolol, 네비레트정)

비선택적 베타차단제(nonselective β-blockers)

교감신경 β1, β2 수용체를 비선택적으로 차단

- 카르베딜롤(carvedilol, 딜라트렌정), 카르테올롤(carteolol, 미케란정)
- 라베타롤(labetalol, 라베신주), 아로티놀롤(arotinolol, 알말정)
- 프로프라놀롤(propranolol, 인데놀정)

3세대 베타차단제

혈관 확장 작용

- 카르베딜롤(carvedilol, 딜라트렌정), 네비보롤(nevibolol, 네비레트정)
  라베타롤(labetalol, 라베신주)

전체말초저항 감소

동맥혈관 확장작용으로 혈압 감소

1) 칼슘채널차단제(calcium channel blockers, CCB)

혈관 내 칼슘이온 유입을 차단해 혈관 확장

Type I: nondihydropyridine CCB

- 베라파밀(verapamil, 이솝틴서방정), 딜티아젬(diltiazem, 헤르벤서방정, 카디아젬정)

Type II: dihydropyridine CCB(DHP-CCB)

- 암로디핀(amlodipine, 노바스크정), 바니디핀(barnidipine, 올데카캡슐)
  베니디핀(benidipine, 코디핀정), 실니디핀(cilnidipine, 시나롱정)
  에포니디핀(efonidipine, 핀테정), 펠로디핀(felodipine, 무노발정)
  라시디핀(lacidipine, 박사르정), 레르카니디핀(lercanidipine, 자니딥정)
  마니디핀(manidipine, 마디핀정), 니카르디핀(nicardipine, 페르디핀서방캡슐)

니페디핀(nifedipine, 아달라트오로스정)

2) 알파-1 차단제(α₁-blockers)

   교감신경 $α_1$-수용체 차단작용으로 혈관 확장
   - 테라조신(terazosin, 하이트린정), 독사조신(doxazosin, 카두라엑스엘정)

3) 혈관확장제

   직접 혈관에 작용해서 혈관 확장 작용
   - 히드랄라진(hydralazine, 삼진히드랄라진정), 미녹시딜(minoxidil, 현대미녹시딜정)

폐동맥고혈압(pulmonary arterial hypertension)

폐동맥고혈압

폐동맥 혈압 상승

치료 약물

1) 프로스타사이클린(prostacyclin, PGI₂)과 프로스타사이클린 유사체
   - 일로프로스트(iloprost, 벤타비스흡입액), 트레프로스티닐(treprostinil, 레모둘린주사)

2) 프로스타사이클린 IP 수용체 효능제
   - 셀레시팍(selexipag, 업트라비정)

3) 엔도텔린(endothelin) 수용체 길항제
   - 암브리센탄(ambrisentan, 볼르브리스정), 보센탄(bosentan, 트라클리어정)
     마시텐탄(macitentan, 옵서미트정)

4) 포스포다이에스터분해효소 저해제(phosphodiesterase inhibitor)
   - 실데나필(sildenafil, 파텐션정)

5) 구아닐산고리화효소 자극제(guanyl cyclase stimulator)
   - 리오시구앗(riociguat, 아뎀파스정)

협심증 Angina Pectoris

정경혜

협심증(angina pectoris)

심장에 산소를 공급하는 관상동맥 내 콜레스테롤 축적, 플라그 형성 등으로 인해, 관상동맥의 산소 부족으로 발생하는 허혈성 심장질환. 대표적 증상은 가슴 통증, 턱 통증, 호흡곤란

만성안정형협심증(chronic stable angina)

가장 일반적인 형태로 주요 원인은 죽상동맥경화증이며 운동이나 심한 스트레스로 흉통이 발생되며 휴식이나 안정을 취하면 호전

이형협심증(variant angina, Prinzmetal angina)

일시적인 관상동맥의 경련이 원인으로 휴식 중에도 발생

불안정협심증(unstable angina)

급성관상동맥증후군(acute coronary syndrome, ACS)에 속하는 증상이 심한 협심증

협심증 치료약물 작용기전

협심증은 관상동맥 내 산소 부족이 원인이므로 관상동맥에 산소를 공급하는 관상동맥 확장제나, 심박수를 줄여서 심장의 부담을 줄여 산소필요량을 감소시키는 약물이 치료제로 사용. 또한 협심증의 주요 원인이 이상지질혈증과 혈전 발생이므로 이상지질혈증 치료제, 항혈소판 약물 사용(그림 1-2).

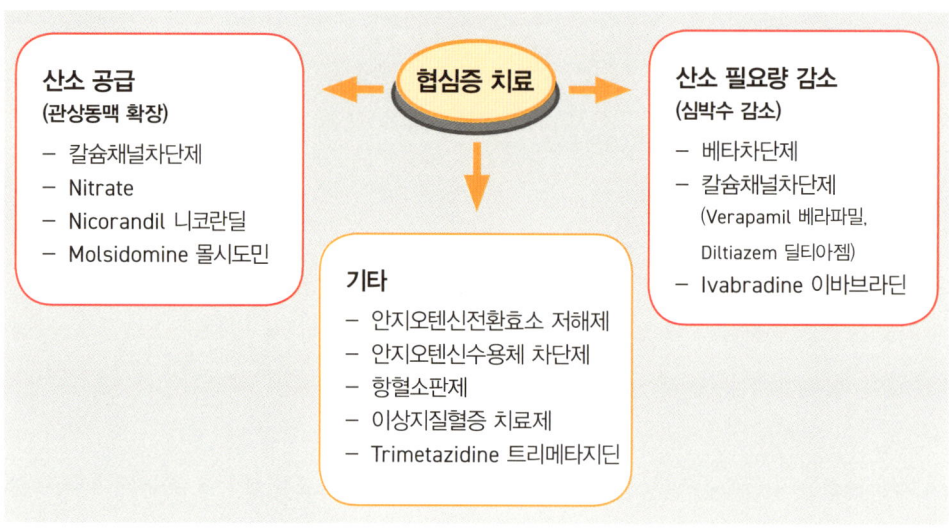

그림 1-2 협심증 치료약물 작용기전

협심증 치료약물

관상동맥확장제

관상동맥을 확장시켜 산소 공급

1) 칼슘채널차단제(calcium channel blockers, CCB)

    관상동맥의 칼슘 이온 유입을 차단해 관상동맥 확장

    - 베라파밀(verapamil, 이솝틴서방정), 딜티아젬(diltiazem, 헤르벤서방정)
    - 암로디핀(amlodipine 노바스크정), 베니디핀(benidipine, 코디핀정)
      에포니디핀(efonidipine, 핀테정), 펠로디핀(felodipine, 무노발정)
      니페디핀(nifedipine, 아달라트오로스정)

2) 질산염 제제(nitrates)

    산화질소(nitric oxide, NO) 방출, 혈관 내 sulfhydryl group과 반응해서 C-GMP 증가로 세포 내 칼슘 유입 억제하여 관상동맥 확장. 지속해서 사용하면 체내 sulfhydryl group 고갈로 내성 발생

    급성(Acute)

    - 니트로글리세린(nitroglycerin, 명문니트로그리세린설하정, 니트로링구알스프레이, 페링가니트주사)

- 이소소르비드이질산염(isosorbide dinitrate, ISDN, 이소켓스프레이, 이소켓주사)

만성(Chronic)

- 이소소르비드이질산염(isosorbide dinitrate, 이소맥지속성캡슐, 앤지비드서방정)
- 이소소르비드-5-모노니트레이트(isosorbide-5-mononitrate, ISMN, 에란탄정, 에란탄지속정)
- 니트로글리세린(nitroglycerin transdermal patch, 앤지덤패취)

3) 니코란딜(nicorandil, 시그마트정)

NO 방출, 심장 평활근에서 ATP 의존적 칼륨 이온 통로 활성화로 관상동맥 확장

4) 몰시도민(molsidomine, 몰시톤정)

전구약물(prodrug), 활성 대사체로 전환되어 NO 방출, C-GMP 증가로 세포 칼슘 유입 억제하여 관상동맥 확장

Nitrate와 다르게 sulfhydryl group과 반응하지 않으므로 내성 없음

심박수 감소

심박수 감소로 관상동맥의 산소 필요량 감소

1) 베타차단제(β-blockers)

교감신경의 β-수용체를 차단해서 심박수 감소

심장선택적 베타차단제(cardioselective β-blockers)

- 아테놀올(atenolol, 테놀민정), 베탁솔롤(betaxolol, 켈론정)
- 비소프롤롤(bisoprolol, 콩코르정), 셀리프롤롤(celiprolol, 셀렉톨정)
- 메토프로롤(metoprolol, 베타록정)

비선택적 베타차단제(nonselective β-blockers)

교감신경 β1, β2 수용체를 비선택적으로 차단

- 카르베딜롤(carvedilol, 딜라트렌정), 카르테올롤(carteolol, 미케란정)
- 아로티놀롤(arotinolol, 알말정), 프로프라놀롤(propranolol, 인데놀정)

2) Nondihydropyridine 칼슘채널차단제(nondihydropyridine CCB)

심장으로 칼슘 이온 유입을 차단해서 심박수 감소

- 베라파밀(verapamil, 이솝틴서방정), 딜티아젬(diltiazem, 헤르벤서방정)

3) 이바브라딘(ivabradine, 프로코라란정)

동방결절(sinus node)의 If(funny channel)를 선택적으로 억제해서 심박수 감소

기타

1) 트리메타지딘(trimetazidine, 바스티난엠알서방정)
   지방산 산화 감소로 허혈역치 상승

2) 이상지질혈증 치료제
   협심증의 주요 원인인 이상지질혈증 치료
   - 스타틴(statin)

3) 항혈소판 제제(antiplatelet agent): aspirin
   협심증의 주요 원인인 혈소판의 응집을 억제
   - 아스피린(aspirin)

4) 안지오텐신전환효소저해제(ACEI)
   플라그 안정화작용

암로디핀 Amlodipine VS. 로사르탄 Losartan

정경혜

	Amlodipine (노바스크정)	Losartan (코자정)
효능효과	고혈압 협심증	고혈압 고혈압을 가진 제2형 당뇨병 환자의 신장병
작용기전	칼슘채널차단제 (Calcium channel blockers, CCB)	안지오텐신수용체 차단제 (Angiotensin receptor blockers, ARB)
제형	정제: 2.5mg, 5mg, 10mg 구강붕해정: 5mg, 10mg	정제: 50mg, 100mg
이상반응	두통, 안면 홍조, 부종, 잇몸 증식	고칼륨혈증, 기립성저혈압

암로디핀(amlodipine)과 로사르탄(losartan)은 어떤 질환에 사용됩니까?

두 약물은 모두 고혈압과 협심증 치료에 사용합니다. Amlodipine은 안정형협심증, 이형협심증 치료에 사용되며 심박출량이 40% 이상인 관상동맥질환 환자의 입원위험과 관상동맥 혈관재생술에 대한 위험을 감소시킵니다. Losartan도 적응증은 없지만 플라그 안정화 작용 등으로 협심증 치료에 쓰입니다. 그 외에 2형 당뇨병환자의 신장질환 치료 목적으로도 쓰입니다. 두 약물은 승인된 적응증 외에 다음과 같이 다양한 용도로 사용됩니다.

- 신장 질환으로 인한 단백뇨 등의 증상: Losartan은 단백뇨 주요 치료 약물이며 amlodipine도 사용됩니다.
- 심부전(heart failure): 심부전의 주 치료제는 안지오텐신전환효소 저해제(angiotensin converting enzyme inhibitors, ACEI)입니다. 그러나 ACEI를 복용하기 힘든 경우에 losartan 등의 안지오텐신수용체 차단제(Angiotensin receptor blockers, ARB)를 사용합니다. 대부분의 칼슘채널차단제(Calcium channel blockers, CCB)는 심부전을 악화시키므로

사용을 피해야 하나 amlodipine은 심부전 환자에게 사용 가능합니다.
- 레이노증후군(raynaud's phenomenon): Nifedipine 서방형(아달라트오로스정)이 1차 요법으로 쓰이나 amlodipine도 사용 가능합니다.
- 신장이식에 관련된 이상: Amlodipine은 신장 이식 후 거부 반응을 예방하기 위해 사용하는 cyclosporine의 혈압 상승 이상반응을 조절하기 위해 쓰입니다. Losartan은 신장 이식 후 발생한 적혈구증가 치료에 도움이 됩니다.
- 통풍(gout): Losartan은 요산배설작용이 있어 통풍환자에게 좋은 고혈압 치료제로 선택될 수 있습니다.

두 약물의 작용기전은 무엇입니까?

Amlodipine은 dihydropyridine 칼슘채널차단제로 L-type 칼슘채널에 결합해서 혈관과 심장으로 칼슘이 유입되는 것을 차단합니다. 이로 인해 혈관이 확장되어 혈압을 감소시키므로 고혈압 치료제로 쓰이며, 심장의 관상동맥 확장 작용으로 심장에 산소 공급을 도와주므로 협심증 치료로도 사용합니다.

Losartan은 안지오텐신 수용체 차단제 중 가장 처음으로 개발된 약물입니다. 체내 혈류가 감소되면 레닌(renin)이 분비되어 안지오텐시노젠(angiotensinogen)을 안지오텐신 I(angiotensin I)으로 전환시킵니다. 안지오텐신 전환효소(angiotensin converting enzyme, ACE)는 안지오텐신 I을 안지오텐신 II(angiotensin II)로 전환하여 혈관을 수축하고 알도스테론 분비를 촉

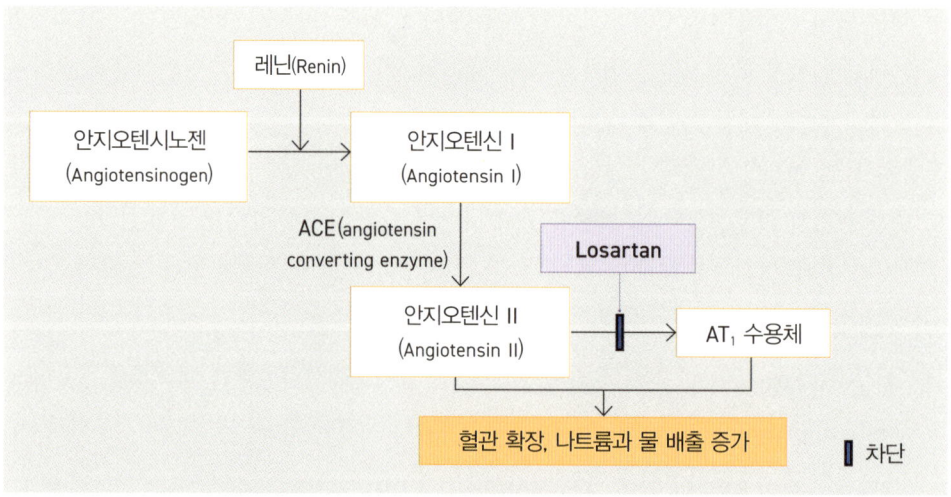

그림 1-3 **Losartan의 작용기전**

진시켜 나트륨과 물을 저류시킵니다. Losartan은 안지오텐신 II의 수용체인 AT_1 수용체를 가역적으로 차단해 안지오텐신 II 감소로 혈관을 확장하고 나트륨, 물을 배출시키는 역할로 고혈압 치료뿐만 아니라 당뇨환자, 신장질환의 단백뇨 치료에 효과적인 약물입니다.

약물의 반감기나 최고 혈중농도에 도달하는 시간이 궁금합니다.

Amlodipine은 경구로 복용 후 6~12시간에 최고 혈중농도에 도달하고 반감기는 약 30~50시간이며 간에서 90% 대사됩니다.
Losartan은 부분적으로 카복실산 활성대사체로 대사되며 경구 복용 후 약 1시간(활성대사체: 3~7시간)에 최고 혈중농도에 도달하며 반감기는 약 2시간(활성대사체: 6~9시간)입니다.

이상반응은 무엇입니까?

Amlodipine은 혈관확장제이므로 두통, 안면 홍조 등을 유발합니다. 또한 용량의존적으로 부종, 심계항진, 현기증 등이 나타날 수 있으며 현저하지는 않지만 잇몸증식이 발생할 수 있습니다.

 여기서 잠깐!

현재 amlodipine은 다양한 염 형태로 여러 약제가 생산됩니다.
s-amlodipine은 amlodipine의 활성 이성질체입니다.

약물	제품명
암로디핀 베실산염(amlodipine besylate)	노바스크정, 바로스크정
암로디핀 캄실산염(amlodipine camsylate)	아모디핀정
암로디핀 니코틴산염(amlodipine nicotinate)	베아디핀정, 암로텐정
암로디핀 말레산염(amlodipine maleate)	노바로핀정, 암로스크정, 애니디핀정
암로디핀 오로트산염(amlodipine orotate)	오로디핀정
암로디핀 아디프산염(amlodipine adipate)	암로스타정
에스암로디핀 베실산염(S-amlodipine besylate)	레보텐션정, 사브정, 지텐션정
에스암로디핀 니코틴산염(S-amlodipine nicotinate)	로디엔정, 하이탑핀정

Losartan은 저혈압, 현기증, 고칼륨혈증을 유발하며 심각한 부작용으로 드물게 혈관부종이 나타납니다. Amlodipine은 부종이 나타나는 반면에 losartan은 약한 이뇨작용이 있습니다.

함께 복용 시에 주의해야 할 약물은 무엇입니까?

- Tizanidine(실다루드정): tizanidine의 알파-2 교감신경 활성 작용으로 인해 amlodipine과 losartan의 혈압강하 작용과 기립성저혈압 이상반응을 증가시킬 수 있으므로 주의합니다.
- 비스테로이드성소염진통제(nonsteroidal antiinflammatory drugs, NSAIDs): 혈압을 상승시켜 amlodipine과 losartan의 혈압강하 작용을 감소시킵니다.
- Simvastatin(조코정): amlodipine은 simvastatin의 혈중농도를 증가시켜 간 이상이나 횡문근융해증과 같은 이상반응을 증가시킵니다. 그러므로 simvastatin은 amlodipine과 병용 시에 1일 최대 20mg을 초과해서는 안 됩니다.
- Itraconazole(스포라녹스캡슐): amlodipine의 혈중농도를 증가시킵니다.
- Spironolactone(알닥톤필름코팅정), amiloride(아미로정): losartan과 병용 시 고칼륨혈증을 유발합니다. 고칼륨혈증이 심한 경우에는 신부전, 근육마비, 부정맥이 발생합니다.

임부가 복용 가능한가요?

Amlodipine은 복용하는 것이 위험보다 장점이 더 많을 경우 임부 복용 가능합니다. Losartan은 임부에 사용해서는 안 됩니다. 레닌 안지오텐신계(renin-angiotensin system)에 관여하는 약물은 임신 중기와 말기에 복용했을 때 태아 사망 또는 손상을 유발했습니다.

이것만은 꼭 기억하세요!

- Amlodipine은 혈관 확장제로 두통, 안면 홍조, 부종을 유발합니다.
- Losartan은 고칼륨혈증, 기립성 저혈압을 유발합니다.
- Losartan은 고혈압, 협심증, 심부전, 단백뇨 치료로 쓰이며 요산 감소로 통풍 환자에 도움을 줍니다.
- Amlodipine은 임부 복용이 가능하나 losartan은 임부가 복용해서는 안 됩니다.

암로디핀 Amlodipine VS. 딜티아젬 Diltiazem

한혜성

	Amlodipine (노바스크정)	Diltiazem (헤르벤정)
효능효과	고혈압, 안정형 또는 이형 협심증에 의한 심근성허혈증	협심증, 고혈압(경증~중등도)
작용기전	Dihydropyridine계 칼슘채널차단제	Non-dihydropyridine계 칼슘채널차단제
친화성	혈관 평활근에 친화성	심장에 친화성
이상반응	안면홍조, 두통, 피로	비염, 인후염, 변비, 서맥

두 약물은 어떤 질환에 사용됩니까?

두 약물은 모두 칼슘채널차단제(calcium channel blocker, CCB)입니다. 이 계열의 약물은 1970년대 초부터 사용하기 시작했으며 그 이후 다양한 약제가 개발되어 현재 한국에서 가장 많이 사용되는 항고혈압약물 중 하나입니다. Amlodipine은 고혈압, 안정형 협심증(stable angina) 또는 이형 협심증(variant angina)에 의한 심근성 허혈증에 쓰이고 심부전이 없거나 심박출량이 40% 이상인 환자의 협심증으로 인한 입원의 위험성을 감소시키거나 관상동맥 혈관재생술에 대한 위험성 감소 목적으로 사용됩니다.
Diltiazem은 협심증과 고혈압에 사용됩니다.
승인된 효능효과 이외에 여러 용도로 사용되는데, amlodipine의 경우 당뇨병신병증(diabetic nephropathy), 좌심실비대(left ventricular hypertrophy), 레이노증후군(Raynaud's phenomenon), 신장이식과 관련된 이상증상(신장이식 후 거부반응방지 위해 쓰는 cyclosporine의 혈압 부작용 개선) 등이며, diltiazem은 관상동맥우회술(coronary artery bypass graft), 치열(anal fissure), 수술전후고혈압, 심근경색, 심실성 부정맥 등에 사용됩니다.

두 가지 약물은 같은 계열인데요, 작용기전과 차이점에 대해 알려주세요.

우선 칼슘채널차단제의 작용기전을 잠시 살펴보겠습니다. 세포 내 칼슘은 평활근의긴장도를 유지하고 심근 수축에 중요한 역할을 합니다. 심장과 혈관, 신장 등에 분포하는 칼슘 이온 통로는 전위 의존적(voltage dependent)으로 이동하는데 칼슘채널차단제는 이를 차단하여 평활근으로 칼슘 유입을 막아 관상 동맥과 말초 혈관을 확장시키며 심장의 후부하(afterload)를 감소시키는 효과를 나타냅니다.

칼슘채널차단제는 크게 dihydropyridine 계열과 non-dihydropyridine 계열로 나눌 수 있는데 각기 다른 구조와 기능을 가집니다.

- Dihydropyridine 계열은 1세대(nifedipine, nicardipine 등), 2세대(felodipine, nimodipine 등), 3세대(amlodipine, lacidipine, lercanidipine, cilnidipine, efonidipine 등)로 구분됩니다. 이 계열 약물들은 심장보다는 혈관에 더욱 친화력이 있어서 혈관 평활근의 칼슘채널을 차단하여 혈압을 내리는 작용을 합니다.

  3세대는 1세대에 비해 작용시간이 길어 1일 1회 복용하며 비교적 이상반응이 적은 장점이 있습니다. 최근 3세대 계열의 약물에 대한 많은 연구결과가 발표되고 있는데 항동맥 경화 효과와 더불어 당뇨병을 가진 고혈압 환자군에서 사망률 감소에 유의성 있는 결과를 보였습니다.

- Non-dihydropyridine 계열의 약물인 verapamil과 diltiazem은 혈관 평활근보다는 심장에 대한 친화력이 더 큽니다. 즉 심장의 칼슘채널을 차단하여 특히 방실 결절의 전도

 여기서 잠깐! "인체 내 칼슘 채널에 대해 알아보겠습니다"

인체에는 6개의 칼슘 채널이 밝혀져 있는데 L-type, N-type, P/Q-type, R-type, T-type으로 분류됩니다. 이 중 L-type이 심근과 평활근에 가장 많이 분포하고 여러 약물 수용체를 포함하고 있습니다.
- L-type: 심근이나 혈관 평활근
  nifedipine(아달라트오로스정), amlodipine(노바스크정), felodipine(무노발정), verapamil(이숩틴정), diltiazem(헤르벤정)
- T-type: 혈관 평활근 & SA-node
- N-type: 교감신경말단

L, N, T-type 등을 복합적으로 차단하는 약제들이 최근 사용되고 있는데 이들 약물은 기존 dihydropyridine계 약물로 인한 반사적인 심박수 증가 등의 이상반응들을 감소시키는 것으로 알려져 대규모 연구들이 진행 중에 있습니다.

를 느리게 하므로 심박수를 느리게 하는 효과가 있습니다. 그러므로 심근 수축력 감소 효과와 심장 내 전기전도 지연효과를 나타냅니다.

이상반응은 무엇입니까?

Amlodipine의 경우 안면홍조, 두통, 졸음, 피로, 부종, 심계항진, 현기증 등의 이상반응이 있으며, diltiazem의 흔한 이상반응으로는 비염, 두통, 인후염, 변비, 기침, 인플루엔자 증상, 말초성 부종 등이 올 수 있으며, 심혈관계에서는 서맥, 부정맥이 나타날 수 있고 그 외 구역, 소화불량 등의 이상반응을 보입니다.

다른 약물들과 상호 작용이 있습니까?

Amlodipine

- Simvastatin: 병용 시 simvastatin의 혈중농도가 증가되어 이상반응이 나타날 수 있으므로 이때 simvastatin의 용량을 1일 최대 20mg을 넘지 않도록 합니다.
- 자몽, 자몽주스: amlodipine과 함께 복용 시 amlodipine의 생체이용률 증가로 혈압 강하효과가 증가할 수 있으므로 병용하지 않도록 합니다.

Diltiazem

- 베타차단제, 항부정맥제(amiodarone): 병용 시 서맥 등 심전도 이상이 나타날 수 있으므로 주의해야 합니다.
- Carbamazepine: carbamazepine의 혈중농도를 상승시켜 carbamazepine의 중독 증상(졸음, 구토 등)을 일으킬 수 있으므로 신중히 투여합니다.

칼슘채널차단제는 다른 성분과의 복합제로 다양한 제품들이 있는데요. 어떤 제제들이 있습니까?

칼슘채널차단제와 안지오텐신수용체차단제 또는 스타틴 복합제가 출시되어 많이 사용되고 있습니다. 이들 복합제는 환자의 복약순응도를 높여 일차적인 심혈관계 질환의 위험을 감소시키는 결과를 많은 연구에서 보여주고 있습니다. 다음의 표는 amlodipine과 안지오텐신수용체차단제 그리고 스타틴 복합제를 정리한 것입니다.

표 1-1　**Amlodipine 복합제**

약물	복합성분		제품명
Amlodipine	안지오텐신수용체 차단제	Valsartan	노바스크브이정 엑스포지정 등
		Telmisartan	트윈스타정
		losartan	아모잘탄정, 코자엑스큐정
		Olmesartan	세비카정, 세비텍정, 세비듀오정 등
		Olmesartan+HCTZ*	세비카에취씨티정
	스타틴(Statin)	Atorvastatin	카듀엣정
S-amlodipine**	안지오텐신수용체차단제	Valsartan	레보살탄정
		Telmisartan	텔미누보정
		Olmesartan	로디비카정

* HCTZ: Hydrochlorthiazide
** S-amlodipine: amlodipine의 활성 이성질체. 약리적으로 혈압 강하효과가 있는 s-form만을 분리한 형태로 1/2 용량만으로 동등한 효과를 나타내며 비활성체인 r-form에 의해 발생하는 부작용을 줄입니다.

> 🔔 **이것만은 꼭 기억하세요!**
>
> - Amlodipine과 diltiazem은 모두 칼슘채널차단제이지만 amlodipine은 혈관 평활근에 친화성이 커서 고혈압에 주로 쓰입니다.
> - Diltiazem은 심장에 친화력이 있어 협심증에 사용됩니다.
> - Amlodipine은 안면홍조, 두통, 부종 등의 이상반응을 일으킬 수 있습니다.
> - Diltiazem은 비염, 인후염, 기침, 변비, 서맥 등의 이상반응이 있습니다.

히드로클로로티아지드 Hydrochlorothiazide 스피로노락톤 Spironolactone

정경혜

	Hydrochlorothiazide (다이크로짇정)	Spironolactone (알닥톤필름코팅정)
효능효과	고혈압, 악성고혈압 부종(심성, 신성, 간성, 월경전긴장증, 부신피질호르몬, 페닐부타존, 에스트로겐 유발)	고혈압 부종(심성, 신성, 간성, 특발성) 원발성알도스테론증 저칼륨혈증
작용기전	원위세뇨관에서 나트륨, 물 재흡수 억제	알도스테론 길항제
미승인 사용	고칼슘뇨증, 야뇨증, 골다공증	여드름, 다모증, 심근경색
제형	정제: 25mg	정제: 25mg
이상반응	저혈압, 현기증 전해질 이상(저칼륨혈증)	여성형유방, 생리 이상 고칼륨혈증

히드로클로로티아지드(hydrochlorothiazide)와 스피로노락톤(spironolactone)은 어떤 질환에 사용됩니까?

두 약물은 모두 고혈압 치료에 사용되는 이뇨제입니다. Hydrochlorothiazide(HCTZ)는 고혈압 치료에 첫 번째 사용되는 약물이나 spironolactone은 필요시에 HCTZ에 추가되어 사용됩니다. 듀로자이드정은 두 약물 복합제제입니다.

HCTZ는 다양한 원인의 부종 치료에 사용되나 강력한 루프이뇨제인 furosemide(라식스정)보다 이뇨효과가 약합니다. 또한 HCTZ은 furosemide와는 다르게 칼슘 배출을 감소시키므로 골다공증에 도움이 됩니다.

Spironolactone은 이뇨효과가 가장 약한 이뇨제이나 알도스테론 차단제이므로 알도스테론 증가가 원인인 질환인 비원발성알도스테론증과 간경변 환자에서 발생하는 복수에는 강력한 효과를 나타냅니다. 또한 spironolactone은 심부전의 진행을 지연시키며, 항안드로겐 효과가 있어서 여드름, 다모증 치료로도 사용합니다.

두 약물의 작용기전은 무엇입니까?

HCTZ는 원위세뇨관에서 나트륨, 염소, 물의 재흡수를 억제해서 배설을 촉진하는 이뇨제입니다. 혈압 강하의 정확한 기전은 알려지지 않았으나 초기에는 혈류와 심박출량이 감소되고 계속 복용할 경우 혈류는 정상으로 돌아오고 말초혈관저항이 감소되는 것으로 알려져 있습니다. 정상혈압에는 영향을 주지 않습니다. 가격이 싸서 경제적이며 혈압 낮추는 효과가 좋고 또한 작용 지속 시간이 길므로 고혈압의 1차 또는 최소한 2차 선택약으로 사용되고 있습니다. 많은 고혈압 치료제들이 장기 복용하면 부종을 유발하는 경우가 많기 때문에 부종 감소와 혈압 조절을 위해 HCTZ를 병용하여 사용하며 이런 이유 때문에 HCTZ 복합제제 혈압약이 많이 생산됩니다.

Spironolactone은 알도스테론 길항제로 원위세뇨관의 알도스테론 의존적인 Na-K 교환 부위의 수용체에 경쟁적으로 결합해 알도스테론의 효과를 억제하여, 나트륨과 물의 배출을 증가시킵니다. 나트륨과 칼륨의 교환을 억제하므로 칼륨을 저류시켜 HCTZ와는 다르게 고칼륨혈증을 유발합니다.

약물의 반감기나 최고 혈중농도에 도달하는 시간이 궁금합니다.

HCTZ는 경구 복용후 1~5시간에 최고 혈중농도에 도달하고 반감기는 약 6~15시간이며 신장으로 배설됩니다. 혈압강하 작용은 복용 후 2시간 내에 나타나고 약 4시간 후에 최고로 되며 24시간까지 지속됩니다.

Spironolactone은 canrenone 등의 활성대사체로 대사되며 spironolactone의 반감기는 1.4시간이나 대사체의 반감기는 14~16.5시간입니다. 최고 혈중농도에 도달하는 시간은 spironolactone은 2.6시간, canrenone은 4.3시간입니다.

이상반응은 무엇입니까?

HCTZ는 물과 함께 전해질 배출을 증가시켜 저칼륨혈증, 저마그네슘혈증, 저나트륨혈증 등을 유발합니다. 그러나 칼슘에는 반대로 작용해서 고칼슘혈증을 유발합니다. 다른 이상반응으로는 저혈압, 현기증, 혈당 증가, 요산 증가, 광과민 반응이 있습니다.
Spironolactone은 HCTZ와 반대로 고칼륨혈증을 유발하며 구조적인 특징 때문에 다른 이뇨제와는 다른 여성형 유방, 생리 이상, 성기능 장애 등의 이상반응이 나타납니다.

함께 복용 시에 주의해야 할 약물은 무엇입니까?

- Lithium(리단정): 이뇨제는 lithium의 신장으로의 배설을 감소시켜 lithium의 독성을 증가시킵니다.
- 비스테로이드성소염진통제(NSAIDs): 혈압을 상승시켜 약물의 혈압 강하 작용을 감소시킵니다.
- Digoxin(디고신정): HCTZ는 저칼륨혈증, 저마그네슘혈증을 유발해 digoxin의 독성을 증가시킬 수 있으며 spironolactone은 digoxin의 세뇨관 분비를 감소시킬 수 있으므로 모니터링이 필요합니다.
- 고칼륨혈증 유발 약물(안지오텐신전환효소 저해제(ACEI), 안지오텐신수용체 차단제(ARB), amiloride(아미로정)): Spironolactone과 병용 시 고칼륨혈증을 유발해 심한 경우에는 신부전, 근육마비, 부정맥을 유발합니다. 그러므로 ACEI, ARB, spironolactone 3가지 약물을 동시에 병용하면 안 됩니다.

환자에게 해야 할 복약 상담을 알려주세요.

현기증을 일으킬 수 있으므로 약물이 내 몸에 어떤 작용이 나타나는지 알 때까지 정신적 긴장이나 조정을 필요로 하는 작업을 피하는 것이 좋습니다.
이뇨제이므로 처음에는 소변 횟수가 증가할 수 있으나 몇 주가 지나면 줄어듭니다. 가능하면 아침 또는 오후 일찍 복용합니다.

HCTZ(다이크로짇정)
- 오심, 구토, 지나친 갈증이 나거나 쥐가 나면 약사와 의논합니다. 또한 칼륨이 많이 함유된 음식을 먹습니다(칼륨이 많이 함유된 음식: 바나나(80mEq/kg), 감자, 고구마(100mEq/kg), 토란(110mEq/kg), 과일류(50mEq/kg), 오렌지 주스 등).
- 혈당을 올리는 부작용이 있으나 혈당이 잘 조절되는 한 당뇨환자에 추천되는 혈압약입니다. 그러나 혈당이 조절되지 않을 때에는 복용 중단에 대해 처방의와 상의합니다.
- 요산을 증가시켜 통풍을 일으키거나 악화시킬 수 있습니다.

- Sulfa구조를 갖고 있는 약물이므로 sulfa제 알레르기 환자는 주의하며, 드물지만 광과민반응이 일어나므로 직사광선을 조심합니다.

Spironolactone(알닥톤필름코팅정)
- 위염 증상이나 손발 저림 또는 무감각, 근육 약화, 서맥, 마비 등 고칼륨혈증 증상이 나타나면 알려주세요.
- 칼륨보급제(예: 소금대체제)나 칼륨을 증가시키는 약물은 고칼륨혈증을 유발하므로 함께 복용 시 주의합니다.

HCTZ 복합제제에는 어떤 약물이 있을까요?

HCTZ는 고혈압치료제로 병용되는 경우가 많으므로 다양한 복합제제가 있습니다. 〈표 1-2〉는 안지오텐신수용체 차단제(ARB)와의 복합제제입니다.

표 1-2 HCTZ와 안지오텐신수용체 차단제 복합제제

HCTZ	안지오텐신수용체 차단제	제품명
HCTZ	Candesartan	아타칸플러스정
	Eprosartan	테베텐플러스정
	Fimasartan	카나브플러스정
	Irbesartan	코아프로벨정
	Losartan	코자플러스정
	Olmesartan	올메텍플러스정
	Telmisartan	프리토플러스정
	Valsartan	코디오반정

이것만은 꼭 기억하세요!
- HCTZ은 고혈압 치료에 첫 번째 선택되는 이뇨제입니다.
- Spironolactone은 간경변 환자의 복수 치료에 첫 번째 선택되는 이뇨제입니다.
- HCTZ은 저칼륨혈증, spironolactone은 고칼륨혈증을 유발합니다.

프로프라놀롤 Propranolol vs. 카르베딜롤 Carvedilol

구현지

	Propranolol (인데놀정)	Carvedilol (딜라트렌정)
효능효과	고혈압, 협심증	고혈압, 협심증
	빈맥예방, 부정맥 비후성 대동맥판하 협착증 크롬친화 세포종 갑상선중독증의 보조요법	심부전
작용기전	베타 차단제	베타 차단제
작용 수용체	베타-1(β1), 베타-2(β2)	베타-1(β1), 베타-2(β2), 알파-1(α1)

두 약물은 어떤 질환에 사용됩니까?

Propranolol과 carvedilol의 공통된 적응증은 고혈압과 협심증입니다. 그러나 최근 고혈압 치료 가이드라인에 의하면 베타차단제는 고혈압의 일차 선택약물에서 제외되었습니다. Propranolol은 빈맥예방, 부정맥, 비후성대동맥판하협착증, 크롬친화세포종, 갑상샘중독증의 보조 요법 등 다양한 적응증을 가집니다. 허가된 적응증 외에 propranolol은 편두통 예방, 본태성 진전, 불안증과 같은 신경과 질환에서 사용되며 그 밖에 위식도정맥류 예방, 심근경색후 증후군, 화상이후 대사항진증, 1세 미만의 모세 혈관종에도 사용됩니다.

Carvedilol은 심부전에 사용이 허가된 약물입니다. 허가된 적응증 외에 부정맥, doxorubicin 부작용으로 인한 좌심실기능이상의 예방, 위식도정맥류의 예방 그리고 난치의 얼굴 홍조 치료 등으로 쓰입니다.

작용기전이 어떻게 다른가요?

두 약물 모두 베타-1, 베타-2 수용체에 작용하는 비선택적 베타차단제입니다. 심장의 베타-1 수용체에 작용하여 심박수와 수축력을 감소시켜 심박출량을 줄여줌으로써 혈압을 낮춥니다. 또한 심근의 산소요구량을 감소시켜 흉통을 줄일 수 있어 협심증약으로 사용됩니다.

Carvedilol은 베타-1, 베타-2 수용체 외에도 알파-1 수용체를 차단하여 말초의 혈관을 확장시킵니다. 말초혈관 확장작용은 혈압을 낮추는 데도 도움이 되지만, 말초혈관 저항을 줄여주는 장점이 있습니다. 또한 carvedilol은 지방 과산화작용을 감소시키고 혈관벽이 두꺼워지는 것을 줄여주는 작용을 하며 이런 효과는 심부전 환자에게 도움이 됩니다.

Propranolol은 심근경색 후 투여하면 심근의 산소요구량을 증가시키는 카테콜아민의 작용을 억제하여 심근경색 부위를 줄이고 회복을 촉진합니다. 또한 뇌맥관구조에서 카테콜아민으로 인한 혈관확장을 억제하여 편두통의 빈도와 심한 정도를 줄입니다.

적응증에 따른 용량을 비교해 보겠습니다.

Propranolol
- 협심증, 고혈압: 1일 80~240mg
- 빈맥예방, 부정맥: 1일 30~120mg(협심증, 고혈압에 비해 적은 유지용량)
- 편두통 예방: 1일 80mg 분할투여(최대 240mg)
- 본태성 진전: 1회 40mg 1일 2회, 유지용량 120~320mg 분복
- 불안증: 필요한 시간 1시간 전 10mg 복용

 여기서 잠깐! "심부전에 쓰이는 베타 차단제"

- 베타 차단제는 수축력을 떨어뜨려 심부전을 악화시킬 수 있으나, 안정된 상태의 심부전환자에게 저용량으로 시작하여 수 주에 걸쳐 증량하여 사용하면 사망률 감소, 증상 개선 등의 이점이 있습니다.
- 심부전에 쓸 수 있는 베타 차단제는 bisoprolol, carvedilol, metoprolol, nebivolol입니다. 증상이 개선될 때까지 여러 달이 걸릴 수 있음을 환자에게 인지시킵니다.
- 심부전 치료는 일반적으로 안지오텐신전환효소저해제(ACEI)를 사용하고, 베타 차단제를 추가합니다.

- 식도정맥류 예방: 1일 40~360mg 분할투여
- 소아의 모세혈관종: 1회 0.6mg/kg 1일 2회 → 1회 1.7mg/kg 1일 2회로 증량

Carvedilol(초기용량 → 유지용량)

- 고혈압: 12.5mg → 1일 50mg (1~2회 분할투여)
- 협심증: 25mg (서방캡슐: 32mg) → 1일 50~100mg (서방캡슐: 64~128mg)
- 심부전: 6.25mg (서방캡슐: 8mg) → 1일 50~100mg (서방캡슐: 64~128mg)

약물 동력학적인 면에서는 어떤 차이가 있나요?

Propranolol은 경구로 복용 후 2시간 후에 최고 혈중농도에 도달하며 음식에 의해 생체이용률이 증가하지만, 최고 혈중농도에 도달하는 시간은 변화가 없거나 지연됩니다. 단백결합률은 93%이고 주로 간에서 대사되며 반감기는 3~6시간, IV로 투여한 경우 2.4시간입니다.

Carvedilol은 생체이용률은 25~35%이며 음식에 의해 흡수가 지연될 수 있습니다. CYP450 2D6에 의해 대사되며 반감기는 7~10시간입니다.

이상반응은 무엇인가요?

베타-2 수용체에 작용하기 때문에 말초혈관수축 작용과 기관지 수축이 나타날 수 있습니다. 그러나 carvedilol은 알파-1 수용체 차단 작용이 있어 말초혈관저항의 이상반응은 적은 편입니다. 그 외 이상반응으로는 저혈압, 서맥, 졸음, 어지러움, 수면장애, 신경과민, 우울증, 혈당 상승 등이 나타날 수 있으며, 저혈당 증상이나 갑상샘의 과다기능(높은 심박수)을 은폐시킬 수 있습니다.

이 밖에도 propranolol은 사지냉감, 레이노 증후군이 흔하게(1~10%) 나타나며, carvedilol은 말초부종(2~7%), 두통(5~8%), 설사(5~12%), 체중증가(10~12%) 등이 흔하게 나타납니다. 또한 carvedilol의 경우 빈맥, 수술 중 홍채긴장저하증후군(intraoperative floppy iris syndrome)도 보고된 바 있습니다.

함께 복용 시에 주의해야 할 약물은 무엇입니까?

- Diltiazem, verapamil 등 nondihydropyridine계 칼슘채널 차단제, amiodarone, drone-

- darone 등 부정맥치료제와 병용 시 지나친 서맥, 과도한 심기능 억제가 나타날 수 있습니다.
- 인슐린 또는 경구 혈당강하제의 효과를 증가시킬 수 있고, 저혈당 증상(심박수 증가)이 은폐될 수 있습니다.
- 콜린에스테라제 저해제(예: donepezil, galantamine, rivastigmine)와 병용 시 지나친 서맥의 위험이 있습니다.

복약상담 시 주의 사항은 어떤 것이 있나요?

- 갑자기 약 복용을 중단해서는 안 됩니다. 협심증 환자의 경우 협심증 증상이 악화되거나, 혈압상승, 심근경색이 일어날 수 있습니다.
- 졸음, 어지러움, 시각장애가 나타날 수 있으므로 운전 등 위험이 수반되는 기계조작 시 주의합니다.
- 당뇨환자의 저혈당 증상 시에 발생하는 빈맥을 은폐하므로 혈당강하제와 병용 시에는 주의해야 합니다.
- Carvedilol은 식사와 함께 복용합니다. 식사와 함께 복용 시 흡수 속도를 느리게 하여 기립성 저혈압 빈도를 줄일 수 있습니다.

이것만은 꼭 기억하세요!

- Propranolol과 carvedilol은 비선택적 베타 차단제이며 carvedilol은 알파-1 수용체도 차단하여 말초혈관저항을 줄여주는 장점이 있습니다.
- Propranolol은 빈맥예방, 부정맥, 고혈압, 협심증 등 허가된 적응증 외에 편두통 예방, 본태성 진전, 불안증, 식도정맥류 예방, 소아의 모세 혈관종 등 다양한 질환에 사용될 수 있습니다.
- Carvedilol은 고혈압, 협심증 외 심부전에 적응증을 가지며 부정맥, 좌심실기능이상, 위식도정맥류의 예방, 그리고 난치의 얼굴 홍조의 치료로 쓰입니다.

카르베딜롤 Carvedilol VS. 네비보롤 Nebivolol

정경인

	Carvedilol (딜라트렌정)	Nebivolol (네비레트정)
효능효과	본태성 고혈압, 만성안정협심증, 만성 심부전	본태성 고혈압, 만성 심부전
작용기전	베타1, 2 차단 + 알파 교감신경 차단	베타1 차단 + NO 매개 혈관확장
주요 이상반응	저혈압, 어지러움, 피로	두통, 피로

Carvedilol과 nebivolol은 어떤 약입니까?

Carvedilol과 nebivolol은 둘 다 베타차단제에 속하는 항고혈압약입니다. Carvedilol은 1998년 국내에 허가되었으며, 베타1과 베타2 그리고 알파1을 차단하는 비선택적 베타차단제의 대표적인 약물입니다. Nebivolol은 2006년 국내에 허가되었으며, 베타1을 선택적으로 차단하면서 산화질소(nitrogen oxide, NO)를 매개로 하는 부가적인 혈관확장작용을 갖고 있습니다.

Carvedilol과 nebivolol은 어떤 질환에 사용됩니까?

Carvedilol은 고혈압과 협심증 및 심부전에, nebivolol은 고혈압과 심부전에 사용됩니다. 과거에 베타차단제는 심수축력 감소효과가 있어 심부전에 주의를 요하는 것으로 알려져 있으나, carvedilol과 nebivolol은 심박출량을 감소시키지 않으므로 고혈압과 더불어 심부전에도 효과적으로 사용될 수 있습니다.

Carvedilol와 nebivolol의 약리기전은 어떻게 됩니까?

베타차단제란 교감신경계 말단에서 분비되는 노르에피네프린이나 에피네프린이 작용하는 베타수용체를 차단하는 약물입니다. 베타차단제는 그 작용 부위에 따라 3세대로 나눌 수 있습니다. 1세대는 베타1과 베타2 수용체 둘 다를 차단하는 비선택적 베타차단제이고, 2세대는 베타1 수용체만 차단합니다. 마지막으로 3세대는 베타수용체 차단뿐 아니라 부가적인 혈관확장작용을 갖고 있는 베타차단제입니다.

Carvedilol과 nebivolol은 부가적인 혈관확장작용을 갖고 있어 둘 다 3세대로 분류되는데 약리기전에서는 차이가 있습니다. Carvedilol은 베타1과 베타2를 모두 차단하며, 혈관에 분포되어 있는 알파1 수용체 차단을 통한 혈관확장 작용으로 말초혈관의 저항성을 감소시킵니다. Nebivolol은 심장에 주로 분포되어 있는 베타1 수용체를 선택적으로 차단하며, 부가적인 혈관확장작용이 산화질소(nitric oxide, NO) 생성에 따른 것이 특이한 점입니다.

3세대 베타차단제인 carvedilol과 nebivolol의 장단점은 무엇인가요?

두 약물 다 베타차단작용뿐 아니라 부가적인 혈관확장작용이 있기 때문에 혈압강하 효과가 뛰어난 점, 전통적인 베타차단제의 대표적인 부작용인 혈중지질과 혈당 상승 위험이 낮은 점이 공통된 장점이라 할 수 있습니다.

 여기서 잠깐! "심부전에 베타차단제, 금기에서 적응증으로?"

심부전 치료에는 전통적으로 ACEI(안지오텐신 전환효소 저해제)나 이뇨제가 주로 사용되어 왔습니다. 그러나 심부전의 병태생리에서 노르에피네프린과 교감신경지배가 중요한 병인임이 증명되면서 이를 차단하기 위한 베타차단제의 역할이 부각되고 있습니다. 다시 말해 심부전시에서 나타나는 노르에피네프린의 증가와 만성적인 교감신경자극은 심장독성과 유전자발현 변형에 의한 칼슘조절 변화를 초래하는데, 베타차단제가 이를 막아 심근의 병적인 변형을 되돌릴 수 있다는 것입니다.

베타차단제 중 특히 carvedilol, nebivolol과 같은 3세대 베타차단제는 심수축력을 증가시키고 심장의 후부하를 감소시켜 심박출량을 증가시킬 뿐 아니라, 심부전 환자에서 보여지는 베타수용체의 상향조정(양적 증가)도 유발하지 않아 심부전 치료에 특히 적합한 약제로 인정되고 있습니다.

심부전에 베타차단제 처방이 나오면 약사는 금기 사항이 없는지 면밀히 살펴야 하지만, 이제는 베타차단제가 고혈압환자에게 만큼이나 심부전환자에게도 흔히 처방될 수 있음을 주지하고 있어야 하겠습니다.

Carvedilol은 베타1 선택성이 없어 기관지경련의 부작용 위험이 높은 것이 단점입니다. Nebivolol은 베타2 차단에 의한 기관지경련의 부작용 위험이 적은 것이 장점이지만 베타차단의 효과가 다소 낮은 점은 단점이 될 수 있습니다.

어떻게 복용합니까?

Carvedilol의 용량은 고혈압에서 통상 1일 1회 25mg입니다. 울혈성심부전에서는 낮은 용량에서 내약성이 확인된 이후에는 통상 1일 2회 25mg 복용합니다. 서방형제제는 하루 한 번 복용하며, 일반제제에 상응하는 서방형제제의 1일용량은 속방형제제의 1일 투여용량의 1.28배에 해당합니다. 예를 들어 일반제제(속방형) 1일 2회 25mg에 상응하는 서방형제제의 1일 용량은 64mg($25 \times 2 \times 1.28 = 64mg$)입니다. 일반제제는 식사와 함께 복용하면 흡수속도를 늦추어 기립성저혈압 빈도를 줄일 수 있습니다. 서방형제제는 씹거나 부수면 안 되고 통째로 삼킵니다. Nebivolol은 고혈압에 통상 1일 1회 5mg 복용하며 음식과 함께 복용할 수 있습니다.

이상반응은 무엇입니까?

Carvedilol의 흔한 부작용($>10\%$)은 저혈압, 피로, 고혈당, 체중증가, 어지러움, 서맥입니다. Nebivolol은 두통, 피로, 현기증 등이 비교적 흔히 나타납니다($1\sim10\%$).

이것만은 꼭 기억하세요!

- Carvedilol은 비선택적 베타차단제이며, 알파 교감신경 차단을 통한 부가적인 혈관확장작용이 있습니다.
- Nebivolol은 베타1 선택성 베타차단제이며, NO를 매개로 한 부가적인 혈관확장작용이 있습니다.
- Carvedilol과 nebivolol은 심박출량을 감소시키지 않으므로 고혈압과 더불어 심부전에도 효과적으로 사용될 수 있습니다.

니페디핀 vs 베라파밀
Nifedipine vs Verapamil

전보명

	Nifedipine (아달라트오로스정)	Verapamil (일성이숲틴정)
효능효과	협심증, 고혈압	협심증, 고혈압, 부정맥, 신성고혈압
작용기전	칼슘채널차단제 – 혈관에 대한 선택성이 더 큼 – 관상동맥 이완 – 말초동맥 이완	칼슘채널차단제 – 심근에 대한 선택성이 더 큼 – 방실전도 속도 감소 – 관상동맥 및 말초동맥 이완
주의사항 (금기)	불안정형 협심증 급성 심근경색 저혈압	중증의 울혈성 심부전 방실차단(2, 3도) 저혈압
이상반응	빈맥, 안면홍조, 기립성 저혈압	서맥, 방실차단, 저혈압, 심부전

두 약물은 어떤 질환에 사용됩니까?

두 약물은 모두 약리학적으로 칼슘채널차단제(calcium channel blocker, CCB)에 속합니다. CCB는 심장과 혈관 등에 분포하는 칼슘채널에서 세포 내로 칼슘이 유입되는 것을 차단함으로써 관상동맥과 말초동맥을 이완시키는 효과를 나타냅니다. CCB는 화학구조에 따라 크게 3가지, 즉 dihydropyridine 계열(예: nifedipine, nicardipine 등), phenylalkylamine 제제(예: verapamil), benzothiazepine 제제(예: diltiazem)로 나눌 수 있습니다. 각 계열별로 혈관이나 심장에 대한 작용이 다른데, nifedipine 같은 dihydropyridine 계열의 약제는 심근보다는 혈관에 선택성이 더 큰 반면에 verapamil은 혈관보다는 심근에 선택성이 더 크고, diltiazem은 심근과 혈관에 대한 선택성이 비슷한 것으로 알려져 있습니다. Nifedipine은 협심증·고혈압·레이노증후군에 사용되며, verapamil은 협심증·고혈압·부정맥에 사용됩니다. 질환별로 두 약물의 차이점을 좀 더 자세히 살펴보면 다음과 같습니다.

- 협심증: nifedipine은 만성안정형협심증, 이형협심증에는 사용하지만 불안정형협심증에서는 오히려 심근허혈을 증가시키고 좌심부전을 유발할 수 있으므로 사용 금기입니다. 반면에 verapamil은 모든 협심증에 사용될 수 있습니다.
- 부정맥: verapamil은 방실결절의 전도속도를 늦추어 심실박동수를 조절하는 효과로 부정맥에 사용되는 반면에 nifedipine은 이러한 효과가 없는데다 오히려 반사성 빈맥을 유발할 수 있어 부정맥에 사용되지 않습니다.
- 레이노증후군: nifedipine의 말초혈관확장으로 레이노증후군에 효과를 나타내었으나 verapamil은 임상적 효과가 없습니다.

두 약물의 약리작용은 어떻게 다른가요?

Nifedipine은 심장에서 관상동맥경련을 완화하고 심근의 산소요구량을 감소시키는 효과가 있어 협심증(안정형, 이형성)에 사용되며, 말초에서 동맥확장효과로 총말초혈관저항을 감소시킴으로써 고혈압에 사용됩니다. 혈역학적으로 nifedipine은 심근수축력 감소(negative inotropic effect), 말초혈관저항 감소, 심장수축기와 이완기 혈압 감소, 말초혈관확장에 따른 반사성 심박수 증가 효과를 나타냅니다.

Verapamil은 심장 방실결절(AV node)의 전기적 활성에 필요한 칼슘 유입을 억제함으로써 방실전도 속도를 늦추게 합니다. 이러한 효과는 만성심방조동이나 심방세동 환자에서 심실박동수(ventricular rate)를 감소시키므로 부정맥에 사용됩니다. 또한 관상동맥을 이완시키고 경련을 억제하는 효과가 있어 협심증에 사용되며, 전신혈관저항을 감소시키는 효과로 고혈압에 사용됩니다. 그러나 nifedipine과는 달리 기립성 혈압감소나 반사성 빈맥을 유발하지는 않습니다. 혈역학적으로 verapamil은 심근수축력 감소, 심장 후부하(afterload) 감소, 좌심실이완기능 향상 효과를 나타냅니다.

두 약물은 특별히 주의해야 할 환자가 있나요?

Nifedipine은 협심증에 사용되는 약물이지만 불안정형 협심증 환자에게는 사용 금기입니다. 갑작스러운 관상동맥 폐색과 관련된 불안정형 협심증에서 nifedipine은 오히려 심근허혈을 증가시키고 좌심부전을 유발할 수 있습니다. 또한 급성 심근경색 환자에서 nifedipine에 의한 급격한 혈액동태학적 변화로 질환이 더 악화될 수 있으므로 사용 금기입니다. 그 외 중증의 저혈압을 유발할 수 있으므로 수축기 혈압이 90mmHg 이하의 저혈압 환자에게 사용해서는 안 됩니다.

Verapamil은 심장 수축력을 감소시키므로 중증의 심부전 환자에서는 사용해서는 안 됩니다. 또한 방실전도 속도를 늦추므로 2, 3도 방실차단이나 동기능부전증후군 환자에게는 사용 금기입니다. Verapamil은 혈압을 정상 이하로 낮출 수 있으므로 수축기 혈압이 90mmHg 이하의 저혈압 환자나 심인성 쇼크 환자에게 사용하지 않습니다.

두 약물의 이상반응은 어떻게 다를까요?

Nifedipine의 흔한 이상반응으로 빈맥, 어지럼증, 두통, 홍조, 열감, 떨림, 불안, 피로, 말초 부종 등이 나타날 수 있습니다. 이 약을 투여하는 동안 저혈압과 흉통 증상을 주의해서 볼 필요가 있습니다. 특히 초회 투여나 용량증량 시 과도하게 혈압이 떨어질 수 있으므로 혈압을 신중히 모니터링해야 하며, 허혈성 흉통이 나타나는 경우에는 투여를 중지해야 합니다. Verapamil의 흔한 이상반응으로 변비, 어지럼증, 구역감, 저혈압, 두통 등이 나타날 수 있습니다. 이 약을 투여하는 동안 방실차단, 심근경색, 폐부종 증상에 주의해야 합니다.

이것만은 꼭 기억하세요!

- Nifedipine은 협심증(안정형, 이형성), 고혈압, 레이노 증후군에 사용되며, 불안정형 협심증, 급성 심근경색, 저혈압 환자에게 사용 금기입니다.
- Verapamil은 부정맥, 협심증, 고혈압에 사용되며, 중증의 심부전, 방실차단(2, 3도), 저혈압 환자에게 사용 금기입니다.
- Nifedipine은 반사성 빈맥, verapamil은 서맥을 유발할 수 있습니다.

트레프로스티닐 Treprostinil VS. 셀레시팍 Selexipag

김형은

	Treprostinil (레모둘린주사)	Selexipag (업트라비정)
효능효과	폐동맥고혈압 환자의 운동능력 및 증상개선	폐동맥고혈압 성인 환자의 장기 치료
작용기전	프로스타시클린(prostacyclin) 유사체	프로스타시클린(prostacyclin) 수용체 효능제
투여경로	주사(지속으로 피하 또는 정맥주입)	경구

두 약물은 어떤 질환에 사용됩니까?

폐동맥 고혈압(pulmonary arterial hypertension, PAH)은 폐동맥 압력과 폐혈관 저항의 증가로 인해 우심부전(right heart failure)과 사망에 이를 수 있는 진행성이고 높은 사망률을 보이는 희귀질환입니다. 폐동맥 고혈압은 특발성(idiopathic)일 수도 있고, 유전성, 약물 또는 감염성 질환이나 혈관 질환, 선천성 심장질환, 자가면역질환 등으로 인해 유발될 수 있습니다. 폐고혈압 질환의 증상은 비특이적이나 대표적으로는 피로감, 호흡곤란이며, 이 밖에 오른쪽 심장 기능 이상으로 인한 어지러움, 협심증, 흉통, 무기력증, 팔다리 붓기 등이 나타날 수 있습니다.

Treprostinil의 효능효과는 NYHA(New York Heart Association) 기능 분류 단계 Ⅱ~Ⅳ에 해당하는 폐동맥고혈압 환자의 운동능력 및 증상개선이고, selexipag은 WHO(World Health Organization)의 기능 분류단계 Ⅱ~Ⅲ 단계에 해당하는 폐동맥고혈압 성인환자의 장기치료입니다.

두 약물이 폐동맥 고혈압 치료에 사용되는 약물학적 기전은 무엇입니까?

Treprostinil은 프로스타사이클린 유사체(analogue)입니다. 프로스타시클린(prostacyclin, PGI2)은 폐동맥 내피세포에서 생산되는데, 이는 혈관확장, 혈소판응집 억제와 항염증 작용을 합니다. 폐동맥고혈압 환자에서는 이러한 프로스타시클린 생산감소가 흔히 발견되는데, Treprostinil은 프로스타시클린의 유사체로서 작용합니다.

Selexipag은 프로스타시클린 유사체는 아니지만, 선택적으로 IP 프로스타시클린 수용체에 작용하고, 그 대사체는 selexipag의 37배 정도 효과를 나타냅니다. 폐동맥에 있는 여러 프

 여기서 잠깐! "폐동맥고혈압에 대해 알아봅시다."

폐동맥고혈압은 폐동맥 압력과 폐혈관 저항의 증가로 인해 우심실에 과부하가 일어나 조기 사망에 이를 수 있는 질환입니다. 폐혈관 저항 증가는 혈관수축, 염증, 혈전증 등으로 인해 일어나 폐동맥에 영향을 줄 수 있습니다. 폐동맥고혈압은 정상 폐모세혈관쐐기압(pulmonary capillary wedge pressure)을 나타내지만, 폐동맥압이 안정 시 25mmHg 이상, 운동 시에는 30mmHg 이상일 때로 정의하고 있습니다.

폐동맥고혈압으로 일단 진단되면, 폐동맥고혈압의 정도를 측정하고 육체적 활동과 증상에 따른 환자들의 삶에 대한 영향을 반영하는 기능분류체계로 분류됩니다. 가장 많이 사용되는 기능분류체계로 뉴욕 심장협회(New York Heart Association, NYHA)에 의한 것과 세계보건기구(World Health Organization, WHO)에 의한 기능분류체계가 있습니다.

두 가지 기능분류체계는 유사하며, 증상이 거의 없는 Class I에서 가장 악화된 Class IV의 4단계로 분류됩니다.

WHO 기능분류체계

분류	내용
Class I	육체적 활동에 제약이 없음. 일상적인 육체적 활동은 호흡곤란 또는 피로감, 흉통 또는 실신을 일으키지 않음.
Class II	육체적 활동에 약간의 제약이 있음. 휴식을 취할 때는 문제가 없으나 일상적인 육제적 활동시 지나친 호흡곤란 또는 피로감, 흉통 또는 실신을 일으킴.
Class III	육체적 활동에 상당한 제약이 있음. 휴식을 취할 때는 문제가 없으나 일상적인 활동보다 경미한 활동으로도 지나친 호흡곤란 또는 피로감, 흉통 또는 실신을 일으킴.
Class IV	어떠한 육제적 활동이라도 증상을 동반함. 이러한 환자들은 우심부전 증상을 나타냄. 휴식 시에도 호흡곤란 또는 피로감이 나타날 수 있음. 육체적 활동 시에는 불편감이 증가함.

로스타시클린 수용체들이 있는데, IP 프로스타시클린 수용체는 혈관 확장 기능에 관여합니다.

두 약물의 용법, 용량은 어떻게 되나요?

Treprostinil은 주입펌프(infusion pump)를 통한 지속적인 피하 또는 정맥주입으로 투여합니다. 중심 정맥 카테터의 장기간 삽입과 관련된 위험성(중증의 혈류 감염 등)으로 인하여 피하 주입이 선호되나, 중증의 주입 부위 통증 혹은 반응으로 인하여 피하경로가 적절하지 않은 경우 중심 정맥관으로 투여할 수 있습니다. 정맥 주입 시 이 약을 그대로 투여하거나, 멸균 주사용수 혹은 0.9% 염화나트륨 주사액으로 이 약을 희석하여 투여할 수 있습니다. 참고로 treprostinil을 포함한 프로스타시클린 유도체들(예: epoprostenol, iloprost, treprostinil)은 대체적으로 짧은 반감기를 갖고 있어, 주입펌프(infusion pump)를 통해 지속적인 피하 또는 정맥 주입이 필요하고, 흡입제의 경우에는 6~9번 흡입이 필요합니다. 국내에는 아직 시판 중이 아니지만, Treprostinil의 경우 미국에서는 경구용 서방정이 시판되고 있습니다.

Selexipag는 초기 용량으로 1회 200 μg씩 1일 2회, 12시간 간격으로 투여합니다. 식사와 관계없이 복용할 수 있으나, 식사와 함께 복용 시 내약성이 개선될 수 있습니다. 보통 최대 내약용량(1회 1600 μg씩 1일 2회 투여)에 도달할 때까지 1주 간격으로 증량(1회 200 μg씩, 1일 2회 투여)합니다. Selexipag은 나누거나 으깨거나 씹지 않아야 하며, 일정량의 물과 함께 삼켜야 합니다.

두 약물의 약동학적 특징은 어떻게 되나요?

Treprostinil과 Selexipag 모두 간으로 대사됩니다. 두 약물 모두 CYP2C8 저해제(예: gemfirozil)와 병용투여 시 약물농도가 증가되고, CYP2C8 유도제(예: rifampicin, carbamazepine, phenytoin)와 병용투여 시 약물 농도가 감소되므로, 이들 약물을 투여할 경우 주의가 필요합니다.

Treprostinil의 반감기는 4시간 정도입니다. Selexipag은 경구 복용 후 selexipag과 그 활성대사체로 각각 1~3시간, 3~4시간 이내로 변하는데, selexipag의 반감기는 0.8~2.5시간이고 활성 대사체의 반감기는 6.2~13.5시간입니다.

대표적인 이상반응 및 사용 시 특별히 주의해야 할 사항은 어떠한 것이 있을까요?

Treprostinil의 대표적인 이상반응은 주입 부위 통증 및 반응, 두통, 구역, 설사, 턱통증, 부종, 저혈압입니다. Treprostinil은 주입펌프를 통해 약물을 투여되므로, 약제 운반 장치와 도관 관련 감염이 있는 경우 치명적일 수 있습니다. 갑작스러운 투여 중단은 피해야 하며, 투여 중단 수 시간 내에 이 약을 재주입하는 경우 동일 주입속도로 투여할 수 있으나, 장기간 동안 이 약의 투여를 중단한 경우 용량 재조절이 요구될 수 있습니다. 경증 및 중등증 간장애 환자의 경우 감량이 필요할 수 있으나, 중증 간장애 환자에서는 연구된 바가 없습니다.

Selexipag의 대표적인 이상반응으로는 두통, 구토, 구역, 설사, 턱 및 사지통증, 근육통, 홍조가 있습니다. 경증 간장애 환자(Child-Pugh 분류 A)에서는 용량조절이 필요하지 않으나, 중등증 간장애 환자(Child-Pugh 분류 B)에서는 용량 조절이 필요합니다. 중증 간장애 환자(Child-Pugh 분류 C)에서는 사용을 피해야 합니다.

> **이것만은 꼭 기억하세요!**
>
> - Treprostinil과 selexipag은 폐동맥고혈압 치료제로서, treprostinil은 주입펌프를 통해 피하 또는 정맥주입 투여하고, selexipag은 경구로 1일 2회 복용합니다.
> - Treprostinil은 프로스타시클린 유도체이고, selexipag은 프로스타시클린과 구조적으로 다르지만 선택적으로 프로스타사이클린 수용체에 작용합니다.
> - Treprostinil은 사용 시 주입 부위 통증 및 반응이 이상반응으로 나타날 수 있으며, selexipag은 이 약을 나누거나 으깨지 않고 일정량의 물과 함께 삼켜야 함을 주의해야 합니다. 또한 두 약 모두 간으로 대사되므로, 간으로 대사되는 약물을 복용 시 주의가 필요합니다.

니트로글리세린 VS. 이소소르비드이질산염
Nitroglycerin   Isosorbide dinitrate

구현지

	Nitroglycerin (명문니트로글리세린설하정)	Isosorbide dinitrate (이소켓스프레이)
효능효과	협심증 발작의 예방과 치료	협심증 발작의 예방과 치료
작용기전	NO을 형성, cGMP를 증가시켜 혈관을 확장시킴	NO을 형성, cGMP를 증가시켜 혈관을 확장시킴
사용방법	1) 급성협심증 발작 시 · 1회 1정씩 혀 밑이나 구강 내 녹임 · 증상이 완화될 때까지 5분 간격으로 3회(15분 내) 사용 2) 급성협심증 발작이 야기될 작업 시 · 5~10분 전에 예방 목적으로 미리 복용	1~3회 30초 간격으로 구강 내 분사. 흡입하면 안 됨
보관법	밀봉이 잘되는 갈색 유리병에 20℃ 이하 보관	실온(1~30℃) 보관

두 약물은 어떤 질환에 사용됩니까?

니트로글리세린설하정과 이소켓스프레이는 협심증(angina pectoris) 발작의 치료와 예방에 사용되는 약물로 협심증에 의한 갑작스러운 흉통이 나타났을 때나 급성 협심증 증상이 나타날 수 있는 작업을 하기 5~10분 전에 예방 목적으로, 필요시 사용하는 약물입니다. 협심증은 심근으로의 혈류가 감소되어 나타나는 허혈증상으로 가슴이 쥐어짜는 듯한 통증, 가슴에 무거운 것이 올려진 듯한 답답함, 화끈거림과 같은 흉통과 팔, 목, 어깨, 등의 통증이 동반되기도 하고 오심 등이 나타나기도 합니다. 대부분 혈관에 프라그가 형성되어 혈관이 좁아지는 것이 원인이 됩니다.

Nitroglycerin은 설하정 외에 구강 내 분무제, 주사제, 패취제, 연고제가 있으며 구강 내 분무제는 설하정처럼 협심증 발작의 치료와 예방에, 주사제는 수술전후의 혈압조절, 급성 심근경색에 수반되는 울혈성 심부전, 불안정 협심증 또는 질산염 설하정 및 베타차단제로 치료되지 않는 협심증의 치료에 사용되며, 패취제는 협심증 치료제로, 연고제는 항문 열창의 치료 및 완화에 사용됩니다. Isosrbide dinitrate 서방정과 서방캡슐은 협심증, 심근경색, 관경화증, 울혈성심부전의 보조요법에, 주사제는 급성심부전, 중증 또는 불안정형협심증에 사용됩니다.

두 약물의 작용기전은 무엇입니까?

두 약물 모두 유기 질산염으로 혈관 평활근에 대한 긴장을 완화시키고 말초 혈관과 동맥을 확장시키는 혈관 확장제입니다. Nitrate(질산염)은 mtALDH(mitochondrial aldehyde dehygrogeranse2)에 의해 NO(산화질소)를 형성하고 NO는 guanylate cyclase를 자극하여 평활근 및 다른 조직에서 guanosine 3′,5′-monophosphate(cyclic GMP)를 증가시킵니다. 이 활동은 myosin의 light 사슬을 탈인산화시켜 평활근의 수축 상태를 개선시켜 혈관을 확장합니다. 정맥 확장은 좌심실 이완기 혈압과 폐모세혈관쐐기압(PCWP)을 감소시키는 전부하 감소, 동맥 확장은 전신혈관저항, 수축기 동맥압 및 평균 동맥압을 감소시키는 후부하 감소작용을 합니다. 이런 작용으로 심장의 산소요구량을 감소시키고 관상동맥을 확장시켜 허혈부위로의 측부혈류를 개선시킵니다.

Nitroglycerin연고제의 경우 항문 벽에 직접 작용하여 NO를 공급하여 내부 항문괄약근을 이완시키고 항문근혈관에 대한 압박을 감소시켜 혈류를 증가시켜주어 통증을 완화시키고 상처의 회복을 유도합니다.

약물 동력학적인 면에서는 어떤 차이가 있나요?

Nitroglycerin은 간에서 초회통과효과가 굉장히 큰 약물로 간에서 환원, 가수분해되며, 간 이외에도 적혈구와 혈관벽에서도 대사가 됩니다. 반감기는 약 3분 정도이나 활성대사체의 반감기는 40분 정도이며 단백결합률은 60%, 비대사체는 소변으로 배설됩니다. 제형에 따라 효과발현시간, 최고효과발현시간, 작용지속 시간에는 차이가 있습니다(표 1-3).

Isosrbide dinitrate도 간에서 초회통과효과가 굉장히 큰 약물이며 간에서 대사되어 2-mononitrate(15~25%), 5-mononitrate(75~85%)의 활성대사체를 형성하며 모체의 반감기는 1시간, 2-mononitrate는 2시간, 5-mononitrate는 5시간입니다. 대사된 약물은 80~90% 신장으로 배설되며 지속방출형 제형의 작용발현시간은 30분, 작용지속 시간

표 1-3   Nitroglycerin의 제형에 따른 효과발현시간과 작용지속시간

제형	Onset of action	Peak effect	Duration
설하정	1~3분	5분	25분
구강 내 분무제	1~3분	4~15분	25분
패취제	~30분	~120분	10~12시간
주사제	즉시	즉시	3~5분
연고제	15~30분	~60분	7시간

은 6~12시간이며 구강 내 분무제의 경우 작용발현시간은 약 2.67분, 작용지속 시간은 약 57.4분입니다.

두 약물의 사용법과 사용 시 주의할 사항은 어떻게 되나요?

Nitroglycerin설하정은 급성 협심증 발작이 일어나는 경우, 1회 1정(0.6mg)을 혀 밑 또는 구강 내에 녹여 복용합니다. 증상이 완화될 때까지 5분마다 반복 투여할 수 있으며 3회 복용한 후(15분간)에도 통증이 지속되면 의사에게 알려야 합니다. 이때 직접 운전하면 안 되며 119에 연락하도록 합니다. 급성 협심증 발작의 예방 목적에 사용할 때는 협심증 발작이 야기될 수 있는 작업을 하기 5~10분 전에 미리 복용합니다. Nitroglycerin설하정을 복용할 때는 어지러움으로 쓰러질 수 있으므로 앉아서 복용하도록 하며 삼키지 않도록 해야 합니다. 이소켓스프레이(Isosorbide dinitrate)는 협심증 발작의 초기나 발작이 예상될 때 사용하며

   여기서 잠깐!   "**Nitroglycerin 구강 내 분무제와 패취제의 사용법**"

1. Nitroglycerin 구강 내 분무제(니트로링구알스프레이)
협심증 발작 시 1회 또는 2회 혀 밑 혹은 혀 위에 분사하며 증세 시작 후 15분 이내에 3회 이상 사용하지 않도록 합니다(1회=0.4mg). 협심증 예방 목적에 사용할 때는 협심증 유발이 예상되는 운동 시작하기 10~15분 전에 투여합니다. 사용 시 어지러움으로 쓰러질 수 있으므로 앉아서 사용하며 흡입하지 않도록 합니다.

2. Nitroglycerin 패취제(앤지덤패취)
1회 1매 매일 사용하는 약물로 흉부, 상복부, 배부, 상완부, 대퇴부 등 털이 없는 피부 표면에 직접 사용하며 털이 있는 부분은 면도 후 부착하며 말초 부위나 사지 등 과도하게 움직이는 곳에는 부착하지 않도록 합니다. 피부 자극을 줄이기 위해 부착 장소를 매번 바꿔주며, 하루 중 12~14시간은 패취를 붙여놓고, 10~12시간은 패취를 떼어놓도록 합니다.

1~3회(1회=1.25mg) 30초 간격으로 용기를 바로 세우고 구강 내에 분무합니다. 보호캡을 벗기고 처음 사용하기 전에는 추진가스가 없으므로 균질하게 분무될 때까지 스프레이 밸브를 세게 여러 번 누른 후 구강에 분무합니다. 이소켓스프레이 사용 시에도 어지러움으로 쓰러질 수 있으므로 앉아서 사용하며 사용 전 보호캡을 벗기고 균질하게 분무될 때까지 밸브를 여러 번 눌러준 후 구강 내 분부하며 이때 흡입해서는 안 됩니다.

이상반응은 무엇입니까?

두 약물의 가장 흔한 이상반응은 저혈압입니다. Nitroglycerin은 홍조, 어지러움, 시야흐림, 두통 등이 흔하게 나타나며 심각한 이상반응으로는 메트헤로글로빈혈증, 뇌압상승 등이 나타날 수 있습니다. 그 밖에도 구강건조가 나타나면 중단하는 것이 좋으며 노인의 경우 저혈압, 어지러움, 실신 등이 더 쉽게 나타나므로 주의해야 합니다. Isosorbide dinitrate도 두통, 어지러움이 흔하게 나타나며 심각한 이상반응으로 서맥, 실신, 불안정협심증, 메트헤로글로빈혈증 등이 나타날 수 있습니다. 메트헤모글로빈혈증이란 적혈구에서 methemoglobin이 1% 이상인 경우를 말하며, 일반적인 2가 철이 아니라 3가의 철을 가지고 있는 형태로 조직으로 산소 공급을 감소시켜 청색증(cyanosis) 등을 유발합니다.

함께 복용 시 주의해야 할 약물은 무엇인가요?

두 약물 모두 avanafil, sildenafil, tadalafil, vardenafil과 같은 PDE5저해제, 만성 혈전색전성 폐고혈압약물인 riociguat(아뎀파스정)와 병용 금기입니다. 병용 시 급격히 혈압이 떨어지고 심혈관허탈이 나타날 수 있기 때문입니다. Dihydroergotamine과 병용 시 dihydroergotamine의 약효가 높아져 혈압상승, 불규칙한 맥박, 오심, 구토를 유발할 수 있으며, alteplase, heparin과 병용 시 이 두 약물의 효과가 감소될 수 있습니다.

> **이것만은 꼭 기억하세요!**
>
> - 두 약물 모두 협심증에 의한 갑작스러운 흉통이 나타났을 때나 급성 협심증 증상이 나타날 수 있는 작업을 하기 5~10분 전에 예방 목적으로, 필요시 사용하는 약물입니다.
> - 사용 시 어지러움으로 쓰러질 수 있으므로 앉아서 사용하도록 합니다.
> - Avanafil, sildenafil, tadalafil, vardenafil과 같은 PDE5저해제와는 병용 금기입니다.

니코란딜 Nicorandil VS. 몰시도민 Molsidomine

정경혜

	Nicorandil (시그마트정·주)	Molsidomine (몰시톤정)
효능효과	시그마트정: 협심증 시그마트주: 불안정형 협심증	협심증의 예방 및 유지요법 (단, 급성협심증 발작 시 응급처치 제외)
작용기전	Nitrate 유사 작용과 칼륨 이온 통로 활성화로 관상동맥혈관 확장(칼륨 채널 활성화)	Nitric oxide(NO) 제공으로 관상동맥 혈관 확장(NO donor)
함량 제형	정제: 5mg 주사제: 48mg(1바이알)	정제: 2mg, 4mg
용량용법	경구: 5mg 1일 3회 IV: 2mg/h 점적 정주(최대: 6mg/h)	초기용량: 1~2mg 1일 2~3회 (1회 4mg을 1일 3회로 증량 가능) 중증 협심증: 1회 4mg을 1일 2~3회

니코란딜(nicorandil)과 몰시도민(molsidomine)은 어떤 약입니까?

두 약물은 관상동맥 확장 작용으로 관상동맥에 산소를 공급하여 협심증을 치료하는 약물입니다. Nicorandil은 1975년 일본에서 합성되어 1984년 5월에 승인되었으며, 국내에는 1985년 12월에 협심증 치료로 승인되었습니다. 미승인 적응증으로 심부전, 심실성부정맥, 피부경유혈관경유관상동맥성형(percutaneous transluminal coronary angioplasty, PTCA), 승모판막폐쇄부전(mitral valve regurgitation)에 쓰입니다.

국내에서는 협심증 치료에 경구로 1정(5mg) 1일 3회 사용하며 주사제제는 희석해서 시간당 2mg을 불안정협심증 치료에 사용합니다. 주사제제의 최대용량은 시간당 4mg 1일 3회입니다. 국외에서는 만성안정형협심증 치료에 10~40mg 1일 2회, 이형협심증(variant angina) 치료에 5~10mg 1일 4회로 국내 사용 용량보다 높은 용량을 쓰고 있습니다.

Molsidomine(SIN-10, N-ethoxycarbonyl-3-morpholinosydnonimine)은 1980년 독일에서 개발되었고 국내에서는 1995년 11월에 협심증 치료로 승인되었습니다. 미승인 적응증으로 고혈압, 심근경색, 심부전 치료와 베타차단제와 병용해서 식도정맥류 환자의 출혈 예방에 사용합니다. 약효 발현이 느리므로 급성 협심증의 응급치료에는 사용하지 않습니다. 협심증 치료에 일반적으로 2mg 1일 3회 사용합니다. 심부전에 사용되는 일반 용량은 1일 8~24mg입니다.

Nicorandil과 Molsidomine의 약리기전은 무엇입니까?

Nicorandil은 nicotinamide nitrate로 nitric oxide(NO) 생산으로 guanylate cyclase를 활성화해서 c-GMP를 증가시킴으로써 정맥과 관상동맥을 확장합니다. 또한 심장 평활근에서 ATP 의존적 칼륨 이온 통로를 활성화시켜 칼륨 이온 유출을 증가시키고 칼슘 이온 유입은 감소시키며 근소포체막으로부터 칼슘 이온 방출을 억제하여 동맥을 확장합니다. Nicorandil은 이와 같이 nitric oxide(NO)를 증가시키는 nitrate 유사작용과 칼륨 이온 통로를 활성화하는 두 가지 작용으로 심장의 전부하와 후부하를 모두 낮춥니다. 이 점이 주로 심장의 후부하를 낮추는 nitrate와의 차이입니다.

Molsidomine은 간에서 SIN-1(linsidomine, 3-morpholino-syndnonimine)으로 대사된 후 혈관 평활근으로 들어가 활성 대사체인 SIN-1A(N-nitroso-N-morpholino aminoacetonitrile)로 전환됩니다. SIN-1은 혈소판 억제 작용을 나타내며 SIN-1A는 NO를 방출하여 c-GMP를 증가시켜 혈관을 확장합니다. Guanylate cyclase를 활성화하기 위해서 sulfhydryl group과 결합해서 S-nitrosothiols 형태로 변화해야 하는 nitrate와는 달리 molsidomine은 직접 NO를 방출하므로 내성이 발현되지 않는 장점이 있습니다. 몰시도민은 정맥 혈관확장제이고 전부하를 낮춥니다.

두 약물은 약동학적으로 어떤 차이가 있습니까?

Nicorandil은 경구 복용 후 30분~1시간 내 약효가 나타나며 1시간에 최고혈중농도에 도달합니다. 작용지속 시간은 6~8시간이나 계속 복용하면 12시간까지 지속됩니다.

Molsidomine은 간에서 활성대사체로 대사되는 전구체(prodrug)입니다. 경구복용 후 20분 이내 약효가 나타나며 30분~1시간에 최고혈중농도에 도달합니다. 작용지속시간은 4~6시간이나 계속 복용하면 8시간까지 지속됩니다.

이상반응과 주의할 점은 무엇입니까?

두 약물은 혈관확장제이므로, 가장 빈번하게 발생하는 이상반응은 두통입니다. Nicorandil은 복용 후 2주까지 두통 발생 빈도가 높고 시간이 지나면 감소합니다. 두통이 지속되거나 심할 경우에는 처방의와 상의해 용량을 줄이거나 복용을 중단합니다. 현기증, 안면홍조, 저혈압, 위장장애, 피로, 무기력, 고칼륨혈증, 경부통이 발생합니다. 또한 구강, 각막, 성기, 위장관 등 다양한 부위에 궤양이 발생합니다. 궤양이 발생하는 원인은 잘 알려져 있지 않으나 수개월 동안 nicorandil을 사용한 후에 nicotinamide, nicotinic acid가 축적되고 비정상적으로 분포되어, 피부와 점막을 통해 일어나는 재상피화 과정이 손상되기 때문에 발생한다는 연구결과가 있습니다.

Molsidomine은 두통 외 현기증과 저혈압 발생이 가장 많습니다. 수축기혈압 100mmHg 미만인 저혈압 환자는 복용해서는 안 됩니다.

약물상호작용에 관해 알려주세요.

두 약물 모두 포스포다이에스터분해효소-5(PDE-5) 저해 작용이 있는 약물(발기 부전 치료제: 실데나필, 타다라필, 발데나필 등)과 병용금기로 함께 복용해서는 안 됩니다. Nicorandil과 molsidomine은 cGMP 생산을 증가시키는 약물인데 PDE-5 차단제는 cGMP 분해를 억제하는 약물입니다. 결과적으로 두 약물을 병용하면 cGMP가 과도하게 증가되어 혈관이 확장되고 이로 인해 심한 저혈압이 발생할 수 있기 때문입니다.

다른 혈관확장제나 술과 동시에 복용하는 경우에도 저혈압 발생 위험이 증가합니다. Nicorandil은 아스피린과 함께 복용하면 위궤양, 천공, 출혈 부작용이 증가하므로 함께 복용할 경우에 주의가 필요합니다.

이것만은 꼭 기억하세요!

- 두 약물은 관상동맥확장제로 협심증에 사용합니다.
- 두 약물은 혈관확장제이므로 두통과 저혈압이 올 수 있습니다.
- 두 약물은 PDE-5 차단제와 병용해서는 안 됩니다.
- 몰시도민은 nitrate와 달리 내성이 발생하지 않습니다.

심부전 Heart Failure

정경혜

심부전(heart failure)

심장의 구조적 또는 기능적 이상으로 신체에 필요한 충분한 혈액을 공급하지 못하는 질환
원인은 관상동맥 질환, 고혈압, 심장근육병증, 심장판막질환 등
증상
좌심실의 기능 저하로 인한 폐울혈(기침, 호흡곤란, 발작성 야간기침)
우심실의 기능 저하로 인한 전신울혈(식욕저하, 부종, 간비대, 간목정맥역류)

1) 만성심부전(chronic heart failure)
- 박출률감소 심부전(Heart failure with reduced ejection fraction, HFrEF)
  좌심실 박출률 < 40%, 수축기 기능장애(systolic dysfunction)
- 박출률보존 심부전(Heart failure with preserved ejection fraction, HFpEF)
  좌심실박출률 ≥50%, 이완기 기능장애(diastolic dysfunction)
- 경계형박출률 심부전(Heart failure with mid-range EF, HFmrEF)
  좌심실박출률 40~49%
2) 급성심부전(Acute heart failure)

심부전 치료약물 작용기전

심부전 치료는 심장작업부하(cardiac workload) 감소
심장작업부하는 전부하, 후부하, 심박수, 심장수축력에 영향받음
1) 전부하(preload) 감소
   이뇨제, neprilysin 차단제는 혈류 감소, nitrate는 정맥혈관 확장으로 심장으로 들어오

는 혈류 감소로 left ventricular end diastolic volume(LVEDV) 감소
2) 후부하(afterload) 감소

동맥혈관 확장제는 동맥혈관 확장으로 전체 저항(Systemic vascular resistance, SVR) 감소
3) 심박수 감소

β- 차단제, HCN채널 차단제
4) 심장수축력 증가

강심제

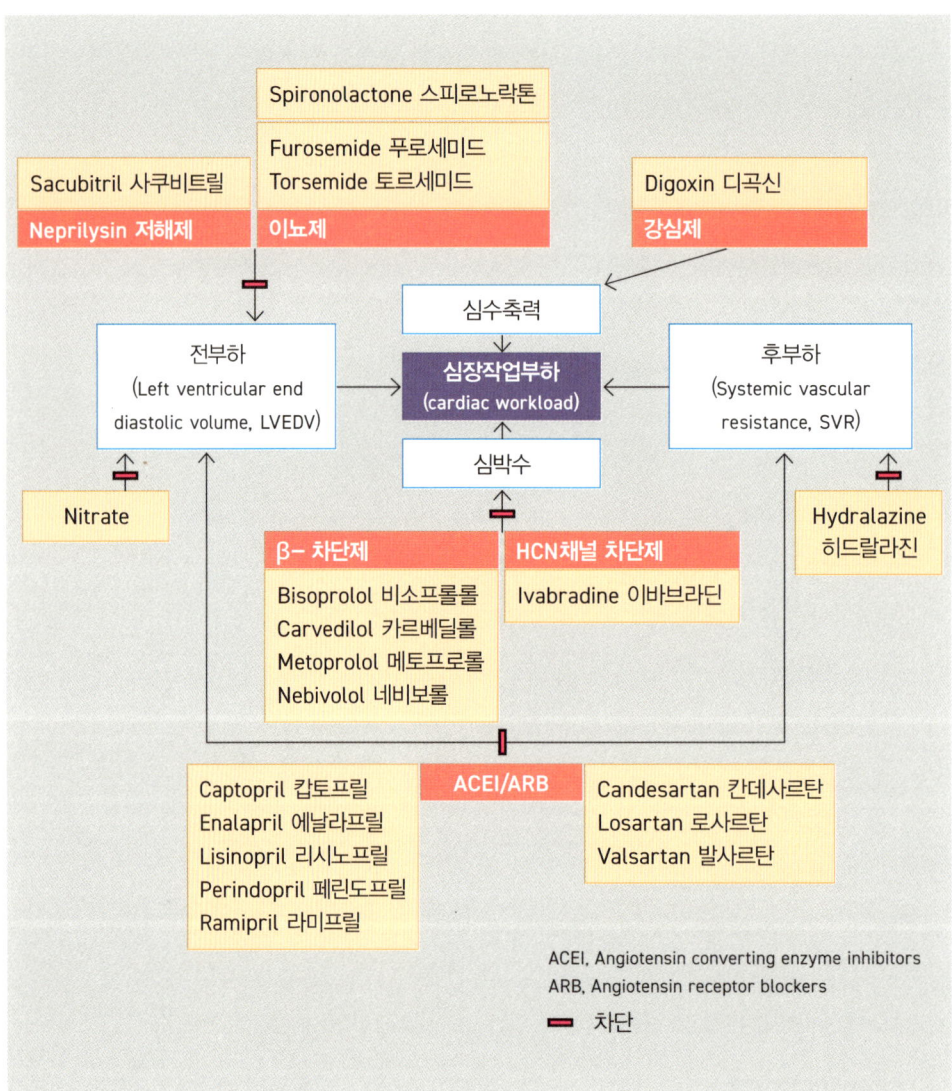

그림 1-4 **심부전 치료약물 작용기전**

5) 전부하, 후부하 감소

안지오텐신전환효소 저해제(ACEI), 안지오텐신 수용체 차단제(ARB)

심부전 치료약물

질환진행 지연, 사망률 감소

1) 안지오텐신전환효소 저해제(angiotensin converting enzyme inhibitors, ACEI)

    Angiotensin converting enzyme(ACE) 작용을 차단해서 angiotensin II의 생성 감소→ 교감신경 흥분 저하, 알도스테론과 항이뇨호르몬 생산 감소, 혈관확장 작용으로 전부하, 후부하 감소, 증상개선, 사망률, 유병률 감소, 심근 병적 리모델링 약화

    심부전 첫번째 선택약

    - 캅토프릴정(captopril, 카프릴정), 에날라프릴(enalapril, 에나프린정)
    리시노프릴(lisinopril, 제스트릴정), 페린도프릴(perindopril, 아서틸정)
    라미프릴(ramipril, 트리테이스정)

2) 안지오텐신수용체 차단제(angiotensin receptor blockers, ARB)

    ACEI 대체

    - 칸데사르탄(candesartan, 아타칸정), 로사르탄(losartan, 코자정)
    발사르탄(valsartan, 디오반정)

3) 안지오텐신 수용체-neprilysin 저해제(angiotensin receptor-neprilysin inhibitor, ARNI)

    안지오텐신수용체 차단제인 valsartan과 나트륨배설펩타이드(natriuretic peptides)를 분해시키는 neprilysin의 작용을 차단하는 sacubitril 복합제제

    심부전 증상 개선, 사망률, 입원율 감소

    - 사쿠비트릴/발사르탄(sacubitril /valsartan, 엔트레스토필름코팅정)

4) 베타차단제(β- blockers)

    교감신경 베타수용체 차단, 심근 병적 리모델링 약화. 증상개선, 사망률, 유병률 감소

    - 비소프롤롤(bisoprolol, 콩코르정), 카르베딜롤(carvedilol, 딜라트렌정, 딜라트렌에스알캡슐), metoprolol 메토프로롤 서방형, 네비보롤(nebivolol, 네비레트정)

5) 알도스테론(aldosterone) 길항제

    알도스테론 차단 작용으로 나트륨, 물 배설 증가, 심근 증상개선, 사망률, 유병률 감소

    - 스피로노락톤(spironolactone, 알닥톤필름코팅정)

6) HCN채널 차단제(HCN channel blocker)

   동방결절(sinus node)의 funny channel(If)을 선택적으로 억제해 심박수 감소

   사망률, 유병률 감소
   - 이바브라딘(ivabradine, 프로코라란정)

7) 혈관확장제
   - 히드랄라진(hydralazine)+이소소르비드질산염(isosorbide dinitrate)
   - 히드랄라진(hydralazine): 동맥 확장(후부하 감소)
   - 이소소르비드질산염(isosorbide dinitrate): 정맥 확장(전부하 감소)

증상 완화

1) 이뇨제

   부종, 증상 완화, 사망률 감소에 영향 없음
   - 푸로세미드(furosemide, 라식스정), 토르세미드(torsemide, 토르셈정, 토렘정)

2) 디곡신(digoxin, 디고신정)

   Na-K ATPase 차단하여 세포 내 칼슘이온 증가로 수축력 증가, 심박수 감소

   심부전 증상, 입원율 감소

   사망률 감소에 영향 없음

라미프릴 네비보롤
Ramipril   Nebivolol

황미경

	Ramipril (트리테이스정)	Nebivolol (네비레트정)
효능효과	고혈압 심근경색 후 심부전 심근경색, 뇌졸중, 심혈관 질환으로 인한 사망의 위험성 또는 혈관재생술의 필요성 감소 신증	본태성고혈압 만성 심부전(경증~중등증의 만성 안정형 심부전이 있는 70세 이상 노인 환자에서 표준치료 시 보조치료)
약물군	안지오텐신전환효소 저해제(angiotensin converting enzyme inhibitor, ACEI)	베타차단제(β blocker)
작용기전	안지오텐신전환효소 저해제로 대사체인 ramirilat도 더 강한 효과가 있음	장시간형 베타1수용체 선택적 베타차단제
주의점	칼륨 함유 식품 섭취 주의 임신 시 사용 중지	당뇨환자의 저혈당 증상을 은폐시킬 수 있음

 여기서 잠깐! "심부전은 어떤 질환이고 어떻게 분류하나요?"

심부전은 심장근육의 약화로 신체에 필요를 하는 충분한 양의 혈액을 펌프질 할 수 없을 때 일어납니다. 이로 인해 폐가 혈액과 체액으로 울혈되고 숨이 차며, 악화되면 조직과 정맥에 체액의 축적을 일으켜 발·다리·발목이 부어오르게 됩니다.
심부전의 중증도를 나누는 NYHA(New York Heart Association) 기능 등급은 다음과 같습니다.

- Class I: 신체활동에 제한이 없음. 일상 활동이 과도한 증상(피로, 두근거림, 호흡곤란)을 일으키지 않음.
- Class II: 신체활동에 약간의 제한이 있음. 안정 시에는 증상이 없으나 일상 활동에는 증상이 있음.
- Class III: 신체활동에 심한 제한이 있음. 안정 시에는 증상이 없으나 일상 활동보다 낮은 활동 시에도 증상이 있음.
- Class IV: 안정 시에도 증상이 있으며, 신체활동으로 증상이 심해짐.

두 약물은 어떤 질환에 사용하나요?

두 약물 모두 고혈압과 심부전에 사용되는 약물입니다. 심부전의 경우 ramipril은 심근경색 후 심부전에, nebivolol은 70세 이상 만성 심부전 환자에 사용됩니다.

두 약물의 작용기전은 어떻게 다른가요?

Ramipril은 안지오텐신전환효소 저해제(ACEI)로서 혈액과 국소조직에서 ACE를 억제함으로써 angiotensin II의 생성을 저하시키고, kininase II의 억제를 통해 혈중 bradykinin의 농도를 높여 혈관 확장, 교감신경계 활성저하, 염분 배설촉진 작용을 합니다.
Nebivolol은 베타차단제 중 베타1 선택성이 큰 약물로, 베타2수용체보다 베타1수용체에 350배 더 선택적으로 작용합니다. NADPH 산화효소(oxidase) 억제에 따른 활성 산소를 감소시키는 효과가 있는 것으로 알려져 있습니다.

안지오텐신전환효소 저해제는 어떤 심부전환자에 사용되며 용법과 용량은 어떻게 되나요?

안지오텐신전환효소 저해제(ACEI)는 증상이 있는 박출률저하 심부전(heart failure with reduced ejection fraction, HFrEF) 환자 모두에게 금기 증상이 없는 한 추천됩니다. 무작위 대조 임상시험에서 ACEI는 심부전환자의 생존율을 개선시켰고 심부전으로 인한 입원율은 감소시켰는데 이는 무증상인 HFrEF 환자의 입원율도 감소시켰습니다. 저용량과 고용량을 비교 시 고용량에서 효과가 더 크므로 약의 이상반응이 발생하지 않는 범위(기침의 유무,

표 1-4 안지오텐신전환효소 저해제의 초기용량과 목표용량

성분명	제품명	초기용량	목표용량
Captopril	카프릴정	6.25mg 1일 3회	50mg 1일 3회
Enalapril	레니프릴정	2.5mg 1일 2회	10~20mg 1일 2회
Lisinopril	현대제스트릴정	2.5~5mg 1일 1회	20~40mg 1일 1회
Perindopril	아서틸정	2mg 1일 1회	8~16mg 1일 1회
Ramipril	트리테이스정	1.25~2.5mg 1일 1회	10mg 1일 1회

혈청 크레아티닌, 혈청 칼륨 값, 혈압 확인)에서 목표용량까지 올리도록 합니다. 레닌-안지오텐신-알도스테론계(renin-angiotensin-aldosterone system, RAAS) 차단은 심부전환자의 예후 개선에 매우 중요하며, RAAS 억제를 위해 사용하는 약제로는 안지오텐신전환효소 저해제(ACEI)와 안지오텐신수용체 차단제(angiotensin receptor blocker, ARB) 등이 있습니다.

안지오텐신전환효소 저해제를 사용할 수 없는 환자는 어떤 경우인가요?

- 이전에 이 약 사용으로 심한 혈관 부종이 발생한 적이 있는 경우
- 양측 신동맥 협착이 있는 경우
- 심한 대동맥 협착이 있는 경우
- 심장성 쇼크의 위험을 증가시키는 불안정한 혈압과 저혈압이 있는 경우
- 임신한 경우입니다.

일반적으로 ACEI는 혈청 칼륨이 5mmol/L 이상인 경우 고칼륨혈증의 위험성 때문에 신중히 투여하여야 하고 면밀한 모니터링이 필요합니다.

베타차단제 중 심부전에 사용되는 약물은 어떤 것이 있으며 사용법과 용량은 어떻게 되나요?

심부전의 경우 교감신경계가 활성화되어 초기에는 심박동수와 수축력의 증가가 심장기능을 유지시키나 나중에는 교감신경활성상태가 심근세포의 비대와 독성 등 심근에 손상을 가져오게 됩니다. 현재 임상연구를 통해 심부전에 사용이 권고되는 베타차단제는 bisoprolol, metoprolol succinate, carvedilol, nebivolol입니다. 모두 내인성 교감신경유사작용(intrinsic sympathomimetic activity, ISA)이 없는 약제입니다. 속효성 metoprolol(metoprolol tartrate)은 추천되지 않습니다. 베타차단제는 HFrEF 심부전환자이거나 현재 증상이 없고 금기가 아닌 모든 환자에 사용됩니다.

베타1수용체를 자극하면 심근에 작용하여 심박수와 수축력을 높이게 되는데, 베타차단제 중 ISA가 없는 베타 차단제는 심박수와 수축력을 모두 떨어뜨리며, ISA작용이 있는 베타차단제는 수축력에는 영향이 없고 심박수만 떨어뜨리게 됩니다.

약물치료에 있어 베타 차단제는 ACEI와 함께 사용하도록 하고 있으며 ACEI나 ARB를 고용량으로 사용하기 전, 저 용량의 ACEI를 사용하는 경우에도 가능한 한 일찍 베타차단제를 병용하도록 하고 있습니다. 다만 울혈 증상이나 이로 인한 호흡곤란이 있을 경우 베타차단제가 수분의 저류를 악화시킬 수 있으므로, 새로 베타차단제를 시작하는 경우에는 안

표 1-5 베타차단제의 초기와 목표용량

성분명	제품명	초기용량	목표용량
Bisoprolol	콩코르정	1.25mg 1일 1회	10mg 1일 1회
Carvedilol	딜라트렌정	3.125mg 1일 2회	25mg 1일 2회
Carvedilol	딜라트렌에스알정	8mg 1일 1회	64mg 1일 1회
Metoprolol succinate	푸로롤100서방정	12.5~25mg 1일 1회	200mg 1일 1회
Nebivolol	네비레트정	1.25mg 1일 1회	5mg 1일 1회

정된 상태로 정상혈량성(euvolemic) 환자에게 사용하도록 합니다. 초기투여용량은 아주 낮은 용량으로 시작하고, 단기간 심부전 악화 위험을 방지하기 위해 1~2주 간격으로 증량하여 목표 용량에 도달하면 이를 유지하도록 합니다.

〈표 1-5〉의 베타차단제 중 carvedilol과 nebivolol은 3세대 베타차단제로 혈관확장효과에 의해 말초저항을 줄이는 효과가 있습니다. 두 약물의 혈관확장작용은 carvedilol은 알파1수용체 차단으로, nebivolol은 산화질소생성에 따른 것으로 알려져 있습니다.

두 약물의 이상반응은 무엇이 있나요?

ACEI의 경우 혈관 부종, 마른기침, 고칼륨혈증, 저혈압, 신장기능 이상 등이 있으며, 베타차단제의 경우 서맥, 심장블럭(heart block), 당뇨환자에서의 혈당조절 부전, 천식환자에서의 기관지 경련, 저혈압, 심부전 악화 등이 있습니다.

심부전는 어떤 생활습관을 가져야 하고 주의할 점은 무엇인가요?

- 나트륨을 제한(NaCl로서 2~4g/일)하도록 하고, 소금 대체품은 칼륨이 함유된 경우가 많으므로 고칼륨혈증을 유발할 수 있음을 주지시킬 필요가 있습니다.
- 금연, 금주, 카페인 섭취를 줄이고 스트레스를 줄이도록 합니다.
- 건강한 식습관을 갖도록 합니다(야채와 과일, 통곡물, 무지방 또는 저지방 유제품 섭취 등).
- 심한 심부전환자는 수분 섭취를 제한하도록 합니다.
- 규칙적으로 체중을 측정하도록 하고 급격한 체중의 변화(하루에 1kg 이상, 일주일에 2kg

이상 체중 증가나 감소)가 되지 않도록 합니다.
- 걷기, 자전거 타기, 수중 걷기, 수영 등 가벼운 강도의 유산소 운동을 단계별로 진행하도록 합니다.

심부전 환자가 주의해야 할 약물은 어떤 것이 있나요?

심부전을 악화시킬 수 있는 약물이거나 약물 이상반응이 증가되는 약물을 피하도록 합니다.
- 수분과 나트륨저류을 일으킬 수 있는 약물(NSAID*, glucocorticoid, androgen, estrogen 등)
- 항부정맥약 중 sotalol, dronedarone, ibutilide
- Non-dihydropyridine 칼슘채널차단제(verapamil, diltiazem)
- 심장독성약물(doxorubicin, daunomycin, cyclophosphamide 등)
- Metformin(NYHA class III/IV 심부전의 경우 lactic acidosis 부작용의 위험성이 증가)

  * NSAID: nonsteroidal antiinflammatory drug

이것만은 꼭 기억하세요!

- 안지오텐신전환효소 저해제 복용환자가 나트륨 제한을 위해 소금대체품을 사용하는 경우 칼륨 함유 여부를 확인하도록 합니다.
- 심부전에 현재 사용이 권고되는 베타차단제는 bisoprolol, metoprolol succinate, carvedilol, nebivolol입니다.
- 심부전환자에게 NSAID는 수분과 나트륨 저류을 일으킬 수 있으므로 주의가 필요합니다.

사쿠비트릴·발사르탄 Sacubitril·Valsartan VS. 에날라프릴 Enalapril

박재경

	Sacubitril·Valsartan (엔트레스토필름코팅정)	Enalapril (레니프릴정)
효능효과	만성 심부전	고혈압 심부전
작용기전	Sacubitril: neprilysin 저해제 Valsartan: 안지오텐신수용체 차단제(ARB)	안지오텐신전환효소 저해제(ACEI)
유지용량	200mg씩 1일 2회 복용	1일 5~40mg(1일 2회로 분할 복용)

두 약물은 어떤 질환에 사용됩니까?

박출률감소 심부전(HF with reduced ejection fraction, HFrEF)은 좌심실박출률(left ventricular ejection fraction, LVEF)이 40% 이하로 감소된 심부전으로 enalapril과 같은 안지오텐신전환효소 저해제(angiotensin converting enzyme inhibitor, ACEI)가 1차 선택제입니다. Sacubitril·valsartan은 ACEI 및 베타차단제, spironolactone(mineralocorticoid receptor antagonists, MRA)를 투여함에도 여전히 심부전의 증상이 있는 심부전 환자에게 ACEI를 대체하여 사용됩니다. 대한심부전학회의 만성 심부전 진료지침(2018)에서는 ACEI 또는 안지오텐신수용체 차단제(angiotensin II receptor blocker, ARB)에 안정적이면서 증상이 있는 좌심실 박출률 저하 심부전 환자에서 ACEI 또는 ARB를 대체하여 사용하도록 권고합니다. 그러나 2021년 유럽심장학회(ESC)의 약물치료 가이드라인에서는 ARNI 또한 1차 선택제로 간주될 수 있다는 가능성을 제시하고 있습니다.

정리하면, enalapril은 좌심실 기능이 저하(LVEF≤40%)되고 증상이 있는 심부전 환자에게 먼저 처방될 수 있으며, sacubitril·valsartan은 ACEI+베타차단제+spironolactone 등의 치료에도 증상이 있는 환자에서 ACEI를 대체하여 사용합니다. Sacubitril·valsartan을 처방하는 경우 ACEI 또는 ARB를 병용하지 않습니다.

참고로 ESC 가이드라인(2021)에서는 ACEI/ARNI+베타차단제+spironolactone 투여를 HFrEF 환자의 기초요법으로 설정하고 있습니다. 또한 sodium-glucose co-transporter 2 (SGLT2) inhibitor인 dapagliflozin 또는 empagliflozin을 당뇨진단 여부와 상관없이 ACEI/ARNI+베타차단제+spironolactone 요법에 추가로 사용하도록 합니다. 이는 심혈관계 사망 및 심부전의 악화를 감소시켜주며, 금기이거나 내약성이 없는 경우에도 불구하고 투여하도록 권고합니다. ACEI/ARNI+베타차단제+spironolactone를 투여 중인 환자에서 ACEI 또는 ARNI에 내약성을 가질 수 없는(unable to tolerate) 경우, ACEI 또는 ARNI 대신 ARB로 대체합니다.

두 약물의 작용기전은 무엇입니까?

Sacubitril·valsartan은 angiotensin receptor-neprilysin inhibitor(ARNI)입니다. Sacubitril은 전구체로 neprilysin 저해제입니다. Neprilysin은 나트륨을 소변으로 배출시키는 나트륨배설펩타이드(natriuretic peptide)를 분해하는 효소로 심장 등에 존재하며, sacubitril이 neprilysin을 억제함으로써 natriuretic peptide의 효과가 지속됩니다. Valsartan은 ARB로, 안지오텐신 II에 의한 혈관 수축 및 알도스테론 분비를 차단하여 혈압을 낮춥니다.

Enalapril은 안지오텐신 I을 안지오텐신 II로 전환하는 안지오텐신전환효소를 차단하여 안지오텐신 II 생성 감소로 혈관 수축을 차단하고 알도스테론 분비를 억제하여 나트륨 및 수분 배설을 촉진시킵니다. 또한 브라디키닌(bradykinin)을 억제합니다. Enalapril은 심장의 전

여기서 잠깐! "나트륨배설펩타이드(natriuretic peptide, NP)란?"

나트륨배설펩타이드는 주로 심장에서 분비되는 호르몬으로, 나트륨과 칼륨을 소변을 통해 내보내는데 중요한 역할을 합니다. 이들 펩타이드는 혈관을 확장시키고 세포 내 cGMP 농도를 증가시킴으로써 이뇨작용을 합니다. 혈압과 체액량을 조절할 뿐만 아니라 심장과 혈관의 재형성을 억제하는 심혈관계의 중요한 조절인자입니다.

현재까지 A-D형까지 네 가지 유형이 발견되었으며 이들은 각각 고유한 특성을 가지고 있습니다. 특히 심혈관 질환이 있는 경우 A, B형(ANP와 BNP)의 수치가 증가되며, BNP prohormone의 N-말단(terminal) 부분인 NT-proBNP는 심부전에서 중요한 바이오마커로 사용됩니다.

Neprilysin은 위의 NP를 분해하는 효소로, sacubitril은 neprilysin을 억제함으로써 결과적으로 나트륨이뇨, 혈관 확장, 심장의 증식을 막는 효과를 나타냅니다.

부하(preload) 및 후부하(afterload)를 감소시키며 심부전과 관련된 심장 및 혈관의 리모델링을 감소시켜 심부전의 1차 선택제로 사용됩니다. 이 외에도 신장 동맥을 확장시켜 신장보호효과를 나타냅니다.

두 약물의 용법·용량을 비교해 볼까요?

Sacubitril·valsartan의 초회용량으로 100mg(sacubitril 48.6mg·valsartan 51.4mg)씩 1일 2회 복용하며, 환자의 내약성에 따라 매 2~4주 간격으로 두 배씩 증량하여 200mg씩 1일 2회로 유지합니다. 이전에 ACEI 또는 ARB를 복용하지 않았거나 저용량으로 복용했던 경우에는 초회용량으로 1회 50mg씩 복용합니다.
Enalapril은 초회용량으로 2.5mg씩 1일 1~2회 투여하며, 유지용량으로 하루용량인 10~20mg를 2회로 분할 투여합니다. 1일 최대용량은 40mg입니다.

두 약물을 사용해서는 안 되는 환자나 주의해야 할 환자가 있나요?

두 약물 모두 이전에 ACEI나 ARB와 관련된 혈관부종의 병력이 있는 경우 금기입니다. 또한 ACEI에서 sacubitril·valsartan로 전환하거나 그 반대로 변경하는 경우, 각 약물 투여 36시간 이내에 전환 시 혈관부종의 위험이 증가되므로 금기입니다.

두 약물은 임부 및 수유부에서 안전한가요?

두 약물 모두 투여 중 임신이 확인되면 즉시 중단해야 하며, 이들 약물로 인해 양수과소증(oligohydramnios)이 발생되어 태아에서 손상 또는 사망을 일으킬 수 있습니다. 또한 수유부에서 sacubitril·valsartan는 모유로 분비되는지의 여부가 알려지지 않았으며, enalapril은 모유로 분비되어 유아에서 저혈압, 고칼륨혈증, 신장애를 유발할 수 있습니다. 따라서 두 약물 모두 임부 및 수유부에서 금기입니다.

각각의 약물에서 주의해야 할 이상반응 또는 약물 상호작용은 무엇인가요?

두 약물 모두 혈관을 확장시키므로 저혈압이 유발될 수 있습니다. Sacubitril·valsartan, enalapril에 의해 혈관부종이 유발될 수 있으며, enalapril에 의해 두통, 현기증, 신기능 저하 등이 발생될 수 있습니다. 두 약물 모두 고칼륨혈증을 유발할 수 있으므로 칼륨 농도를 증가시키는 spironolactone 등과 병용 시 칼륨 수치를 모니터링합니다. 또한 신기능 장애를 유발할 수 있어 COX-2를 포함한 NSAID 병용 시 신기능을 모니터링합니다. 이 외에도 두 약물은 lithium의 신배설을 감소시켜 독성이 증가되므로 병용하지 않습니다.

Sacubitril·valsartan은 유기음이온수송폴리펩티드(organic anion-transporting polypeptide)의 기질이므로 같은 수송체(OATP1B1 또는 OATP1B3)의 기질이 되는 약물인 statin의 혈중농도를 증가시킬 수 있습니다. 또한 약물 수송체의 저해제인 cyclosporine, rifampicin, tenofovir 등을 병용하는 경우 sacubitril·valsartan의 혈중농도가 증가될 수 있습니다. Enalapril과 면역억제제인 azathioprine의 병용 시 골수억제가 나타날 수 있으며, allopurinol과 병용 시 Stevens-Johnson syndrome, 피부발진, 아나필락시스성 관상동맥연축 등의 과민반응이 발생될 수 있습니다.

두 약물의 제품에는 어떤 것들이 있나요?

Sacubitril·valsartan은 2016년부터 시판된 신약으로 엔트레스토필름코팅정 50, 100, 200mg(노바티스)이 시판되고 있으며, enalapril은 레니프릴정 5, 10mg(JW중외) 등이 있습니다.

이것만은 꼭 기억하세요!

- Sacubitril은 나트륨배설펩타이드를 분해하는 효소인 neprilysin의 저해제이며, 이를 통해 나트륨이뇨 및 혈관 확장효과를 나타내고 심장의 증식을 막는 심부전 치료제입니다.
- Enalapril은 ACEI로 좌심실 기능이 저하된 심부전의 1차 치료제입니다.
- Sacubitril·valsartan을 처방하는 경우 ACEI 또는 ARB를 병용하지 않습니다.

비소프롤롤 Bisoprolol vs. 이바브라딘 Ivabradine

제남경

	Bisoprolol (콩코르정)	Ivabradine (프로코라란정)
효능효과	좌심실 수축기능이 저하된 안정형 만성 심부전의 치료	만성 안정형 협심증의 증상적 치료 만성 심부전
작용기전	베타차단제	HCN 채널 차단제
용량용법	초회용량: 1.25mg 1일 1회 유지용량: 10mg 1일 1회	초회용량: 5mg 1일 2회로 시작 유지용량: 2주 후 심박수가 분당 50~60회가 되도록 용량조절
복용	음식과 상관없이 복용	식후 즉시 복용
DUR	임부금기 2등급 고시된 병용금기 없음	임부금기 2등급 강력한 CYP3A4저해제와 병용금기

두 약물은 어떤 질환에 사용합니까?

두 약물은 모두 박출률감소 심부전(heart failure with reduced ejection fraction, HFrEF) 치료제입니다. HFrEF 치료는 증상개선을 위한 치료와 생존율 개선을 위한 치료로 나눌 수 있습니다. 증상개선을 위한 약물로 이뇨제, digoxin이 있고, 생존율 개선을 위한 약물로 안지오텐신전환효소 저해제(angiotensin converting enzyme inhibitor, ACEI) 또는 안지오텐신 수용체-neprilysin 저해제(angiotensin recep tor-neprilysin inhibitor, ARNI), 베타차단제, 알도스테론 길항제가 있습니다.

안지오텐신수용체 차단제(angiotensin II receptor blocker, ARB)는 ACEI를 대체할 수 있는 약물입니다. 2018년 대한 심부전학회에서 발간한 만성심부전 진료지침에서는 환자가 ACEI 또는 ARB로 안정되면 추가적 사망률 감소를 위해 ARNI로 교체하는 것을 권고합니다. ACEI(또는 ARNI)와 베타차단제로 안정화된 환자에게 알도스테론 길항제를 투여합니다. 우리나라에 허가된 알도스테론 길항제로는

spironolactone이 유일합니다.

Ivabradine은 EF가 35% 이하이고 맥박수가 분당 70회 이상인 동율동의 심부전 환자에서, 베타차단제와 ACEI(또는 ARB)를 사용함에도 불구하고 심부전 증상이 지속되는 경우 추가합니다. 또 베타차단제를 사용할 수 없는 경우 ivabradine 치료를 고려할 수 있습니다.

두 약물의 작용기전은 어떻게 다른가요?

Bisoprolol은 선택적 베타차단제로서 20mg 이하의 용량에서는 베타2 수용체에는 영향을 거의 미치지 않고 베타1 수용체만 차단하여 심장박동을 느리게 합니다. Ivabradine은 SA node의 hyperpolarization-activated cyclic nucleotide-gated(HCN) channels을 저해하여 이완기 탈분극을 연장시키고 이로 인해 심장박동이 느려집니다.

두 약물의 차이점은 무엇입니까?

Bisoprolol은 HFrEF 증상경감 치료제를 위해 필수적으로 사용해야 하는 베타차단제입니다. 베타차단제 중 HFrEF 치료에 사용하는 약물로 bisoprolol 이외에 metoprolol XL, carvedilol, nevivolol이 있습니다. Ivabradine은 HFrEF의 증상경감을 위한 약물이지만 처음부터 사용하는 약물은 아닙니다. Ivabradine은 금기나 이상반응 때문에 베타차단제를 사용할 수 없을 경우 대체해서 사용하거나 또는 베타차단제를 최대용량으로 사용했음에도 불구하고 증상이 남아 있는 경우 추가해서 사용할 수 있습니다.

두 약물의 용법·용량은 무엇인가요?

두 약물 모두 심부전의 급성 증상이 없는 안정된 상태에서 투여를 시작해야 합니다.
Bisoprolol의 초회용량은 1.25mg 1일 1회입니다. 내약성을 관찰하며 2.5mg, 3.75mg, 5mg, 7.5mg, 10mg의 순서로 매 단계마다 2주 이상의 간격을 두고 서서히 증량합니다. 유지용량으로 10mg을 1일 1회 투여합니다.
Ivabradine 초회용량은 5mg 1일 2회입니다. 치료 시작 2주 후, 안정 시 심박수가 지속적으로 분당 60회를 초과하는 경우 1일 2회, 1회 7.5mg까지 증량할 수 있습니다. 안정 시 심박수가 지속적으로 분당 50회 미만으로 감소하거나 서맥증상(예: 어지러움, 피로 또는 저혈압)이 나타나는 경우 2.5mg 1일 2회로 감량할 수 있습니다. 심박수가 분당 50~60회인 경우

5mg 1일 2회를 유지합니다.

두 약물의 이상반응은 무엇입니까?

두 약물 모두 심작박동을 느리게 하는 작용이 있어 서맥이 이상반응으로 나타날 수 있습니다. Bisoprolol은 그 외에도 피로, 불면증, 오심, 구토, 설사 등이 나타날 수 있습니다. Ivabradine은 심방세동, 조절되지 않는 혈압, 시야흐림의 이상반응이 있습니다.

두 약물의 DUR에는 어떤 것이 있나요?

두 약물 모두 임부금기 2등급입니다. 2등급 약물은 사람에서 태아에 대한 위해성이 나타날 수 있으며, 약물 사용의 위험성이 치료상의 유익성을 상회하는 경우로 원칙적으로 사용금지이지만, 치료상의 유익성이 약물사용의 잠재적 위험성을 상회하거나 명확한 임상적 사유가 있는 경우 사용할 수 있습니다. Bisoprolol은 DUR 병용금기인 약물은 없습니다. Ivabradine은 diltiazem, erythromycin, itraconazole, nelfinavir, ritonavir, verapamil과 병용금기입니다. 이것은 bisoprolol은 50% 정도만이 CYP3A4로 대사되나 ivabradine은 대부분 CYP3A4로 대사되기 때문으로 CYP3A4저해제인 이들 약물과 함께 사용하면 혈중농도가 높아질 수 있기 때문입니다.

두 약물의 음식과 관련된 복용방법은 어떻게 다른가요?

Bisoprolol은 음식과 상관없이 복용할 수 있습니다. 반면 ivabradine은 음식과 같이 복용하면 AUC가 20~40% 증가하므로 음식과 함께(또는 식후 즉시) 복용합니다.

이것만은 꼭 기억하세요!

- Bisoprolol은 HFrEF 1차 약물이고 ivabradine은 베타차단제를 쓸 수 없을 때 대체해서 사용하거나 베타차단제로 충분한 효과가 나타나지 않을 때 추가하는 약물입니다.
- Bisoprolol은 음식과 상관없이 복용하고 ivabradine은 식후 즉시 복용합니다.
- Bisoprolol은 50% 정도만이 CYP3A4로 대사되나 ivabradine은 주로 CYP3A4에 의해 대사됩니다.

부정맥 Arrhythmia

정경혜

부정맥(arrhythmia)

심장 내 정상 전기적 신호 전달 경로에 이상이 생겨 심장의 박동이 비정상적으로 느려지거나 빨라지거나 또는 불규칙하게 뛰는 현상

심실위부정맥(supraventricular arrhythmia)
His bundle 위쪽에서 발생한 부정맥
- 발작심실상성빈맥(paroxysmal supraventricular tachycardia, PSVT)
- 심방조동(atrial flutter), 심방세동(atrial fibrillation, AF)

심실부정맥(ventricular arrhythmia)
His bundle 아래쪽에서 발생한 부정맥
- 심실성빈맥(ventricular tachycardia, VT), 심실세동(ventricular fibrillation, VF)

부정맥 치료약물 작용기전

세포막에 존재하는 나트륨, 칼륨, 염소, 칼슘 등 여러 이온 펌프의 활동에 의해 탈분극(depolarization), 재분극(repolarization)등 활동전위(action potential) 발생, 부정맥 치료약물은 이들 이온 채널을 차단
- Phase 0: 나트륨 채널이 열리며 세포 밖으로 Na이 나감(탈분극) → 나트륨 채널 차단으로 인해 탈분극 억제(Class I 부정맥 치료제)
- Phase 2: 칼슘 채널(탈분극)→ 칼슘 채널 차단으로 인해 탈분극 억제 (Class IV 부정맥 치료제)

- Phase 3: 칼륨 채널(재분극)→ 칼륨 채널 차단으로 인해 탈분극 억제
  (Class III 부정맥 치료제)
- Phase 4: Na-K ATPase 작용 → 베타차단제에 의해 차단(Class II 부정맥 치료제)

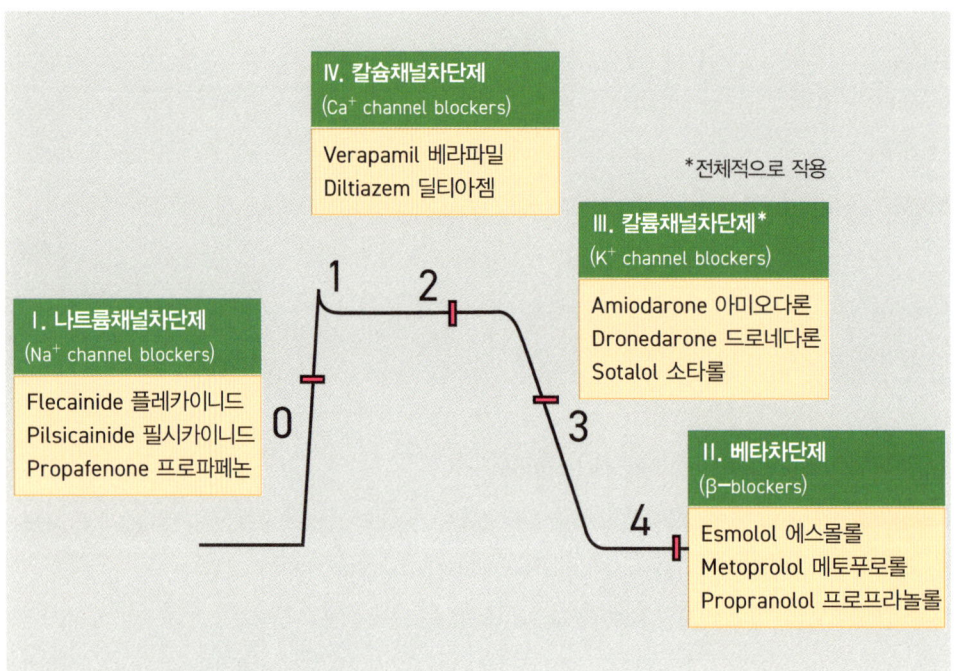

그림 1-5 부정맥 치료약물의 작용기전

부정맥 치료약물

Class I: 나트륨채널차단제(Na⁺ channel blocker)
- Class I A: 국내생산 약제 없음
- Class I B: 리도카인(lidocaine, 대한리도카인염산염수화물주)
- Class I C: 플레카이니드(flecainide, 탬보코정, 풀카드정)
  필시카이니드(pilsicainide, 썬리듬캡슐), 프로파페논(propafenone, 리트모놈정)

Class II: 베타차단제(β- blockers)
- 에스몰롤(esmolol, 브레비블록주), 메토푸로롤(metoprolol, 베타록정)
  프로프라놀롤(propranolol, 인데놀정)

Class III: 칼륨채널차단제(K⁺channel blockers)

- 아미오다론(amiodarone, 코다론정), 드로네다론(dronedarone, 멀택정)
  소타롤(sotalol, 소타론정)

Class IV: 칼슘채널차단제(Ca⁺⁺channel blocker)

- 베라파밀(verapamil, 일성이솦틴서방정), 딜티아젬(diltiazem, 헤르벤정)

미분류(unclassified)

- 디곡신(digoxin, 디고신정), 아데노신(adenosine, 아데노코주), 마그네슘(magnesium)

아미오다론 Amiodarone VS. 프로파페논 Propafenone

김형은

	Amiodarone (코다론정)	Propafenone (리트모놈정)
효능효과	부정맥	부정맥
기전	칼륨 채널 차단	나트륨 채널 차단
Von-Williams 분류법	Class III	Class Ic
대표적인 이상반응	폐·간·갑상선 독성	심독성, 심실빈맥
반감기	26~107일	5~8시간

두 약물은 어떤 질환에 사용됩니까?

Amiodarone은 심방성, 심실성 부정맥 및 기타 다른 항부정맥제로 치료되지 않는 재발성 중증 부정맥에 사용됩니다. 또한 협심증 등 기초 심질환을 수반하는 부정맥에도 사용됩니다.

Propafenone은 다양한 상심실성 빈맥 중 증후성 상실성 부정빈맥(symptomatic supraventricular tachycardia) 및 증후성 심실성 부정빈맥(symptomatic ventricular tachycardia)에 사용됩니다. 증후성 상실성 부정빈맥 중에서는 Wolff-Parkinson-White Syndrome(WPW 증후군)과 방실접합부빈맥(junctional tachycardia)에 사용됩니다.

보통 구조적 심질환이 없는 경우 propafenone은 1차 약물로 사용되고, amiodarone은 이상반응 등의 이유로 2차 약물로 선택됩니다. 하지만 장기 사용을 하지 않거나 노인의 경우 심장구조가 정상인 경우에 amiodarone을 1차 약물로 사용될 수 있습니다.

Amiodarone과 propafenone이 부정맥 치료에 사용되는 약물학적 기전은 무엇입니까?

항부정맥제는 탈분극-재분극에 대한 작용기전을 기준으로 한 Von-Williams 분류법에 따라 Class Ia, Ib, Ic, II, III, IV로 6가지로 분류됩니다. Von-Williams 분류법은 해당 항부정맥제가 가장 우세하게 보이는 작용 효과에 따라 분류됩니다.

Amiodarone은 Class III에 속하지만, Class I~IV군의 효과를 모두 가진 제제입니다. Class III에 속하는 항부정맥제는 심전도(EKG)상의 활동전위곡선(cardiac action potential)의 폭을 연장시키고, 심근의 칼륨 채널을 차단하여 전도체계의 전도속도를 늦추고 불응기를 연장시키고, 방실전도 및 동결절기능을 감소시킵니다.

Propafenone은 Class Ic에 속하며 빠른 내향성 나트륨 유입(inward sodium current)을 막고 활동전위의 증가 속도를 느리게 합니다. 심근 전체의 전도와 불응기를 연장시키며 약간의 베타 차단작용도 있습니다.

주의해야 할 약물 상호작용은 무엇이 있을까요?

Amiodarone은 강력한 CYP3A4 저해제로 warfarin, digoxin, simvastatin, cyclosporine, alprazolam, carbamazepine, phenytoin, quinidine 등의 혈중농도를 증가시킬 수 있습니다. 또한 이 약을 복용하는 동안에는 CYP3A4 저해제인 erythromycin 등의 macrolide계 약

 여기서 잠깐! "부정맥(arrhythmia)에 대해 알아봅시다."

정상적인 심장은 혈액을 폐와 전신에 전달하는 펌프 역할을 하는데, 이는 심장근육이 체계적으로 수축할 수 있도록 하는 전기전달체계가 있어 가능하게 됩니다. 심장의 전기전달체계는 동방결절(SA node), 방실결절(AV node), His 속(bundle of his), 좌/우각(left/right bundle branch), purkinje 섬유 등으로 이루어집니다. 정상적인 심장박동은 1분에 60~100회 정도로 동방결절에서 시작하여 전도계를 통해 심방 및 심실에 전기 자극이 전파되어 심방 및 심실이 수축하는 것입니다.

부정맥은 비정상적인 심장의 리듬으로, 그 종류와 원인이 다양합니다. 이는 심장의 전기전달체계에서 전기 자극의 형성장애 및 전도장애, 또는 이 두 가지 기전이 복합에 의해 발생될 수도 있습니다. 부정맥의 원인으로는 심장질환 및 폐질환, 자율신경계 이상, 전신질환, 약물 및 전해질 이상 등이 대표적이고, 이 외에도 운동, 커피, 흡연, 흥분상태, 알코올 등에 의해서도 발생될 수 있습니다. 부정맥이 생기면 곧바로 심장 박동이나 맥박이 불규칙해지거나, 분당 60회 미만으로 느려지는 서맥증이나 분당 100회 이상으로 빨라지는 빈맥증이 발생합니다.

물, ketoconazole 등의 항진균제, 자몽 주스와 복용하면 amiodarone 혈중농도가 증가할 수 있습니다.

Propafenone은 강력한 CYP2D6 저해제이므로, CYP2D6에 의해 대사되는 약물(예: venlafaxine)과의 병용투여는 이 약의 혈중농도를 상승시킬 수 있습니다. 또한 propafenone은 warfarin 등의 경구용 항응고제의 대사를 늦출 수 있어, 병용투여 시 INR 수치를 주의 깊게 관찰하여야 합니다. 반대로 CYP2D6, 1A2, 3A4 저해제(예: ketoconazole, cimetidine, quinidine)는 propafenone의 혈중농도를 높일 수 있어, 심부정맥을 일으킬 수 있으므로 병용 투여에 대해 주의하여야 합니다.

대표적인 이상반응 및 사용 시 특별히 주의해야 할 사항은 어떠한 것이 있을까요?

Amiodaone은 지용성이 높은 약물로 주로 지방조직, 근육, 간, 폐 등에 농축되고, 혈장 농도에 도달하기까지 많은 시간이 소요되며, 반감기는 경구로 장기 복용 시 26~107일 정도입니다. 그러므로 장기 복용 시 폐·간·갑상선 등의 장기독성에 특별히 주의해야 합니다. 심장과 관련된 독성의 발현은 적지만 이러한 장기 독성이 일어날 수 있으므로 지속적인 모니터링이 필요합니다.

Propafenone은 오심, 구토, 변비 등의 위장장애, 쓴맛이 나는 등의 맛의 변화 등이 있을 수 있고, 심장과 관련된 이상반응으로 심근수축력 저하 및 치명적 심실빈맥을 일으킬 수 있습니다.

이것만은 꼭 기억하세요!

- Amiodarone은 심근의 칼륨 채널을 차단하여 전도체계의 전도속도를 늦추고 불응기를 연장시키며, 방실전도 및 동결절기능을 감소시키는 반면, propafenone은 빠른 내향성 나트륨 유입(inward sodium current)을 막아 활동전위의 증가 속도를 느리게 하며 심근 전체의 전도와 불응기를 연장시킵니다.
- Amiodarone은 일반적으로 심한 심장질환 환자 또는 다른 항부정맥제로 조절이 되지 않은 경우에 사용되고, propafenone은 심방과 심실에 모두 작용하여 적용범위는 넓지만 치명적인 심실빈맥을 일으킬 수 있어 구조적 심질환이 없는 경우에 사용됩니다.
- Amiodarone은 심장과 관련된 독성의 발현은 적지만, 지용성이 높은 약물로 장기 복용 시 폐, 간, 갑상선 등의 장기독성이 발현될 수 있고, propafenone은 심장과 관련된 이상반응으로 심근수축력 저하 및 치명적 심실빈맥을 일으킬 수 있습니다.

아미오다론 Amiodarone 드로네다론 Dronedarone

정경혜

	Amiodarone (코다론정)	Dronedarone (멀택정)
효능효과	심방성부정맥, 심실성부정맥, 기타 다른 부정맥용제로 치료되지 않는 재발성 중증 부정맥 기초심질환을 수반하는 부정맥	발작성 또는 지속성 심방세동 병력을 가진 현재 정상 동율동(sinus rhythm)인 심방세동 환자에서 심방세동으로 인한 입원 위험성 감소
작용기전	칼륨채널차단제	칼륨채널차단제
함량제형	200mg 정제	400mg 정제
용량용법	1일 600mg 8~10일 → 증상에 따라 800~1000mg으로 증량 유지량: 1일 200~400mg(1주 5일)	400mg 1일 2회 아침 식사, 저녁 식사와 함께

아미오다론(amiodarone)과 드로네다론(dronedarone)은 어떤 약입니까?

두 약물은 Class III 부정맥 치료제입니다. Amiodarone은 심방성부정맥, 심실성부정맥에 모두 승인되었으나 dronedarone은 심방성부정맥의 한 종류인 심방세동(atrial fibrillation)에 만 승인되었습니다. 또한 amiodarone은 경구용 제제와 주사제제(코다론주사)가 모두 생산되나 dronedarone은 경구용 제제만 있습니다.

Dronedarone은 amiodarone과 구조가 유사하지만 구조 내 요오드가 없고 methane-sulfonyl group이 추가되어 있습니다. 그러므로 갑상선 기능 변화, 각막 침착 등 amiodarone에서 발생하는 요오드로 인한 부작용이 없습니다.

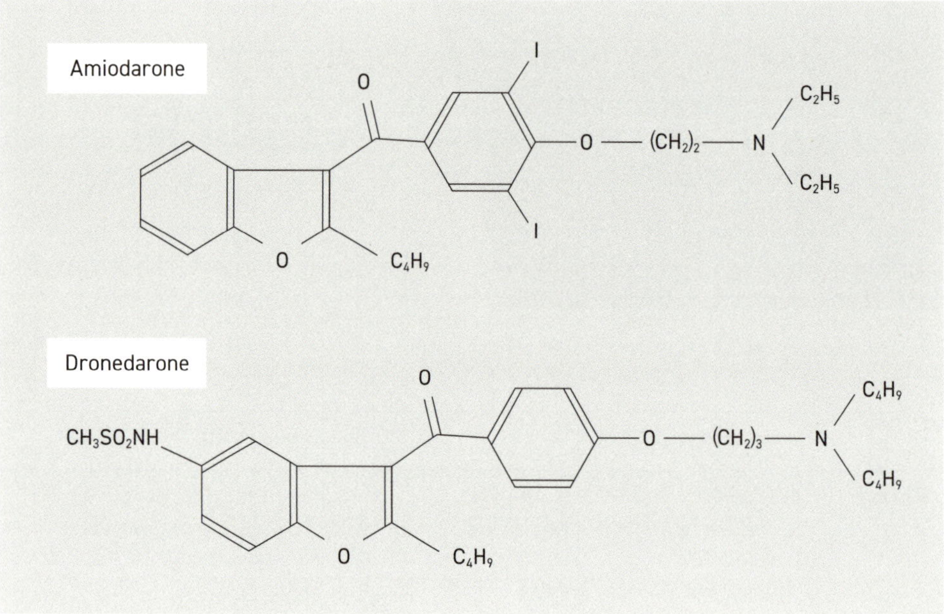

그림 1-6   Amidarone과 dronedarone 구조

아미오다론(amiodarone)과 드로네다론(dronedarone)의 약리기전은 무엇입니까?

두 약물은 심근의 칼륨채널을 차단해서 전도를 느리게 하며 불응기를 연장하여 부정맥을 치료하는 Class III 약물입니다. Class I(나트륨채널 차단), class II(β-수용체 차단), Class IV(칼슘채널 차단) 작용도 있습니다. 그러나 심장 외의 교감신경차단 효과는 없으므로 천식 환자에 금기가 아닙니다.

두 약물은 약동학적으로 어떤 차이가 있습니까?

Amiodarone은 복용 후 3~7시간에 최고 혈중농도에 도달합니다. 경구로 복용한 후에 부정맥 치료 작용발현은 2~3일에서 3~6주까지 느리게 나타나며 최대 효과는 수개월이 걸립니다. 반감기가 30~107일로 반감기가 아주 긴 약물입니다. 그러므로 약제 중단 후에도 효과가 오랫동안 지속됩니다. 식후 복용하면 흡수율이 증가합니다. 간에서 CYP3A4, CYP2C8에 의해 대사되며 CYP3A4, CYP1A2, CYP2C9, CYP2D6 차단제입니다. Dronedarone은 고지방 음식과 함께 복용할 경우에 생체이용률이 15%이나 식사를 하지 않고 복용하면 4%입니다. 복용 후 약 3~6시간 후에 최고 혈중농도에 도달하며 반감기는 13~19시간입니다. 간에서 CYP3A4에 의해 대사되며 CYP3A4와 CYP2D6 중등도 차단제입니다.

이상반응과 주의할 점은 무엇입니까?

Amiodarone

- 저혈압이나 서맥이 발생합니다. 흔하지는 않으나 전도장애나 심실성 부정맥 등 부정맥을 악화시키거나 유발할 수 있습니다. 부정맥이 악화되거나 새로운 부정맥 증상이 나타나면 즉시 알려줄 것을 환자에게 복약지도합니다.
- 폐렴, 폐섬유증, 흉막염 등 폐의 이상증상이 발생하므로 기침, 천명, 호흡곤란, 객혈 등의 증상이 나타나는지 모니터링합니다.
- 각막 미소침착증은 흔하게 나타나는 부작용으로 약을 중단하면 회복됩니다. 그러나 매우 드물지만 시신경병증과 시신경염이 발생할 수 있으므로 시야 흐림, 후광 증상이 나타나는지 모니터링합니다.
- 혈청 내 트랜스아미나제가 일시적으로 증가할 수 있습니다. 그러나 정상수치의 3배 넘게 증가하면 중증 간질환의 위험이 있으므로 약을 중단하거나 감량해야 합니다. 정기적인 간기능 검사가 필요합니다.
- 요오드를 함유하고 있고 T4의 T3로 전환을 차단하는 amiodarone의 특징 때문에 갑상선기능저하증이나 갑상선기능항진증이 발생할 수 있습니다. 체중증가, 추위를 참지 못함, 심한 서맥 등의 증상이 나타나는 갑상선기능저하증이 더 빈번하며 약제 복용을 중단하면 보통 1~3개월 내에 회복됩니다. 그러나 amiodarone 복용이 필요할 경우에는 L-thyroxine(씬지로이드정)과 병용해서 치료합니다.
- 햇빛에 노출된 피부 부위가 홍반, 작열감, 따끔거림 등의 광과민반응을 나타날 수 있으므로 자외선차단제를 사용하거나 모자 등으로 햇빛에 노출되지 않도록 합니다. 장기간 복용할 경우 햇빛에 노출된 피부가 청회색 띤 색소침착증이 발생합니다. 약을 중단하면 천천히 증상이 소실됩니다.

Dronedarone

- 복통, 구역, 구토, 설사, 소화불량 등의 위장장애가 있습니다.
- 심부전을 유발하거나 악화시킬 수 있습니다. 심부전병력이 있거나 심부전 환자는 dronedarone을 사용해서는 안 됩니다. 복용 중에 체중증가, 부종, 호흡곤란 등의 심부

- 전 증세가 발생하면 처방의에게 즉시 알립니다.
- 무력증, 서맥이 나타나며 QT 간격을 중등도로 연장시킵니다.
- 호흡곤란, 마른 기침 등의 폐 이상 증상이 나타나는지 모니터링합니다.
- 간염, 간부전 등 간 기능이상이 발생할 수 있습니다.
- 임부가 복용해서는 안 됩니다.

약물상호작용에 관해 알려주세요.

1. 두 약물은 상호작용이 많으므로 약물 병용 시 주의합니다.
2. Amiodarone과 dronedarone은 CYP3A4에 의해 대사되며, CYP450 3A4와 P-당단백질(P-gP) 수송체를 차단합니다.
   - 강력한 CYP450 3A4 저해제(ketoconazole, itraconazole, voriconazole, cyclosporine, clarithromycin, telithromycin, ritonavir)와 함께 복용하지 않습니다.
   - 중등도 CYP450 3A4 저해제인 자몽주스를 마시지 않는 것이 좋습니다.
   - 강력한 CYP450 3A4 유도제(rifampicin, phenobarbital, carbamazepine, phenytoin, hypericum(성요한풀))와 함께 복용하지 않습니다.
   - Simvastatin, atorvastatin, lovastatin과 같은 CYP3A4에 의해 대사되는 스타틴계 약물과 병용하면 이 약물들의 혈중농도 증가로 근육 독성 위험이 증가됩니다. 그러므로 CYP3A4에 의해 대사되지 않는 스타틴을 선택하는 것이 좋습니다.
   - P-당단백질(P-gP) 기질인 digoxin과 병용하면 혈중 digoxin 농도가 증가하므로 필요시에 digoxin 용량을 조절합니다.
3. Phenothiazine계 항정신병약물 등과 같이 QT 간격을 연장시키고 다형성심실빈맥(torsade de pointes) 발생 위험을 높일 수 있는 약물이나 생약 제제와 함께 복용해서는 안 됩니다.
4. 이뇨제와 같이 저칼륨혈증이나 저마그네슘혈증을 일으키는 약물과 함께 복용할 때 칼륨이나 마그네슘 수치가 저하되지 않도록 주의합니다.
5. Amiodarone은 CYP450 2C9을 억제합니다. 그러므로 warfarin과 병용할 경우에 warfarin 혈중농도 상승으로 인해 출혈 위험이 증가될 수 있습니다.

이것만은 꼭 기억하세요!

- Amiodarone은 심방성부정맥, 심실성부정맥에 모두 승인되었으나 dronedarone은 심방세동에 승인되었습니다.
- 심부전 환자는 amiodarone을 선택합니다.
- Dronedarone은 구조 내 요오드가 없어 갑상선 기능 이상 부작용이 발생하지 않습니다.
- Amiodarone은 반감기가 길고, 상호작용이 많은 약물입니다.

이상지질혈증 Dyslipidemia

정경혜

이상지질혈증(dyslipidemia)

혈액 중 지질 이상으로 콜레스테롤이나 중성지방이 증가하는 질환
관상동맥 질환(협심증, 심근경색), 뇌혈관 질환(뇌졸중), 말초혈관 질환의 주요 원인

이상지질혈증 치료 약물 작용기전

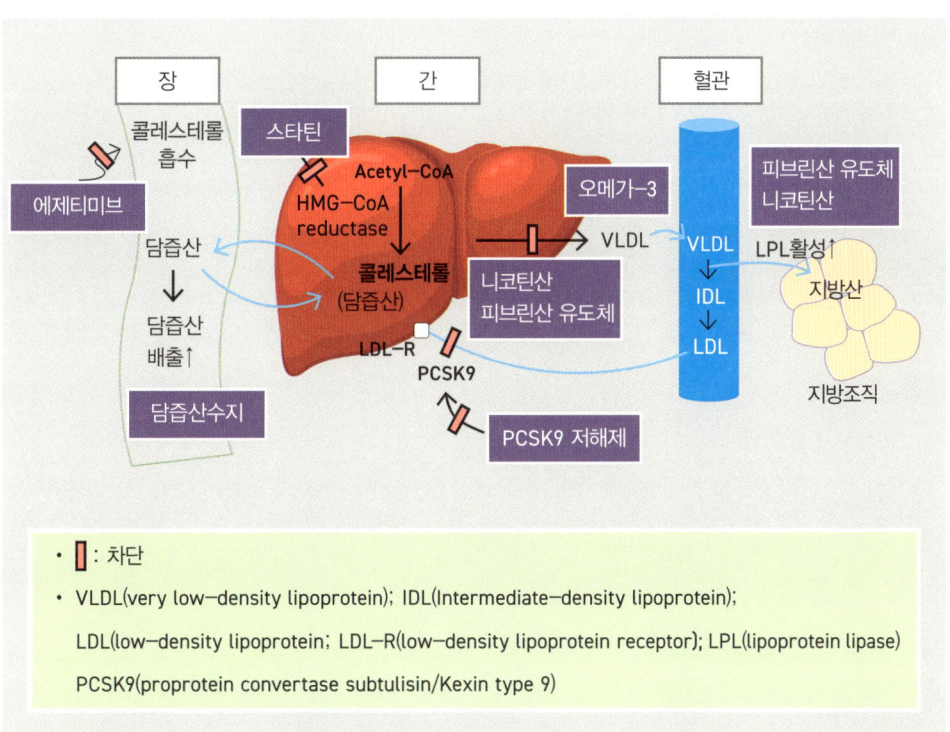

- ▯ : 차단
- VLDL(very low-density lipoprotein); IDL(Intermediate-density lipoprotein); LDL(low-density lipoprotein; LDL-R(low-density lipoprotein receptor); LPL(lipoprotein lipase) PCSK9(proprotein convertase subtulisin/Kexin type 9)

그림 1-7 이상지질혈증 치료 약물 작용기전

이상지질혈증 치료 약물

콜레스테롤, 중성지방 저하

1) HMG-CoA reductase 저해제(스타틴)

   간에서 콜레스테롤 합성에 중요한 역할을 하는 HMG-CoA reductase를 차단해서 콜레스테롤 합성 감소

   - 아토르바스타틴(atorvastatin, 리피토정)

     플루바스타틴(fluvastatin, 레스콜캡슐·엑스엘서방정)

     로바스타틴(lovastatin, 로바로드정), 피타바스타틴(pitavastatin, 리바로정)

     프라바스타틴(pravastatin, 메바로친정), 로수바스타틴(rosuvastatin, 크레스토정)

콜레스테롤 저하

1) 콜레스테롤 흡수저해제

   소장에서 콜레스테롤 흡수 저해

   - 에제티미브(ezetimibe, 이지트롤정)

2) 담즙산수지

   흡착해서 담즙 배설 촉진해서 콜레스테롤 감소

   - 콜레스티라민(cholestyramine, 보령퀘스트란현탁용산)

3) PCSK9 저해제(proprotein convertase subtulisin/Kexin type 9 inhibitors)

   LDL 수용체 분해를 유도하는 PCSK9을 차단해서 LDL 제거 증가로 콜레스테롤 감소

   - 알리로쿠맙(alirocumab, 프랄런트주), 에볼로쿠맙(evolocumab, 레파타주)

중성지방 저하

1) 피브린산 유도체

   Lipoprotein lipase 활성 증가시켜, 중성지방을 조직으로 보내 혈중 중성지방 감소

   - 베자피브레이트(bezafibrate, 베자립서방정)

     페노피브레이트(fenofibrate, 리피딜수프라정)

     겜피브로질(gemfibrozil, 로피드정)

2) 오메가-3 지방산

   VLDL 생산 감소로, 중상지방 감소

   - 오메가-3-산에틸에스테르(omega-3, 오마코연질캡슐)

프라바스타틴 VS. 아토르바스타틴
Pravastatin   Atorvastatin

김예지

	Pravastatin (메바로친정)	Atorvastatin (리피토정)
효능효과	이상지질혈증	이상지질혈증
작용기전	HMG-CoA reductase 저해제	
용법, 용량	1일 1회 저녁 복용	1일 1회 일정한 시간에 복용
대사	–	CYP3A4
반감기	2.6~3.2시간	14시간

두 약물은 어떤 질환에 사용되며 기전은 무엇입니까?

프라바스타틴과 아토르바스타틴은 이상지질혈증 치료제로서 LDL콜레스테롤과 중성 지방을 저하시키고 HDL은 높여 심혈관계 질환과 뇌졸중을 줄입니다.

두 약물은 간에서 HMG-CoA 환원 효소를 차단하는 스타틴계 약물입니다. HMG-CoA 환원효소는 콜레스테롤의 전구물질인 mevalonic acid 합성을 촉진하여 콜레스테롤을 합성합니다.

두 약물의 효능은 어떻게 다른가요?

미국 심장학회 가이드라인(2013 ACC/AHA guideline)에 따르면 동맥경화성 심혈관질환(Atherosclerotic cardiovascular disease, ASCVD) 위험 감소를 위한 혈중 콜레스테롤 치료에서 중강도 요법에는 pravastatin을, 중·고강도 요법(LDL 콜레스테롤 35% 이상 감소를 원할 때)에는 atorvastatin을 권장합니다.

참고로 중강도 요법은 LDL 콜레스테롤을 30~50% 저하시키는 것을 의미하며, 고강도 요법이란 50% 이상을 저하시키는 것으로 정의합니다.

Atorvastatin 10mg과 pravastatin 40mg의 LDL 콜레스테롤 저하율은 유사합니다. Atorvastatin은 pravastatin에 비해 약물 상호작용이 많기 때문에 병용하는 약물과의 상호작용을 고려해야 하지만 Pravatatin은 여러 가지 약을 복용하는 환자에게 비교적 안심하고 쓸 수 있습니다.

약동학은 어떻게 다른가요?

Pravastatin은 CYP450 경로로 대사되지 않아서 atorvastatin에 비해 약물 상호작용이 적습니다. 콜레스테롤은 밤에 합성되기 때문에 반감기(2.6~3.2시간)가 짧은 pravastatin은 저녁에 복용하는 것이 효과적입니다. 작용 발현은 2주일부터 시작되며 4~6주 후에 최대 효과가 나타납니다.

반면 atorvastatin은 간대사효소인 CYP3A4에 의해 대사됩니다. 반감기는 14시간이며 효과는 48~72시간 지속되므로 하루 중 식사와 관계없이 복용해도 됩니다. 약효 발현 시간은 3~5일이며 2주 후에 최대 효과가 나타납니다.

이상반응은 무엇인가요?

일반적으로 일어날 수 있는 이상반응은 두통, 근육통 등이 있으며 드물게 간수치가 올라

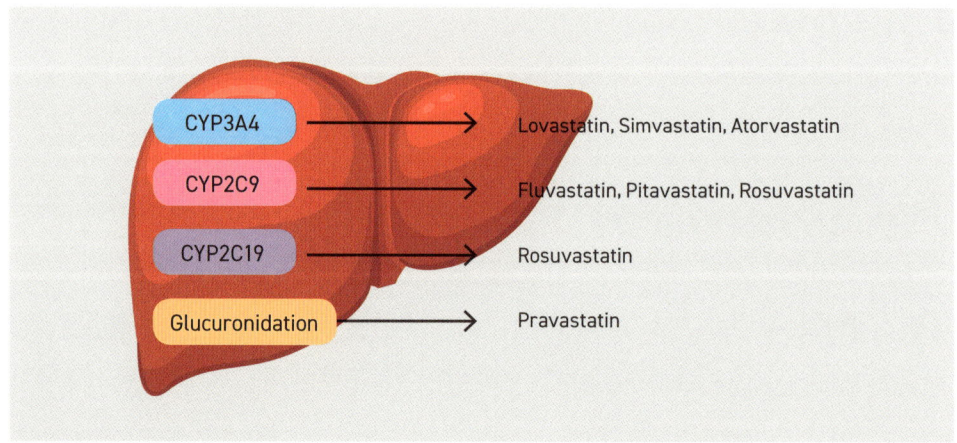

그림 1-8 **스타틴의 간대사**

> **여기서 잠깐!** *"횡문근융해증이란?"*
>
> 횡문근융해증은 근육에 에너지가 적절하게 공급되지 않아 뼈와 연결된 골격근의 괴사가 일어나 독성이 혈중으로 유입되는 것으로 심하면 신부전과 사망에 이를 수도 있습니다.
> 65세 이상 여성, 조절되지 않는 갑상선기능저하증 환자, 신부전 환자, 알코올 중독자는 위험이 높으므로 주의해야 합니다.
> 횡문근융해증은 약물 용량 의존적이며, 다른 약물과의 상호작용에 의해 위험이 증가하게 됩니다.

갈 수 있습니다. 흔히 나타나지는 않지만 아주 심각한 이상반응은 횡문근융해증입니다. 약물 복용 후 심한 근육통, 압통, 검거나 붉은 소변, 원인 모를 피로를 느끼면 횡문근융해증일 수 있으니 약 복용을 중지하고 전문가와 상의합니다.

Atorvastatin은 혈당을 증가시킨다는 데 대한 논란이 있지만, 환자에게 심혈관계 예방효과라는 더 큰 이익을 줍니다. 고령의 환자, 공복혈당이 높은 환자에게 스타틴을 사용할 때에는 당뇨병 발생 여부를 잘 관찰하면서 쓰도록 합니다.

금기 사항과 주의해야 할 점은 무엇인가요?

공통적인 금기는 활동성간질환 환자, 혈청 아미노트란스아미나제 수치가 원인불명으로 지속적으로 높은 환자, gemfibozil 사용 환자입니다.

Cyclosporine, clarithromycin은 스타틴의 혈중농도를 높여 심각한 이상반응을 일으킬 수 있습니다. Cyclosporine은 pravastatin과 병용 시 최대용량은 20mg(신장이식 환자는 10mg 이하), atorvastatin의 용량은 10mg입니다.

Atorvastatin은 CYP3A4저해제와 사용 시 횡문근융해증 위험을 높입니다. 그러므로 clarithromycin, itraconazol, protease Inhibitor와 병용하는 경우 20mg 이하를 주의해서 사용해야 합니다.

또한 과량의 자몽주스를 마시면 자몽에 있는 furanocoumarin이 장내 CYP3A4 이성체를 억제하여 atorvastatin의 대사를 느리게 해 부작용이 커지므로 과량의 자몽주스 섭취는 피하는 것이 좋습니다.

> **강한 CYP3A4 간대사 효소 억제 약물**
> Clarithromycin, itraconazole, protease Inhibitor, voriconazole, 자몽주스

임부·수유부·소아도 사용 가능한가요?

두 약물 모두 임부는 DUR 1등급으로서 원칙적으로 사용 금기입니다. 또한 수유부도 안정성이 확립되지 않았으므로 사용하지 않도록 합니다.

소아의 경우 atorvastatin은 10세 이상의 이형접합 가족형 고콜레스테롤혈증에 사용 가능하며 pravastatin은 소아에게 국내 승인 적응증은 없지만 미국의 경우 동일한 질환에 8세부터 사용 가능합니다.

가끔 환자 중에 기름진 음식과 고기는 안 먹는데 왜 콜레스테롤이 높은지 이해할 수 없다고 하는데 이럴 땐 어떻게 대답해야 할까요?

콜레스테롤은 음식물 섭취(25%)를 통해 만들어지기도 하지만 간(70%)과 세포들에서도 만들어져 우리가 음식물로 섭취하지 않아도 혈중에 충분한 콜레스테롤이 존재합니다.

혈중 콜레스테롤이 높아지는 원인은 유전적으로 간에서 콜레스테롤 제거가 안 되는 경우와 도넛, 케이크, 비스켓, 커피프림, 라면 등을 즐겨 먹으면 이러한 식품 속의 포화지방, 트랜스 지방이 혈중 콜레스테롤을 높이게 됩니다.

또한 노화, 과음, 과식도 콜레스테롤을 높이며 신체활동이 줄어들거나 체중이 늘어나는 것도 콜레스테롤이 높아지는 원인입니다.

표 1-6 스타틴의 LDL 콜레스테롤 저하율 비교

LDL-C 저하율	Rosuvastatin	Atorvastatin	Pitavastatin	Simvastatin	Lovastatin	Pravastatin	Fluvastatin
약 30%	–	–	1	10	20	20	40
약 38%	–	10	2	20	40	40	80
약 41%	5	20	4	40	80	80	–
약 47%	10	40		–	–	–	–
약 55%	20	80		–	–	–	–
약 63%	40			–	–	–	–

이상지질혈증약은 계속 먹어야 하나요?

콜레스테롤이 정상이어도 심혈관 사건이 일어나기도 하는데, 플라그(plague) 유무가 치료 결정에 중요하다고 합니다. 지금 수치가 정상인 것은 약을 복용하기 때문이니 꾸준히 운동하고 음식조절을 잘 하도록 합니다.

특히 급성 심근경색의 경우 퇴원 후 고지혈증 약물은 반드시 복용해야 하는데 의외로 복약 순응도가 좋지 않습니다. 스타틴 약물 복용 중단 후 2~3개월이면 약물 복용 중단 전의 상태로 돌아가고 LDL콜레스테롤은 40% 증가한다고 합니다.

또한 급성 심질환에서 스타틴을 복용하다 중단한 경우 계속 복용한 환자에 비해 심근경색이나 사망률이 4배 높게 나왔고, 전혀 스타틴을 복용하지 않은 환자보다 2배 높게 나왔습니다.

그러므로 의사의 중단 지시가 없으면 계속 복용해야 하며 특히 급성 심질환 시 임의로 약의 복용을 중단해서는 안 됩니다.

이것만은 꼭 기억하세요!

- 두 약물의 심각한 이상반응은 횡문근융해증입니다.
- Atorvastatin은 CYP3A4의 영향을 받으므로 다른 약물과의 상호작용을 체크하고 과량의 자몽주스 섭취는 피하도록 합니다.
- 두 약물은 임부, 수유부에게 금기입니다.

로수바스타틴 Rosuvastatin VS. 에제티미브 Ezetimibe

김예지

	Rosuvastatin (크레스토정)	Ezetimibe (이지트롤정)
효능효과	이상지질혈증	
작용기전	HMG-CoA reductase 저해제	NPC1L1(Niemann-Pick C1 Like 1 Protein) 저해제
비고	10~17세 (동형가족성고콜레스테롤 혈증)	6세 미만에게 권장되지 않음
배설	대변(90%)	대변(33.4%), 소변(59.5%)
함량	5, 10, 20mg 정제	10mg 정제
복합제 함량	Rosuvastatin/ Ezetimibe(5/10mg, 10/10mg, 20/10mg)	

두 약물은 어떤 질환에 사용되며 기전은 무엇입니까?

두 약물은 LDL 콜레스테롤과 중성 지방을 저하시키고 HDL은 높여 심혈관계 질환과 합병증, 관상동맥 협착을 개선하여 심혈관계 질환과 뇌졸중을 줄이는 이상지질혈증 치료제입니다.

Rosuvavastatin의 작용기전은 간에서 HMG-CoA 환원 효소를 경쟁적으로 억제하여 콜레스테롤의 전구물질인 mevalonic acid 합성을 저해함으로써 콜레스테롤 합성을 줄이는 스타틴계 약물입니다.

미승인 적응증은 급성 관상동맥증후군, 노인성 황반변성의 예방, 심방세동의 예방, 심혈관계 질환의 예방, 인지 장애, 대사성증후군, 골다공증, 정맥 혈전색전증의 예방에 쓰입니다. 콜레스테롤은 하루 2g 정도 담즙으로 분비되고 우리가 섭취한 음식물 속의 콜레스테롤(0.4g 정도)과 함께 장에서 50% 재흡수되고 나머지는 변으로 배설됩니다.

Ezetimibe은 소장 융모의 콜레스테롤 운반체인 NPC1L1 단백에 작용하여, 음식물이나 담즙 내 존재하는 콜레스테롤의 소장 흡수를 저해합니다. 따라서 콜레스테롤이 간으로 이동하는 것을 억제하여 간의 콜레스테롤 저장을 감소시켜 혈중 콜레스테롤을 저하시켜 이상지질혈증을 개선합니다.

미승인 적응증은 심혈관질환의 장애, 급성 관상동맥증후군의 예방에 사용합니다.

두 약물의 효능은 어떻게 다르게 사용되나요?

두 약물은 고콜레스테롤혈증에 식이요법이나 다른 지질저하요법의 보조제로 승인된 약물입니다.

Rosuvavastatin은 동맥경화성 심혈관질환 위험(ASCVD risk) 감소를 위한 혈중 콜레스테롤 치료에서 중·고강도 요법에 사용되는 스타틴계 약물 중 가장 강력한 약효를 나타냅니다. 참고로 중강도 요법은 LDL 콜레스테롤을 30~50% 저하시키는 것을 의미하며 rosuvavastatin의 경우 5, 10mg가 중등도이며, 고강도 요법이란 50% 이상을 저하시키는 것으로 정의되며 rosuvastatin 20, 40mg가 여기에 속합니다. 하지만 스타틴의 용량을 2배로 올린다고, LDL콜레스테롤과 심혈관계질환 발병 위험률이 두 배로 저하되지는 않고, 당뇨병 발병 위험, 근육병증, 횡문근융해증 등의 이상반응 위험은 높아집니다.

이런 경우 statin용량을 2배로 증량하기보다 작용기전이 다른 약물인 ezetimibe을 함께 사용하면 이상반응 위험은 줄이면서 심혈관질환 위험 감소효과는 커진다고 합니다. 따라서 ezetimib은 단독요법보다 주로 statin과 복합제로 많이 사용합니다.

용법 용량은 어떻게 다르나요?

Rosuvavastatin은 반감기가 길어서 저녁에 복용하는 대부분의 스타틴과 달리 식사와 상관없이 하루 한 번 복용합니다. 고령자, 경증·중등도 신부전, 간부전 시 용량조절이 필요하지 않지만 중증의 신부전 환자에게는 사용하지 않도록 합니다. 투석하지 않는 중증신부전(CrCl: 30ml/min/1.73m^2 미만) 환자의 경우 5mg 1일 1회로 시작하여 하루 용량이 10mg을 초과하지 않도록 합니다.

소아에게 투여 안정성이 확립되지 않았지만 이형 가족형 고콜레스테롤혈증인 경우 10세 이상인 경우 사용 가능하며 용량은 5~20mg입니다. 동형 가족형 고콜레스테롤혈증인 경우 FDA에서 7~17세에서 20mg 하루 한 번으로 승인되었지만 우리나라에서는 적응증이

명기되어 있지 않습니다.

Ezetimibe의 투여 용량은 음식과 관계없이 하루 한 번 10mg 복용합니다. 담즙산 결합제(bile acid sequestrant) 투여는 적어도 2시간 전 또는 4시간 후에 복용해야 합니다.

고령자, 신장애, 간장애 시 용량조절이 필요 없지만, 중등도 이상인 간장애(child-pugh score가 7 이상인 경우) 시 이 약의 투여가 권장되지 않습니다. 6세 미만 어린이의 경우 약동학적 자료가 없으므로 이 약의 복용이 권장되지 않습니다.

이상반응은 무엇인가요?

Rosuvastatin은 일반적으로 일어날 수 있는 이상반응은 두통·근육통 등이 있으며, 드물게 간수치가 올라갈 수 있습니다. 흔히 나타나지는 않지만 아주 심각한 이상반응은 횡문근융해증입니다. 약물 복용 후 심한 근육통, 압통, 검거나 붉은 소변, 원인모를 피로를 느끼면 횡문근융해증일 수 있으니 약 복용을 중지하고 전문가와 상의합니다. 또한 혈당을 증가시킨다는 데 대한 논란이 많지만 심혈관계 질환 예방효과가 더 크다고 알려져 있습니다. 고령의 환자, 공복혈당이 높은 환자에게 스타틴을 사용할 때에는 당뇨병 발생 여부를 잘 관찰하면서 쓰도록 합니다.

Ezetimibe은 설사, 복통, 두통, 부비동염, 인두염 등의 이상반응이 일어날 수 있습니다. 근육병증이나 횡문근융해증도 드물게 일어날 수 있습니다.

약물 상호작용은 무엇인가요?

Rosuvastatin은 약 10% 정도만 CYP2C9으로 대사되므로 약물 상호작용이 대부분의 스타틴에 비해 적습니다. 하지만 warfarin을 복용하는 환자들은 약물 농도가 증가될 수 있으므로 INR모니터링이 필요합니다. Rosuvastatin의 농도/효과를 증가시키는 약물로는

 여기서 잠깐! "Child-pugh score란?"

Child-pugh score는 간기능을 평가하는 방법 중 하나로 알부민수치, 총 빌리루빈, 혈청 알부민, 프로트롬빈 시간, 복수(ascites), 간성혼수상태 여부를 합산하여 평가합니다. 점수는 5~6점인 경우 경증(A), 7~9는 중등도(B), 10~15인 경우는 중증(C)으로 분류합니다. 이는 간암 치료법 결정 시, 수술 이후의 예후 및 간 이식에 대한 필요성을 알아보기 위해 이용된다고 합니다.

amiodarone, colchicine, cyclosporine, fenofibrate 등이 있습니다.

Ezetimibe은 CYP450 대사되지 않기 때문에 약물상호작용이 적습니다. 이상지질혈증 치료제인 스타틴과 병용 시 간효소인 트랜스아미나제 수치가 증가할 수 있고, fibric acid유도체는 ezetimibe의 혈중농도를 증가시킬 수 있습니다. 신장 기능이 나쁜 환자에게서 cyclosporine과 병용 시 두 약물의 농도를 모두 증가시켜 심각한 상호작용이 일어날 수 있으므로 모니터링이 필요합니다.

이 약을 투여해서는 안 되는 경우와 복용 시 주의해야 할 점은 무엇인가요?

Rosuvastatin은 활동성 간질환 환자, 임부, 수유부, 근병증 환자, cyclosporine 병용투여 환자, 중증의 신장애 환자(CrCl< 30ml/min)에게는 투여하지 않도록 합니다. Gemfibrozil 또는 fibrate 약물 병용, 알코올 남용 환자, 70세 이상의 노인, 중등도 신장애 환자(CrCl< 60ml/min), 갑상선 기능저하증, 유전적 근질환병력 가족력 시, 스타틴 또는 fibrate로 인한 근육독성이 있었던 경우에는 신중히 투여해야 합니다. 임부·수유부에게는 사용하지 않도록 해야 하며, 가임기 여성인 경우 적절한 피임법이 필요하고, 임신 시 즉시 약 복용을 중단하도록 합니다.

Ezetimibe은 DUR 임부 금기 2등급으로 임부에게 이익이 위험보다 많을 때는 사용 가능합니다. 하지만 대부분의 약품이 스타틴 또는 안지오텐신 수용체 저해제와 병용되어 사용되므로 복합제는 임부에게는 사용하지 않도록 하며 수유부도 안전성이 확립되지 않았으므로 복용이 권장되지는 않습니다.

고지혈증약 복용 시 모니터링은 어떻게 하나요?

Rosuvastatin은 약물치료 시작 전 콜레스테롤 수치 모니터링과 간기능 검사, 근병증의 이상반응을 체크하기 위해 미리 baseline CPK(creatine phosphokinase) 검사를 합니다. 용량 변경 2~4주 후에 콜레스테롤을 모니터링하며 간기능 검사는 최초 투여 3개월 후, 용량 증가 후 3개월 후에 해야 하며 근육병증의 징후가 있는 경우에는 CPK를 다시 측정합니다. 만약 CPK가 10배 이상 올라가면 약물 복용을 중단해야 합니다. 간기능 검사결과 트랜스아미나제치가 3배 이상 지속적으로 올라간 경우 약물을 감량하거나 투여를 중단하도록 합니다.

Ezetimibe은 치료시작 전과 치료 중 콜레스테롤 수치를 모니터링하고, fenofibrate와 병용투여 시 간기능검사를 수행하고 담석증의 증상이 나타나지는 않는지 관찰하도록 합니다.

이상지질혈증 유형에 따른 치료제의 선택은 어떻게 하나요?

이상지질혈증 치료 시 LDL콜레스테롤만 높은 경우에는 스타틴, ezetimibe, 담즙산수지, PCSK9 저해제를 단독 또는 병합 요법으로 사용합니다. 중성지방과 LDL 콜레스테롤이 높은 경우, 일차적으로 스타틴을 투여하여 LDL 수치를 목표치에 도달하도록 합니다. 하지만 중성지방이 500mg/dL 이상인 경우 췌장염의 위험이 커지므로 중성지방을 저하시키는 치료(fibrate, 오메가-3 지방산)를 우선적으로 해야 합니다. 또한 초고위험군 및 고위험군 환자인 경우 고중성지방혈증(200mg/dL 이상)이 지속될 때에도, 심혈관질환 예방을 위해 fibrate, 오메가-3 지방산 등을 추가 투약할 수 있습니다.

HDL 콜레스테롤이 40mg/dL 이하로 낮은 경우에는 운동을 열심히 하도록 하고, 개인에 따라 LDL콜레스테롤 목표 수치는 다르지만, LDL 콜레스테롤 수치를 목표 이하로 낮춰야 합니다.

이상지질혈증을 일으키는 원인은 어떠한 것이 있나요?

LDL콜레스테롤 증가시키는 원인은 다음과 같습니다.
- 식이: 포화지방산, 트랜스 지방이 많은 음식과 고열량 식품을 섭취하는 식습관
- 약물: 이뇨제, 스테로이드, 아미오다론, 사이클로스포린
- 질환: 폐쇄성 간질환, 신 증후군, 거식증
- 대사 이상: 비만, 임신, 갑상선 저하증

이것만은 꼭 기억하세요!

- Rosuvastatin과 Ezetimibe 복합제는 임부, 수유부 금기입니다.
- Rosuvastatin은 간에서 HMG-CoA를 억제하여 콜레스테롤 합성을 저해하며, ezetimibe는 소장에서 콜레스테롤의 흡수를 억제합니다.
- Rosuvastatin은 약물 상호작용이 대부분의 스타틴에 비해 적습니다. 하지만 warfarin을 복용하는 환자들은 약물농도가 증가될 수 있으므로 INR 모니터링이 필요합니다.
- LDL 콜레스테롤을 50% 이상 저하시키는 고강도 요법은 rosuvastatin 20, 40mg과 atorvastatin 80mg이 속합니다.

알리로쿠맙 Alirocumab VS. 에볼로쿠맙 Evolocumab

제남경

	Alirocumab (프랄런트펜주프리필드펜)	Evolocumab (레파타주프리필드펜)
효능효과	원발성 고콜레스테롤혈증 및 혼합형 이상지질혈증 죽상경화성 심혈관계 질환	고콜레스테롤혈증 및 혼합형 이상지질혈증 동형접합 가족성 고콜레스테롤혈증 죽상경화성 심혈관계 질환
작용기전	PCSK9 저해제(PCSK9 inhibitor)	PCSK9 저해제(PCSK9 inhibitor)
용법용량	2주 1회 75mg 또는 150mg	2주 1회 140mg 또는 월 1회 420mg
투여경로	피하주사	피하주사

두 약물은 어떤 질환에 사용합니까?

두 약물은 모두 이상지질혈증(dyslipidemia) 치료와 죽상경화성 심혈관계 질환이 발생한 환자의 2차 예방을 위해 사용합니다.

이상지질혈증은 심혈관질환 및 뇌혈관질환의 주요 원인으로 혈액 중 지질 수치에 이상이 있는 것입니다. 지질 수치 이상은 총콜레스테롤, LDL 콜레스테롤(LDL-C), 중성지방이 증가된 상태이거나 HDL 콜레스테롤(HDL-C)이 감소된 상태로 정의할 수 있습니다.

이상지질혈증의 원인은 LDL 대사와 관련된 유전자 이상과 같은 일차적 원인과 비만, 당뇨병, 갑상선저하증, 과도한 지방섭취, 흡연 등과 같은 이차적 원인으로 나눌 수 있습니다. 유전에 의한 이상지질혈증의 대표적 원인으로 가족성 고콜레스테롤혈증(familial hypercholesterolemia, FH)이 있습니다. 가족성 고콜레스테롤혈증은 상염색체 우성 유전질환으로 하나의 유전자에만 이상이 있는 이형접합 가족성 고콜레스테롤혈증(heterozygous familial hypercholesterolemia, heFH)과 두 유전자 모두에 이상이 있는 동형접합 가족성 고콜레스테롤혈증(homozygous familial hypercholesterolemia, hoFH)의 두 가지로 크게 나눌 수 있습니다. 두 질환의 유병률을 비교해 보면 heFH는 500명 중에 1명, hoFH는 100만 명 중에 1명 정도 환자가 있는 것으로 알려져 있습니다.

혼합형 이상지질혈증은 LDL-C와 중성지방이 동시에 증가된 상태입니다. Alirocumab과 evolocumab은 모두 원발성(일차성) 고콜레스테롤혈증과 혼합형 이상지질혈증 치료에 사용됩니다. 또한 두 약물 모두 심근경색과 뇌경색이 발생한 환자의 2차 예방을 위해 사용합니다. Alirocumab은 동형접합 가족성 고콜레스테롤혈증에 대한 적응증이 없는 반면 evolocumab은 이 질환에 대한 적응증이 있습니다.

두 약물의 작용기전은 무엇인가요?

두 약물은 모두 사람 단클론항체(human monoclonal antibody)로 proprotein convertase subtilisin/kexin type 9(PCSK9)이라는 효소에 결합하여 그 작용을 차단합니다. PCSK9은 간세포의 표면에 있는 LDL 수용체에 결합하여 LDL 수용체의 분해를 촉진하고 그 작용을 감소시킵니다. LDL 수용체는 혈중에 떠다니는 LDL을 포획하여 간세포 내로 이동시켜 제거하는 지질대사에 있어 중요한 역할을 하는데 PCSK9이 LDL 수용체와 결합하게 되면 재활용되는 LDL 수용체가 감소하여 혈중 LDL-C가 높아지는 결과를 초래하게 됩니다. Alirocumab, evolocumab과 같은 PCSK9 저해제는 PCSK9 효소의 작용을 저해하여 결과적으로 혈중 LDL 수치를 낮추는 작용을 합니다.

두 약물의 용법·용량은 무엇인가요?

두 약물은 모두 주사용기에 약물이 채워진 프리필드(prefilled) 시린지 제형으로 피하로 주사합니다. Alirocumab은 감량하고자 하는 LDL 목표치에 따라 75~150mg을 2주에 한 번 피하로 주사합니다. Evolocumab은 2주마다 140mg을 피하주사하거나 한 달에 한 번 420mg을 피하주사합니다. Evolicumab을 동형접합 가족성 고콜레스테롤혈증 치료 목적으로 투여하는 경우에는 한 달에 한 번 420mg을 투여합니다. 치료를 시작하고 4~8주 후 지질수치를 평가하는 것이 필요하며 그 결과에 따라 용량을 증감할 수 있습니다.

두 약물의 이상반응에는 어떤 것이 있나요?

주사 부위의 발적, 가려움증, 부기 및 통증과 같은 주사 부위 반응이 가장 흔한 이상반응입니다. Alirocumab은 그 외에도 설사, 간수치상승, 항체생성, 근육통 등을 일으킬 수 있습니다. Evolocumab은 주사 부위 반응 외에 비인두염, 고혈압, 당뇨병 등을 일으킬 수 있습니다.

이상지질혈증 치료의 일반적인 접근방법과 PCSK9 저해제의 치료학적 위치에 대해 알려주세요.

이상지질혈증은 개별환자의 위험도와 LDL-C 수치에 따라 치료계획을 세웁니다 (표 1-7).

이상지질혈증의 치료에 사용되는 약물로 스타틴, ezetimibe, PCSK9 저해제, 피브린산 유도체, 오메가-3 지방산, 니코틴산이 있습니다. 이들 약물 중에서 스타틴이 비교적 부작용이 적고 심혈관 질환 감소 효과가 뚜렷하기 때문에 일차로 사용합니다. 최대용량의 스타틴을 투여해도 LDL-C가 목표 수치 미만으로 감소하지 않는 경우 ezetimibe를 추가할 수 있습니다. 최대용량의 스타틴 단독 또는 ezetimibe 병용요법에도 불구하고 LDL-C가 목표치에 도달하지 못하는 경우 가족성 고콜레스테롤혈증 환자 및 초고위험군 환자에서 PCSK9 저해제를 추가할 수 있습니다.

표 1-7 이상지질혈증 위험도에 따른 약물치료(참고문헌: 한국지질·동맥경화학회, 한국이상지질혈증 치료지침 제4판)

위험도	기준	목표 LDL-C	약물치료 시작	약물치료 고려
초고위험군	심혈관질환(관상동맥질환, 말초동맥질환, 죽상경화성 허혈뇌졸중 및 일과성 뇌허혈발작)이 있는 환자	LDL 〈 70mg/dL 또는 기저치보다 50% 이상 감소	LDL이 70mg/dL 이상이면 생활습관교정과 함께 약물투여	LDL 70mg/dL 미만
고위험군	경동맥질환, 복부동맥류, 당뇨병이 있는 환자	LDL 〈 100mg/dL	생활습관교정에도 불구하고 LDL이 100mg/dL 이상	LDL 70~99
중등도 위험군	LDL-C를 제외한 위험인자*(연령, 가족력, 고혈압, 흡연, 저콜레스테롤)가 2개 이상인 경우	LDL 〈 130mg/dL	생활습관교정에도 불구하고 LDL이 130mg/dL 이상	LDL 100~129
저위험군	LDL-C를 제외한 위험인자*가 1개 이하인 경우	LDL 〈 160mg/dL	생활습관교정에도 불구하고 LDL이 160mg/dL 이상	LDL 130~159

* LDL-C를 제외한 위험인자: 연령(남자 ≥ 45세, 여자 ≥ 55세), 관상동맥질환 조기발병의 가족력, 고혈압, 흡연, HDL ≤ 40mg/dL

표 1-8 이상지질혈증 생활요법(참고문헌: 한국지질·동맥경화학회, 한국이상지질혈증 치료지침 제4판)

구분	내용
식이요법	• 적정체중을 유지할 수 있는 수준의 에너지를 섭취한다. • 총 지방섭취량은 총 에너지 섭취량의 30% 이내로 과다하지 않도록 한다. • 포화지방산 섭취량을 총 에너지의 7% 이내로 제한한다. • 포화지방산을 불포화지방산으로 대체하되, 오메가-6계 다가불포화지방산 섭취량이 총 에너지의 10% 이내가 되도록 제한한다. • 트랜스지방산 섭취를 피한다. • 고콜레스테롤증인 경우 콜레스테롤 섭취량을 하루 300mg 이내로 제한한다. • 총 탄수화물의 섭취량은 총 에너지 섭취량의 65% 이내로 과다하지 않도록 하고, 당류 섭취를 10~20% 이내로 제한한다. • 식이섬유 섭취량이 25g 이상될 수 있도록 식이섬유가 풍부한 식품을 충분히 섭취한다. • 알코올은 하루 1~2잔 이내로 제한한다. • 통곡물, 콩류, 채소류, 생선류가 풍부한 식사를 한다.
운동요법	• 신체활동량을 증가시킨다. • 중등도 강도의 유산소운동을 30분 이상 주 4~6회 규칙적으로 시행한다. • 저항성 운동을 주 2회 이상 규칙적으로 시행한다. • 다수의 위험인자를 가지고 있거나 심혈관질환이 있는 경우에는 운동 시작 전에 의학적 판단을 한다.
금연	흡연은 이상지질혈증 및 심혈관계질환 위험을 증가시키므로 금연을 강력히 권고한다.

이상지질혈증 치료를 위한 생활요법에는 어떤 것이 있나요?

이상지질혈증의 기본치료는 생활요법으로 약물치료와 병행해야 하며 식이요법, 운동요법, 금연이 있습니다(표 1-8).

이것만은 꼭 기억하세요!

- Alirocumab과 evolocumab은 PCSK9 저해제로 이상지질혈증의 치료와 죽상경화성 심혈관계 질환 예방에 사용합니다.
- Evolocumab은 alirocumab과 달리 동형접합 가족성 고콜레스테롤혈증에 적응증이 있습니다.
- Alirocumab은 2주마다 피하주사하고 evolocumab은 2주 또는 한 달에 한 번 피하주사합니다.

페노피브레이트 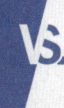 오메가-3-산 에틸에스테르90
Fenofibrate　　Omega-3-acid ethyl esters

정경혜

	Fenofibrate (리피딜슈프라정)	Omega-3-산에틸에스테르90 (오마코연질캡슐)
효능효과	원발성 고지혈증 • 고중성지방혈증(IV형) • 고콜레스테롤혈증(IIa형) • 고콜레스테롤혈증과 고중성지방혈증의 복합형(IIb형)	내인성 고중성지방혈증 환자에서 중성지방 수치를 감소시키기 위한 식이요법 보조제 • 단독요법: 고중성지방혈증(IV형) • 병용요법(스타틴) 　- 고콜레스테롤혈증과 고중성지방혈증의 복합형(IIb형)
작용기전	Peroxisome proliferator activated receptor α(PPARα)의 활성화	Acyl coenzyme A를 저해해서 간에서 peroxisomal beta 산화 증가
복용방법	1일 1회 1정 식후 즉시	2g 1일 1~2회 식후 복용
주요 이상반응	근육통, 간손상	트림, 소화불량, 미각이상

페노피브레이트(fenofibrate)와 오메가-3-산에틸에스테르90(omega-3-acid ethyl esters)은 어떤 약인가요?

Fenofibrate와 omega-3-acid ethyl esters 90(omega-3)은 모두 고중성지방혈증(hypertriglyceridemia) 환자의 중성지방을 감소시키는 약물입니다.

Fenofibrate는 중성지방을 20~50% 감소시키고 LDL-C은 5~20% 감소시키고, HDL-C을 10~20% 증가시킵니다. 고중성지방혈증(IV형), 고콜레스테롤혈증(IIa형), 고콜레스테롤혈증과 고중성지방혈증의 복합형(IIb형)에 승인받았으나 주로 중성지방을 낮추기 위해 사용됩니다. fenofibrate는 요산 배설 증가로 혈중 요산 농도를 감소시키므로 통풍환자에게 좋은 약입니다.

Omega-3는 eicosapentaenoic acid(EPA)와 docosahexaenoic acid(DHA)의 정제된 에틸에스

테르 농축물입니다. 내인성 고중성지방혈증 환자의 중성지방 수치 감소를 위해 식이요법에 추가하여 단독치료(고중성지방혈증, Ⅳ형) 또는 HMG-CoA 환원효소저해제(스타틴)과 병용요법(고콜레스테롤혈증과 고중성지방혈증의 복합형, Ⅱb형)으로 승인받았습니다. 외인성 고중성지방혈증(Ⅰ형)에는 사용되지 않습니다. FDA에서는 식이요법에 추가 사용으로 중성지방 500mg/dL 이상인 성인의 고중성지방혈증 치료에 승인받았고, 승인되지는 않았으나 가족성복합고지질혈증(Familial combined hyperlipidemia)과 중성지방 500mg/dL 미만일 때도 사용합니다. 소아에 대한 안전성과 유효성이 확립되지 않았으므로 18세 이상 환자에 투여를 추천합니다.

중성지방과 콜레스테롤이 높은 경우에는 스타틴을 일차로 사용합니다. 그러나 중성지방이 500mg/dL 이상일 경우 췌장염 발생 위험이 높으므로 중성지방을 낮추는 fenofibrate나 omega-3를 1차로 사용합니다.

두 약물의 작용기전은 무엇인가요?

Fenofibrate는 활성대사체인 fenofibric acid로 전환되어 작용합니다. Fenofibrate의 정확한 작용기전은 알려져 있지 않으나 peroxisome proliferator activated receptor α(PPAR-α)의 활성화로, lipoprotein lipase(LPL) 활성을 증가시키고 LPL 저해제인 apoprotein C-III의 생성을 감소시켜 지방분해(lipolysis)를 증가시킵니다. 또한 지방산 수송단백 및 acyl-CoA synthetase 유전자 표현과 활성을 유도해 간의 지방산 산화를 촉진하여 VLDL의 합성을 억제합니다. 중성지방이 감소되면 LDL이 고밀도의 작은 입자에서 큰 입자로 조성과 크기가 변화되며 큰 입자는 콜레스테롤 수용체 친화력이 커서 빠르게 분해됩니다. 또한 PPAR-α가 활성화되면 apoprotein A-I, A-II 및 HDL-C 합성 증가도 일어납니다. Fenofibrate는 중성지방, VLDL(very low density lipoprotein), 총콜레스테롤, LDL-C, apolipoprotein B(apo B)를 감소시킵니다.

Omega-3의 정확한 작용기전은 알려져 있지 않습니다. Acyl coenzyme A인 1,2-diacylglycerol acyltransferase의 작용을 억제해서 간에서 peroxisomal beta 산화를 증가시키는 것으로 알려져 있으며 PPAR-α 활성화로 LPL을 증가시켜 중성지방을 감소시킵니다.

두 약물의 약동학적 특징을 알아볼까요?

Fenofibrate는 음식과 함께 복용하면 흡수가 증가합니다. 에스테라제에 의해 분해되어 활성대사체인 fenofibric acid로 대사되며 소변으로 배설됩니다. Fenofibric acid는 복용 후 6~8시간 내 최대 혈중농도에 도달하며 반감기는 20시간입니다.

Omega-3는 ethylester로 흡수되며, 공복에 복용하면 식후에 복용하는 것보다 Cmax, AUC가 혈장 EPA의 20~80배, DHA는 2~4배 낮습니다.

각 성분의 시판 제형과 용법·용량을 알려주세요.

Fenofibrate는 물에 거의 녹지 않는 친유성 약물로 생체이용률을 최대화하려면 식후 즉시 복용해야 합니다. 그러나 미분화(micronized) 페노피브레이트 제형이 개발되어 입자 크기가 줄고 표면적이 증가되어 생체이용률이 개선되었습니다. 흡수율을 높인 미분화(micronized) fenofibrate도 식후에 복용하는 경우 공복 시보다 약 35% 흡수가 증가합니다. 미분화되지 않은 제제 100mg은 미분화된 제제 67mg과 생물학적동등(bioequivalent)합니다. 최근에 도입된 페노피브르산의 친수성 콜린염은 식사와 상관없이 복용할 수 있습니다. 시판 제형과 용법은 〈표 1-9〉에 있습니다.

Omega-3는 omega-3-acid ethyl esters 1g이 함유된 오마코연질캡슐과 omega-3-acid ethyl esters 2g이 함유된 오마코미니연질캡슐이 있습니다. 제품명에 미니가 들어가서 용량이 적을 것으로 생각되지만 약의 크기가 작다는 뜻이고 성분은 오마코연질캡슐의 2배가 들어 있습니다. Omega-3는 보통 1일 2g 1~2회 복용하며 캡슐을 부수거나 녹이거나 씹지 않고 통째로 삼킵니다.

표 1-9 Fenofibrate 제제

	미분화 fenofibrate	Choline fenofibrate
제품 예	리피딜슈프라정 160mg 로피롤에스캡슐 130mg 리필펜캡슐 160mg 리도스캡슐 200mg	티지페논정 135mg
용법용량	식후 즉시 복용	식사와 관계없이 복용

두 약물의 복합제제가 있나요?

Fenofibrate와 omega-3는 〈표 1-10〉과 같이 스타틴(statin)과 복합제제로 생산되어 콜레스

표 1-10 Fenofibrate와 Omega-3 복합제제

Fenofibrate	Statin	제품명
미분화 fenofibrate 145mg	Simvastatin 20mg	콜립정 145/20mg
미분화 fenofibrate 145mg	Simvastatin 40mg	콜립정 145/40mg
Fenofibrate 과립 160mg	Pitavastatin 2mg	리로우펜캡슐
Fenofibrate 160mg	Pravastatin 40mg	프라바페닉스캡슐
Omega-3-acid ethyl esters 1000mg	Rosuvastatin 5mg	로수메가연질캡슐

테롤과 중성지방을 감소시키기 위해 사용됩니다.

두 약물의 이상반응 및 주의 사항은 무엇인가요?

Fenofibrate
- 이상반응은 복통(4.6%), 구역(2.3%), 간기능 수치 증가(3.4%), 요통(3.4%), 비염(2.3%)입니다.
- 심각한 이상반응으로 횡문근융해증이 발생할 수 있으므로 심한 근육통 증상이 나타나면 즉시 알려달라고 복약지도합니다.
- 담즙정체간염, 간손상, 결석, 췌장염이 발생할 수 있습니다.
- 이 약은 담즙으로 콜레스테롤 배출을 증가시킬 수 있으므로 담석이 발견되는 경우에는 약의 복용을 중단합니다.

Omega-3-산에틸에스테르90
- 식후에 복용합니다.
- 이상반응으로 트림(4%), 소화불량(3%), 미각 이상(4%)이 나타날 수 있으며, 심각한 이상반응으로 아나필락시스가 나타납니다.
- 약물이 어유(fish oils)에서 추출되었으므로 어패류 알레르기가 있는 환자는 주의합니다.
- 중성지방이 매우 높을 때 LDL-C 증가가 보고된 적이 있으므로 모니터링이 필요합니다.
- ALT 또는 AST 증가가 발생할 수 있으므로 간기능 이상 환자는 모니터링이 필요합니다.

약물 상호작용에 대해 알려주세요.

Fenofibrate
- 스타틴: 병용 시 횡문근융해증 발생 위험이 증가하므로 주의하며 가능한 병용을 피합니다.
- 항응고제(warfarin): Warfarin의 혈중농도가 증가되므로 INR(International normalized ratio) 수치에 따라 감량하고 안정화될 때까지 INR 수치를 모니터링합니다.
- 설포닐요소계 혈당강하제(예: 글리벤클라미드, 글리메피리드 등): 저혈당(식은땀, 강한 공복감, 심계항진 등) 발생 위험이 있으므로 혈당 변화를 관찰합니다.

오메가-3-산에틸에스테르90
- 항응고제, 항혈소판제: 출혈 위험이 증가될 수 있습니다.

이것만은 꼭 기억하세요!

- 식이요법과 운동의 중요성에 대해 강조합니다.
- Fenofibrate와 Omega-3는 중성지방을 감소시키는 약물로 식후에 복용합니다(예외: Choline fenofibrate).
- Fenofibrate는 요산배설을 촉진시키므로 통풍 환자에 도움이 됩니다.
- Fenofibrate는 스타틴과 병용 시 횡문근융해증 발생 위험이 증가합니다.

항혈전제 Antithrombic Agents

정경혜

항혈전제(antithrombic agents)

혈전 생성을 차단하는 약물로 항혈소판제와 항응고제가 있음

항혈소판제(antiplatelets)

혈소판 작용 차단. 약물과 작용기전은 〈그림 1-9〉. 주로 동맥혈전 생성 차단

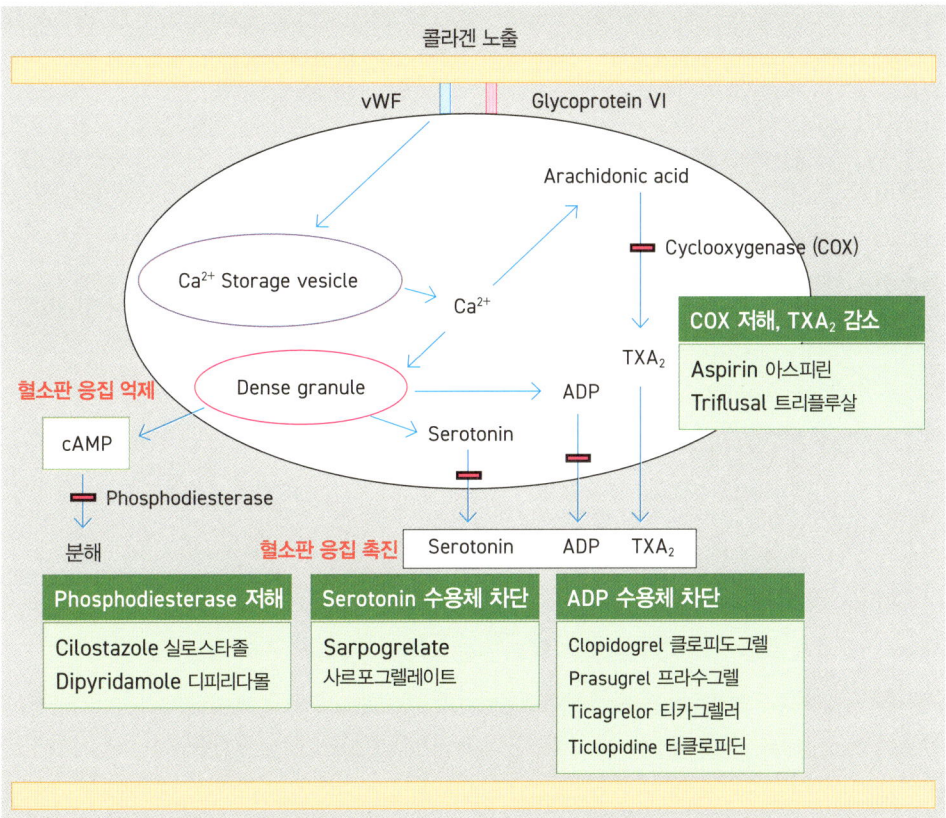

그림 1-9 항혈소판제의 작용기전

항응고제(anticoagulants)

혈액응고인자 차단. 약물과 작용기전은 〈그림 1-10〉. 주로 정맥혈전 생성 차단

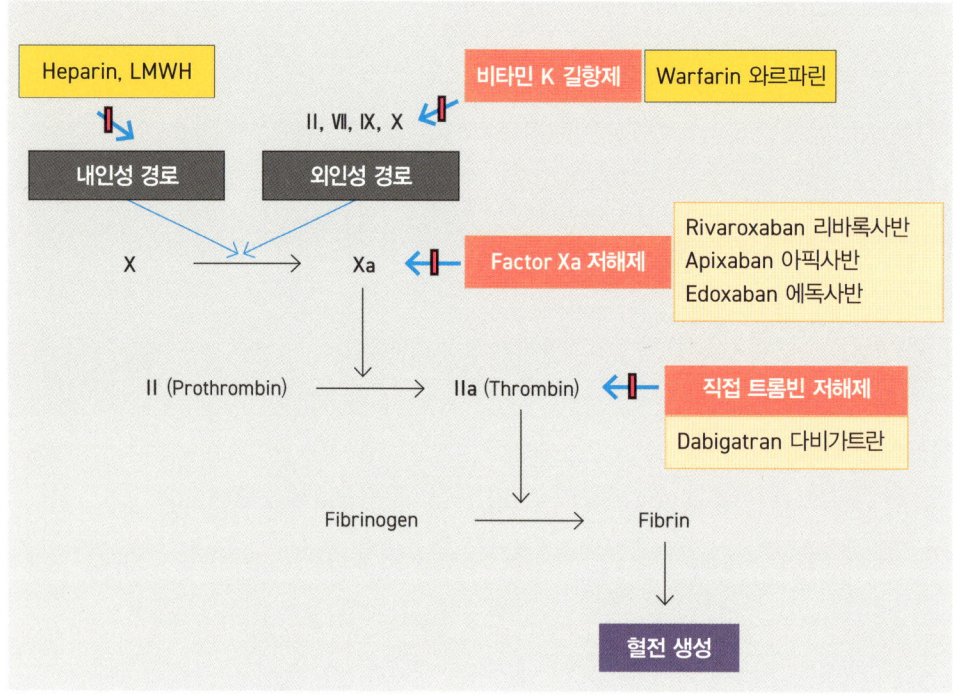

그림 1-10 **항응고제의 작용기전**

약물

항혈소판제(antiplatelets)

1) Cyclooxygenase(COX) 차단제

    COX를 차단해서 혈소판 응집을 유발하는 thromboxane A_2(TXA$_2$) 생성 감소
    - 아스피린(aspirin, 바이엘아스피린프로텍트정), 트리플루살(triflusal, 명인디스그렌캡슐)

2) P2Y12 저해제(P2Y12 inhibitors)

    ADP 수용체 P2Y12를 차단해서 혈소판 응집을 유발하는 ADP 생성 감소
    - 클로피도그렐(clopidogrel, 플라빅스정), 프라수그렐(prasugrel, 에피언트정)
      티카그렐러(ticagrelor, 브릴린타정), 티클로피딘(ticlopidine, 유유크리드정)

3) 포스포다이에스터분해효소(phosphodiesterase) 저해제

    Phosphodiesterase를 차단해서 혈소판 응집물질 방출을 억제하는 cAMP 분해 감소

- 실로스타졸(cilostazole, 프레탈정), dipyridamole

4) Serotonin 수용체 길항제

Serotonin 수용체 차단으로 혈소판 응집을 유발하는 serotonin 생성 감소

- 사르포그렐레이트(sarpogrelate, 안플라그정)

항응고제(anticoagulants)

1) Unfractionated heparin(UFH) 헤파린(녹십자헤파린나트륨주사액)

   항트롬빈 III(antithrombin III)에 결합해 혈액응고 인자 불활성화. 내인응고경로(intrinsic pathway)에서 작용

2) LMWH(low molecular weight heparin)

   안티트롬빈 III에 결합해 혈액응고인자 factor X 불활성화. UFH에 비해 factor IIa (thrombin) 차단 작용 적음

   - 에녹사파린(enoxaparin, 크렉산주), 달테파린(dalteparin, 프라그민주)

3) 비타민 K 길항제

   비타민 K 길항작용으로 비타민 K가 필요한 혈액응고인자 II, VII, IX, X 합성 저해

   - 와르파린(warfarin, 대화와르파린정)

4) NOAC(non-vitamin K antagonist oral anticoagulants)

   Factor Xa 저해제(factor Xa inhibitor)

   - 리바록사반(rivaroxaban, 자렐토정), 아픽사반(apixaban, 엘리퀴스정)
     에독사반(edoxaban, 릭시아나정)

   직접트롬빈저해제(direct thrombin inhibitor): 혈액응고인자 factor IIa (thrombin) 차단

   - 다비가트란(dabigatran, 프라닥사캡슐)

클로피도그렐 Clopidogrel VS. 프라수그렐 Prasugrel

제남경

	Clopidogrel (플라빅스정)	Prasugrel (에피언트정)
효능효과	급성관상동맥증후군 발생 후 혈전성 심혈관사건 예방 관상동맥질환 뇌경색 예방	급성관상동맥증후군 발생 후 혈전성 심혈관사건 예방
작용기전	P2Y12 저해제	P2Y12 저해제
용법용량	부하용량: 300mg×1회 유지용량: 75mg 하루 한 번 복용	부하용량: 60mg×1회 유지용량: 10mg 하루 한 번 복용
금기환자	출혈이 있는 환자 중증의 간손상이 있는 환자	출혈이 있는 환자 중증의 간손상이 있는 환자 뇌경색 및 일과성허혈발작(transient ischemic attack) 병력이 있는 환자

두 약물은 어떤 질환에 사용됩니까?

두 약물은 급성관상동맥증후군(acute coronary syndrome, ACS)이 발생한 환자가 경피적 관상동맥중재술(percutaneous coronary intervention, PCI) 이후에 aspirin(75~325mg)과 함께 복용해야 하는 약물로 PCI 이후에 발생할 수 있는 관상동맥 재협착 및 스텐트 혈전증을 예방합니다.

급성관상동맥증후군은 관상동맥 내의 죽상반(plaque)이 균열 또는 파열되어 혈전이 형성되고 이 혈전으로 인해 관상동맥이 막히고 혈액의 흐름이 원활하지 못해 심장근육의 괴사가 일어나는 질환으로 심근경색과 불안정협심증으로 나눌 수 있습니다.

두 약물의 작용기전은 무엇입니까?

두 약물은 모두 항혈소판제로서 P2Y12 수용체를 차단합니다. 죽상반이 파열되어 혈전이 형성되는 과정에서 혈소판의 활성화와 응집은 매우 중요한 역할을 담당합니다. ADP가 혈소판 P2Y12 수용체에 결합함으로써 혈소판이 활성화되는데 clopidogrel과 prasugrel은 ADP 대신 P2Y12 수용체에 결합하여 혈소판의 활성화를 방해합니다.

그 외에도 이 두 약물은 thienophyridine계 화학구조를 가지고 있고, 전구약물(prodrug)이어서 체내에서 대사가 되어야만 활성물질로 작용할 수 있다는 사실과 P2Y12 수용체에 비가역적 결합한다는 공통점이 있습니다.

두 약물의 차이점은 무엇인가요? 각각의 약물이 선호되는 경우는 언제인가요?

첫째, 항혈소판 효과와 출혈의 위험에 차이가 있습니다. Clopidogrel과 prasugrel을 비교한 TRITON-TIMI 38 study에 의하면 prasugrel의 항혈소판효과가 clopidogrel보다 월등한 대신 출혈의 위험도 더 큰 것으로 밝혀졌습니다.

둘째, 유전적 CYP2C19 효소기능저하가 두 약물에 미치는 영향의 정도가 다릅니다. Clopidogrel이 활성대사체로 변환되는 과정은 두 단계로 일어나는데 공통적으로 CYP-2C19이 관여합니다. 유전적으로 CYP2C19 효소의 기능이 저하되어 있는 사람이 있는데 이들을 'CYP2C19 대사저하자(poor metabolizer)'라고 부릅니다. 이들에게 clopidogrel을 투여하는 경우 clopidogrel의 대사가 충분히 일어나지 못해 항혈소판효과가 감소되어 나타날 수 있습니다. Prasugrel은 활성대사체로 변환되는 과정이 한 단계로 일어나고 CYP2C19 이외에도 여러 효소가 관여하고 있어 거의 영향을 받지 않습니다.

 여기서 잠깐! "TRITON-TIMI 38 study에 대해 알아봅시다."

TRITON-TIMI 38 연구는 제3상, 무작위, 이중맹검, 우월성 직접 비교 임상시험으로써 PCI를 받을 예정인 급성관상동맥증후군 환자 13,608명을 대상으로 clopidogrel과 prasugrel 효과를 비교한 연구입니다. TRITON-TIMI 38 연구는 1차 결과변수로 PCI 시술 이후 최소 12개월(중간값 14.5개월) 동안 발생한 혈전성 심혈관사건(thrombotic event)으로 정의하였고 심혈관계 관련 사망, 비치명적 심근경색 또는 비치명적 뇌졸중 발생을 포함하였습니다.

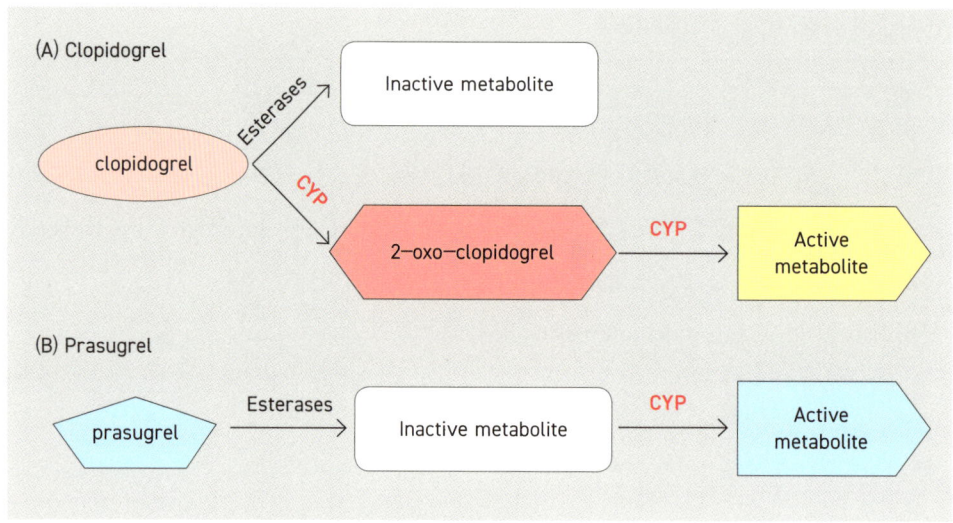

그림 1-11 Clopidogrel과 prasugrel의 활성대사체 생성

두 약물의 용법·용량을 비교해 볼까요?

두 약물 모두 부하용량(loading dose)과 유지용량(maintenance dose)으로 나누어 투여합니다. Clopidogrel 최초 복용 시 부하용량 300mg을 1회 복용하고 그 다음 날부터 75mg 1일 1회 매일 복용합니다. Prasugrel의 부하용량은 60mg이고 유지용량은 10mg 1일 1회입니다. Prasugrel의 경우 환자의 나이가 75세를 넘거나 체중이 60kg 미만인 경우 출혈의 위험이 높아 용량을 반으로 줄여서(5mg 1일 1회) 복용하도록 합니다. 두 약물 모두 음식과 상관없이 복용할 수 있습니다.

두 약물을 사용해서는 안 되는 환자나 주의해야 할 환자가 있나요?

Clopidogrel의 경우 CYP2C19 대사저하자는 clopidogrel의 활성대사체를 충분히 만들지 못하여 치료 효과를 제대로 나타내지 못하므로 다른 치료법으로 변경하는 것이 좋습니다. Prasugrel의 경우 뇌졸중 또는 일과성허혈발작 병력이 있는 경우 출혈의 위험이 크므로 금기입니다. Prasugrel이 선호되는 환자군도 있습니다. ST 분절의 상승이 관측되는 심근경색(STEMI)이며 환자가 당뇨병을 가지고 있는 경우에는 clopidogrel보다는 prasugrel이 더 선호됩니다.

각각의 약물에서 주의해야 할 약물 상호작용이 있나요?

두 약물 모두 공통적으로 출혈의 위험을 높일 수 있는 약물(항응고제, 다른 항혈소판제, 혈전용해제, NSAIDs 등)과 복용 시 주의해야 합니다. Clopidogrel은 CYP2C19 저해제인 omeprazole과는 병용 시 약효가 감소되므로 주의를 요합니다.

두 약물의 이상반응은 어떻게 다른가요?

Clopidogrel의 이상반응으로 두통, 흉통, 관절통, 상부호흡기감염 등이 있습니다. Prasugrel의 이상반응으로 출혈, 빈혈, 두통 등이 있습니다.

이 계열에 속하는 다른 약물로 무엇이 있나요?

상품명이 브릴린타정인 ticagrelor가 있습니다. 적응증은 다른 두 약물과 동일하게 급성관상동맥증후군 발생 후 혈전성심혈관사건을 예방하는 것입니다. Ticagrelor는 cyclopentyl triazolopyrimidine 구조를 가지고 있는데 이는 clopidogrel과 prasugrel과 다른 점입니다. 그리고 P2Y12 수용체에도 비가역적이 아닌 가역적 결합을 합니다. 다른 두 약물과 달리 CYP3A4 기질이어서 CYP3A4 유도제나 저해제와 병용 시 혈중농도가 감소하거나 증가합니다. 부하용량으로 180mg을 1회 투여하고 유지용량으로 90mg을 하루 2회 투여합니다.

이것만은 꼭 기억하세요!

- 급성관상동맥증후군(acute coronary syndrome)이 발생한 환자는 aspirin과 함께 P2Y12 저해제를 복용해야 합니다.
- Clopidogrel은 omeprazole과 같은 CYP2C19 저해제와 복용 시 작용이 감소하여 나타날 수 있습니다.
- Prasugrel의 경우 뇌졸중 또는 일과성허혈발작(transient ischemic attack)의 병력이 있는 경우 출혈의 위험이 크므로 금기입니다.

티카그렐러 Ticagrelor 클로피도그렐 Clopidogrel

정연주

	Ticagrelor (브릴린타정)	Clopidogrel (플라빅스정)
효능효과	급성관상동맥증후군 환자의 혈전성 심혈관 사건(심혈관 이상으로 인한 사망, 심근경색, 뇌졸중) 발생 감소	뇌졸중, 심근경색, 말초동맥성 질환 환자의 죽상동맥경화성 증상 개선 급성관상동맥증후군 환자의 죽상동맥경화성 증상 개선 심방세동 환자에서 죽상혈전증 및 혈전색전증 위험 감소
작용기전	P2Y12 저해제 항혈소판제	P2Y12 저해제 항혈소판제
함량제형	90mg 정제	75mg 정제

용법용량	초회 2정(180mg)
	유지: 1정씩(90mg) 1일 2회
	아스피린(75~150mg) 병용
	식사와 상관없이 복용
		뇌졸중, 심근경색, 말초동맥성 질환
		  : 1일 1회 75mg
		급성관상동맥증후군
		  – 초회: 300mg
		  – 유지: 1일 1회 75mg
		심방세동: 1일 1회 75mg,
		  아스피린(75~100mg) 병용 식사와
		  상관없이 복용

두 약물은 어떤 질환에 사용됩니까?

두 약물은 급성관상동맥증후군(acute coronary syndrome, ACS) 환자의 혈소판 응집을 억제하여 혈전이 생기지 않도록 합니다.

급성관상동맥증후군 환자는 작용기전이 다른 혈전약인 아스피린과 P2Y12 저해제, 즉 두 가지 혈전약으로 치료받습니다.

두 약물의 작용기전은 무엇인가요?

두 약물은 P2Y12 저해제로서 ADP 대신 ADP 수용체(adenosine diphosphate receptor)와 결합함으로써 혈소판의 활성화와 응집을 억제합니다. 작용기전이 동일하지만 ticagrelor는 가역적으로, clopidogrel은 비가역적으로 작용하는 차이가 있습니다. Ticagrelor는 triazolopyrimidine 구조를 지니고 있어 thienophyridine 구조를 지닌 clopidogrel과 화학구조적 차이가 납니다.

Clopidogrel은 전구약물(prodrug)로서 주로 CYP450 2C19에 의해 두 단계를 거쳐 활성 대사체로 전환되어 작용합니다. 유전적으로 CYP2C19의 기능이 저하된 환자는 정상 기능을 가진 환자에 비해 항혈소판 반응이 감소되어 심근 경색 이후 심혈관계 사건이 발생할 확률이 높을 수 있습니다.

두 약물의 용법을 비교해 볼까요?

두 약물 모두 식사와 관계없이 투여할 수 있습니다.

Ticagrelor는 처음에 1일 2정(180mg) 투약하고 이후에 1정(90mg)씩 1일 2회 투여합니다. 아스피린도 유지용량(75~150mg)으로 함께 투여합니다. 정제를 삼키기 어려운 환자는 고운 가루로 분쇄하고 물 반 컵에 분산시켜 그대로 마시고 복용한 컵을 물 반 컵으로 헹구어 다시 마십니다. 경증 간장애 시 용량 조절이 필요하지 않으나 중등도~중증 간장애 환자에서

표 1-11 Ticagrelor와 Clopidogrel의 약동학적 특성

	Ticagrelor	Clopidogrel
흡수	생체이용률: 약 36% Tmax: 약 1.5시간	생체이용률: 약 50% Tmax: 약 0.5~1시간
분포	단백결합 99% 이상	
대사	전구체(prodrug) 아님 간대사 주로 CYP3A4	전구체(prodrug) 간대사 주로 CYP2C19에 의해 활성대사체로 전환
배설	분변 58%, 요로 26% 배설 반감기 7시간	분변 46%, 요로 50% 배설 반감기 6시간 활성대사체 반감기 0.5~0.7시간

는 연구가 되지 않아 투여하지 않도록 합니다. 신장애 환자에서 용량 조절이 필요하지 않으나 투석 환자에 대한 정보가 없으므로 투여가 권장되지 않습니다.

Clopidogrel은 뇌졸중, 심근경색, 말초동맥성 질환에게 1일 1회 75mg을 투여하고, 급성관상동맥증후군 환자의 경우에는 초회 4정(300mg), 이후 유지용량으로 75mg 1일 1회를 투여합니다. 한 가지 이상의 혈관성 위험인자를 가지고 있고, 비타민K 길항제(warfarin) 투여가 적합하지 않으며 출혈 위험이 낮은 심방세동 환자에게는 1일 1회 75mg을, 아스피린(75~100mg)과 병용투여합니다. 간질환이나 신장질환 환자에서의 용량 조절은 필요하지 않습니다.

두 약물의 이상반응은 무엇인가요?

두 약물의 대표적인 이상반응은 다양한 출혈 증상입니다.

Ticagrelor 투여 시 흔하게 보고된 이상반응은 호흡곤란, 다양한 출혈, 혈청 크레아티닌 증가 등이 있습니다. 심각한 이상반응으로 서맥, 대출혈, 혈관부종 등이 있습니다.

Clopidogrel 투여 시 흔하게 보고된 이상반응은 심각하지 않은 출혈이, 심각한 이상반응으로 스티븐스-존슨증후군(stevens-johnson syndrome), 대출혈, 재생불량성빈혈, 간염 등이 있습니다.

함께 복용 시 주의해야 할 약물이 있나요?

두 약물은 NSAIDs나 다른 항응고제와 병용 시 출혈의 위험이 증가하므로 주의해야 합니다.

Ticagrelor는 CYP3A4의 기질이며 경도의 CYP3A4 저해제입니다. Itraconazole, ketoconazole, posaconazole 등 아졸계 진균제 등의 강력한 CYP3A4 저해제 병용 시 이 약의 혈중농도가 증가될 수 있습니다. 또한 P-glycoprotein를 약하게 저해한다고 알려져 있습니다. Simvastatin, lovastatin과 병용 시 simvastatin, lovastatin 혈중농도를 증가시킬 수 있으므로 statin 40mg 초과 용량과 병용하지 않도록 권장합니다. Ticagrelor와 병용하는 아스피린 용량에 주의해야 하며, 디곡신 병용 시에도 모니터링해야 합니다.

Clopidogrel은 CYP2C19에 의해 주로 대사되므로 CYP450 2C19의 대사저하자(poor metabolizers)인 경우 clopidogrel의 약효가 충분히 발현되지 않을 수 있습니다. 또한 CYP-2C19으로 대사되는 양성자펌프저해제(proton pump inhibito, PPI)인 omeprazole, esomeprazole, rabeprazole과 병용하면 clopidogrel의 약효가 저하되어 혈전생성의 위험이 증가할 수 있으므로 병용하지 않도록 합니다.

Ticagrelor는 이와 달리 PPI와 병용할 수 있습니다.

> **이것만은 꼭 기억하세요!**
>
> - 두 약물은 P2Y12 저해제로서 급성관상동맥증후군(acute coronary syndrome) 환자의 혈소판 응집을 억제하여 혈전이 생기지 않도록 합니다.
> - Clopidogrel은 prodrug으로서 CYP2C19에 의해 활성 대사체로 전환되므로 유전적으로 CYP2C19의 기능이 저하된 환자는 약효가 적게 나타날 수 있습니다.
> - Clopidogrel의 경우 proton pump inhibitor(PPI)와 병용하지 않도록 하고 ticagrelor는 PPI 병용이 가능합니다.

실로스타졸 Cilostazol VS. 클로피도그렐 Clopidogrel

제남경

	Cilostazol (프레탈정)	Clopidogrel (플라빅스정)
효능효과	뇌경색 2차 예방 만성동맥폐색증	뇌경색 2차 예방 급성관상동맥증후군 관상동맥질환
작용기전	혈소판응집억제	혈소판응집억제
제형	속방정: 50, 100mg 서방정 또는 서방캡슐: 100, 200mg	정제: 75mg
복용법	식전 30분 또는 식후 2시간 후 복용	음식과 상관없이 복용 가능
금기환자	심부전 환자	CYP2C19 저해제 복용환자

두 약물은 어떤 질환에 사용됩니까?

두 약물은 모두 항혈소판제로서 뇌경색의 2차 예방(뇌경색 재발 방지)에 사용합니다. 뇌경색의 2차 예방을 위해 사용하는 항혈소판제로 cilostazol과 clopidogrel 외에 단일제로 aspirin, triflusal, ticlopidine이 있고 복합제로 aspirin과 서방형 dipyridamole(디피아녹스서방캡슐)이 있습니다. 이 약물들은 모두 항혈소판제이지만 각각 작용점이 다릅니다.

두 약물의 작용기전은 무엇입니까?

뇌경색은 혈전이 뇌혈관을 막아 발생합니다. 이 혈전은 섬유소와 응집된 혈소판이 서로 엉겨 있는 것인데 응집된 혈소판이 동맥 내에 생기는 혈전에는 더 중요한 역할을 하기 때문에 혈전생성을 예방하기 위해 항혈소판제를 사용합니다. 혈소판이 응집하기 전에 혈소판의 활성화가 선행되는데 혈소판의 활성화는 다양한 매개물질이 혈소판 표면에 있는 수용체에 결합함으로써 촉발됩니다. 대표적인 수용체로 P2Y12 ADP 수용체, 트롬빈 수용체, 트롬복산 수용체가 있습니다.

- Aspirin과 triflusal은 트롬복산 A_2(TXA$_2$)의 합성을 억제합니다.
- Clopidogrel과 ticlopidine은 P2Y12 저해제로 리간드(ligand)인 ADP가 이 수용체가 결합하는 것을 방해하여 혈소판의 활성화와 응집을 억제합니다.
- Cilostazol의 경우 phosphodiesterase III를 저해하여 cAMP가 AMP로 전환되는 것을 억제합니다. cAMP는 혈소판 응집을 가역적으로 억제하고 혈관을 확장하는 작용이 있습니다.

두 약물을 뇌경색의 2차 예방을 위해 사용할 때 용량과 용법은 어떤가요?

Cilostazol 속방정의 경우 100mg을 하루 두 번 경구 복용합니다. Cilostazol 서방정 및 서방캡슐은 200mg을 하루 한 번 경구 복용합니다. Cilostazol은 음식에 의해 흡수가 저해될 수 있으므로 공복(식사 30분 전이나 식후 2시간 이후)에 복용하도록 합니다. Clopidogrel은 75mg을 하루 한 번 복용합니다. 음식과 상관없이 복용할 수 있습니다.

두 약물은 치료학적으로 동등한가요? 즉 뇌경색의 2차 예방을 위한 목적으로 사용될 때 동일한 정도로 추천합니까?

국외 가이드라인과 국내 가이드라인의 내용이 다릅니다. AHA/ASA(American Heart Association and American Stroke Association) 가이드라인에서는 뇌경색 2차 예방을 위한 약물로 aspirin, aspirin과 dipyridamole 복합제, 또는 clopidogrel을 추천하고 있습니다. 국내 가이드라인에서는 앞서 언급한 치료제 외에 cilostazol과 ticlopidine, triflusal도 추천하고 있습니다.

국외 가이드라인과 국내 가이드라인의 차이가 있는 이유가 뭔가요?

국내 가이드라인에서 cilostazol의 권고 수준이 외국과는 다르게 clopidogrel과 동등하게 높은 이유는 일본 환자를 대상으로 실시된 무작위배정 임상연구인 Cilostazol for prevention of secondary stroke 2(CSPS2)에 근거를 두고 있습니다. 이 연구에서 cilostazol의 뇌졸중 2차 예방 효과가 aspirin에 비해 열등하지 않을 뿐 아니라 출혈의 위험도 적다는 결과가 발표되었기 때문입니다. 국내 가이드라인에서는 이러한 내용을 반영하여 출혈의 위험이 높은 환자의 경우 cilostazol과 triflusal을 추천하고 있습니다.

두 약물을 사용하면 안 되는 환자나 주의해야 할 환자가 있나요?

심부전이 있는 환자가 cilostazol을 복용하는 경우 위약군에 비해 사망률이 증가했다는 보고가 있어 사용을 금하고 있습니다. Clopidogrel의 경우 CYP2C19 대사저하자(poor metabolizers)는 clopidogrel의 활성대사체를 충분히 만들지 못하여 치료 효과를 제대로 나타내지 못하므로 이 환자들의 적정 clopidogrel 용량이 정해질 때까지 다른 치료 방법을 고려합니다.

각각의 약물에서 주의해야할 약물-약물 상호작용이 있나요?

두 약물 모두 출혈의 위험을 높일 수 있는 약물(항응고제, 다른 항혈소판제, 혈전용해제, NSAIDs 등)과 병용 시 주의해야 합니다. Cilostazol은 CYP3A4와 CYP2C19에 의해 대사되므로 이들 효소의 저해제 또는 유도제와 병용 시 혈중농도가 높아지거나 낮아질 수 있습니다. Clopidogrel은 전구약물(prodrug)로서 간대사효소에 의해 두 단계 변화과정을 거쳐 활성대사체로 변화하는데, 이때 관여하는 CYP효소가 CYP2C19입니다. CYP2C19 저해제인 omeprazole, esomeprazole과는 병용을 권장하지 않습니다.

이것만은 꼭 기억하세요!

- 출혈의 위험이 높은 환자라면 뇌경색 2차 예방에 clopidogrel보다 cilostazol이 추천됩니다.
- 기저질환으로 심부전이 있는 경우 cilostazol을 피합니다.
- Cilostazol은 공복에 복용하고 clopidogrel은 음식과 상관없이 복용합니다.

헤파린 Heparin VS. 에녹사파린 Enoxaparin

전보명

	Heparin (헤파린나트륨주사액)	Enoxaparin (크렉산주)
효능효과	혈전증의 예방 및 치료	혈전증의 예방 및 치료
작용기전	항트롬빈과의 상호작용으로 혈액응고인자(factor 2, 9, 10, 11, 12) 불활성화하여 항응고 작용을 나타냄	주로 factor Xa에 대한 우수한 억제효과로 항응고 작용을 나타냄
이상반응	출혈, 헤파린 유도 혈소판감소증 및 혈전증, 골다공증(장기간 사용 시) 등	출혈, 헤파린 유도 혈소판감소증 및 혈전증, 골다공증(장기간 사용 시) 발생률이 heparin에 비해 낮음
비고	높은 혈장단백결합률로 환자별 항응고효과 다양하여 APTT 모니터링 필요 혈중 반감기 짧음 신장으로 거의 배설되지 않아 신기능 저하 환자에게 유용하게 사용	낮은 혈장단백결합률로 항응고효과 예측 가능하여 APTT 모니터링 불필요 혈중 반감기가 길어 투여 횟수 감소 신장 배설률이 높아 신장애 환자 주의

두 약물은 어떤 질환에 사용됩니까?

두 약물은 모두 혈전증을 예방하고 치료하는 데 사용되는 약입니다. 헤파린은 혈액이 응고되는 데 필요한 혈액응고인자의 작용을 방해함으로써 항응고 효과를 나타냅니다.

헤파린 제제는 크게 미분획 헤파린(unfractionated heparin, UFH)과 저분자량 헤파린(low molecular weight heparin, LMWH)으로 구분합니다. 통상 '헤파린'이라고 부르는 약물이 '미분획 헤파린'으로 분자량이 3,000~30,000(평균 15,000) 정도의 이종다당류의 혼합물이며, 헤파린을 화학적 또는 효소적으로 중합체를 잘라서 소분자화한 것이 '저분자량 헤파린'으로 보통 평균 분자량은 4,000~5,000 정도이며 이에 속하는 약물로는 에녹사파린(enoxaparin), 달테파린(dalteparin) 등이 있습니다.

Heparin은 수술 후 혈전증, 폐색전증, 색전성 심방세동의 예방과 치료, 혈관 및 심장 수술 시 혈액응고 예방 등에 사용됩니다. Enoxaparin은 정맥혈전색전증 예방, 심재성 정맥혈전 증의 치료, 불안정 협심증 등에 사용됩니다.

두 약물의 작용기전은 어떻게 다른가요?

Heparin의 항응고 작용은 항응고 단백질인 항트롬빈(antithrombin III)과의 상호작용에 의하며, 이때 구조적으로 변화된 항트롬빈이 혈액응고인자(factor 2, 9, 10, 11, 12)를 불활성화시키는 작용을 가속화합니다. Heparin과 항트롬빈의 결합으로 factor IIa(트롬빈), Xa가 가장 많이 억제됩니다. Heparin은 경구용 항응고제인 와파린(warfarin)에 비해 작용발현이 빠르므로 신속한 효과가 필요한 응급 상황에서 우선 선택되는 약제입니다.

Enoxaparin은 heparin의 중합체를 잘라 소분자화한 결과 factor Xa보다 트롬빈을 억제하는 능력이 더 많이 소실되어 factor Xa 억제작용이 우세합니다. 저분자량 헤파린은 제제마다 분자량, 약동학적 성질 등이 다르므로 임상적으로 대체가 불가능합니다.

두 약물의 사용 방법은 어떻게 다른가요?

두 약물은 모두 비경구적으로 정맥이나 피하주사로 투여하는 약물이며, 두 약물의 약동학적 성질이 달라 투여용량 결정이나 모니터링 등 사용 방법에서 차이점이 있습니다.

Heparin은 정맥주사 또는 피하주사로 투여합니다. 피하주사는 정맥주사에 비해 생체이용률이 감소되므로 정맥주사보다 고용량 투여가 필요하고, 효과반응시간이 더 길어지므로 응급 시 항응고효과가 필요한 경우에는 정맥주사 후 피하주사합니다.

Heparin은 체내에서 다양한 혈장 단백질과 결합하기 때문에 동일한 용량에서도 환자마다 항응고 효과가 다양하게 나타납니다. 따라서 heparin의 항응고효과는 APTT(activated partial thromboplastin time) 측정을 통한 모니터링으로 용량조절이 필요하게 됩니다. Heparin의 반감기는 용량의존적이므로 투여용량이 많을수록 반감기는 길어지긴 하나 일반적인 치료용량에서 반감기는 30~60분 정도로 짧아 침습적 시술 시 유용하게 사용됩니다. 또한 heparin은 통상의 치료용량에서 신장으로 거의 배설되지 않으므로 신기능이 저하된 환자에서 유용하게 사용할 수 있습니다.

Enoxaparin은 주로 피하주사로 투여하며, 필요시 정맥일시주사(IV bolus) 후 피하주사하기도 합니다. Enoxaparin은 heparin에 비해 혈장 단백질과 결합률이 낮아 항응고 효과를 예측할 수 있어 APTT 모니터링이 필요하지 않습니다. 다만 enoxaparin은 주로 신장으로 배설되므로 신장애 환자에서는 주의가 필요하며, 이 경우에는 anti-factor Xa 측정으로 모니터링합니다. Enoxaparin은 혈중 반감기가 길어 하루에 1~2회 투여로도 효과적이며, heparin에 비해 출혈위험도가 낮은 장점이 있습니다.

두 약물의 이상반응은 무엇입니까?

Heparin의 가장 심각한 이상반응은 출혈입니다. 따라서 출혈의 위험이 높은 질병에는 매우 주의해서 사용해야 합니다. 혈우병이나 혈소판감소자색반병 환자에서는 사용 금기입니다.

드물지만 심각한 이상반응으로 헤파린 유도 혈소판감소증(heparin-induced thrombocytopenia, HIT), 헤파린 유도 혈소판 감소증 및 혈전증(heparin-induced thrombocytopenia and thrombosis, HITT)이 발생할 수 있습니다. HIT는 헤파린과 혈소판 제4인자 복합체에 대한 자가 항체의 생성에 의한 면역반응으로 나타나는데, 이는 정맥이나 동맥의 과응고 상태를 유발하여 폐색전증이나 심재성 정맥혈전증 등 심각한 혈전증 상태(HITT)로 발전하기도 합니다. Heparin을 투여받는 환자에서 HIT 발생위험이 0.1% 이상으로 간주되므로 혈소판 수치를 모니터링하는 것이 필요하며, HIT로 판단되면 heparin 투여를 중지하여야 합니다. HIT는 헤파린 투여 중단 수 주 후에 발생할 수도 있습니다.

그 외 탈모, 고칼륨혈증, 당뇨병 등이 나타날 수 있으며 heparin을 장기간 사용 시 골다공증이 발생할 수 있습니다.

Enoxaparin은 heparin에 비해 출혈위험도가 낮고 골다공증이나 HIT 발생빈도가 낮은 장점이 있어 임상적으로 유용하게 사용되나, enoxaparin 또한 출혈과 혈소판감소증 위험성이 여전히 있으므로 출혈증상 및 혈소판 수치를 주의 깊게 모니터링해야 합니다.

Enoxaparin은 heparin에 비해 혈소판에 대한 반응이 적지만 헤파린 유도 혈소판감소증(HIT) 발생 시 대체약물로 사용할 수는 없습니다. 헤파린에 의해 유도된 항체에 대해 enoxaparin 등 저분자량 헤파린도 교차반응을 일으켜 혈소판감소증을 악화시킬 수 있기 때문입니다.

두 약물 모두 출혈 위험성이 있으므로 출혈위험을 증가시킬 수 있는 약물, 즉 비스테로이드소염진통제, 전신투여 글루코코르티코이드, 다른 항응고제 등과 병용 시 주의해야 하며, 과량 투여 시 헤파린의 해독제인 프로타민황산염(protamine sulfate) 투여로 중화시킬 수 있습니다.

두 약물의 약동학적, 임상적 차이는 무엇입니까?

헤파린(UFH)은 분자량이 다양한 이종다당류의 혼합물이며, 헤파린의 중합체를 잘라서 그 분자량을 약 1/3로 감소시킨 것을 저분자량 헤파린(LMWH)이라고 합니다.

UFH는 ① 혈중 반감기가 짧아 침습적 시술 시 유용하게 사용되며, ② 신장으로 거의 배설되지 않아 신기능 저하 환자에서 사용할 수 있습니다. ③ 체내 혈장단백질과 결합률이 높아 환자마다 항응고효과가 다양하므로 용량조절 및 약리효과 모니터링을 위해 잦은 APTT 측정이 필요합니다. ④ 헤파린 유도 혈소판감소증 및 혈전증 위험성이 있고, ⑤ 장기간 사용으로 골다공증이 나타날 수 있습니다.

Enoxaparin은 ① 혈중 반감기가 길어 투여 횟수를 줄일 수 있으며, ② 혈장단백질과 결합력이 적어 생체이용률이 높고 항응고효과가 예측되므로 APTT 모니터링이 필요없습니다. ③ 신장으로 배설되므로 신기능 저하 환자에서는 주의가 필요하고, anti-factor Xa 측정을 통해 모니터링합니다. ④ 혈소판에 대한 작용이 적어 헤파린 유도 혈소판감소증(HIT) 위험성이 낮고, ⑤ 장기간 사용으로 인한 골다공증 발생률이 낮습니다.

> **이것만은 꼭 기억하세요!**
>
> - Heparin은 항응고작용을 나타내는 약물로, enoxaparin은 heparin 중합체를 해체한 '저분자량 헤파린'에 해당하는 약물입니다.
> - 저분자량 헤파린은 분자량, 약동학적 성질, 항응고 효과가 다르므로 임상적으로 호환하여 사용해서는 안 됩니다.
> - Heparin 용량조절과 항응고효과 모니터링을 위해 APTT 측정이 필요하며, 헤파린 유도 혈소판감소증 및 혈전증을 유발할 수 있으므로 혈소판 수치를 주의 깊게 모니터링합니다.
> - Enoxaparin은 heparin에 비해 출혈위험 및 골다공증 발생빈도가 낮고, 혈중 단백결합률이 낮아 항응고효과 예측이 가능하여 APTT 모니터링은 필요치 않습니다.

와파린 Warfarin VS. 리바록사반 Rivaroxaban

구현지

	Warfarin (대화와르파린나트륨정)	Rivaroxaban (자렐토정)
효능효과	정맥혈전증의 예방 및 치료 색전성 심방세동의 치료 폐동맥 색전증 예방 및 치료 관상동맥폐색의 보조제	비판막성 심방세동 환자에서 뇌졸중 및 전신 색전증 위험 감소 심재성 정맥혈전증 및 폐색전증의 치료 및 재발위험 감소 하지의 주요 정형외과 수술을 받은 성인 환자의 정맥혈전색전증 예방 2.5mg: 심장표지자 상승동반 또는 허혈성 사건의 발생 위험성이 높은 환자의 죽상동맥혈전성 사건의 위험 감소
작용기전	비타민 K-의존적인 혈액응고 인자 차단	Factor Xa억제
특징비교	잦은 모니터링 필요(INR 2.0~3.0유지, 인공판막환자 2.5~3.5) 음식, 약물과의 상호작용이 많음 뇌출혈의 비율이 높음 저렴한 약가(2mg: 30원 5mg: 63원)	모니터링 불필요 약물, 음식과의 상호작용 적음 위장출혈의 비율이 높음 비싼 약가(10mg: 2487원, 15, 20mg: 2450원, 2.5mg: 1330원)

〈약가 기준 2021.2.27.〉

두 약물은 어떤 질환에 사용됩니까?

두 약물은 경구용 항응고제로 부정맥 중 심방세동으로 인해 발생하는 뇌줄중의 예방과 정맥혈전증, 폐색전증의 예방 및 치료에 사용됩니다.

Rivaroxaban 2.5mg 제제는 심장표지자(cardiac biomarker) 상승을 동반한 급성관상동맥증후군을 경험한 환자나 허혈성 사건의 발생 위험성이 높은 관상동맥질환 또는 증상이 있는 말초동맥질환 성인 환자의 뇌졸중, 심근경색 및 심혈관계 이상으로 인한 사망의 위험을 감소시키기 위해서도 사용됩니다.

작용기전은 어떻게 다른가요?

Warfarin은 비타민 K 길항제로 작용합니다. 비타민 K는 혈액응고 인자 factor Ⅱ, Ⅶ, Ⅸ, Ⅹ이 전구체에서 활성형으로 바뀌는 데 필요한 물질로 warfarin이 비타민 K의 재생산을 억제하면 혈액응고인자의 합성 또한 지연되어 항응고 작용을 하게 합니다. 반면 rivaroxaban은 선택적으로 혈액응고인자 factor Xa만 억제합니다.

약물 동력학적인 면에서는 어떤 차이가 있나요?

Warfarin은 경구로 복용 시 위장관에서 거의 100% 흡수되며 단백결합률은 99%입니다. 간대사효소 중 CYP2C9에 의해 주로 대사되며 반감기는 1주일입니다. 복용 후 4시간 후에 혈중 최고 농도에 도달하며, 약효를 나타내는 데까지 걸리는 시간은 7~15일입니다. 이는 비타민 K 의존적인 혈액응고인자의 반감기의 영향을 받기 때문입니다.

Rivaroxaban은 복용 후 2~4시간 후 혈중 최고 농도에 도달하며 생체이용률은 66~100%입니다. 20mg 정제의 경우 음식과 함께 복용 시 생체이용률이 증가하며(공복 시 복용보다 AUC 39% 증가, 최고 혈중농도 76% 증가) 10mg 정제의 경우는 음식에 따른 영향이 없습니다. 그래서 20mg, 15mg 정제는 식사 직후에 복용하며 10mg, 2.5mg 정제는 음식과 상관없이 복용할 수 있습니다. 단백결합률은 92~95%이며 간에서 대사되고 반감기는 5~9시간입니다. 반감기가 짧기 때문에 약을 빠트렸을 경우 뇌졸중의 위험이 증가할 수 있습니다.

두 약물의 용법과 용량은 어떻게 되나요?

Warfarin의 초기 용량은 1일 2.5~5mg, 유지 용량은 2~10mg을 유지하며 특정 유전형에 따라 달라질 수 있습니다.

Rivaroxaban의 경우 ① 비판막성 심방세동 환자에서 뇌졸중 및 전신 색전증의 위험 감소를 위해서는 1일 1회 20mg을 복용하며, 중등도의 신장애 환자의 경우 15mg으로 감량합니다. ② 심재성 정맥혈전증 및 폐색전증의 치료의 위험 감소를 위하여 초회 처음 3주간 1일 2회 1회 15mg 복용하며, 재발 감소를 위하여 1일 1회 20mg을 복용하며(최소 6개월) 이후 필요한 경우 1일 1회 10mg 복용합니다. ③ 하지의 주요 정형외과 수술을 받은 환자의 정맥혈전색전증 예방을 위해 1일 1회 10mg 복용하며 고관절 환자의 경우 수술 후 5주, 슬관절 수술 후 2주 투여합니다. ④ 심장표지자 상승을 동반한 급성관상동맥증후군을 경험한 환자는 1일 2회 1회 2.5mg을 aspirin또는 aspirin, clopidogrel과 병용합니다. ⑤ 관상동맥질환 또는 말초동맥질환자는 1일 2회 1회 2.5mg을 aspirin 75~100mg과 병용합니다.

이상반응은 무엇입니까?

- 출혈 위험: 두 약물 모두 출혈의 위험이 있습니다. 대출혈이나 기타 임상적으로 의의가 있는 출혈의 비율은 warfarin과 rivaroxaban에서 비슷하게 나타나지만, 두개 내 출혈과 같은 치명적인 출혈의 비율은 warfarin 복용 시 현저히 높으며, 위장관 출혈의 비율은 rivaroxaban 복용 시 더 높습니다.
- 그 외 이상반응: warfarin의 경우 탈모, 콜레스테롤 색전증, 괴저, 조직괴사, 구획증후군 등이 나타날 수 있으며, rivaroxaban의 경우 실신, 빈혈, 말초부종, 전신피로감, 사지통증, 어지러움, 두통, 알레르기 반응 등이 나타날 수 있습니다.

Warfarin과 rivaroxaban에 상호작용이 있는 약물은 어떤 것이 있나요?

Warfarin의 혈중농도를 올리는 약물
- 혈액응고인자 합성억제: 광범위항생제, 갑상선호르몬
- Warfarin 대사억제: alcohol(폭음), acetaminophen(1일 2g 이상), allopurinol, amiodarone, 아졸계진균제, cimetidine, fluoroquinolones, macrolides, metronidazole, propafenone, SSRI, statins, sulfamethoxazole
- 추가적인 항혈전작용: aspirin, NSAIDs, salicylates
- 기타: androgens, fenofibrate, cyclophosphamide, gemfibrozil

Warfarin의 혈중농도를 낮추는 약물
- 혈액응고인자 합성 촉진: 비타민 K, methimazole, PTU
- Warfarin 대사유도: 만성 음주, phenobarbital, carbamazepine, phenytoin, rifampicin
- 흡수 감소: ascorbic acid, azathioprine, corticosteroids, cyclosporine
- 기타: cholestyramine, sucralfate

> **Rivaroxaban의 혈중농도를 올리는 약물**
> itraconazole, voriconazole, posaconazole, ritonavir
>
> **Rivaroxaban의 혈중농도를 낮추는 약물**
> carbamazepine, phenytoin, rifampicin, St.John's wort

Warfarin은 음식이나 건강기능 식품과도 상호작용이 많습니다.

비타민 K를 많이 함유한 음식은 warfarin의 항응고 효과를 감소시키므로 어떤 음식이 비타민 K를 많이 함유하는지 환자에게 알려줄 필요가 있습니다. 녹색 채소에 비타민 K가 많이 함유되어 있으므로 평소 섭취하는 녹색 채소량을 일정하게 유지하는 것이 중요하며, 비타민 K가 많은 음식은 피하는 것이 좋습니다.

비타민 K가 많은 음식
- 병아리콩, 고수, 엔다이브, 케일, 적상추, 파슬리, 시금치, 근대, 무청, 물냉이, 바질, 브로콜리, 차이브, 껍질 안 깐 오이, 겨자잎, 양배추, 컬리플라워, 마요네즈, 카놀라유, 대두유, 녹차, 소간 등

Warfarin과 상호작용하는 건강기능식품
- ↑Warfarin: warfarin 대사를 억제시키는 구기자, 크랜베리 주스, 자몽주스, coumarin 유도체를 함유한 단삼, 당귀, 호로파, 그 외 curbicin, 악마의 발톱(Devil's claw), 글루코사민-콘드로이친
- ↓Warfarin: 비타민 K 유도체 함유한 Coenzyme Q 10, 녹차, 인삼
- 마늘, 생강, 은행엽은 혈소판 응집 억제 작용이 있어 출혈을 증가시킵니다.

이것만은 꼭 기억하세요!

- 두 약물 모두 경구용 항응고제입니다.
- Warfarin 복용 시 비타민 K가 다량 포함된 음식이나 건강기능식품은 피하는 것이 좋으며, 평소 섭취하는 채소량을 일정하게 유지합니다.
- Rivaroxaban은 반감기가 짧아서 약을 잊고 복용하지 않았을 경우 뇌졸중의 위험이 증가할 수 있습니다.

아픽사반 vs. 다비가트란
Apixaban vs. Dabigatran

정연주

	Apixaban (엘리퀴스정)	Dabigatran (프라닥사캡슐)
효능효과	비판막성 심방세동 환자에서 뇌졸중 및 전신 색전증의 위험 감소 심재성 정맥혈전증 및 폐색전증의 치료 심재성 정맥혈전증 및 폐색전증의 재발 위험 감소	비판막성 심방세동 환자에서 뇌졸중 및 전신 색전증의 위험 감소 심재성 정맥혈전증 및 폐색전증의 치료 심재성 정맥혈전증 및 폐색전증의 재발 위험 감소
	고관절 또는 슬관절 치환술을 받은 성인 환자에서 정맥혈전색전증의 예방	110mg 캡슐은 4번 적응증 해당되나 150mg 캡슐은 4번 적응증 해당이 안 됨
작용기전	Factor Xa 저해제	직접 트롬빈 저해제(direct thrombin inhibitor)
함량제형	2.5, 5mg 필름코팅제	110, 150mg 캡슐제
용법용량	성인: 1회 5mg, 1일 2회 식사와 상관없이 물과 함께 복용	성인: 1회 150mg, 1일 2회 식사와 상관없이 물과 함께 복용

두 약물은 어떤 질환에 사용됩니까?

두 약물은 비판막성 심방세동(non-valvular atrial fibrillation) 환자에서 뇌졸중 및 전신 색전증의 위험을 감소시킬 목적으로 사용되는 새로운 경구용 항응고제(new oral anticoagulants, NOAC)입니다. 즉 혈액응고를 억제하여 뇌졸중이나 정맥색전증을 예방할 수 있습니다.

Apixaban과 dabigatran 110mg 제형은 슬관절 및 고관절 치환술을 받은 환자의 정맥 혈전 색전증 예방을 목적으로 사용될 수 있지만, dabigatran 150mg 제형은 이 적응증에 해당하지 않습니다.

두 약물의 작용기전은 무엇인가요?

두 약물은 와파린의 단점을 보완하기 위해 개발된 새로운 경구용 항응고 약물입니다. 와파린은 경구용 항응고제로서 오랜 기간 사용되었으나 치료 약물 농도 영역이 좁아 안전한 항응고 효과를 유지하기 위해 INR을 지속적으로 모니터링하여 용량 조절을 해야 한다는 단점이 있었습니다. 또한 와파린은 개인마다 유지 용량이 다르고 병용 약물이나 음식과의 상호작용이 많아 주의해야 할 사항이 많은 약제입니다. 이에 비해 NOAC은 항응고 효과가 예측 가능하여 정기적인 모니터링의 필요성이 적은 것으로 알려져 있어 주목받고 있습니다.

와파린은 비타민 K 의존성 응고인자인 Factor II, VII, IX, X을 저해하여 간접적으로 트롬빈 합성을 저해하여 항응고 작용을 나타냅니다.

Apixaban은 혈액 응고인자인 Factor Xa를 직접적으로 억제함으로써 트롬빈의 생성을 감소시켜 항응고 및 항혈전 효과를 나타냅니다. Dabigatran은 직접적인 트롬빈 저해제로서 혈액응고 과정 중 섬유소원(fibrinogen)을 섬유소(fibrin)로 변환시키는 트롬빈을 저해하는 항응고제입니다.

두 약물의 용법을 비교해 볼까요?

Apixaban은 1회 5mg씩, 1일 2회 복용합니다. 다만 나이가 80세 이상, 체중이 60kg 이하, 혈청 크레아티닌이 1.5mg/dL 이상 중 최소 2가지 이상 해당되는 비판막성 심방세동 환자는 2.5mg씩 1일 2회로 감량 복용합니다. 복용 시 정제를 쪼개거나 분쇄하지 않고 그대로 복용합니다.

Dabigatran은 1회 150mg씩 1일 2회 복용합니다. 출혈 위험이 증가된 환자의 경우 110mg씩 1일 2회로 감량합니다. 75세 이상 고령자의 경우 출혈 위험이 증가할 수 있으므로 1회 110mg씩 1일 2회로 감량을 고려할 수 있으며 고관절 또는 슬관절 치환술을 받은 환자에서의 정맥혈전색전증 예방 시에는 1회 150mg(75mg 2캡슐), 1일 1회 투여를 고려할 수 있지만 국내에는 75mg이 판매되지 않고 있습니다. 150mg 1캡슐과 75mg 2캡슐은 생물학적 동등성이 확립되어 있지 않으므로 주의해야 합니다. 제형으로는 110mg, 150mg 캡슐이 있습니다. 캡슐을 열면 출혈의 위험이 증가할 수 있으므로 캡슐을 열면 안 됩니다. 블리스터에서 약을 꺼낼 때에도 호일을 벗겨내고 캡슐을 꺼내야 합니다. 블리스터 호일 밖으로 캡슐을 밀어 꺼내면 안 됩니다.

표 1-12 **적응증별 약물 용법**

적응증	Apixaban	Dabigatran
비판막성 심방세동 환자에서 뇌졸중 및 전신 색전증의 위험 감소	• 5mg씩 1일 2회 • 감량 기준 2가지 이상 2.5mg씩 1일 2회	• 150mg씩 1일 2회 • 출혈 위험 증가 시 110mg씩 1일 2회
심재성 정맥혈전증 및 폐색전증의 치료	• 7일간 10mg씩 1일 2회 → 5mg씩 1일 2회	
심재성 정맥혈전증 및 폐색전증의 재발 위험 감소	• 2.5mg씩 1일 2회	
고관절 또는 슬관절 치환술을 받은 성인 환자에서 정맥혈전색전증의 예방	• 2.5mg씩 1일 2회	• 220mg(110mg 2캡슐)씩 1일 1회

두 약물의 복용 시 공통점은 다음과 같습니다. 식사와 관계없이 물과 함께 복용합니다. 복용을 잊었을 때에는 다음 복용까지 남은 시간이 6시간 이상이면 생각난 즉시 복용하고 이전처럼 1일 2회 복용하면 됩니다.

두 약물의 약동학적 특성을 알려주세요.

구분	Apixaban	Dabigatran
최대효과발현시간	3~4시간	1~6시간
분포용적	21~61L	50~70L
단백결합률	87%	35%
생체이용률	50%	3~7%
대사	간대사 CYP3A4/5	간대사 glucuronidation
반감기	15시간	12~17시간

다른 항응고제와의 전환 방법은 무엇인가요?

	Apixaban	Dabigatran
비경구 항응고제 → 이 약물	바로 다음 투여부터 전환 가능	비경구제 다음 투여 예정 시점에서 0~2시간 전이나 연속투여 중단 시점에 이 약 투여
이 약물 → 비경구 항응고제	바로 다음 투여부터 전환 가능	이 약 마지막 용량 복용 후 12시간 또는 24시간 이후 비경구제 투여
비타민 K 길항제(와파린 등) → 이 약물	중지 후 INR 2.0 미만 시 투여 시작	중지 후 INR 2.0 미만 시 투여 시작
이 약물 → 비타민 K 길항제(와파린 등)	비타민 K 길항제(와파린 등) 투여 시작 후 2일간 이 약 투여 지속, 2일 후 INR 확인하여 2.0 이상까지 병용 투여	CrCl 50mL/min 이상 • 이 약 복용 중단 3일 전 비타민 K 길항제 투여 CrCl 30~50mL/min • 이 약 복용 중단 2일 전 비타민 K 길항제 투여 이 약 중단 2일 후 INR 검사 실시

대표적인 이상반응인 출혈엔 어떻게 대처하나요?

두 약물의 대표적인 이상반응은 다양한 출혈 증상입니다. Apixaban은 과량 투여 시 andexanet alfa를 사용할 수 있습니다. Dabigatran의 항응고 작용에 대한 신속한 역전이 필요할 때에는 특이적 역전제인 idarucizumab(humanized monoclonal antibody fragment)을 사용할 수 있으며 응고인자 농축물 또는 재조합 Factor VIIa, 혈소판 농축물 등도 고려할 수 있습니다.

두 약물은 어떤 상호작용이 있나요?

두 약물의 공통적인 상호작용으로 항응고제, 항혈소판제(aspirin, clopidogrel 등) 및 NSAIDs와 병용 시 출혈 위험이 증가될 수 있으므로 병용 투여를 권장하지 않습니다. Apixaban은 CYP3A4와 P-GP의 기질이고 dabigatran은 P-GP의 기질이므로 각각 다음의 약물상호작용이 나타날 수 있습니다.

Apixaban의 약물상호작용

- Itraconazole, ketoconazole, posaconazole 등 아졸계 진균제 등 강력한 CYP3A4 저해제 및 P-glycoprotein 저해제와 병용 시 이 약의 혈중농도가 증가될 수 있으므로 권장하지 않습니다.
- CYP3A4, P-GP에 대한 약한 저해제와 병용 시 용량조절은 필요하지 않습니다.
- CYP3A4 및 P-GP 유도제(rifampicin 등)와 함께 투여 시 이 약의 농도가 감소될 수 있으므로 주의해야 합니다.

Dabigatran의 약물상호작용

- 강력한 P-GP 저해제(cyclosporine, itraconazole, dronedarone 등)와의 병용은 금기이고 중등도 이하의 P-GP 저해제(amiodarone, verapamil 등)와 함께 투여 시 주의해야 합니다.
- P-GP 유도제(rifampicin, St. John's wort, carbamazepine, phenytoin 등)와 함께 투여 시 이 약의 농도를 감소시킬 수 있으므로 병용하지 않습니다.

> **이것만은 꼭 기억하세요!**
>
> - Apixaban과 dabigatran은 와파린의 단점을 보완한 경구용 항응고약물(NOAC)입니다.
> - Apixaban은 factor Xa inhibitor이고 dabigatran은 direct thrombin inhibitor로서 작용하여 혈액응고를 막습니다.
> - Apixaban은 CYP3A4와 P-GP의 기질이고 dabigatran은 P-GP의 기질이므로 이로 인한 약물상호작용이 나타날 수 있습니다.
> - 두 약물의 공통적인 이상반응은 출혈이고 심각할 경우 dabigatran의 경우 idarucizumab을 사용할 수 있습니다.

아스피린 vs. 와파린
Aspirin vs. Warfarin

전보명

	Aspirin* (아스피린프로텍트정)	Warfarin (제일와파린정)
적응증	심혈관계 질환에서 혈전 생성 억제	혈전색전증 예방 및 치료
작용기전	항혈소판제 - Cyclooxygenase를 비가역적으로 억제하여 트롬복산 A_2 생성 억제	항응고제 - 비타민 K 의존성 혈액응고 인자(Factor 2, 7, 9, 10) 형성 억제
주의사항	소화성 궤양 환자, 출혈 경향이 있는 환자에게 사용 금기 고용량 메토트렉세이트(15mg/주 이상) 사용 환자에게 금기 임부(임신 3기)	비타민 K 결핍 환자에게 사용 금기 출혈성 질환, 활동성 궤양 환자에게 사용 금기 임부에게 사용 금기
모니터링	위장관 출혈, 간손상 주의	INR 수치를 정기적으로 모니터링하여 warfarin 용량조절

* 아스피린은 용량에 따라 저용량에서는 항혈전효과, 중등도 용량에서는 해열진통효과를 나타냄

두 약물은 어떤 질환에 사용됩니까?

두 약물은 모두 혈전생성을 억제하기 위해 사용되는 약입니다. 그러나 약리학적 측면에서 aspirin은 혈소판 응집을 억제하는 항혈소판제에 속하는 반면 warfarin은 혈액응고인자의 생성을 억제하는 항응고제에 속합니다.

Aspirin는 원래 아세틸살리실산(acetyl salicylic acid)을 주성분으로 바이엘사에서 개발한 의약품의 상품명이었지만 지금은 성분명처럼 사용되기도 합니다. 또, aspirin은 우리에게 해열소염진통제로 널리 알려져 있지만, 용량에 따라 그 효능효과가 다르게 사용되는 약입니다. 혈전생성을 억제해야 하는 질환에는 aspirin이 저용량(75~100mg/day)으로 쓰이며, 해열소염진통 목적으로는 좀 더 높은 용량(650mg~4g/day)으로 사용됩니다.

Warfarin은 정맥혈전증이나 폐동맥색전증과 같이 혈전생성을 억제하는 질환에 사용됩니다.

두 약물의 약리작용은 어떻게 다른가요?

Aspirin은 프로스타글란딘 생합성을 억제하고 혈소판 응집을 억제합니다. Aspirin의 이러한 작용은 다른 살리실산 유도체보다 더욱 강력한데, 그 이유는 aspirin의 분자구조 중 아세틸기(acetyl group)에 의해 cyclooxygenase가 아세틸화되어 비가역적으로 억제되기 때문입니다. Cyclooxygenase가 억제되면 아라키돈산(arachidonic acid)이 트롬복산 A_2(thromboxane A_2)로 전환되는 것이 억제됩니다. 따라서 혈소판 응집억제 효과는 혈소판의 수명(lifespan)인 7~10일간 지속됩니다.

Aspirin은 용량에 따라 다양한 질환에 사용되는데, 이러한 효능은 용량에 따라 약리기전도 달라지기 때문이라고 합니다.

- 저용량(75~100mg/day)에서는 COX-1을 비가역적으로 아세틸화시킴으로써 트롬복산 A_2에 의한 혈소판 응집을 억제합니다. 따라서 저용량의 아스피린은 항혈전효과를 나타내게 됩니다.
- 중등도 용량(650mg~4g/day)에서는 COX-1 및 COX-2를 억제함으로써 프로스타글란딘의 생성을 억제합니다. 이러한 기전으로 해열소염진통 효과를 나타내게 됩니다.

Warfarin은 비타민 K 길항제로 알려져 있는데, 실제로 비타민 K를 직접적으로 억제하는 것이 아니라 비타민 K를 재활용하도록 하는 효소인 Vitamin K epoxide reductase를 억제하여 결과적으로 비타민 K 의존성 혈액응고인자인 Factor 2, 7, 9, 10의 합성을 억제하여 항응고 효과를 나타냅니다. 이 외에 항응고 단백질 protein S, C도 억제합니다.

두 약물의 용법을 비교해 볼까요?

Aspirin은 심근경색, 협심증, 뇌경색 등의 질환을 가진 환자에서 혈전 생성을 억제할 목적으로 또는 당뇨나 고콜레스테롤혈증 등 고위험군 환자에서 심혈관계 위험성을 감소할 목적으로 통상 1일 1회 100mg을 복용합니다. Aspirin은 위장관 출혈 등 위장장애 위험성을 줄이기 위해 식후에 복용하는 것이 원칙입니다. 다만 장용정 제제의 경우에는 충분한 물과 함께 식전에 복용이 가능합니다.

Warfarin은 정맥혈전증, 폐동맥색전증의 예방과 치료에 사용되며, 색전성 심방세동 치료 등에 사용됩니다. Warfarin은 일반적으로 2~5mg으로 시작하는데, 용량결정은 질환에 따라 환자의 INR 값을 측정하여 개별적으로 조절합니다. 대부분의 경우 INR 2.5를 목표수치로 INR 값을 2~3의 범위로 유지하도록 warfarin 용량을 조절합니다. 그러나 인공기계 심장판막 환자 등 특별한 경우에는 INR 3을 목표수치로 INR 값을 2.5~3.5의 범위로 유지토록 합니다.

INR 값이 목표수치보다 높다는 것은 환자에게 출혈 위험이 있다는 것을 의미하며, 반대로 INR 값이 목표수치보다 낮다는 것은 혈전 위험성이 있다는 것을 의미하므로 warfarin을 효과적이고 안전하게 사용하기 위해서는 INR 수치를 정기적으로 모니터링하는 것이 중요합니다.

이에 반해 aspirin의 경우에는 특별한 모니터링은 필요하지 않습니다. 그러나 위궤양이나 간손상 같은 위험성에 대해 주의할 필요가 있습니다.

두 약물은 특별히 주의해야 할 환자가 있나요?

Aspirin은 위장관 장애 위험성이 있으므로 소화성 궤양 환자에게는 원칙적으로 사용 금기입니다. 이 외에 아스피린 천식이 있거나 출혈 경향이 높은 환자, 임부(임신 3기)에게도 사용하지 않습니다. 고용량의 메토트렉세이트(15mg/주 이상)를 사용하는 환자에게 aspirin을 투여해선 안 됩니다. 그 이유는 aspirin이 신세뇨관에서 메토트렉세이트의 배설을 지연시켜 메토트렉세이트의 치명적인 혈액학적 독성을 증가시킬 수 있기 때문입니다.

Aspirin은 레이 증후군(Rey's syndrome)을 유발할 수 있다고 알려져 있으므로 14세 이하의 수두, 인플루엔자 환자에게는 부득이한 경우에 한해 신중히 사용해야 합니다. 레이 증후

 여기서 잠깐!   "INR이란?"

INR은 International Normalized Ratio의 약자로 항혈액응고정도를 나타내는 지표로 사용됩니다.
INR은 환자의 혈액응고 시간(Prothrombin time, PT)을 건강한 사람의 혈액응고시간(정상대조값)으로 나눈 값의 ISI(International Sensitivity Index) 승을 하여 계산합니다. 혈액응고 시간 측정 시약에 사용되는 트롬보플라스틴의 반응성이 다르기 때문에 국제 표준 트롬보플라스틴과 비교한 값인 ISI를 사용함으로써 결과를 표준화시킵니다.
따라서 INR 값이 1보다 높다는 정상인보다 혈액응고가 더 오래 걸린다는 것을 뜻합니다.
예로 INR 값이 '2'라는 것은 혈액응고시간이 두 배 더 오래 걸림을 의미합니다.

군이란 소아에서 바이러스성 질환에 뒤이어 갑자기 뇌와 간에 병변이 생기고 그에 따른 증상(심한 구토, 의식장애, 간수치의 급격한 상승, 미토콘드리아 변형 등)이 단기간에 발현하여 사망률이 높습니다.

Warfarin은 비타민 K 길항효과를 나타내므로 비타민 K 결핍 환자에게는 사용 금기입니다. 또한 출혈 환자나 활동성 궤양같이 출혈 경향이 있는 환자에게 사용해서는 안 됩니다. Warfarin은 태반을 통과하여 태아에 나쁜 영향을 줄 수 있으므로 임부에게 사용 금기입니다.

Aspirin, warfarin 두 약물 모두 혈액응고 억제 효과로 인해 수술 중 또는 수술 후 출혈이 지속될 수 있으므로 수술이나 침습적인 검사가 예정되어 있는 경우에는 사전에 복용을 중단하고 사후에는 지혈을 확인하고 투약을 재개하도록 합니다. 수술이나 검사 종류, 환자의 기저 질환을 고려하여 며칠 전부터 복용 중단을 할지 결정되므로 반드시 의사, 약사와 상의해야 합니다.

두 약물의 약물상호작용은 어떻게 다를까요?

Aspirin의 주요 이상반응으로 위장관 장애와 출혈을 꼽을 수 있습니다. 따라서 이들 이상반응 발현 위험성을 높일 수 있는 약물들과는 병용을 주의해야 합니다. 예로 다른 항혈전제나 다른 비스테로이성 소염진통제(NSAIDs)와 병용 시 출혈 위험성이 증가될 수 있습니다. 이부프로펜 등 일부 NSAIDs는 aspirin의 비가역적 혈소판 응집억제 작용을 감소시켜 오히려 혈전 위험성을 높일 수 있으니 간격을 두고 복용해야 합니다. 또한 술은 위점막 손상을 증가시켜 aspirin의 위장관 출혈 위험성을 증가시킬 수 있습니다.

Warfarin은 주로 간대사 효소(CYP2C9, CYP2C19 등)에 의해 대사되므로 이들을 매개로 한 약물상호작용이 많습니다. 예로 간대사 효소 유도제인 리팜핀, 페노바르비탈 등과 병용하면 warfarin의 효과가 감소되며, 페닐부타존 등의 간대사 효소 저해제와 병용 시 warfarin의 작용이 증가될 수 있습니다. 또한 비타민 K를 다량 함유하고 있는 음식(예: 녹황색 채소 등)에 의해 warfarin의 효과가 감소될 수 있습니다. Warfarin은 약물, 음식 상호작용이 많은 약물이므로 장기간 복용해야 하는 약물의 사용 및 평소 식습관을 유지하면서 INR 모니터링 및 warfarin 용량 결정을 하게 됩니다. 따라서 warfarin 복용 중에는 갑작스러운 식습관 변경을 하지 않도록 하고 새로운 약을 복용해야 하는 경우에는 의사, 약사와 상의토록 합니다.

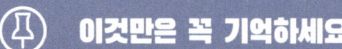 **이것만은 꼭 기억하세요!**

- Aspirin은 저용량에서 항혈소판제로, 중등도 용량에서 해열진통제로 사용되며, 위장관출혈, 간손상 위험성에 주의해야 합니다.
- Warfarin은 항응고제로 비타민 K 의존성 혈액응고인자를 억제하며, INR 수치를 정기적으로 모니터링하면서 용량을 조절해야 합니다.
- Aspirin, Warfarin 두 약물 모두 출혈 위험성이 있으므로 수술이나 침습적 검사가 필요한 경우에는 사전에 복용중단을 고려해야 합니다.

아스피린 Aspirin 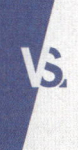 에독사반 Edoxaban

김예지

	Aspirin (아스트릭스캡슐)	Edoxaban (릭시아나정)
적응증	심근경색, 뇌경색, 불안정형협심증과 CABG, PTCA 후 혈전 생성 억제 허혈성 심장질환 고위험군 환자의 심혈관계 위험성 감소	비판막성심방세동 환자의 뇌졸중 및 전신색전증 위험 감소 심재성 정맥혈전증 및 폐색전증 치료 및 재발 위험 감소
작용기전	항혈소판제 - Cyclooxygenase를 비가역적으로 억제해 트롬복산A_2 생성 억제	항응고제 - Factor Xa 저해제
함량	75mg, 81mg, 100mg	15mg, 30mg, 60mg
모니터링	위장관 출혈, 간손상 주의	투여 전 간기능, 신기능 검사, 1년 이상 투여 시 주기적 간기능 모니터링 권장

두 약물은 어떤 질환에 사용됩니까?

두 약물은 모두 혈전 생성을 억제하기 위해 사용되는 약입니다. 그러나 약리학적 측면에서 aspirin은 혈소판 응집을 억제하는 항혈소판제에 속하는 반면 edoxaban은 혈액응고인자의 생성을 억제하는 항응고제에 속합니다.

Aspirin은 우리에게 너무나 잘 알려진 해열 진통, 소염제이지만 1960년대 후반에 항혈소판 작용이 알려진 이후 요즘은 전 세계적으로 협심증, 뇌졸중을 예방하기 위한 혈전생성 억제약으로 저용량(1일 75~100mg) 아스피린이 우리에게 더 잘 알려져 있습니다. 특이하게도 아스피린은 용량에 따라 작용이 다르게 나타나 저용량에서는 항혈전 효과, 중등도 용량에서는 해열·진통 효과를, 고용량에서는 항염 효과를 나타내기 때문입니다.

Edoxaban은 최근 일본에서 개발한 후발 NOAC(New Oral Anticoagulant)계열에 속하는 약

물 중 하나로 판막성 심방세동 환자에서 뇌졸중 및 전신색전증 위험 감소, 심재성 정맥혈전증 및 폐색전증의 치료 및 재발 감소를 위해 사용합니다. FDA 미승인 적응증으로 무릎관절 수술 후 심재성 정맥혈전증 예방에 사용됩니다.

두 약물의 약리작용은 어떻게 다른가요?

Aspirin은 경구투여 후 0.25~3시간 만에 최대 혈중농도에 이르며(장용정은 3~4시간), 반감기는 저용량인 경우 2~3시간에 불과하고 대부분 신장으로 배설됩니다. 혈소판 응집억제 효과는 혈소판의 cyclooxygenase를 비가역적으로 아세틸화시킴으로써 해당 혈소판의 기능을 비가역적으로 떨어뜨려 트롬복산 A_2에 의한 혈소판 생성을 억제함으로써 항혈소판 기능을 나타내게 됩니다.

Edoxaban은 혈액응고 연속단계에서 항응고인자 Xa의 활성부위를 선택적·가역적으로 차단함으로써 혈소판 활성화를 억제해 트롬빈생성을 감소시키고 혈전 형성을 감소시켜 항응고 작용을 나타냅니다. Edoxaban은 Factor Xa의 활성 부위를 선택적·가역적으로 차단함으로써 혈소판 활성화를 억제함으로써 항응고 작용을 나타냅니다. 현재 국내에 소개된 Factor Xa 저해제 rivaroxaban, apixaban에 이어 세번째로 소개되었습니다.

두 약물의 용법을 비교해 볼까요?

Aspirin은 심근경색, 협심증, 뇌경색 등의 질환을 가진 환자에서 혈전 생성을 억제할 목적으로 또는 당뇨나 고콜레스테롤혈증 등 고위험군 환자에서 심혈관계 위험성을 감소할 목적으로 일반적으로 1일 1회 100mg을 복용합니다.

Edoxaban은 하루 한 번 식사와 관계없이 복용하는 약으로써 약물 발현 효과가 빠르고 다른 약물과의 상호작용이 적은 장점이 있습니다. 체중 60kg을 기준으로 용량을 조절하는데, 대부분의 여성 노인 환자들은 체중이 60kg 이하인 경우가 많아 30mg을 복용하며, 체중이 60kg을 초과하는 경우에는 60mg을 복용합니다. 만약 신기능장애로 크레아티닌청소율(CrCl)이 15~50mL/min이거나, P-glycoprotein(P-gp) 저해제(사이클로스포린, 드로네다론, 에리스로마이신, 케토코나졸) 병용 시에는 용량을 절반으로 조절해야 합니다.

특별히 주의해야 할 환자가 있나요?

Aspirin은 위장관장애 위험성이 있으므로 소화성궤양 환자는 주의해야 합니다. 또한 천식이 있거나 출혈 경향이 높은 환자, 임부(임신 3기)에게도 사용하지 않도록 합니다. 고용량의 메토트렉세이트(methotrexate, MTX)를 1주 15mg 이상 사용하는 환자에게 aspirin을 투여해서는 안 됩니다. 그 이유는 aspirin이 신세뇨관에서 MTX의 배설을 지연시켜 MTX의 치명적 혈액학적 독성을 증가시킬 수 있기 때문입니다. 또한 수술 전, 치과에서의 발치 시 의사와 상의해 약 복용을 일주일 전에 중단하도록 합니다. 임산부들에게는 꼭 필요한 경우에만 사용하며, 임신 초기 중기에 투여 시 저용량을 가능한 최소한의 기간 동안 복용하도록 합니다. 임신 3기에 사용 시에는 태아의 동맥관 개존증, 폐동맥 고혈압의 위험이 증가할 가능성이 있고, 산모의 출혈 위험이 더 커질 수 있으므로 투여하지 않도록 합니다. 수유부는 유즙으로 이행되므로 복용하지 않도록 합니다.

Edoxaban은 다른 항응고제와 마찬가지로 출혈 위험이 증가될 수 있으므로 출혈 위험이 증가된 상태에서는 주의해서 사용해야 합니다. 이 약의 특이한 점은 크레아티닌청소율(CrCl)이 95mL/min 이상인 경우에 허혈성 뇌졸중 위험이 높아지므로 비판막심방세동(Nonvalvular atrial fibrillation) 환자는 사용하지 않도록 합니다. 이는 ENGAGE AF-TIMI48연구에서 CrCl이 높은 경우 edoxaban 60mg이 와파린에 비해 허혈성뇌졸중 위험률이 높게 나왔기 때문입니다.

심혈관질환이나 뇌졸중 예방을 위해서 아스피린을 누구나 복용하는 게 좋을까요?

관상동맥 질환이나 뇌혈관질환 기왕력이 있는 환자에게는 저용량 아스피린이 필요하지만 건강한 사람의 이러한 질환 예방약으로선 논란의 여지가 있습니다. 뇌졸중 임상 연구센터의 뇌졸중 진료지침에 따르면 아스피린은 남성에게는 심혈관질환 예방효과는 있으나, 허혈성 뇌졸중 1차 예방에는 추천되지 않는다고 합니다. 이와는 반대로 여성의 경우 허혈성 뇌졸중 1차 예방을 위해 추천될 수 있지만, 허혈성 심장질환 예방을 위해 추천되지는 않습니다.

당뇨병이나 말초동맥질환만 앓는 환자의 경우 아스피린을 심뇌혈관질환, 허혈성 심질환 및 뇌졸중 1차 예방을 위해 추천되지 않는다고 합니다. 환자들이 아스피린 복용 유무를 문의할 때 10년 내 심혈관질환 발생 위험이 6~10% 이상인 경우에는 고위험군으로 아스피린 복용을 고려할 수 있습니다. 10년 내 심혈관 질환 발생 위험도는 다음 사이트에서도 알 수

> **여기서 잠깐!** "뇌졸중 발생 위험도 자가 평가?"
>
> 10년 내 뇌졸중에 걸릴 위험도를 평가하는 간단한 참고 프로그램으로 대한뇌졸중학회 홈페이지(http://stroke.or.kr/diagnosis/index.php?mode=f)에서 확인 가능합니다. 성별, 나이, 수축기 혈압, 위험인자(고혈압 치료 중, 당뇨병, 흡연, 관상동맥 질환(협심증, 심근 경색), 심방 세동, 좌심실 비대(심전도를 통해 진단받은 경우) 해당 항목을 입력하면 10년 내 뇌졸중에 걸릴 위험도가 평균은 %이고, 같은 나이 또래의 최저 발생률은 %인데, 본인의 발생률은 몇 %로 표시됩니다. 물론 정확한 진단은 전문의의 진료를 필요로 합니다. 이 자료는 Flamingham 코호트 연구자료에 기초했고 나이가 55세 미만인 경우 55, 84세 이상인 경우 84를 입력하도록 합니다.

있습니다(http://www.cvriskcalculator.com/).

항혈전제 임의로 중단해도 되나요?

항혈전제는 혈액응고를 예방하기 위해 복용하는 약입니다.
임의로 중단 시에는 더 큰 위험을 초래할 수 있고 심하면 돌연사까지 일으킬 수 있으므로, 임의로 중단하지 말고, 꼭 처방의와 상담 후 중단하도록 합니다. 일반적으로 출혈 예방을 위해 수술 전 1주일 동안 아스피린을 잠시 중단할 수 있습니다. Edoxaban은 수술 또는 침습적 절차를 받는 경우 출혈 위험을 줄이기 위해 최소 24시간 전에 이 약 투여를 중단하도록 합니다.

두 약물을 동시에 복용해도 되나요?

아스피린과 병용투여 시 출혈 시간이 연장되어 아스피린 325mg 이상과는 병용투여가 권장되지는 않지만, 100mg 병용투여는 의학적 감독하에서만 투여 가능합니다.
Edoxaban과 NSAIDs의 병용투여에 의해서도 출혈 시간이 증가하므로, 이 약과 만성적 NSAIDs 병용은 권장되지 않습니다.

이것만은 꼭 기억하세요!

- 저용량 Aspirin은 트롬복산 A_2 생성을 억제하여 항혈소판제로 사용됩니다.
- Edoxaban은 Factor Xa를 억제하는 항응고제로 비판막성 심방세동 환자의 뇌졸중, 전신색전증 위험 감소를 위해 사용합니다.
- Edoxaban은 CrCl이 95mL/min 이상인 경우에 허혈성 뇌졸중 위험이 높아지므로 비판막심방세동(Nonvalvular atrial fibrillation) 환자는 사용하지 않도록 합니다.

참고문헌

1. 김덕. "심부전 치료에 있어서 베타차단제의 역할." *J Korean Med Assoc* 50.3 (2007): 274–278.
2. 대한심부전학회, 만성심부전 진료지침 2018 업데이트. Available from: https://www.khfs.or.kr/.
3. 대한심부전학회. 심부전이란, Available from: http://khfs.or.kr/know/index.php?tab_num=1.
4. 삼성서울병원, 울혈성심부전 Available from: http://www.samsunghospital.com/home/healthInfo/content/contenView.do?CONT_SRC_ID=09a4727a8000f2ed&CONT_SRC=CMS&CONT_ID=2438&CONT_CLS_CD=001020001004.
5. 신완균, 신용문. 약국약사가 꼭 알아야 할 신약과 약물치료변화(1). 약국신문
6. 약학정보원 [internet] Korean Pharmaceutical Information Center. Available from: www.health.kr.
7. 의약품안전나라 [database on the Internet]. 식품의약품안전처. Available from: https://nedrug.mfds.go.kr.
8. 킴스온라인[internet]. Available from: https://www.kimsonline.co.kr/.
9. 한국지질동맥경화학회 진료지침위원회. 한국이상지질혈증 치료지침 4. 2018; Available from https://www.lipid.or.kr/.
10. Complementary/Integrative Medicine. 약학정보원. Available from: www.health.kr.
11. KSHF guideline for the management of chronic heart failure 2016. 대한심장학회 심부전연구회.
12. ACCP Updates in Therapeutics 2019: Pharmacotherapy Preparatory Review and recertification Course. ACCP.
13. ACCP Updates in Therapeutics 2019: The ambulatory preparatory review course. ACCP
14. Apgar, Barbara. "Fenofibrate for treatment of hypertriglyceridemia." *Am Fam Physician* 58.7 (1998): 1656–1657.
15. Bavishi, Chirag, et al. "Role of neprilysin inhibitor combinations in hypertension: insights from hypertension and heart failure trials." *Eur Heart J* 36.30 (2015): 1967–1973.
16. Brian K. Alldredge, Robin L. Corelli, Michael E. Ernst et al. Koda-Kimble and Young's applied therapeutics: the clinical use of drugs. 10th ed. Philadelphia: Lippincott Williams & Wilkins; 2012.
17. Cadavid, Angela P. "Aspirin: the mechanism of action revisited in the context of pregnancy complications." *Front Immunol* 8 (2017): 261.
18. Choi, Kyu-Hun. "Proper Use of Diuretics." *J Korean Med Assoc* 48.11 (2005): 1121–1127.
19. Chung, Wook-Jin. "Treatment of pulmonary hypertension." *Korean J Med* 78.1 (2010): 28–35.
20. Civeira, Fernando, and International Panel on Management of Familial Hypercholesterolemia. "Guidelines for the diagnosis and management of heterozygous familial hypercholesterolemia." *Atherosclerosis* 173.1 (2004): 55–68.
21. Clark MA, Finkel R, Rey JA, Whalen K. Pharmacology. 5th edition. Lippincott's Illustrated Reviews; 2012.
22. Clinical Pharmacology. Elsevier 2016.
23. Dipiro, Joseph, Talbert, Robert L. Yee, Gary C, et al. Pharmacotherapy: a pathophysiologic approach. 10th ed.: McGraw-Hill; 2017.
24. Dipiro JT, Yee GC, Posey LM., et al. Pharmacotherapy: a pathophysiologic approach. 11th ed.: McGraw-Hill; 2020
25. Drugs.com [database on the Internet]. Available from: https://www.drugs.com/
26. Drugs@FDA. Available from: https://www.accessdata.fda.gov/scripts/cder/daf/.
27. Fraunfelder, Frederick W., and Frederick T. Fraunfelder. "Conjunctival and corneal ulceration associated

with nicorandil." *Cutan Ocul Toxicol* 33.2 (2014): 120–121.

28. Funck-Brentano, Christian. "Beta-blockade in CHF: from contraindication to indication." *Eur Heart J. Supplements* 8. suppl_C (2006): C19–C27.
29. Hua Ling,a John T. Luoma,b and Daniel Hillemanc. A Review of Currently Available Fenofibrate and Fenofibric Acid Formulations. *Cardiol Res*. 2013 Apr; 4(2): 47–55.
30. Horinaka, Shigeo. "Use of nicorandil in cardiovascular disease and its optimization." *Drugs* 71.9 (2011): 1105–1119.
31. Hsu, Chia-Chi, and J. Yu-Yun Lee. "Carvedilol for the treatment of refractory facial flushing and persistent erythema of rosacea." *Arch Dermatol* 147.11 (2011): 1258–1260.
32. Isselbacher et al. *Harrison's Principles of Internal Medicine*, 18th ed., Macgraw-Hill, 2012.
33. Jeon, Un Sil. "Principles and practice of diuretic therapy." *Korean J Med* 80.1 (2011): 8–14.
34. Kastin, Abba, ed. *Handbook of biologically active peptides*. Academic press, 2013.
35. Kim, Changhwan, and Yong Bum Park. "Pharmacotherapy for pulmonary arterial hypertension." *Korean Med Assoc* 54.12: 1299–1305.
36. Koh, Kwang Kon, et al. "Significant differential effects of omega-3 fatty acids and fenofibrate in patients with hypertriglyceridemia." *Atherosclerosis* 220.2 (2012): 537–544.
37. Koh KK. Review: Significant Differential Metabolic Effects of Lipophilic and Hydrophilic Statins. *J Lipid Atheroscler* 2009;19(3)223–231
38. LaPreze, J. "Expanded Treatment Options for Venous Thromboembolism." US Pharmacist 45.2 (2020): 36–45.
39. Lee, Chan Joo, et al. "Screening, diagnosis, and treatment of familial hypercholesterolemia: symposium of the education committee, Korean Society of Lipid and Atherosclerosis." *J Lipid Atheroscler* 7.2 (2018): 122–154.
40. Lee, Cheol Whan. "Aspirin for the Prevention of Cardiovascular Events." *J Korean Med Assoc* 49.2 (2006): 181–186.
41. Lexi-drugs online [database on the Internet]. Lexicomp Inc. Available from: http://online.lexi.com.
42. Li, Linxin, et al. "Age-specific risks, severity, time course, and outcome of bleeding on long-term antiplatelet treatment after vascular events: a population-based cohort study." *Lancet* 390.10093 (2017): 490–499.
43. Mayer, G. A. "Instability of nitroglycerin tablets." Can Med Assoc J 110.7 (1974): 788–789, 791.
44. Mayoclinic. Heart failure. Available from: http://www.mayoclinic.org/diseases-conditions/heart-failure/basics/lifestyle-home-remedies/con-20029801.
45. Meade, Lisa T. "Barriers to achieving LDL cholesterol goals." *US PHARMACIST* 32.3 (2007): 66–71.
46. Medline Plus. Amiodarone. Available from: http://www.nlm.nih.gov/medlineplus/druginfo/meds/a687009.html
47. Medscape. Chronic Heart Failure. Available from: http://www.medscape.com/viewarticle/744416_5.
48. Medscape. Methemoglobinemia.c2021 [cited 27 Feb 2021]. Available from: https://emedicine.medscape.com/article/204178-overview.
49. Medscape online. edoxaban. Available from: https://reference.medscape.com/drug/savaysa-edoxaban-999979.
50. MICROMEDEX DRUGDEX [database on the Internet]. IBM Corporation. Available from: www.micromedexsolutions.com.
51. MS Kelly, Beavers C, Bucheit JD, etal. Pharmacologic approaches for the management of patients with mod-

erately elevated triglycerides (150−499 mg/dL). *J Clin Lipidol.* 2017;11(4):872−879

52. Omacor label. Available from: https://www.accessdata.fda.gov/drugsatfda_docs/label/2004/21654lbl.pdf.

53. Ozaydin, Mehmet, et al. "Nebivolol versus carvedilol or metoprolol in patients presenting with acute myocardial infarction complicated by left ventricular dysfunction." *Med Princ Pract* 25.4 (2016): 316−322.

54. Pandit, Kaushik, et al. "Natriuretic peptides: Diagnostic and therapeutic use." *Indian J Endocrinol Metab* 15.Suppl4 (2011): S345−S353.

55. Patel, Manesh R., et al. "Rivaroxaban versus warfarin in nonvalvular atrial fibrillation." *N Engl J Med* 365.10 (2011): 883−891.

56. P Ponikowski, AA. Voors, SD. Anker et al. 2016 ESC Guidelines for the diagnosis and treatment of acute and chronic heart failure, *Eur. J. Heart Fai* 2016 Aug;18(8):891−975

57. Reden, J. "Molsidomine." *J. Vasc. Res* 27.2−5 (1990): 282−294.

58. Roden, Dan M. "Antiarrhythmic drugs: from mechanisms to clinical practice." *Heart* 84.3 (2000): 339−346.

59. Saito, M., et al. "Effects of isosorbide dinitrate spray on central hemodynamics. Comparison with sublingual glyceryl trinitrate and isosorbide dinitrate." *Arzneimittelforschung* 34.6 (1984): 707−709.

60. Suzuki, Toru, Tsutomu Yamazaki, and Yoshio Yazaki. "The role of the natriuretic peptides in the cardiovascular system." *Cardiovasc. Res* 51.3 (2001): 489−494.

61. Tellor, Katie B., Joseph S. Van Tuyl, and Anastasia L. Armbruster. "Comparative risk impact of edoxaban in the management of stroke and venous thromboembolism." *Ther Clin Risk Manag* 12 (2016): 667−674.

62. The Korean Society of lipid and Atherosclerosis. Evidence in statin clinical trials. 2010;(4) 21. Available from http://www.lipid.or.kr/file/

63. The Merck Manual Professional Edition. Available from: http://www.merckmanuals.com/

64. Torimoto, Keiichi, et al. "Efficacy of combination of Ezetimibe 10 mg and rosuvastatin 2.5 mg versus rosuvastatin 5 mg monotherapy for hypercholesterolemia in patients with type 2 diabetes." *Lipids Health Dis* 12.1 (2013): 1−9.

65. US prescribing information for Remodulin, Uptiva. Available from: https://www.accessdata.fda.gov.

66. Veverka, Angie, and Jennifer L. Salinas. "Nebivolol in the treatment of chronic heart failure." *Vasc Health Risk Manag* 3.5 (2007): 647−654.

67. Wiviott, Stephen D., et al. "Prasugrel versus clopidogrel in patients with acute coronary syndromes." *N Engl J MedN* 357.20 (2007): 2001−2015.

68. Zeind CS, Carvalho MG. Applied therapeutics: the clinical use of drugs 11th ed. Philadelphia: Wolters Kluwer; 2018.

69. Zimetbaum, Peter. "Antiarrhythmic drug therapy for atrial fibrillation." *Circulation* 125.2 (2012): 381−389.

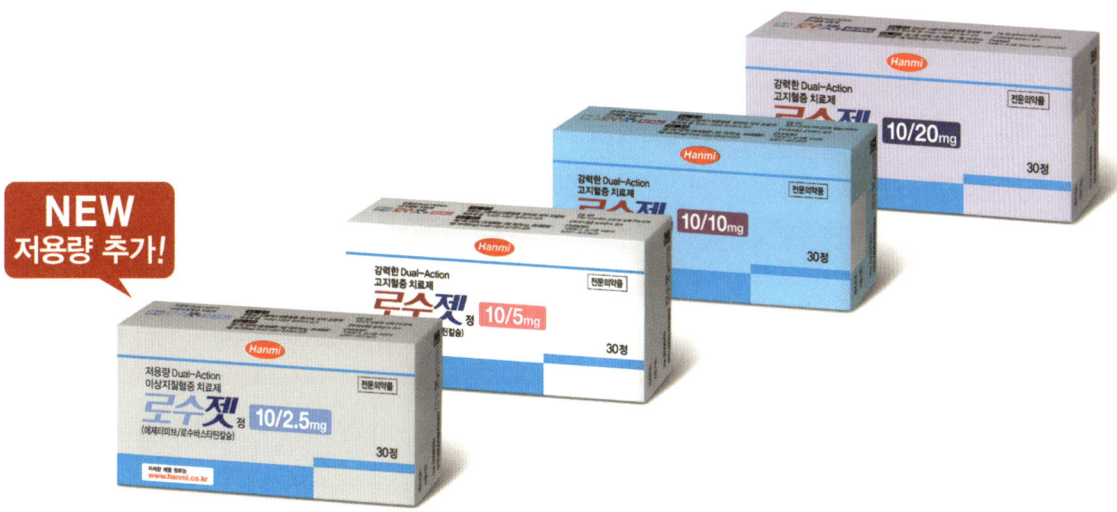

리바로®, 지질강하 효과는 같지만 심혈관계 질환 예방 효과는 다르다.

리바로®는 중강도 스타틴으로 30 ~ 45%의 LDL-콜레스테롤 감소 효과를 보여줍니다.[1]

Potency / Statin 종류	리바로® (Pitavastatin)	Atorvastatin
30 ~ 36 %	2mg	10mg
39 ~ 45 %	4mg	20mg

TOHO-LIP Study

최초로 스타틴 간 CV Outcome을 Head to head로 비교한 RCT 임상!

- 대상환자 : 죽상동맥 경화성 지질요인을 1개 이상 가진 이상지질혈증 환자 664명 (당뇨병 환자 76% 포함)
- 시험약제 : 리바로® 2mg (n = 332) vs Atorvastatin 10mg (n = 332)
- 디자인 : 전향적, 다기관 연구, 무작위 대조 임상시험, 공개 임상시험
- 일차 유효성 평가변수 : 심혈관계 질환 * 발생률
- 임상 기간 : 240주

Reference
1) 2018 이상지질혈증 치료지침 4판
2) Moroi M, et al. Int Cardiol. 2020 Apr 15;305:139-146

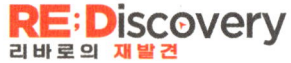

HMG-CoA 환원효소 저해제+콜레스테롤 흡수 저해제
리바로젯® 정
(Pitavastatin calcium/Ezetimibe)

리바로젯®,
LDL-C 50%이상 강하효과에 당대사 혜택까지![3,8]

PITAVASTATIN+ EZETIMIBE

JW중외제약   JW신약

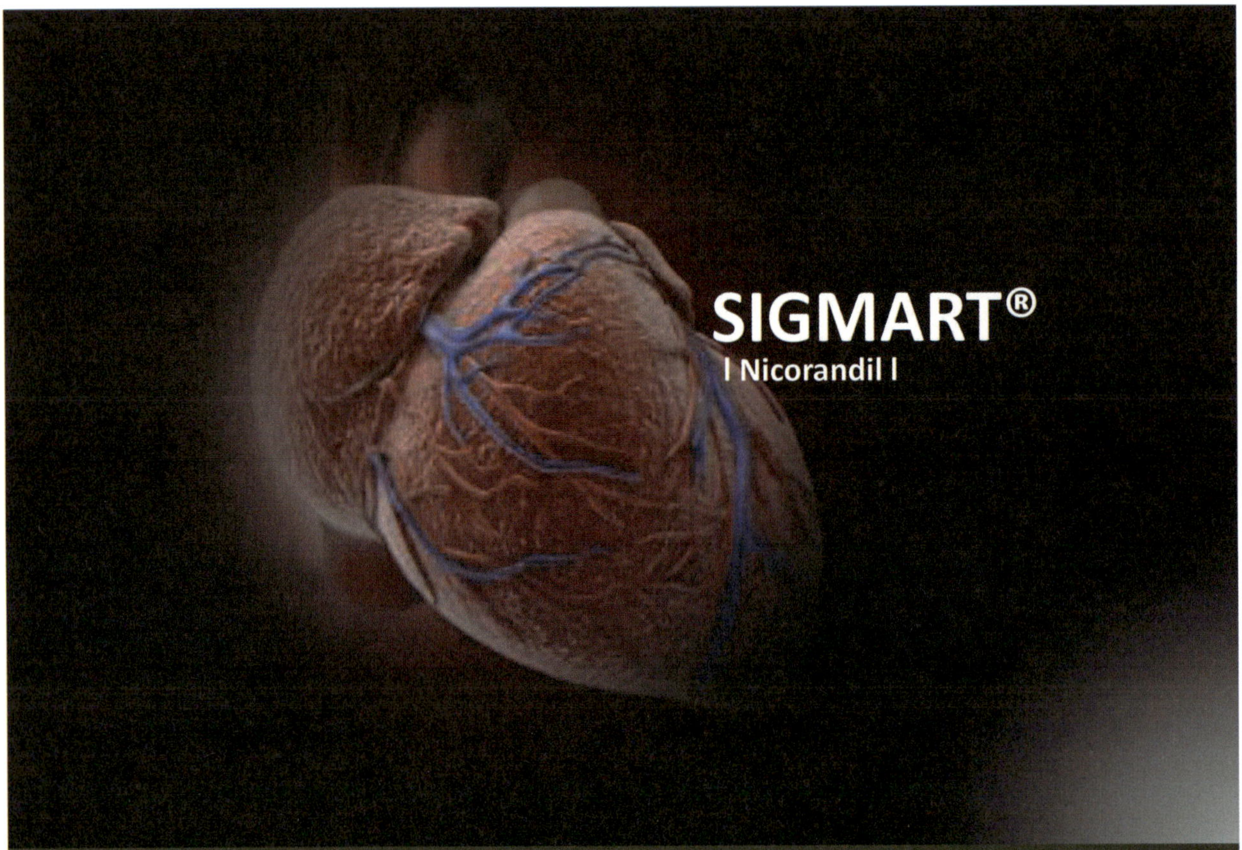

SIGMART®
| Nicorandil |

시그마트®정은 일본 JCS가이드라인에서 심근경색환자의 장기예후개선을 위한 약제로 권고되고 있습니다.

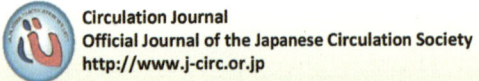

JCS GUIDELINES

Guidelines for Secondary Prevention of Myocardial Infarction(JCS 2011)
- Digest Version -
JCS Joint Working Group

II Pharmacotherapy

6. Nicorandil

Class I
1. Long-term administration of nicorandil should be used for patients with old MI complicated by stable angina.(Level of Evidence: B)
2. Nicorandil should be administered to improve the symptoms of post-infarction angina and myocardial ischemia.(Level of Evidence: B)

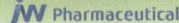

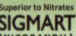

고혈압 치료
아모잘탄 패밀리로 시작하세요!

단독 요법중인 환자 또는 제2기 고혈압 환자의 초기요법 [1,2,3]

아모잘탄®정 (암로디핀/로사르탄)
- 5/50 mg
- 5/100 mg
- 10/50 mg

세계최초
Amlodipine camsylate + Losartan K 복합제

보다 강력하고 적극적인 목표혈압 관리가 필요한 환자 [4,5]

아모잘탄 플러스®정 (암로디핀/로사르탄/클로르탈리돈)
- 5/50/12.5 mg
- 5/100/12.5 mg
- 5/100/25 mg

세계최초
CCB + ARB + Chlorthalidone 3제 복합제

세계최초 CCB + ARB + Rosuvastatin 3제 복합제

24시간 중심/활동혈압[6]과 LDL-C의 동시 관리[7]

아모잘탄®큐정 (암로디핀/로사르탄/로수바스타틴)
- 5/50/5 mg
- 5/50/10 mg
- 5/50/20 mg
- 5/100/5 mg
- 5/100/10 mg
- 5/100/20 mg

세계최초 CCB + ARB + Rosuvastatin + Ezetimibe 4제 복합제

동맥경화 지표개선[8] 및 강력한 LDL-C의 동시관리[9]

아모잘탄®엑스큐정 (암로디핀/로사르탄/로수바스타틴/에제티미브)
- 5/50/5/10 mg
- 5/50/10/10 mg
- 5/50/20/10 mg
- 5/100/5/10 mg
- 5/100/10/10 mg
- 5/100/20/10 mg

NEW

(Reference)
ng SM, Youn JC, Chae SC, et al. Comparative efficacy and safety profile of amlodipine 5 mg/losartan 50 mg fixed-dose combination and amlodipine 10 mg monotherapy in hypertensive patients who respond poorly to amlodipine monotherapy: an 8-week, multicenter, randomized, double-blind phase III noninferiority study. Clin Ther. 2011 Dec;33(12):1953-63. 2) Hong BK, Park CG, Kim KS, et al. Comparison of the efficacy and safety of fixed-dose amlodipine tan and losartan in hypertensive patients inadequately controlled with losartan: a randomized, double-blind, multicenter study. Am J Cardiovasc Drugs. 2012 Jun 1;12(3):189-195. 3) Kim SH, Ryu KH, Lee NH, et al. Efficacy of fixed-dose dipine and losartan combination compared with amlodipine monotherapy in stage 2 hypertension: a randomized, double blind, multicenter study. BMC Res Notes. 2011 Oct 28;4:461 4) Hong SJ, Jeong HS, Han SH, et al. Comparison ed-dose Combinations of Amlodipine/Losartan Potassium/Chlorthalidone and Amlodipine/Losartan Potassium in Patients with Stage 2 hypertension Unadequately Controlled With Amlodipine/Losartan Potassium: a Randomized, e-blind, Multicenter, Phase III Study. Clin Ther. 2017;39(10):2049-60. 5) The SPRINT Research Group. A Randomized Trial of Intensive versus Standard Blood-Pressure Control. N Engl J Med. 2015;373:2103-16. 6) Cho EJ, Lee HY, KC, et al. Comparison of 24-hour Ambulatory Central Blood Pressure Reduction Efficacy Between Fixed Amlodipine or Up-Titrated Hydrochlorothiazide Plus Losartan : The K-Central Study. Am J Hypertens. 2019 Oct; 32(10): 002. 7) Lee HY, Kim SY, Choi KJ, et al. Evaluate the Efficacy and the Tolerability of a Triple Combination of Amlodipine/Losartan/Rosuvastatin in Patients With Comorbid Essential Hypertension and Hyperlipidemia: A Randomized, enter, Double-blind, Placebo-controlled Study. Clin Ther. 2017 Dec;39(12):2366-79. 8) Cho EJ, Lee HY, Sung KC, et al. Comparison of 24-Hour Ambulatory Central Blood Pressure Reduction Efficacy Between Fixed Amlodipine -Titrated Hydrochlorothiazide Plus Losartan: The K-Central Study. Am J Hypertens. 2019 Sep 24;32(10):992-1002. 9) Kim KJ, et al. Effect of fixed-dose combinations of ezetimibe plus rosuvastatin in patients with primary hyper- sterolemia: MRS-ROZE (Multicenter Randomized Study of ROsuvastatin and eZEtimibe). Cardiovasc Ther. 2016;34(5):371-382.

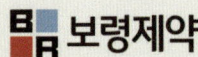

2

호흡기 질환

천식 Asthma

김예지

천식(asthma)

반복적 기침, 호흡곤란, 천명(Wheezing), 흉부 압박감(chest tightness) 등의 증상을 나타내며, 호기 시 가변적 기류제한(reversible airway obstruction)을 동반하는 대표적인 기도의 만성 염증성 알레르기 기도 질환.

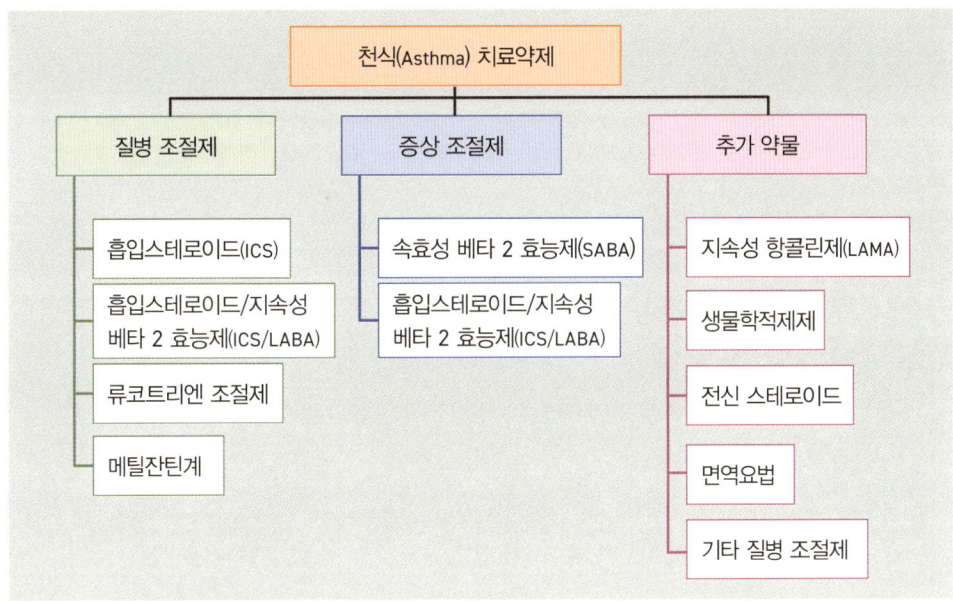

그림 2-1 **천식 치료약제**

질병 조절제(long term medication)
규칙적으로 사용하는 약제로서 만성적 증상조절

1) 흡입스테로이드(Inhaled corticosteroids, ICS)
    천식 조절에 가장 효과적인 약물로서 가능한 모든 천식 환자에서 사용 권고
    폐 β-수용체 활성 증가와 염증 매개체 합성과 방출 억제

백혈구 운동성 저하와 IgE 생산 저하하여 리소좀 막(lysosomal membranes) 안정화
- 부데소나이드(budesonide, 풀미코트터부헬러), 시클레소나이드(ciclesonide, 알베스코흡입제), 플루티카손(fluticasone propionate, 후릭소타이드디스커스 / fluticasone furoate, 아뉴이티 엘립타), 베클로메타손(beclomethasone, 베클로메트이지할러)

2) 지속성 베타 2 효능제(long acting beta2 agonist, LABA)

Adenylcyclase 자극하여 C-AMP 생산을 증가시켜 기관지 확장하며, 주로 스테로이드와 복합제제로 사용

- 흡입 지속성 베타 2 효능제/스테로이드 복합제(long acting beta2-agonist/inhaled corticosteroid, LABA/ICS)
    - 포르모테롤/부데소나이드(formoterol/budesonide, 심비코트터부헬러), 살메테롤/플루티카손(salmeterol/fluticasone, 세레타이드디스커스), 빌란테롤/플루티카손(vilanterol/fluticasone, 렐바100엘립타), 포르모테롤/플루티카손(formoterol/fluticasone, 플루티폼흡입제), 포르모테롤/베클로메타손(formoterol/beclomethasone, 포스터넥스트할러)
- 경구
    - 포르모테롤(formoterol, 아토크정), 페노테롤(fenoterol, 코딜라트정), 밤부테롤(bambuterol, 밤벡정)
- 패취
    - 툴로부테롤(tulobuterol, 호쿠날린패취)

3) 항류코트리엔제(leukotriene receptor antagonist, LTRA)

몬테루카스트(montelukast, 싱귤레어정), 프란루카스트(pranlukast, 오논캡슐)

4) 메틸잔틴계(methylxanthines)

테오필린(theophylline, 에테오필정), 아미노필린(aminophylline, 아스콘틴서방정), 독소필린(doxofylline, 액시마정), 바미필린(bamifyline, 바미필정), 디프로필린(diprophylline, 복합제 시노코프캡슐)

증상 완화제(rescue medication)

1) 흡입 속효성 베타2 효능제(short acting beta2 agonist, SABA)

살부타몰(salbutamol, 벤토린에보할러), 프로카테롤(procaterol, 메프친스윙헬러)

2) 흡입 지속성 베타2 효능제/스테로이드(LABA/ICS)

포메테롤/ 부데소니드(formoterol/budesonide, 심비코트터부헬러)

천식 조절 위한 추가 약물(Additional medication for asthma)

1) 흡입 지속성 항콜린제(long acting muscarinic antagonist, LAMA)
   - 티오트로퓸(tiotropium, 스피리바흡입용캡슐)

2) 생물학적제제(biologics)
   - 면역 글로브린 저해제(anti-IgE inhibitor)
     - 오말리주맙(omalizumab, 졸레어주사)
   - 인터루킨 5 저해제(interleukin 5, IL-5 inhibitor)
     - 듀피루맙(dupilumab, 듀피젠트프리필드주), 레슬리주맙(reslizumab, 싱케어주),
       메폴리주맙(mepolizumab, 누칼라주), 벤라리주맙(benralizumab, 파센라프리필드시린지주)

3) 경구 스테로이드(systemic steroids)
   - 프레드니솔론(prednisolone, 소론도정),
     메틸프레드니손(methylprednisolone, 메치론정)

4) 알러지 특이적 면역요법
   - 피하 면역요법: 피하 주사를 통한 항원 특이 면역요법
   - 설하 면역요법

5) 기타약물
   - 마크로라이드계 항생제
   - 면역억제제: cyclosporine 사용 시 일부 환자에게 효과

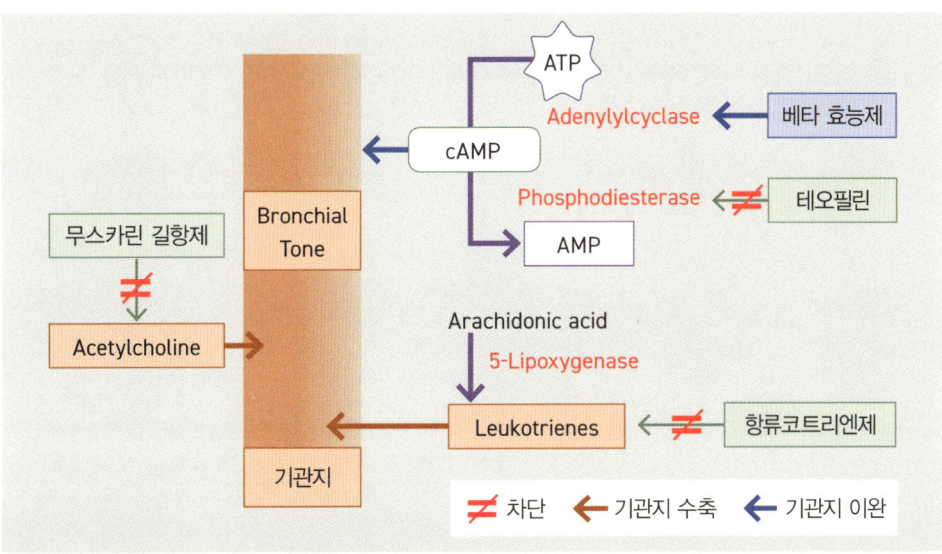

그림 2-2 천식(Asthma)에 사용하는 약물의 작용기전

만성 폐쇄성 폐질환
Chronic Obstructive Pulmonary Disease, COPD

만성 폐쇄성 폐질환(chronic obstructive pulmonary disease, COPD)

만성기침, 가래, 호흡곤란 등을 동반하는 비가역적인 기류제한(FEV1/FVC: 0.70 미만)을 특징으로 하는 질환으로 흡연 등 위험인자 노출력이 있는 40세 이상의 성인에서 호흡곤란, 기침, 가래가 만성적으로 있는 경우 의심하며, 폐활량측정법으로 진단

기관지 확장제(Broncho dilators)
1) 항콜린제(anticholinergics): 기관지 평활근의 콜린(cholinergic) 수용체 차단
   - 흡입 속효성 항콜린제(short acting muscarinic antagonist, SAMA)
     - 이프라트로퓸(ipratropium, 아트로벤트 흡입액)
   - 흡입 지속성 항콜린제(long acting muscarinic antagonist, LAMA)

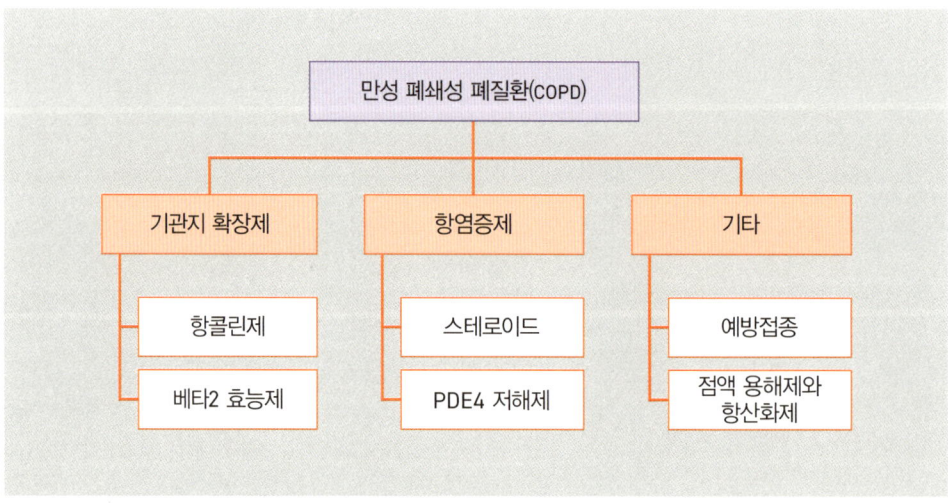

그림 2-3 **만성 폐쇄성 폐질환(COPD) 치료제**

- 티오트로퓸(tiotropium, 스피리바흡입용캡슐),

  글리코피로니움(glycopyrronium, 조터나흡입용캡슐),

  유메클리디늄(umeclidinium, 인크루즈엘립타),

  아클리디니움(aclidinium, 에클리라제뉴에어)

2) 흡입 베타 2 효능제(beta 2 agonist)
   - 속효성 β2 효능제(short acting beta 2 agonist, SABA)
     - 살부타몰(salbutamol, 벤토린 에보할러)
   - 지속성 β2 효능제(long acting beta 2 agonist, LABA)
     - 인다카테롤(Indacaterol, 온브리즈흡입용캡슐)

3) 흡입 지속성 항콜린제/ 지속성 β2 효능제(LAMA/LABA)
   - 아클리디니움/포모테롤(aclidinium/formoterol, 듀어클리어제뉴에어), 글리코피로니움/인다카테롤(glycopyrronium/indacaterol, 조터나흡입용캡슐), 티오트로퓸/올로다테롤(tiotropium/olodaterol, 바헬바레스피맷), 유메클리디늄/빌란테롤(umeclidinium/vilanterol, 아노로엘립타)

4) 흡입 지속성 β2 효능제/스테로이드제(LABA/ICS)
   - 포모테롤/부데소니드(formoterol/budesonide, 심비코트터부헬러), 살메테롤/플루티카손(salmeterol/fluticasone, 세레타이드디스커스), 빌란테롤/플루티카손(vilanterol/fluticasone, 렐바100엘립타), 포모테롤/베클로메타손(formoterol/Beclomethasone, 포스터100/6HFA)

5) 흡입 지속성 β2 효능제/스테로이드제/항콜린제(LABA/ICS/LAMA)
   - 포모테롤/베클로메타손/글리코피로니움(formoterol/beclomethasone/glycopyrronium, 트림보우흡입제), 빌란테롤/플루티카손/유메클리디늄(vilanterol/fluticasone/umeclidinium, 트렐리지엘립타)

염증 조절제

1) 스테로이드(corticosteroids)
   단독 요법은 추천하지 않고 다른 기관지확장제와 병용

2) 포스포디에스테라제-4 저해제(phosphodiesterase-4, PDE4 selective inhibitors)
   C-AMP 분해를 억제하여 염증 감소
   - 로플루미라스트(Roflumilast, 닥사스정)

기타

1) 점액용해제와 항산화제

아세틸시스테인(acetylcysteine, 뮤테란캡슐), 카르보시스테인(carbocysteine, 리나치올시럽)

기침 Cough

기침(cough)

기침은 이물질이나 과도한 객담을 배출하기 위한 인체의 중요한 방어 역할.

기전은 물리적·화학적 자극을 감각수용체(인·후두, 기관지, 흉막, 횡경막, 부비동, 위, 식도 등)가 미주신경을 통해 뇌간에 전달 → 호흡 근육에 분포하는 척수 신경세포들의 흥분으로 기침 유발.

만성 기침 관리의 기본 원칙은 근본적인 원인을 치료이지만, 기침의 증상 완화를 위해 단기적으로 진해제, 거담제 및 점액 용해제 사용.

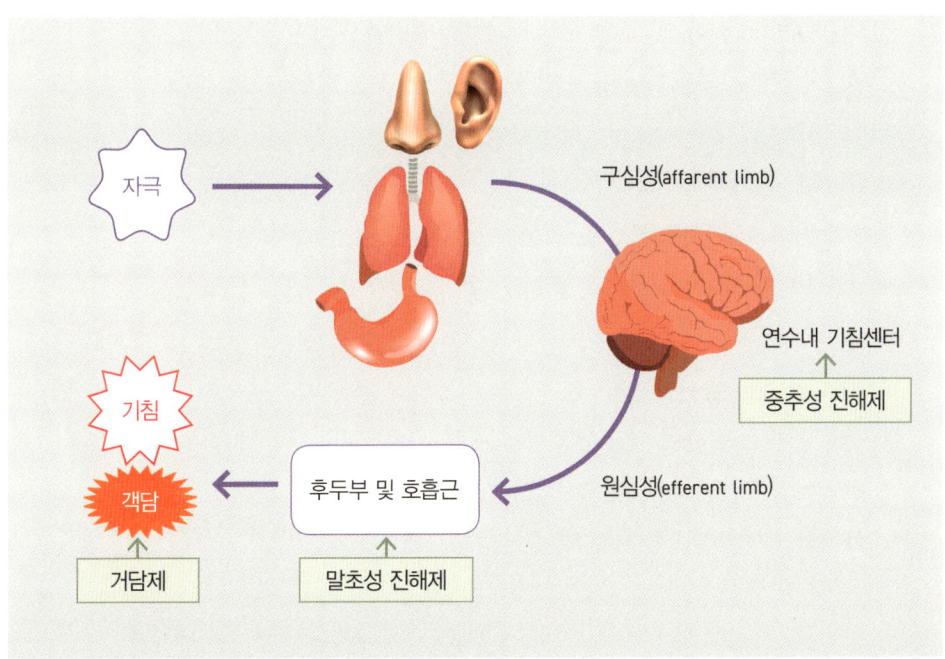

그림 2-4 **기침의 발생 기전과 진해 거담제의 작용기전**

진해제(antitussives)

진해제의 기전은 기침 수용체가 미주신경을 통해 기침 중추에 자극을 전달해 횡격막과 주변 근육을 수축해 기침을 유발하게 되는 과정 중 중추신경을 억제하거나 기침 수용체를 억제함

1) 중추성 진해제(central acting antitussives)

코데인(codeine, 일성코데인정), 하이드로코데인(dihydrocodeine, 복합제: 코푸시럽),

덱스트로메토르판(dextromethorphan, 복합제: 코푸시럽에스),

벤프로페린(benproperine, 코프렐정), 지페프롤(zipeprol, 레스피렌시럽),

노스카핀(noscapine, 복합제: 기가에이연질캡슐)

2) 말초성 진해제(peripheral acting antitussives)

레보드로프로피진(levodropropizine, 레보투스시럽),

벤조나테이트(benzonatate, 지콜연질캡슐)

거담제(Expectorants)

기침수용체의 물리적 자극으로 인해 과잉 분비되는 객담의 주성분인 점액은 수분(95%), 5% 정도는 당단백질, 지질 및 무기질 등으로 이루어져 있는데, 당단백질이 선형중합체 이중구조 겔 형태여서 끈적임. 거담제는 이 객담을 배출하는 약물

1) 점액용해제(mucolytics): 점액 구성 당단백질 결합을 분해해 점액성분 용해

아세틸시스테인(acetylcysteine, 뮤테란캡슐),

카르보시스테인(carbocysteine, 리나치올캡슐),

메틸-N,S-디아세틸시스테인(methyl-N,S-diacetylcysteine, 뮤코존정),

암브록솔(ambroxol, 뮤코펙트정), 브롬헥신(bromhexine, 뮤코졸정),

에르도스테인(erdosteine, 엘도스캡슐)

2) 거담제(expectorants)

객담의 수분 비율 높여 객담 유동성·섬모운동 증가시켜 객담 배출 유도

- 구아이페네신(guaifenesin, 복합제: 기가에이연질캡슐),
  아이비건조엽엑기스(ivy leaf ethanol ext, 푸로스판시럽)

심비코트 vs. 플루티폼
Budesonide/Formoterol vs. Fluticasone/Formoterol

정경인

	Budesonide/Formoterol fumarate dihydrate (심비코트터부헬러·라피헬러)	Fluticasone/Formoterol fumarate hydrate (플루티폼흡입제)
효능효과	천식, 중증 만성폐쇄성폐질환	천식
작용기전	흡입용 코르티코스테로이드(inhaled corticosteroid, ICS)+지속형 베타2 효능제(long-acting beta agonist, LABA)	흡입용 코르티코스테로이드(inhaled corticosteroid, ICS)+지속형 베타2 효능제(long-acting beta agonist, LABA)
흡입기	건조분말흡입기(DPI): 터부헬러 정량분사흡입기(MDI): 라피헬러	정량분사흡입기(MDI)
용법	통상 1일 2회, 1회 1~2번	1일 2회, 1회 2번

두 약물에 대한 소개를 해 주세요.

Budesonide와 formoterol fumarate dihydrate 복합제(심비코트®)는 2000년에 출시된 약으로 세레타이드와 더불어 대표적인 ICS+LABA(흡입용 코르티코스테로이드(inhaled corticosteroid) +지속형 베타2 항진(long-acting beta agonist)) 천식치료제로 널리 사용되고 있습니다. 만성폐쇄성폐질환(chronic obstructive pulmonary disease, COPD) 적응증은 2003년 추가되었으며, 2006년 하나의 제형으로 유지요법과 완화요법을 한 번에 할 수 있는 스마트요법(Single combination budesonide-formoterol inhaler Maintenance And Reliver Therapy, SMART strategy) 적응증을 획득하면서 대표적인 호흡기약물로 자리매김하였습니다. 2013년 Journal of Internal Medicine에 발표된 PATHOS 연구에서는 악화와 폐렴합병에서 세레타이드에 비해 우수하였습니다.

Fluticasone propionate와 formoterol furmarate hydrate 복합제(플루티폼®)은 2013년 10월에 시판 허가를 받은 비교적 최신의 약물로 지속성 베타2 효능제와 흡입용 코르티코스테로이드의 병용투여가 필요한 천식환자에게 사용하도록 허가받았습니다.

플루티폼은 심비코트와 세레타이드 이후 또 하나의 ICS+LABA 복합제이면서 세레타이드와 심비코트의 성분을 하나씩 차용한 제품이라는 평가를 받고 있습니다.

심비코트와 플루티폼의 약물학적 기전은 무엇입니까?

심비코트®는 budesonide와 formoterol 복합제이고, 플루티폼®은 fluticasone과 formoterol 복합제입니다. Budesonide는 천식 흡입제에 사용되는 대표적인 코르티코스테로이드로 풀미코트®의 성분으로도 잘 알려져 있습니다. Fluticasone은 합성 trifluorinated corticosteroid로서 강력한 항염증효과와 혈관수축작용을 가집니다.

심비코트®와 플루티폼® 둘 다에서 베타2 효능제로 사용된 formoterol은 심박수에는 거의 영향을 주지 않고 선택적으로 베타2 아드레날린성 수용체에 작용하여 긴 작용시간을 가지

표 2-1 시판되는 제품의 용법과 용량

제품명	심비코트 (Budesonide/Formoterol fumarate dihydrate)	플루티폼 (Fluticasone/Formoterol fumarate hydrate)
조성	심비코트 터부헬러 • 80/4.5µg • 160/4.5µg • 320/9µg 심비코트 라피헬러 • 160/4.5µg	플루티폼 흡입제 • 50/5µg • 125/5µg • 250/10µg
적응증	천식, 중증 COPD *심비코트 터부헬러 80/4.5µg: 천식	천식

용법, 용량	천식
	• 80/4.5µg, 160/4.5µg
	  증상완화 포함 유지요법: 1일 1회, 1회 2번 또는 1일 2회 1회 1번.
	  유지요법: 1일 2회, 1회 1~2번 또는 1일 1회, 1회 1~2번
	• 320/9µg 유지요법: 1일 2회, 1회 1번
	COPD: 1일 2회, 1회 2번
		플루티폼 흡입제: 1일 2회, 1회 2번
		• 50/5µg: 5세 이상
		• 125/5µg: 12세 이상
		• 250/10µg: 18세 이상

소아투여	• 심비코트 320/9µg은 12세 미만에서 추천되지 않음	• 50/5µg: 5세 미만에서 사용하지 말 것 • 125/5µg: 12세 미만에서 사용하지 말 것 • 250/10µg: 18세 미만에서 사용하지 말 것

는 기관지 평활근 이완제입니다.

두 제품의 사용법을 비교해 주세요.

심비코트 80/4.5㎍, 160/4.5㎍에는 천식의 유지요법 또는 유지요법+완화요법에 모두 승인 받았고, 더 높은 용량인 320/9㎍은 유지요법에만 허가받았습니다. 이 약을 유지요법으로만 사용하는 환자는 증상완화 목적의 속효성 기관지확장제를 별도로 사용해야 하고, 유지요법+완화요법으로 처방받은 환자는 이 약을 증상완화용 구제요법으로 사용하기 위해 항상 휴대해야 합니다.

플루티폼은 베타2 효능약과 흡입용 코르티코스테로이드의 병용투여가 적절하다고 판단되는 천식의 치료에 사용됩니다. 최소용량제품으로 천식증상이 조절되면 흡입용 코르티코스테로이드 단독요법을 시험해 볼 수 있습니다. 중증도에 따라 용량 선택하여 1일 2회, 1회 2번 흡입합니다. 급성천식에는 사용할 수 없고, 만성폐쇄성 폐질환에는 사용 경험이 없으므로 투여하지 않습니다.

이상반응을 비교해 주세요.

심비코트의 흔한 이상반응(≥1%, <10%)은 가슴두근거림, 구강인두 칸디다증, 두통, 떨림, 인후의 경미한 자극, 기침, 쉰 목소리 등입니다.

플루티폼은 1% 이상의 흔한 이상반응은 확인되지 않았고, 임상시험에서 고혈당증, 두근거림, 두통, 떨림, 천식악화 등이 흔하지 않은 이상반응(≥0.1%, <1%)으로 나타났습니다.

임부투여안전성 등을 비교해 볼까요?

심비코트와 플루티폼의 임부에 대한 임상자료는 없습니다. 사용상의 이익이 위험성을 상회할 경우만 사용됩니다.

수유부에서도 심비코트와 플루티폼 둘 다 유익성이 위험성을 상회할 때만 사용합니다. 흡입 Budesonide는 유즙으로 분비는 되지만 영아 혈중에서는 검출되지 않았고, fluticasone propionate와 formoterol은 유즙분비에 대해 알려진 바 없습니다.

사용 시 특히 주의할 점은 무엇입니까?

- 치료를 중단하고자 할 때는 용량을 점차 줄여야 하며 갑자기 중단하지 않도록 하고, 증상이 없더라도 천식예방을 위해 꾸준히 사용해야 합니다.
- 구강인두의 칸디다증 예방을 위해 약물 투여 후 물로 입안을 헹구도록 지도하세요.
- 터부헬러(심비코트)는 매우 적은 양의 분말이 흡입에 의해 폐로 전달되므로 흡입구를 통해 숨을 힘껏 깊게 들이마시는 것이 중요합니다.
- 모든 베타2 효능약 사용 시 당뇨병 환자는 부가적인 혈당조절이 고려되어야 합니다.
- 사용법에 대해 완벽히 숙지하도록 지도하세요.

이것만은 꼭 기억하세요!

- 심비코트와 플루티폼 둘 다 ICS/LABA 흡입제로, 심비코트는 천식과 COPD, 플루티폼은 천식치료에 허가받았습니다.
- 심비코트는 건조분말흡입기(DPI)이고, 플루티폼은 정량분사흡입기(MDI)입니다.
- 두 제품 모두 천식의 초기치료에는 사용되지 않으며, 유지요법으로 사용되므로 증상이 없어도 갑자기 중단하면 안 됩니다.
- 구강인두의 칸디다증 예방을 위해 약물 투여 후 물로 입안을 헹구도록 지도하세요.

툴로부테롤 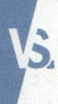 살부타몰
Tulobuterol　　vs.　　Salbutamol sulfate

김예지

	Tulobuterol (호쿠날린패취)	Salbutamol (벤토린에보할러)
효능, 효과	기도 폐쇄성 장애에 의한 호흡곤란 등 여러 증상의 완화 기관지 천식, 급·만성 기관지염, 폐기종	
작용기전	지속형 베타 2 효능제	속효성 베타 2 효능제
약동학	최대 혈청 농도 도달 시간 성인: 9~12시간, 어린이: 14±2시간	작용 발현 시간: 0.5~2시간 지속시간: 2~6시간
연령제한	6개월 이상	18개월 미만 영아 유효성 확립 안 됨
제형	패취제	정량 분무식 흡입기(MDI*)

* MDI: metered dose inhaler

Tulobuterol(호쿠날린패취)과 salbutamol(벤토린에보할러)은 어떤 질환에 사용됩니까?

두 약물은 기관지 확장제로써 기도폐쇄성 장애에 의한 호흡곤란 완화를 위해 사용하는 약물입니다. 적응증은 기관지 천식, 만성 기관지염, 폐기종이며 tulobuterol 패취는 급성 기관지염에도 적응증을 가지고 있습니다. 코로나19에 의한 기관지 확장을 요하는 천식이나 기관지폐쇄증 증상에 사용되기도 합니다. 미승인 적응증은 기관지 경련, 마취약 합병증, 기침, 고칼륨혈증, 신생아, 미숙아의 호흡곤란 증후군, 호흡기 세포융합 바이러스 감염 보조제로 쓰입니다.

Tulobuterol 패취는 지속성 베타 2 효능제로 경구투여를 할 수 없거나 경구투여 시 부작용이 심할 때, 흡입제를 사용하기 어려운 경우에 사용합니다.

하루 1번 부착으로 24시간 약효가 지속되어 야간 천식 발작을 예방할 수 있으며, 사용법이 간편해 유아 및 노인들에게 편리합니다. 급격한 혈중 농도 상승이 없으므로 경구용 제제에 비해 부작용이 적습니다. 스테로이드제제만으로 천식 조절이 안 될 경우 2차 약제로 추가하여 사용합니다.

Salbutamol 흡입제는 속효성 흡입 베타 2 효능제로써 약효발현이 5분 후에 나타나므로 급성기에 사용하는 약제로 증상이 있을 때 필요에 따라 사용하는 약입니다. 국내 승인 적응증은 앞의 표와 같으며 FDA 승인 적응증은 기관지 경련(bronchospasm), 운동 유발 기관지 경련의 예방입니다.

두 약물의 작용기전은?

베타 2 수용체는 기관지 평활근과 상피세포, 미세혈관 평활근, 내피세포에 분포합니다.
두 약물은 교감신경 유사 아민으로 기관지 평활근 세포 내 adenyl cyclase(ATP→ cyclic AMP 촉매)를 선택적으로 활성화하여 cyclic AMP 농도를 증가시킵니다.
이로써 활성형 PKA(cAMP-dependent protein kinase)가 증가하여 기관지 평활근을 이완시키고 비만세포로부터의 즉시형 과민반응 매개체 방출을 억제합니다.

두 약물의 용법 용량은?

Tulobuterol 패취는 1일 1회 가슴·등·상완부 중 편한 곳에 붙입니다. 용량은 6개월~3세 미만은 0.5mg, 3~9세 미만은 1mg, 9세 이상은 2mg을 사용합니다.

Salbutamol 흡입제는 경구 흡입용으로 사용하며, 분무 흡입이 어려운 경우에는 흡입보조기구인 스페이서를 이용합니다. 성인의 급성 천식에는 1회 1번(100mg) 분무하고 필요

 여기서 잠깐! "벤토린에보할러 사용법"

1) 흡입구 뚜껑을 열고 흡입구가 아래로 가게 한 후 용기를 3~4회 흔든다.
2) 숨을 끝까지 내쉰 후 흡입구를 입에 물고 용기 윗 부분을 누름과 동시에 숨을 깊게 들어마신다.
3) 용기를 떼고 10초간 숨을 참는다.
4) 천천히 숨을 내쉰다.
   * 2회 흡입 시 1분 후 같은 동작 반복
   ** 5일간 사용하지 않은 경우에는 허공에 두 번 분사 후 사용

시 2번까지 분무할 수 있습니다. 알러지원, 운동유발성 천식증상 예방에는 운동 시작 전 10~15분에 2번(소아는 1번) 분무합니다. 만성적 사용 시에는 1회 2번, 1일 4회까지 분무할 수 있습니다. 이 약은 24시간 내에 8번을 초과 분무해서는 안 됩니다.

약물 복용 시 주의해야 할 점은 무엇인가요?

두 약물 모두 교감신경 유사 아민이므로 갑상선기능항진증 환자, 고혈압 환자, 심질환자, 당뇨병 환자는 주의해서 사용해야 합니다. 또한 저칼륨혈증을 유발할 수 있으므로 주의해야 합니다.
Salbutamol 흡입제는 권장 용량을 초과하여 사용해서는 안 됩니다. 왜냐하면 심한 경우 사망에 이르기도 하고 역설적 기관지 경련이 일어날 수도 있으므로, 이럴 때에는 즉시 사용 중단하고 대안적 치료를 해야 합니다.

이상반응은 무엇인가요?

Tulobuterol 패취의 이상반응은 성인은 심박수 증가, 두통, 오심, 불면증, 부착한 부위의 가려움증 등이 있고 어린이는 홍반, 가려움증, 부착부위 접촉성 피부염 등 이상반응이 보고되었습니다. 남용은 갑작스러운 천식 증상 악화, 영아 돌연사와 관계가 있고, 장기간 사용 시 베타수용체의 단백질 감수성 저하로 드물게 내성이 발생할 수도 있습니다.
Salbutamol 흡입제는 권장 용량에서 거의 부작용이 없습니다. 이상반응은 용량에 비례하여 나타나며 흔한 부작용은 근육 떨림 증상인데, 이는 소아보다 고령환자에서 더 문제가 됩니다. 고용량에서는 심박수의 증가, 부정맥, 중추 신경 신경과민, 불안, 두통이 있을 수 있습니다.

약물 상호작용은 어떤 게 있나요?

공통적 약물 상호작용
- Epinephrine, isoproterenol 병용은 부정맥 또는 심정지를 유발할 수 있으므로 병용하지 않도록 합니다.
- Xanthine유도체(theophylline, aminophylline 등), steroids제제와 furosemide, acetazolamide 등의 칼륨을 감소시키는 이뇨제 병용은 저칼륨혈증 일으켜 부정맥을 유발할

수 있습니다.

Salbutamol 흡입제제

Propranolol과 같은 비선택적 β차단제와 salbutamol 병용하는 경우, β효능약의 기관지 확장 효과를 차단할 뿐 아니라 기도저항을 증가시켜 천식환자에게 심각한 기관지경련까지 유발할 수 있으므로 병용하지 않도록 합니다.

복약 상담

- 정해진 용법·용량대로 사용해야 합니다.
- 흡입제 투여 후 기침, 인후통, 코막힘, 수면 장애, 오심, 구토 등이 나타날 경우 의사에게 알리십시오.
- Tulobuterol 패취는 진해 거담제가 아니고 기관지 확장제입니다. 감기로 인한 기침에 사용해서는 안 됩니다.
- Salbutamol 흡입제는 이전에 효과적이었던 용량 흡입 후 3시간이 지나도 증상이 완화하지 않을 때는 필요한 의학적 조언을 구하도록 합니다.
- 커피, 술, 담배 등은 약효에 영향을 미치므로 삼가도록 합니다.

표 2-2 국내에서 시판 중인 정량 분무식 흡입제(MDI제제)

상품명	성분	분류
풀미코트에어로솔	Budesonide	Steroid
후릭소타이드에보할러	Fluticasone	Steroid
후릭소타이드주니어에보할러	Fluticasone	Steroid
알베스코흡입제	Ciclesonide	Steroid
아트로벤트에어로솔	Ipratropium	Anticholinergic
벤토린에보할러	Salbutamol	SABA
세레타이드에보할러	Fluticasone/Salmeterol	Steroid/LABA
인탈에어로졸	Cromoglycate	Mast cell Stabilizer

이것만은 꼭 기억하세요!

- Salbutamol 흡입제는 단시간형 기관지 확장제로 급성기에 사용하는 증상 완화제입니다.
- 정량식 흡입제인 벤토린에보할러는 사용 후 뚜껑을 잘 닫고, 일주일에 한 번 플라스틱 부분은 씻어 말린 후 사용하도록 합니다(금속통은 물에 담그지 말 것).
- Tulobuterol 패취는 지속형 기관지 확장제로 하루 1번 부착으로 24시간 약효가 지속되어 야간 천식 발작을 예방할 수 있으며, 사용법이 간편해 유아 및 노인들에게 편리합니다.

티오트로퓸 Tiotropium vs. 인다카테롤 Indacaterol

정경인

	Tiotropium (스피리바레스피맷)	Indacaterol (온브리즈흡입용캡슐)
효능효과	만성폐쇄성 폐질환 유지요법, 천식유지치료의 부가요법	만성폐쇄성 폐질환 유지요법
작용기전	지속성 항콜린제(흡입용)	지속성 베타 2 효능제(흡입용)
흡입기	레스피맷, 핸디헬러	브리즈헬러
용법	1일 1회	1일 1회

두 약물은 어떤 질환에 사용되나요?

Tiotropium과 indacaterol은 둘 다 만성폐쇄성 폐질환(chronic obstructive pulmonary disease, COPD)의 유지요법에 사용되는 흡입용 제제입니다. 두 약물 모두 작용시간이 길어 하루에 한 번만 사용하면 되고 코르티코스테로이드 계열이 아니어서 장기 사용할 수 있는 장점이 있습니다.

Tiotropium은 지속성 항무스카린제(long acting muscarinic antagonists, LAMA)로 COPD 유지요법으로 승인받았습니다. COPD 적응증만을 기준으로 삼을 경우 tiotropium은 처방규모가 가장 큰 흡입용 치료제입니다.

Indacaterol은 2009년 유럽, 2014년 미국에서 승인을 획득한 지속성 베타2 작용제(long acting beta adrenergic antagonist, LABA)로 COPD 유지요법으로 승인받았습니다.

Tiotropium과 indacaterol이 COPD에 사용되는 약물학적 기전은 무엇입니까?

COPD 환자에서는 부교감신경계가 기관지의 자율신경 조절에 중요한 역할을 하며 안정

표 2-3 　시판 중인 제품의 용법과 용량

제품명	스피리바 레스피맷	스피리바 흡입용캡슐(핸디핼러 콤비팩)	온브리즈 흡입용캡슐(브리즈헬러)
성분/함량	Tiotropium bromide monohydrate 2.5mg	Tiotropium bromide monohydrate 22.5μg (tiotropium으로서 18μg)	Indacaterol maleate 0.194mg (인다카테롤로서 150μg) Indacaterol maleate 0.389mg (인다카테롤로서 300μg)
용법용량 (성인 1일 권장용량)	Tiotropium으로서 5μg(2번 분사 용량)을 매일 같은 시간 분사투여	매일 같은 시간 1캡슐을 핸디핼러에 장착하여 흡입	150μg 1캡슐을 브리즈헬러에 장착하여 흡입. 최대용량 1일 1회 300μg

* 두 약물 모두 소아에 대한 안전성 미확립

시 기관지 수축 상태 유지에 관여하므로 항콜린제는 FEV1(1초간 강제호기량, forced expiratory volume in 1 second)을 호전시키는데 우수한 약제입니다. 또 tiotropium과 같은 항콜린제는 정기적 사용에 따른 약효감소 정도가 베타항진제보다 적어 안정된 COPD 환자에서 정기적인 흡입치료제로 선호됩니다. Tiotropium은 4급 암모늄 유도체로 전신 흡수가 적고, 뇌혈관장벽(BBB)을 통과하지 않아 중추신경계 부작용이 미미합니다.

Indacaterol은 세포 내 adenyl cyclase를 자극하여 ATP가 cyclic AMP로 전환되는 것을 촉진, AMP가 증가됨으로써 평활근이 이완됩니다. 베타2 선택성으로 폐에 국소적으로 작용하며 심박동수에는 거의 영향을 미치지 않습니다.

이상반응, 임부 투여 안전성 등을 비교해 볼까요?

Tiotropium은 일반적인 부작용으로 변비, 구강건조, 인두염, 부비동염, 상부호흡기감염이 나타날 수 있고, 심각한 부작용으로 장폐색, 즉시형 과민반응, 뇌혈관사고의 위험이 있습니다.

Indacaterol의 일반적인 부작용은 두통, 기침, 비인두염이고, 심각한 부작용으로 과민반응, 역설적 기관지경련의 위험이 있습니다.

두 약물 모두 DUR 임부금기 2등급(명확한 임상적 근거 또는 사유가 있는 경우 부득이하게 사용)입니다. 유즙으로의 분비 여부는 알려져 있지 않으며, 영유아에 대한 위험을 배제할 수 없습니다.

Tiotropium의 Tmax(최대혈중농도 도달시간)는 5분, indacaterol은 15분입니다.

사용 시 특히 주의할 점은 무엇입니까?

두 약물 모두 기관지 확장 유지요법제이므로 기관지 급성 경련에 1차 치료약(응급약)으로 사용하지 않습니다.

- Tiotropium은 항콜린제이므로 분말이 눈으로 들어가면 협우각녹내장(급성)이 악화될 수 있으므로 주의하도록 알려주어야 합니다. 항콜린성 약제를 사용할 경우 관찰되는 구강건조는 장기적으로 충치를 일으킬 수도 있습니다.
- Indacaterol은 천식과 관련된 심각한 이상반응(사망 포함)의 위험을 증가시킬 수 있고 천식환자를 대상으로 한 장기 임상시험 자료가 없으므로 천식 환자에게 투여하지 않습니다.
- 제품허가정보에 제시되어 있는 제품별 흡입기 사용법을 환자에게 상세히 알려주세요.
  ※ 스피리바와 온브리즈 흡입기 사용법 동영상은 서울특별시 아토피·천식교육센터 홈페이지 (http://www.atopyinfocenter.co.kr)에서 이용할 수 있습니다(아토피·천식정보 → 교육자료실 → 교육동영상).

이것만은 꼭 기억하세요!

- Tiotropium은 LAMA, indacaterol은 LABA 제제로 둘 다 COPD의 유지요법에 사용됩니다.
- Tiotropium은 분말이 눈에 들어가지 않도록 특히 주의하고, 장기 사용 시 구강건조로 인한 충치 위험이 있으므로 예방법을 알려주세요.
- Indacaterol은 천식과 관련된 심각한 이상반응(사망 포함)의 위험을 증가시킬 수 있고 천식 환자를 대상으로 한 장기 임상시험 자료가 없으므로 천식 환자에게 투여하지 않습니다.

덱사메타손 Dexamethasone VS. 프레드니솔론 Prednisolone

전보명

	Dexamethasone (덱사메타손정)	Prednisolone (소론도정)
효능 효과	부신피질기능 부전, 알러지성 질환 등	부신피질기능 부전, 알러지성 질환 등
용법용량	1일 0.5~8mg을 1~4회 분할투여	1일 5~60mg을 1~4회 분할투여
이상반응	고혈압, 혈당 증가, 소화성 궤양, 골다공증, 감염증 악화, 쿠싱증후군 등	고혈압, 혈당 증가, 소화성 궤양, 골다공증, 감염증 악화, 쿠싱증후군 등
특이사항	격일 투여 요법 불가능	격일 투여 요법 가능

두 약물은 어떤 질환에 사용됩니까?

두 약물은 모두 합성 부신피질호르몬 제제로 흔히 우리가 스테로이드라고 부르는 약으로 부신피질기능부전, 염증성 질환, 천식이나 아토피성 피부염 같은 알러지성 질환 등에 사용되는 약입니다.

부신(adrenal glands)은 좌우 콩팥 위에 각각 한 개씩 있는 삼각형 모양의 작은 내분비선으로 부신의 안쪽은 수질, 바깥쪽의 피질로 구성되어 있습니다. 부신의 바깥쪽에 있는 피질에서 분비되는 호르몬을 부신피질호르몬이라고 하며 코르티솔, 알도스테론, 안드로겐 등이 이에 속합니다. 부신수질에서는 에피네프린·노르에피네프린 등의 소위 카테콜아민들을 생성합니다.

부신피질호르몬은 뇌 시상하부-뇌하수체-부신계의 조절 기전에 의해 일정한 혈중 농도를 유지하게 됩니다. 먼저 뇌 시상하부에서 '부신피질 자극호르몬 방출호르몬(corticotropin-releasing hormone, CRH)'이 분비되면 CRH는 뇌하수체에서 '부신피질 자극호르몬(adrenocorticotropic hormone, ACTH)' 분비를 촉진시키고 ACTH는 부신피질을 자극하여 코르티솔 등 부신피질호르몬을 생성하게 합니다. 이렇게 혈중에 코르티솔 농도가 높아지면 뇌의 시상하부에서 CRH 분비가 억제되어 최종적으로 부신피질호르몬 생성을 억제하게 됩니다. 이러한 되먹이기 기전(feedback mechanism)에 의해 혈액 중 코르티솔 농도는 일정하게 유지하게 됩니다.

부신피질호르몬은 크게 당질코르티코이드(gluco-corticoid)와 염류코르티코이드(mineralo-corticoid) 두 가지 형태로 분류합니다. 코르티솔로 대표되는 당질코르티코이드는 스트레스에 대응하여 분비되는 호르몬으로 우리 몸에서 탄수화물, 지방, 단백질 대사에 밀접하게 관련되어 있습니다. 또한 우리 몸에서 항염증 작용과 면역반응을 억제하는 역할도 담당합니다. 알도스테론으로 대표되는 염류코르티코이드는 몸에 체액이 부족해지면 신장에서 염분의 재흡수를 촉진하여 체액을 우리 몸의 수분과 염분을 조절하는 데 필수적인 역할을 맡고 있습니다.

두 약물의 작용기전과 효능은 어떻게 다른가요?

덱사메타손과 프레드니솔론은 합성 당류코르티코이드 제제로 항염증 및 면역억제 효과를 나타냅니다. 두 약물은 스테로이드 제제로 작용기전이 유사하고 사용되는 질환도 부신피질 부전 등 내분비계 질환, 류마티스성 질환, 천식이나 아토피성 피부염 등 알러지성 질환, 궤양성 대장염 등 거의 비슷합니다. 다만 덱사메타손은 염류 코르티코이드 효과가 거의 없어 염분이나 수분 저류효과는 프레드니솔론에 비해 적습니다.

두 약물의 용법을 비교해 볼까요?

덱사메타손은 성인 기준으로 1일 0.5~8mg을 1~4회로 나누어 복용하는 반면 프레드니솔론은 1일 5~60mg을 1~4회로 나누어 복용합니다.

먼저 효력(potency) 측면에서 보면 덱사메타손이 프레드니솔론보다 동일한 용량에서 6.67배 높습니다. 즉 덱사메타손 0.75mg은 프레드니솔론 5mg과 거의 같은 효력(equivalent potency)를 나타내는 것으로 알려져 있습니다.

약효 지속시간 측면에서 보면 덱사메타손은 프레드니솔론보다 1.5~2배 정도 약효 지속시간이 깁니다. 따라서 프레드니솔론은 2일에 1번씩 아침에 투여하는 '격일투여 요법(Alternate-day therapy)'이 가능하지만 덱사메타손은 격일투여 요법을 적용할 수가 없습니다.

'격일투여 요법'은 장기간 스테로이드 제제를 사용해야 하는 경우에 부신억제 효과를 최소화하여 스테로이드 부작용을 줄이기 위한 방법으로 이틀에 1번, 아침에 투여하는 것을

표 2-4 스테로이드 제제 간 효력 비교

	성분명	동일 효력 용량 (Equivalent dose, mg)	생물학적 반감기
속효성(Short-acting)	Cortisone	25	8~12
	Hydrocortisone	20	8~12
중간 지효성 (Intermediate-Acting)	Methylprednisolone	4	18~36
	Prednisolone	5	18~36
	Triamcinolone	4	18~36
장기간 지효성 (Long-acting)	Betamethasone	0.6~0.75	36~54
	Dexamethasone	0.75	36~54

말합니다. 이러한 격일투여 요법은 단일 용량 투여 후에 뇌 시상하부-뇌하수체-부신계(HPA-axis) 억제 시간이 1.5일 미만인 제제(예: 프레드니솔론, 메틸프레드니솔론)에는 적용할 수 있지만, 덱사메타손은 HPA-axis 억제가 2.75일 정도 지속되므로 격일요법을 사용할 수 없습니다.

스테로이드 제제 간 효력 비교를 표로 요약해 보면 〈표 2-4〉와 같습니다.

두 약물 사용 시 특별히 주의해야 할 사항이 있나요?

스테로이드 제제는 면역억제 효과가 있으므로 감염증을 악화시킬 수 있음을 항상 유념해야 합니다. 특히 전신 진균 감염증 환자에게는 사용해서는 안 됩니다.

또한 스테로이드 제제는 혈압과 혈당을 높일 수 있으므로 고혈압 환자나 당뇨병 환자에게는 주의해서 사용해야 하며 소화성 궤양을 악화시키거나 골형성을 억제할 수 있으므로 위·십이지장 궤양 환자나 골다공증 환자에게도 신중하게 투여해야 합니다.

장기간 사용하는 경우에는 부신피질 위축이 발생할 수 있으므로 반드시 서서히 감량하여 약을 끊어야 합니다. 만약 갑자기 스테로이드 제제 투여를 중단하게 되면 급성 신부전, 근육통, 쇼크 증상 등이 나타날 수 있으므로 부신기능이 회복될 수 있도록 점차적으로 감량하여 투여를 중단하여야 합니다.

면역억제제인 스테로이드 제제를 투여 중인 환자가 수두나 홍역에 걸리면 더 심각하거나 치명적인 결과를 초래할 수 있으므로 이러한 바이러스 질환에 노출되지 않도록 특히 주의할 필요가 있습니다.

두 약물의 이상반응으로는 어떤 것이 있나요?

스테로이드 제제의 이상반응으로는 감염증의 악화, 소화성 궤양, 고혈압, 혈당증가, 골다공증 등이 잘 알려져 있습니다. 대부분의 스테로이드 제제는 체액과 나트륨을 저류시켜 부종, 혈압상승, 울혈성 심부전을 악화시킬 수도 있습니다.

스테로이드 제제의 이상반응으로 가장 잘 알려진 것 중의 하나는 쿠싱증후군으로 장기간 스테로이드 제제를 사용한 경우에 나타날 수 있습니다. 쿠싱증후군은 코르티솔 분비가 과다하여 생기는 질환으로 외인성과 내인성 쿠싱증후군으로 나누는데, 외부에서 장기간 코르티솔을 투여했을 때 발생하는 외인성 쿠싱증후군이 주를 이루며, 내인성 쿠싱증후군은 뇌하수체 선종 등에 의해 우리 몸에서 이상적으로 코르티솔 분비가 과다해서 생기게 됩니다.

쿠싱증후군은 우리가 잘 아는 보름달 얼굴(moon face), 고혈압, 피로감과 쇠약감, 무월경, 남성화 등의 증상을 보입니다. 특히 중심성 비만으로 대표되는 증상은 주로 얼굴, 목, 가슴과 배 등에 지방 축적이 일어나고 이와는 대조적으로 팔, 다리에는 살이 찌지 않고 때때로 심한 근육위축을 보이기도 합니다.

이러한 쿠싱증후군을 진단할 때 덱사메타손이 사용되기도 합니다. '덱사메타손 억제 검사(dexamethasone suppression test)'라고 하는데, 장기간 지효성인 덱사메타손 1mg을 밤중에 투여해서 다음날 아침에 혈중 코르티솔 농도가 2μg/dL 미만으로 억제되는지를 검사하는 것입니다. 만약에 이 기준으로 억제되지 않는다면 정상적으로 코르티솔 분비가 억제되지 않는 것으로 판단하여 쿠싱증후군을 의심할 수 있게 됩니다.

표 2-5 국내에서 시판 중인 덱사메타손과 프레드니솔론 제제

	덱사메타손(Dexamethasone)	프레드니솔론(Prednisolone)
경구용 제제	유한메디카덱사메타손정(유한메디카)	소론도정(유한양행)
주사제	제일덱사메타손주사액(제일제약)	한올솔루다코르틴주(한올바이오파마)
안과용제	맥시덱스점안액(한국알콘)	프레드포르테점안액(한국엘러간)
피부용제	스키덤크림(청계제약)	삼아리도멕스크림, 로션(삼아제약)

이것만은 꼭 기억하세요!

- 덱사메타손 0.75mg과 프레드니솔론 5mg은 거의 동일한 효력(equivalent dose)을 나타냅니다.
- 프레드니솔론은 격일투여 요법이 가능하지만, 덱사메타손은 격일투여 요법이 적합하지 않습니다.
- 장기간 스테로이드 제제를 복용한 경우에는 반드시 서서히 감량하여 투여 중단해야 합니다.

코데인 Codeine VS. 디히드로코데인 Dihydrocodeine

정경인

	Codeine (명문인산코데인정)	Dihydrocodeine (디코데서방정)
효능효과	통증(경증~중등도), 기침	통증(중등도~중증), 기침
작용기전	말초에서 중추로의 상향성 통증경로 억제, 뇌의 기침 중추 억제	말초에서 중추로의 상향성 통증경로 억제, 뇌의 기침 중추 억제
마약류 구분	마약	진통제-마약, 기침약 복합제-한외마약
Morphine으로 전환	○	×
연령금기	12세 이하	진통제: 12세 이하, 기침약: 12세 미만

Codeine과 dihydrocodeine은 어떤 약입니까?

Codeine과 dihydrocodeine은 아편유사제입니다. 특히 codeine은 morphine과 함께 아편(양귀비로부터 얻어지는 마약의 일종)의 주요 성분이기도 합니다. Dihydrocodeine은 반합성 아편유사제로서 codeine으로부터 합성 가능합니다.

두 약물 모두 중추신경의 mu 아편양 수용체에 결합하여 마약성 진통, 진해 작용을 나타내는데 마약성 진통제 중에서는 효력(potency)이 가장 낮은 약물군에 속합니다.

Codeine과 dihydrocodeine은 어떤 질환에 사용됩니까?

두 약물 모두 마약성 진통, 진해 작용을 갖지만 국내 허가된 제품의 용량, 제품 내 성분의 조합에 따라 적응증이 다릅니다.

Codeine 단일제는 경증~중등도의 통증 및 기침에, 아세트아미노펜과 이부프로펜과의 복합제제는 진통제로 사용됩니다.

표 2-6 코데인(codeine)과 디히드로코데인(dihydrocodeine) 비교

성분	단일/복합	구분	적응증	투여단위당 함량	제품 예
codeine	단일제	전문약, 마약	기침, 통증	Codeine phosphate hydrate 20mg	명문인산codeine정
	복합제 (+ cetaminophen + ibuprofen)	전문약, 마약	통증	Codeine phosphate hydrate 10mg	마이폴캡슐
dihydrocodeine	단일제	전문약, 마약	통증 (중등도~중증)	Dihydrocodeine tartrate 60mg	디코데서방정
	복합제 (+ chlorpheniramine / caffeine / methylephedrine / guaifenesin 등 다수 조합)	전문약, 한외마약	기침	Dihydrocodeine tartrate 50mg/100ml(시럽), 5mg(정제)	코대원시럽 네오메디코푸정 등

Dihydrocodeine은 효력(potency)이 codeine보다 약간 높은 것으로 알려져 있으며, 단일제제는 암 및 기타 만성질환자의 중등도 통증뿐 아니라 심한 통증에도 사용됩니다. Dihydrocodeine은 또한 ammonium chloride, guaifenesin 등 다양한 진해, 거담 성분들과 복합되어 기침·감기약으로 사용됩니다.

Codeine과 dihydrocodeine은 마약으로 분류되어 특별히 관리되는데, 다만, 기침감기약 복합제는 dihydrocodeine의 함량이 상대적으로 낮아 한외마약*으로 분류됩니다.

* 한외마약: 마약이 다른 약물/물질과 혼합되어 있으나 마약으로 다시 제조, 제제할 수 없고, 그것에 의해 신체적/정신적 의존성을 일으키지 않는 것. 의존성이 없고 마약성분의 용량이 낮아 일반적인 약품과 같은 수준으로 안전하지만 마약성분이 포함되어 있긴 하므로 관리적 차원에서 '한외마약'이라는 명칭으로 따로 구분하고 있음.

약리기전은 어떻게 됩니까?

Codeine은 말초에서 중추로 통증을 전달하는 상향성 통증경로를 억제하여 진통 효과를 내며, 뇌의 기침중추를 직접적으로 억제하여 기침을 진정시킵니다. Dihydrocodeine 역시 진통, 진해효과의 기전은 codeine과 유사합니다. 그러나 두 약물은 대사적 측면에서 차이

> **여기서 잠깐!** "12세 미만에게는 금기인 코데인과 디히드로코데인 제제"
>
> Codeine 복용자 중 안전성에 문제가 되는 사람은 초고속 대사자(ultra-rapid metabolizer)의 유전형을 가진 사람입니다. 초고속 대사자는 적정용량 투여에도 불구하고 morphine으로의 대사속도가 매우 빨라 호흡억제로 인한 치명적 위험에 노출될 가능성이 있기 때문입니다. 특히 12세 이하 소아는 morphine으로의 전환 양상이 더욱 가변적이고 예측하기 어려워 부작용 발생의 위험이 높습니다. 미국에서 폐쇄성 수면무호흡증 치료를 위해 편도절제술이나 인두편도절제를 받은 후 codeine 제제를 복용한 소아에서 사망 사례가 발생하였는데, 이들 소아는 CYP2D6 대사 약제에 대한 초고속 대사자였습니다. 이후 미국 FDA에서는 2012년 소아에게 codeine 사용 시 최단 기간, 최소량을 사용하도록 했습니다. 2015년, 유럽식품의약청에서는 더 나아가 codeine 함유제품을 12세 미만에 디히드로코데인 함유 진해 거담제의 사용을 금지하였습니다.
> Codeine의 경우 소아보다는 덜하더라도 성인에서도 이러한 약물유전학적 이유로 인한 위험성은 존재하므로 복약지도 시 관찰이 필요합니다. 다만 아시아인에서 코데인 초고속대사자의 비율은 인구의 약 1%로 백인/코카시아인(~10%)에 비해 낮은 수준입니다.

가 납니다.

Codeine이 진통 효과를 내기 위해서는 반드시 간대사효소 CYP2D6에 의해 morphine으로 전환이 되어야 합니다. 그런데 codeine은 개인별로 이 효소의 유전형에 따라 morphine으로 전환되는 속도가 다릅니다. Codeine이 낮은 potency에도 불구하고 안전성에서 문제가 제기되는 것은 유전적 소인에 따라 약효와 독성발현에 편차가 매우 심하고 이를 예측하기 어렵기 때문입니다.

이에 비해 dihydrocodeine은 CYP2D6에 대사되기도 하지만 그 의존도가 훨씬 적습니다. 다만 codeine과는 달리 진통 효과가 모약물(prodrug)인 dihydrocodeine 자체에 의한 것인지, 대사체인 dihydromorphine과 nordihydrocodeine에 의한 것인지는 확실치 않습니다.

상대적인 진통 효과는 어떻습니까?

Codeine의 약 10%만 모르핀으로 전환되는 데서 알 수 있듯이 codeine의 potency는 morphine의 10분의 1 수준입니다. 마약성 진통제 중 potency가 가장 낮다고 할 수 있습니다. Dihydrocodeine도 potency가 낮은 그룹에 속하지만 codeine보다는 좀 더 높고, tramadol보다는 분명히 높습니다.

이상반응은 무엇입니까?

Codeine의 흔한 부작용(>10%)은 변비와 졸음입니다. 심각한 부작용으로는 호흡억제가 대표적입니다. 내성과 의존성이 있는 마약이므로 장기투여 시 충분한 관찰이 필요합니다. Dihydrocodeine은 codeine과 부작용 프로파일이 유사하지만 codeine보다는 대체적으로 빈도가 덜한 것으로 알려져 있습니다.

> **이것만은 꼭 기억하세요!**
>
> - Codeine과 dihydrocodeine은 통증 및 기침에 사용되는 약한 마약성 진통제입니다.
> - Codeine과 dihydrocodeine은 12세 미만에서 금기입니다.
> - Codeine 초고속 대사자의 경우 호흡억제 등 중대한 이상반응의 위험이 커질 수 있습니다.

디히드로코데인 Dihydrocodeine VS. 레보드로프피진 Levodropropizine

박재경

	Dihydrocodeine (디코데서방정, 코푸시럽)	Levodropropizine (드로피진정)
효능효과	기침(복합제, 한외마약) 암 등에서 중등도 이상의 통증(단일제, 마약)	기침
작용기전	중추작용 진해제: 연수의 기침 센터 내 수용체에 작용, 직접적인 기침 억제 마약성 진통제: 아편수용체 결합, morphine의 유사체	말초작용 진해제: 호흡기에서의 신경전달을 억제
용법용량	기침: 12세 이상에서 5~10mg씩 1일 3~4회 식후 복용 통증: 13세 이상에서 60~120mg씩 1일 2회 12시간마다	성인에서 60mg씩 1일 3회 공복에 복용

두 약물은 어떤 질환에 사용됩니까?

Dihydrocodeine은 단일제와 복합제로 시판되고 있는데, 단일제는 마약으로 분류되어 있으며 암 또는 기타 만성질환 환자에서 중등도 이상의 통증에 사용됩니다. Dihydrocodeine 복합제는 한외마약으로 분류되어 항히스타민제, 비충혈제 등과 함께 기침, 가래에 허가받았습니다. Levodropropizine은 기침에 사용됩니다.

두 약물의 작용기전은 무엇입니까?

Dihydrocodeine은 morphine과 구조적인 유사체이며 진해, 진통의 두 가지 작용기전을 갖고 있습니다. 진통작용은 dihydrocodeine이 중추신경계(CNS)의 아편수용체에 결합하여

상행성 통증 경로(ascending pain pathway)를 억제하여 나타나며, 통증에 대한 인지 및 반응을 변화시킵니다. 이러한 진통 효과는 morphine과 codeine의 중간 정도입니다. 또한 dihydrocodeine은 연수(medulla)의 기침 센터 내 수용체에 직접 작용하는 중추성 진해제로 가래 배출을 억제하지 않으면서 기침을 억제합니다.

Levodropropizine은 말초작용 진해제로 호흡기에서 중추로 가는 신경전달을 억제하여 진해효과를 나타냅니다. 또한 기침 반사의 발생에 관여하는 구심성 경로(afferent pathway)를 억제하여 말초에서의 부분적인 기침 억제작용을 보입니다. Levodropropizine는 dropropizine의 이성질체 중 하나로 dropropizine에 비해 진정(sedation)효과가 적으며 내약성이 개선되었습니다.

여기서 잠깐! "중추작용 vs. 말초작용 진해제란?"

일반적으로 기침은 음식 또는 액체가 기도로 빨려 들어가는 것을 방지하고 하부기도의 점액 및 이물질을 배출할 수 있도록 돕는 보호성 반사 작용(protective reflex)입니다.
상기도의 바이러스 감염에 의해 기침이 발생되는 경우 주로 감각신경 말단의 염증 물질에 의한 미주신경의 자극이 연수의 기침 센터로 전달되면서 호흡근이 수축되어 나타나게 됩니다.
이 과정 중 억제하는 지점에 따라 진해제의 작용기전에 차이가 생기며, dihydrocodeine은 중추신경계를 차단함으로써 levodropropizine은 구심성 경로인 미주신경에서의 전달을 차단함으로써 기침을 억제합니다.

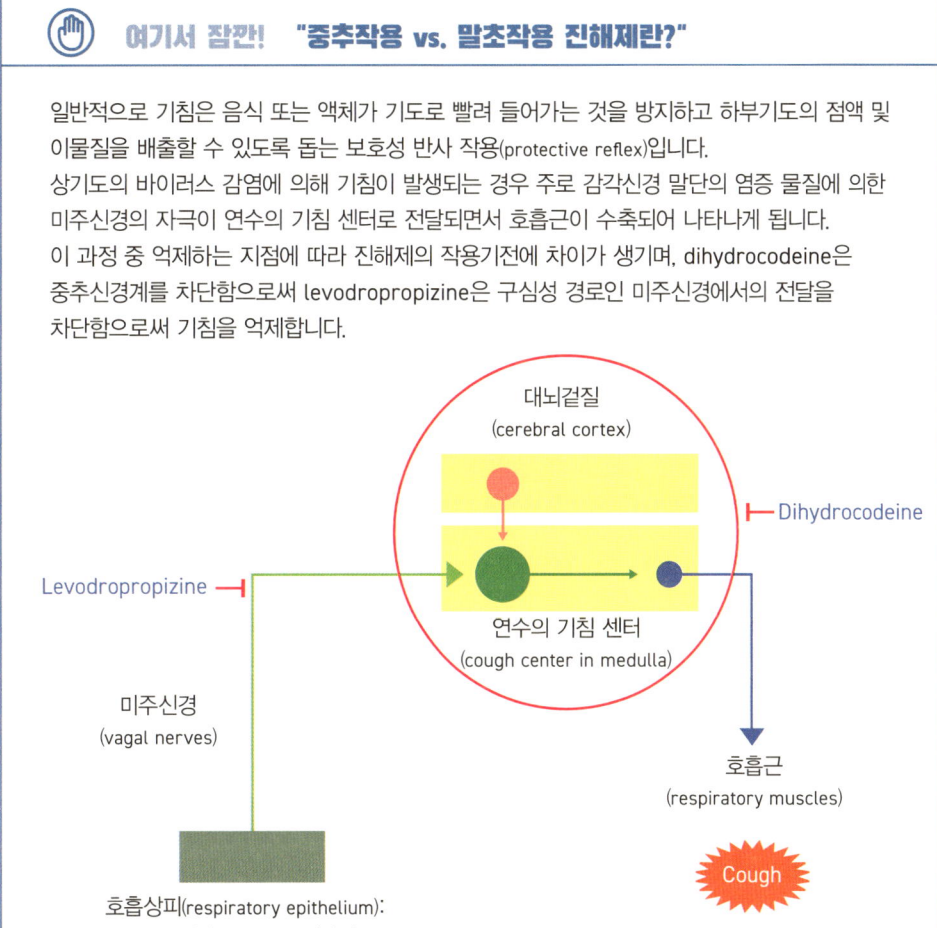

두 약물의 용법·용량을 비교해 볼까요?

Dihydrocodeine을 진통 또는 기침에 사용하는 경우의 용법·용량은 서로 다릅니다. 진통 목적일 경우 1회량이 더 크며, 13세 이상에서 60~120mg씩 1일 2회 12시간마다 복용하고 1일 최대 용량은 240mg입니다. 기침에 사용할 경우 1회량은 15세 이상에서 10mg씩, 12세 이상 15세 미만의 소아는 5~10mg씩이며, 정제는 1일 3회, 시럽제는 1일 3~4회로 식후 및 취침 전에 복용합니다.

Levodropizine은 성인에서 60mg씩 1일 3회 공복에 복용합니다. 소아는 10~20kg인 경우 18mg씩, 20~30kg인 경우 30mg씩 1일 3회 복용합니다.

두 약물을 사용해서는 안 되는 환자나 주의해야 할 환자가 있나요?

Dihydrocodeine은 12세 미만의 소아에게 사용하지 않습니다. 특히 기침의 경우 소아 금기는 2018년 1월 식약처에 의해 허가 변경된 것으로, 이전에 3개월 미만의 영아에 금기였던 것이 12세 미만의 소아로 변경되었습니다. 이는 12세 미만의 소아에서 dihydrocodeine의 심각한 이상반응인 중증의 호흡 억제 감수성이 크다는 보고에 따른 것입니다. 참고로 FDA에서는 마약성 기침감기약의 사용을 18세 미만에 금기로 더욱 강하게 제한하고 있습니다. 또한 위의 변경사항 중 경고 항목으로 18세 미만의 비만 또는 폐색성 수면 무호흡증후군, 중증 폐질환 환자에 투여를 피하라는 문구가 신설되었으며 이 또한 호흡 억제의 위험 증가에 따른 것입니다.

Levodropizine은 기관지 점액 분비 증가 또는 점액 섬모기능에 이상이 있는 환자, 중증의 간장애 환자에 금기이며, 만 2세 미만의 영아에게 신중하게 투여합니다.

임부 및 수유부에서 안전한가요?

Dihydrocodeine의 DUR 등급은 2등급으로 임부에 대한 안전성이 확립되어 있지 않고 신생아에서 호흡억제, 금단 증상이 나타날 수 있습니다. 특히 임신 첫 3개월 및 출산, 분만 중에는 투여하지 않습니다. 참고로 호주 ADEC 분류는 A입니다. 장기간 또는 과다 복용하는 것은 금기입니다. Levodropizine은 임부 및 수유부 모두에서 금기입니다.

각각의 약물에서 주의해야 할 약물 상호작용 또는 이상반응은 무엇인가요?

Dihydrocodeine에 의해 변비, 구갈, 졸음, 혼란, 호흡억제, 불안, 심계항진 등이 발생될 수 있으며, 마취제, 항불안제, 수면제, 항정신병약(antipsychotics) 및 알코올과 dihydrocodeine을 병용 시 억제효과가 증강될 수 있습니다.

Levodropropizine은 설사, 무력증, 피로, 시력장애, 호흡곤란, 심계항진 등의 이상반응이 나타날 수 있으며 신성제와 병용 시 상승효과가 일어날 수 있습니다.

기침에 사용하는 목적으로 시판되는 제품에는 어떤 것들이 있나요?

Dihydrocodeine 복합제인 기침·가래약은 코데날정(삼아제약), 코푸시럽(유한양행) 등이 시판 중이며, 정제와 액제의 구성 및 용량에는 차이가 있습니다. 코데날정에는 dihydrocodeine 5mg, dl-methylephedrine 17.5mg, chlorpheniramine 1.5mg, guaifenesin 50mg이 함유되어 있습니다. 코푸시럽 10ml당 dihydrocodeine 5mg, dl-methylephedrine 13.1mg, chlorpheniramine 1.5mg을 포함하고 있습니다.

Levodropropizine은 드로피진정(코오롱제약), 레보투스시럽(현대약품)으로 시판되고 있으며 각각 1정당 60mg, 6mg/ml씩 함유되어 있습니다.

이것만은 꼭 기억하세요!

- Dihydrocodeine은 중추에, levodropropizine은 말초에 작용하는 기침약입니다. 이 외에도 dihydrocodeine은 진통 목적으로 사용됩니다.
- 기침약으로 복용 시 dihydrocodeine은 식후에, levodropropizine은 공복에 복용합니다.
- Dihydrocodeine은 12세 미만의 소아에서, levodropropizine은 중증의 간장애 환자에게 금기입니다.

알레르기비염 Allergic Rhinitis

김예지

외부 원인 물질에 대한 과도한 면역반응으로 인해 E면역글로불린(immunoglobulin E, IgE) 매개 염증 반응에 의해 나타나는 질환으로 재채기 콧물, 코막힘, 코가려움 등의 증상을 보이는 코점막의 질환

알레르기비염 치료(treatment of allergic rhinitis)

항원 회피요법 및 환경조절을 병행하면서 약물요법 시행
기본 약제는 항히스타민제, 류코트리엔조절제, 비강 스테로이드 스프레이이며, 그 외 경구

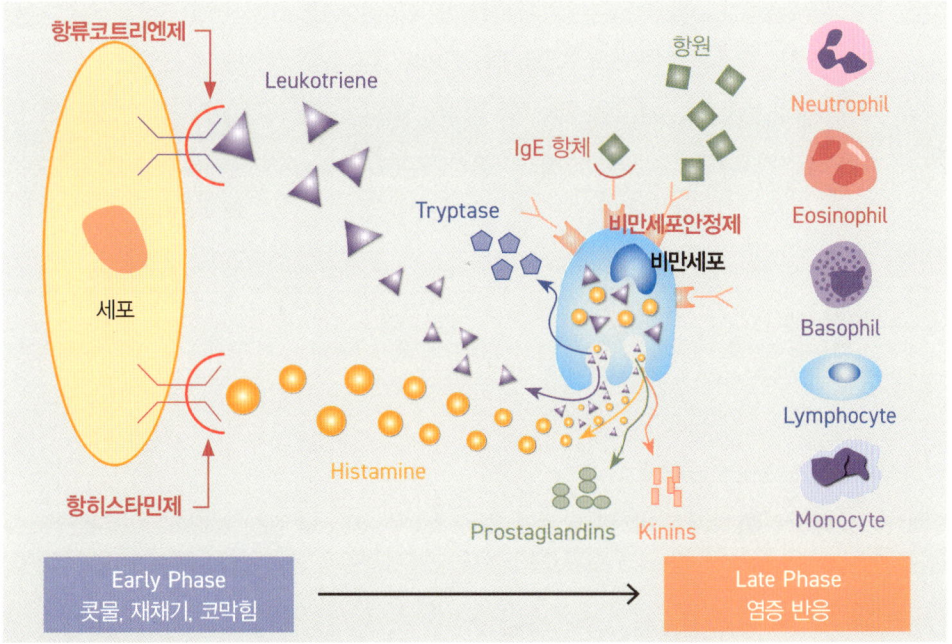

그림 2-5 알레르기비염의 기전과 약물

스테로이드, 혈관수축제, 항콜린제, 비만세포안정제 등을 증상의 경중과 부작용 환자의 상태 고려해서 사용

항히스타민제(antihistamines)

재채기, 코 가려움증, 콧물 등 히스타민에 의해 매개되는 증상에 대해 효과를 보이나 코막힘에 대한 효과는 적음

1) 1세대 항히스타민제

    지질 친화성이 높아 혈액뇌관문(blood brain barrior, BBB)를 잘 통과하여 어지럽거나 졸릴 수 있으므로 운전이나 위험한 기계조작 시 주의 요함. 항 콜린 이상반응 때문에 노인에게는 주의 요함.

    - 클로르페니라민(chlorpheniramine, 페니라민정),
      메퀴타진(mequitazine, 프리마란정),
      피프린하이드리네이트(piprinhydrate, 푸라콩정)

2) 2세대 항히스타민제

    H1 수용체에 더 선택적이며, 뇌혈액뇌관문(Blood Brain Barrier, BBB) 통과가 상대적으로 적고 안전

    - 클레마스틴(clemastine, 클레틴정), 에바스틴(ebastine, 에바스텔정),
      아젤라스틴(azelastine, 아젭틴정), 옥사토마이드(oxatomide, 옥사틴정),
      세티리진(cetirizine, 지르텍정), 레보세티리진(levocetirizine, 씨잘정),
      펙소페나딘(fexofenadine, 알레그라정), 케토티펜(ketotifen, 자디텐정),
      베포타스틴(bepotastine, 투리온정), 미졸라스틴(mizolastine, 부광미졸렌정),
      로라타딘(loratadine, 클라리틴정), 데스로라타딘(desloratadine, 에리우스정),
      올로파타딘(olopatadine, 알레락정), 에메다스틴(emedastine, 레미코트정)

3) 비강분무제

    아젤라스틴(azelastine, 아젭틴비액)

비충혈제거제(decongestants)

알파1 아드레날린 효능제로 비점막의 혈관을 수축하여 비충혈 증상 개선

1) 경구제

    슈도에페드린(pseudoephedrine, 슈다페드정),
    페닐레프린(Phenylepherine, 복합제: +Chlorpheniramine, 스노콜정)

2) 비강내 점적

    페닐레프린(phenylephrine, 리틀노즈나잘액)

3) 비강분무제

    옥시메타졸린(oxymetazoline, 레스피비엔액),

    자일로메타졸린(xylometazoline, 오트리빈비강분무액),

    나파졸린(naphazoline, 복합제: chlorpheniramine/glycyrrhizin, 나리스타점비액)

비강 분무 스테로이드제(nasal steroids)

모메타손(mometasone, 나조넥스비강분무액),

트리암시놀론(triamcinolone, 나자코트비액),

플루티카손(fluticasone, 아바미스나잘스프레이),

베클로메타손(beclomethasone, 리노클레닐100비액),

부데소나이드(budesonide, 나리타점비액),

시클레소나이드(ciclesonide, 옴나리스나잘스프레이)

항콜린제(anticholinergics)

항콜린 작용으로 콧물 줄임

이프라트로퓸(ipratropium, 리노벤트비액)

항류코트리엔제(anti-leukotrien drugs)

염증매개체인 류코트리엔 차단으로 항염 효과

몬테루카스트(montelukast, 싱귤레어정), 프란루카스트(pranlukast, 오논캡슐)

비만세포안정제(mast cell stabilizer)

1) 경구제

    페미로라스트(pemirolast, 페미로살정)

2) 비강분무제

    크로모글리크산나트륨(sodium cromoglycate, 클레신비액)

펙소페나딘 vs. 올로파타딘
Fexofenadine vs. Olopatadine

한혜성

	Fexofenadine (알레그라정)	Olopatadine (알레락정)
효능효과	계절성 알레르기비염, 알레르기에 의한 피부증상의 완화	알레르기성 비염, 담마진, 피부질환에 따른 가려움증(습진, 피부소양증 등)
작용기전	선택적 H_1수용체 길항제, 히스타민의 분비 억제(비만세포 안정화)	선택적 H_1수용체 길항제, 히스타민의 분비 억제(비만세포 안정화)
용법	1일 1~2회 식전에 복용	1일 2회 아침 및 취침 전 복용
투여 가능 연령	6세 이상	10세 이상

두 약물은 어떤 질환에 사용됩니까?

Fexofenadine은 2세대 항히스타민제로 1세대에 비해 비교적 졸음이 적고 작용시간이 길어 1일 1~2회 복용으로 효과가 지속되므로 복약 순응도를 높일 수 있어 널리 사용되고 있습니다. Olopatadine은 미국에서는 1996년도에 FDA 승인되어 주로 점안제와 비강분무제로 사용되고 있으며 경구제는 일본의 교와하코사에서 개발되어 국내에는 2003년도부터 시판되기 시작했습니다.

Fexofenadine은 알레르기비염과 알레르기 피부질환의 증상 완화에 사용되며, olopatadine은 알레르기성 비염과 담마진, 피부질환(습진·피부염, 양진, 피부소양증, 심상성 건선)에 따른 가려움증에 승인되었습니다.

용법과 용량은 어떻습니까?

Fexofenadine은 가급적 식전에 투여하는 것이 좋은 반면, olopatadine은 식사와 상관없이

표 2-7 fexofenadine과 olopatadine의 용량별 적응증 및 투여 가능 연령

성분	용량	적응증	투여 가능 연령	제품명
fexofenadine	120mg(일반의약품)	알레르기비염 증상 완화	12세 이상	알레그라정 120mg
	180mg(전문의약품)	알레르기 피부질환 증상의 완화	12세 이상	알레그라정 180mg
	30mg(전문의약품)	계절알레르기비염 및 알레르기 피부질환 증상의 완화	12세 이상	알레그라정 30mg
	60mg+pseudoephedrine120mg (전문의약품)	계절알레르기비염에 의한 증상의 완화(재채기, 콧물 등)	6~11세	알레그라디정
Olopatadine	2.5mg(전문의약품)	알러지성비염, 담마진, 피부질환에 수반된 가려움증	10세 이상	알레락정 2.5mg
	5mg(전문의약품)			알레락정 5mg

아침과 취침 전에 투여합니다.

Fexofenadine은 용량에 따라 일반의약품과 전문의약품으로 나뉘며 적응증 및 투여 가능 연령에도 다소 차이가 있습니다(표 2-7).

두 약물을 투여 시 주의할 점은 무엇입니까?

- 두 약물은 모두 항히스타민제 약물이므로 졸음이나 입마름 등을 느낄 수 있어서 운전이나 위험한 기계 조작을 수행할 경우 주의해야 합니다.
- Fexofenadine의 경우 알루미늄이나 마그네슘 함유 제산제와는 2시간 이상의 간격을 두고 투여해야 합니다. 함께 복용 시 fexofenadine의 흡수가 감소되어 생체이용률이 떨어집니다. 또한 과일 주스, 즉 자몽·오렌지·사과 주스와 함께 복용 시에도 생체이용률이 떨어지므로 함께 복용하지 않도록 합니다.
- Fexofenadine은 신기능이 떨어진 환자나 고령자에게 투여 시 주의해야 하고, 반면 olopatadine의 경우 신기능 및 간기능이 떨어진 환자와 고령자 모두에게 주의해서 투여해야 합니다.

- 알레그라디정의 경우 pseudoephedrine과 복합제 형태이므로 단가아민산화효소저해제(Monoamine oxidase inhibitor)를 복용 중이거나 중단한 지 14일 이내의 환자는 복용하지 않도록 합니다. 또한 중증의 고혈압 환자와 녹내장, 요저류 환자에게도 투여할 수 없습니다. 이 제제는 서방형제제이므로 씹거나 쪼개서 복용하지 않아야 합니다.

Olopatadine 성분은 점안액으로도 사용하는데요, 어떤 제품들이 있는지 설명해 주세요.

Olopatadine성분의 점안액은 알레르기성 결막염 증상의 치료에 사용되고 있으며, 0.1%와 0.2% 제품이 있습니다.

	함량	제품	용법
Olopatadine	0.1%	올로타딘점안액, 파타놀점안액 등	1일 2회 점안, 1회 1방울씩
	0.2%	파타데이점안액, 클리데이점안액 등	1일 1회 점안, 1회 1방울씩

두 약물의 이상반응은 무엇입니까?

- Fexofenadine의 경우 두통(4.8~10.3%)과 졸음, 어지러움, 구역(1~3%)이 가장 빈번한 이상반응이며, 간 수치의 변화가 일어날 수 있습니다. 불면이나 수면 장애, 빈맥 등도 나타날 수 있습니다.
- Olopatadine은 졸음이나 구갈, 권태감 등이 가장 흔한 이상반응이고, 간 수치(ALT, AST) 상승, 황달 등의 간기능 이상이 나타날 수 있습니다. 그 외에도 두통, 딸꾹질, 속쓰림, 복부 불쾌감 등이 있습니다.

두 약물과 다른 약물의 상호작용은 어떤 것들이 있을까요?

- Fexofenadine은 알루미늄, 수산화마그네슘을 함유한 제산제와 병용 시 fexofenadine의 생체이용률이 감소될 수 있으므로 2시간 정도 간격을 두고 투여해야 합니다.
- Fexofenadine은 과일 주스, 즉 자몽·오렌지·사과 주스와 함께 복용 시 fexofenadine의 생체이용률이 36% 정도 감소할 수 있으므로 이들 과일 주스와 함께 복용하지 말고 물로 복용하며 시간 간격을 두고 섭취할 것을 권장합니다.

이것만은 꼭 기억하세요!

- Fexofenadine은 반드시 식전에 복용하며, olopatadine은 식사와 상관 없이 복용합니다.
- Fexofenadine은 6세 이상 투여 가능하고, olopatadine은 10세 이상에게 투여합니다.
- Fexofenadine의 경우 제산제와 병용 시는 반드시 2시간 이상의 간격을 두고 투여해야 합니다. 또한 과일 주스(자몽·오렌지·사과 주스)와도 함께 복용하지 않도록 합니다.

아젤라스틴 Azelastine vs. 모메타손 Mometasone

성새암

	Azelastine (아젭틴비액)	Mometasone (나조넥스나잘스프레이)
효능효과	계절성/통년성 알레르기비염 혈관운동성 비염	계절성/통년성 알레르기비염 비용종 급성 비부비동염
작용기전	항히스타민제	코르티코스테로이드제
사용연령*	7세 이상	2세 이상
투여횟수*	1일 2회	1일 1회
최대효과 발현시간	3시간	1~2주 이내

* 알레르기비염 적응증에 한함

두 약물은 어떤 질환에 사용됩니까?

두 약물은 모두 계절성(seasonal) 또는 통년성(perennial) 알레르기비염(allergic rhinitis) 치료에 사용되는 비강 분무용(intranasal spray) 제제입니다. 알레르기비염은 알레르기성 염증반응으로 인해 콧물, 재채기, 코막힘, 코 및 눈의 가려움증 등의 증상이 나타나는 질환입니다. 성인과 소아 모두에서 흔하게 발생하는 만성 질환입니다. 알레르기비염 외에도 azelastine은 혈관운동성 비염(12세 이상)에, mometasone은 비용종(18세 이상)과 급성 비부비동염(12세 이상)에 사용될 수 있습니다.

Azelastine은 비강용 항히스타민제로서 콧물, 재채기, 코 가려움증에 효과적인 반면, 코막힘에는 효과가 적습니다. 효과 발현이 신속하여(15분 이내) 정기적 사용뿐만 아니라 '필요시 사용(on demand)'도 가능합니다. Azelastine은 7세 미만에서는 사용할 수 없으며, 1일 2회 투여해야 합니다.

Mometasone은 비강용 스테로이드제로서 콧물, 재채기, 코 가려움증뿐만 아니라 특히 코막힘에 효과적입니다. Mometasone은 2세부터 사용할 수 있으며, 1일 1회 투여가 가능합니다.

두 약물이 알레르기비염 치료에 사용되는 약물학적 기전은 무엇입니까?

Azelastine은 항히스타민제로서, 히스타민 1(H_1) 수용체를 선택적으로 억제하여 알레르기 반응을 매개하는 히스타민의 방출을 차단합니다. 비강 내로 투여될 경우 기도의 과활동성을 감소시키며, 기관지의 섬모 운동을 증가시켜 점액이 잘 배출되도록 하는 효과도 있습니다.

Mometasone은 코르티코스테로이드로서 항염증, 항가려움증, 혈관수축 효과를 나타냅니다. 코르티코스테로이드의 항염증 기전은 정확히 밝혀지지 않았으나, 염증에 관여하는 다양한 세포(비만세포, 호산구, 호중구, 대식세포, 림프구 등) 및 매개물질(히스타민, 에이코사노이드, 류코트리엔, 싸이토카인 등)에 대한 광범위한 작용을 나타내는 것으로 알려져 있습니다.

두 약물의 용법, 용량은 어떻게 됩니까?

Azelastine 비액은 알레르기비염에 성인 기준으로 1회 1번씩 1일 2회 분무하며, 연령 및 증상에 따라 적절히 증감합니다. 혈관운동성 비염에는 12세 이상에서 1회 2번씩 1일 2회 분무합니다.

Mometasone 비액은 알레르기비염에 12세 이상일 경우 1회 1~2번(최대 4번)씩 1일 1회, 2~11세 소아일 경우 1회 1번씩 1일 1회 분무합니다. 비용종에는 1회 2번씩 1일 1~2회 분무하며, 급성 비부비동염에는 1회 2번씩 1일 2회 분무합니다.

두 약물의 이상반응을 비교해 볼까요?

Azelastine 비액은 주된 이상반응으로 쓴맛(8~20%), 두통(1~3%), 졸림(<1~12%), 감기증상(2~17%), 기침(11%) 등이 나타날 수 있습니다.

Mometasone 비액은 주된 이상반응으로 두통(17~26%), 인두염(8~13%), 기침(7~13%), 코피(1~11%), 바이러스 감염(8~14%) 등이 발생할 수 있습니다.

참고로 스테로이드는 전신에 흡수될 경우 여러 심각한 이상반응이 나타날 수 있습니다. 따라서 비강용 코르티코스테로이드의 생체이용률을 낮춰 전신 이상반응을 감소시키는 것이 중요합니다. Mometasone은 2세대 비강용 코르티코스테로이드로서 전신 이상반응의 위험을 낮춘 제제입니다.

- 1세대: beclomethasone(리노클레닐100비액), budesonide(데소나비액)(생체이용률 10~50%)
- 2세대: mometasone(나조넥스나잘스프레이)(검출불가), fluticasone(아바미스나잘스프레이)(<1%), ciclesonide(옴나리스나잘스프레이)(<1%)

두 약물의 최대효과 발현시간과 상호작용은 어떤 차이가 있습니까?

최대효과 발현시간(T_{max})

Azelastine의 최대효과 발현시간은 3시간인 반면, mometasone은 1~2주까지 걸릴 수 있습니다.

상호작용

- Azelastine은 술이나 다른 중추신경계 억제제와 병용하지 않아야 합니다. 또한 cimetidine(1회 400mg, 1일 2회)은 이 약의 혈중농도를 증가시키므로 주의해야 합니다.
- Mometasone은 간 효소 중 CYP3A4를 통해 대사됩니다. 따라서 CYP3A4를 강력하게 억제하는 약물(예: clarithromycin 등)과 병용하면 mometasone의 대사가 억제되어 이상반응이 증가할 수 있습니다.

사용 시 특히 주의할 점은 무엇입니까?

- Azelastine은 졸음을 유발할 수 있으므로 이 약을 투여 중인 환자는 자동차 운전 등 위험한 기계 조작을 하지 않도록 주의해야 합니다.
- Mometasone은 처음 48시간 이내에는 충분한 기대효과가 나타나지 않을 수 있습니다. 환자가 임의로 투약을 중단하거나 감량하지 않도록 지도해 주세요.
- Mometasone 비액 사용 중 인두에 국소적인 진균감염이 나타날 수 있습니다. 이 경우 투여를 중단하거나 적절한 치료가 필요할 수 있습니다.

이것만은 꼭 기억하세요!

- Azelastine은 항히스타민제로서 콧물, 재채기, 코 가려움증에 효과적이고 코막힘에는 효과가 적은 반면, mometasone은 코르티코스테로이드제로서 코막힘에도 매우 효과적입니다.
- 알레르기비염에 사용할 경우 azelastine은 7세 이상부터 사용할 수 있고 1일 2회 투여해야 하는 반면, mometasone은 2세 이상부터 사용할 수 있고 1일 1회 투여할 수 있습니다.
- 주요 이상반응으로 azelastine은 쓴맛과 졸림, mometasone은 두통과 코피가 발생할 수 있습니다.

모메타손 Mometasone vs. 트리암시놀론 아세토니드 Triamcinolone acetonide

제남경

	Mometasone (나조넥스비강분무제)	Triamcinolone (나자코트비액)
효능효과	알레르기비염 비용종 급성 비부비동염	알레르기비염
작용기전	Corticosteroid	Corticosteroid
성인 용법용량	1일 1회 각 비강에 2번씩 분무	1일 1회 각 비강에 2번씩 분무
생체이용률	<1%	44%
사용 가능 연령	2세 이상	2세 이상
처음 사용 시	10번 시험 분사	5회 시험 분사

두 약물은 어떤 질환에 사용합니까?

두 약물은 모두 비강분무 스테로이드제로 알레르기비염(allergic rhinitis)에 사용합니다. 알레르기비염이란 비강을 통해 침투한 알레르기항원에 대해 우리 인체의 면역시스템이 비정상적으로 반응하는 것으로 immunoglobulin E(IgE) 매개 과민반응(hypersensitivity reaction)입니다. 비강분무 스테로이드제는 알레르기비염 대표증상인 맑은 콧물, 발작성 재채기, 코막힘, 비강의 가려움에 모두 효과가 있으며 비염치료에 사용되는 약물 중에서 가장 효과가 뛰어납니다.

두 약물의 작용기전은 무엇인가요?

두 약물은 모두 비강에 국소적으로 작용하여 염증반응을 억제합니다. 스테로이드가 염증

> **여기서 잠깐!** "알레르기비염의 증상"
>
> 알레르기비염의 대표증상 네 가지는 맑은 콧물, 발작성 재채기, 코막힘, 비강의 가려움으로 여기에 알레르기결막염이 동반하는 경우 눈증상(눈의 가려움증, 눈물, 충혈)이 함께 나타납니다. 위 증상 중 두 가지 이상이 거의 매일 지속되는 경우 특별한 검사 없이 알레르기비염을 진단할 수 있습니다. 맑은 콧물이 아니라 누런 콧물, 증상이 양측성이 아니라 편측성으로 나타나는 경우, 다른 증상 없이 코막힘만 나타나는 경우에는 알레르기비염이 아닌 다른 질환을 의심해야 합니다. 알레르기비염을 확진하고 원인 항원을 회피하거나 면역요법을 실시하기를 원하는 경우 피부단자 시험이나 혈청 특히 IgE 항체검사와 같은 진단검사를 실시할 수 있습니다.

을 억제하는 기전은 내인성 염증매개물질(kinins, histamine, liposomal enzymes, prostaglandins)의 생성과 유리를 억제하기 때문입니다. 효과는 사용 후 2~3일이 지난 후 나타나기 시작하고 최대 효과가 나타나려면 2~4주 정도의 시간이 걸립니다.

두 약물의 용법·용량은 무엇인가요?

두 약물 모두 12세 이상의 환자는 1일 1회 각 비강에 2번씩 분무합니다.
2세부터 11세 어린이 환자는 시작용량으로 두 약물 모두 1일 1회 각 비강에 1번씩 분무합니다. 이때 분무하는 방법이 중요합니다. 분무하기 전 코를 풀어 코안을 깨끗이 하고 분무기를 사용 전 잘 흔들어 줍니다. 처음 사용하거나 오랫동안 사용하지 않다가 다시 사용하는 경우 공기 중에 분무제를 여러 번 시험 분사하여 유효성분이 고르게 분사될 수 있도록 준비합니다. 처음 사용 시 나조넥스 비강분무제는 10번 시험 분사하고, 나자코트비액은 5번 시험 분사합니다. 약액을 분무 시 머리를 약간 숙인 채로 입은 다물고 다른 쪽 비강은 한 손가락으로 막은 채 숨을 가볍게 들이 쉬면서 분무합니다. 분무 후 비강에서 분무기를 빼고 약액이 흘러내리지 않도록 계속 코를 훌쩍이면서 들이쉽니다. 사용 후 분무기 노즐을 깨끗이 한 후 뚜껑을 닫아 보관합니다.

두 약물을 사용 시 주의할 사항은 무엇이 있습니까?

두 약물 모두 비강점막에 치료되지 않은 국소감염이 있는 경우, 최근에 비강의 외과수술을 받았거나 비강의 질병을 가진 환자, 비중격궤양 환자 또는 코에 외상이 있는 환자는 사용을 피합니다.

두 약물의 이상반응에는 어떤 것이 있나요?

비강의 국소자극감, 비출혈과 같은 국소부작용과 두통이 흔한 부작용입니다. 국소에 작용하는 스테로이드제이기 때문에 시상하부-뇌하수체-부신축(Hypothalamic-Pituitary-Adrenal axis, HPA-axis) 억제, 전신감염, 성장억제와 같은 전신 이상반응 발생 위험은 낮지만 장기간 고용량의 비강분무 스테로이드 투여 시 전신 이상반응 위험을 배제할 수 없기 때문에 환자를 모니터링할 필요가 있습니다. 국소제의 전신흡수 정도는 생체이용률(bioavailability)로 비교할 수 있는데 mometason 비강분무제 생체이용률이 1% 미만인 반면 triamcinolone의 생체이용률은 44%에 달합니다. 생체이용률이 높은 비강분무 스테로이드제는 전신 이상반응의 위험이 상대적으로 더 높다고 볼 수 있습니다.

알레르기비염 치료에 사용하는 약물로 비강분무 스테로이드제 외에 어떤 약물들이 있나요?

항히스타민제, 비충혈제거제, leukotriene 수용체 길항제, 비만세포안정제, 항콜린제가 있습니다(표 2-8).

표 2-8 알레르기비염 치료에 사용하는 약물

구분	제형	성분 예(대표상품명)	대표 이상반응
항히스타민제	경구제	Cetirizine(지르텍정) Fexofenadine(알레그라정) Loratadine(클라리틴정)	항콜린작용, 중추억제작용
	비강분무제	Azelastine(아젭틴비액)	쓴맛
비충혈제거제	경구제	Pseudoephedrine(슈다페드정)	혈압상승
	비강분무제	Oxymetazoline(레스피비엔액) Xylometazoline(화이투벤나잘스프레이)	반동성 비염
Leukotriene 수용체 길항제	경구제	Montelukast(싱귤레어정) Pranlukast(오논캡슐)	두통, 어지럼증, 속쓰림
비만세포안정제	경구제	Pemirolast(페미로살정)	졸리움, 복통, 구역
	비강분무제	Sodium cromoglycate(클레신비액)	국소자극
항콜린제	비강분무제	Ipratropium(리노벤트비액)	국소자극

알레르기비염 치료를 위한 생활요법에는 어떤 것들이 있습니까?

알레르기를 유발하는 항원을 회피하는 것이 중요한 치료가 될 수 있습니다. 회피요법은 원인 항원이 무엇이냐에 따라 달라집니다. 꽃가루가 원인 항원인 경우 외출을 삼가고 부득이하게 외출하는 경우 마스크를 착용합니다. 집먼지 진드기가 원인 항원인 경우 집먼지진드기 비투과성 침구 커버를 사용하고, 뜨거운 물로 침구 커버를 2주에 한 번씩 세탁하는 것이 좋습니다. 가급적 천으로 된 소파나 양탄자의 사용을 피합니다. 곰팡이가 원인 항원인 경우 곰팡이가 생기지 않도록 실내 습도를 낮추고 자주 환기를 시켜줍니다.

이것만은 꼭 기억하세요!

- Mometasone 비강분무제는 알레르기비염 외에도 비용종과 비부비동염 치료에 사용되고 triamcinolone 비강분무제는 알레르기비염에만 사용됩니다.
- 두 약물 모두 2세 이상의 소아에게 사용 가능합니다.
- Mometasone은 생체이용률이 1% 미만이기 때문에 전신에 흡수되는 양이 거의 없고 triamcinolone은 생체이용률이 44%이기 때문에 전신 흡수되는 양이 상대적으로 많으므로 더 면밀히 모니터링할 필요가 있습니다.

세티리진 Cetirizine vs. 로라타딘 Loratadine

박재경

	Cetirizine (지르텍정)	Loratadine (클라리틴정)
효능효과	알레르기성 비염, 두드러기, 습진, 가려움	알레르기성 비염, 두드러기
작용기전	2세대 항히스타민제	2세대 항히스타민제
성인 용법	6세 이상, 10mg씩 1일 1회 복용	12세 이상, 10mg씩 1일 1회 복용

Cetirizine과 loratadine는 어떤 질환에 사용됩니까?

Cetirizine와 loratadine는 알레르기성 비염, 두드러기에 사용됩니다. Cetirizine은 이 외에도 습진, 피부가려움 등에 허가받았습니다.

두 약물의 약리기전은 무엇입니까?

Cetirizine과 loratadine 모두 항히스타민제로 H(histamine)$_1$수용체를 선택적으로 차단하여 혈관 확장, 혈관의 투과성 증가, 피부 가려움증 등을 완화시킵니다.
항히스타민제는 초창기에 개발된 1세대와 1980년대 이후에 개발된 2세대로 분류되는데, cetirizine과 loratadine 모두 2세대에 속합니다. 1세대 항히스타민제에 비해 2세대 항히스타민제는 지속시간이 길어 1일 1~2회 정도로 복용 가능하고, 혈액-뇌 장벽(blood-brain barrier, BBB)을 거의 통과하지 않아 진정작용을 일으키지 않는다는 특징이 있습니다. Cetirizine은 hydroxyzine의 대사체로서 위와 같은 1세대 항히스타민제의 단점을 개선한 약물입니다.

두 약물의 화학적 구조 또는 약동학적 특징에 대해 알려주세요.

Cetirizine은 이성질체 두 가지가 50:50으로 혼합되어 있으며, 이 중 거울상 이성질체인 levocetirizine이 약효를 나타냅니다. Levocetirizine 또한 전문약으로 시판되고 있으며 cetirizine의 절반 용량으로 복용합니다.

Loratadine은 그 자체로도 약효를 나타내지만, 대사체인 desloratadine(전문약)도 효과를 나타내며 loratadine에 비해 작용시간이 더 길어 약효가 오래 지속되는 특징이 있습니다. Cetirizine의 반감기는 7.9시간이며 loratadine의 반감기는 12~15시간, desloratadine의 반감기는 27시간입니다.

두 약물의 용법, 용량에 대해 알려주세요.

Cetirizine은 6세 이상의 환자에서 1일 1회 10mg씩 복용하며, 이상반응에 민감한 경우 5mg씩 1일 2회로 복용할 수 있습니다. 2~6세 미만의 소아는 시럽으로 복용하며 체중에 따라 1일 1회 5~10mg씩 복용합니다. Loratadine은 12세 이상의 환자에서 1일 1회 10mg

 여기서 잠깐! "거울상 이성질체(enantiomer)란?"

이성질체는 분자식은 같으나 원자들의 구조 또는 배열이 다른 화합물입니다. 거울상 이성질체는 중심원자인 탄소에 결합된 4가지의 작용기가 모두 다를 경우, 이들 작용기가 시계 방향(R) 또는 반시계 방향(s)으로 배열되어 생기는 이성질체입니다. 거울상 이성질체는 왼손과 오른손처럼 서로 겹쳐지지 않으며 거울에 비추었을 때 동일한 모습을 가지게 됩니다. 거울상 이성질체는 끓는점, 비중 등의 물리 화학적 성질은 같으나 편광된 빛을 흡수하는 정도가 달라 광학 이성질체라고도 불립니다.

Cetirizine은 이러한 거울상 이성질체의 혼합물이며, levocetirizine은 이 중 하나의 이성질체((R)-Cetirizine)만을 의미합니다. 이와 유사한 관계를 가진 약물로 ibuprofen과 dexibuprofen이 있습니다.

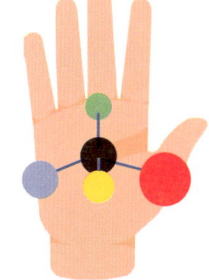

씩 복용합니다.

2~12세 미만의 소아는 체중에 따라 5~10mg씩 시럽으로 복용합니다.

Cetirizine은 신기능이 감소된 환자에게 감량이 필요하며 loratadine은 용량조절이 필요하지 않습니다.

두 약물의 주의사항에 대해 알려주세요.

Cetirizine과 loratadine 모두 2세 미만의 영아에 금기입니다. 또한 cetirizine은 신부전 환자(크레아티닌 청소율<10mL/min)는 복용하지 말아야 합니다.

두 약물 모두 알레르기항원 피내반응 등 피부자극 시험 시 양성 반응을 방해하거나 감소시킬 수 있으므로 시험 실시 약 48시간 이전에는 투여하지 않도록 합니다.

두 약물의 이상반응 또는 주의사항에 대해 알려주세요.

Cetirizine과 loratadine 모두 두통, 졸음, 피로, 권태감, 발진, 빈맥 및 항콜린 이상반응인 입마름, 위장장애 등이 나타날 수 있습니다.

Cetirizine은 음식물과 함께 복용 시 흡수 속도가 느려질 수 있으나 흡수 정도는 영향을 받지 않습니다.

두 약물의 상호작용에 대해 알려주세요.

두 약물 모두 신경안정제, 마약성 진통제와 같은 중추신경계 억제제나 알코올과 병용할 경우, 진정 작용이 증가될 수 있으므로 함께 복용하지 않도록 합니다. 또한 항콜린성 약물인 cimetropium, glycopyrrolate 등과 병용 시 항콜린성 이상반응이 증가될 수 있으므로 병용하지 말아야 합니다.

Cetirizine은 P-glycoprotein 억제제로 crizotinib(잴코리)과 ponatinib(아이클루시그)과 같은 항암제의 체내 농도를 증가시킬 수 있으므로 병용 시 주의해야 합니다. P-glycoprotein(P-gp)은 막수송단백질 중 하나로, 세포 내의 약물을 세포 밖으로 수송하여 다약제내성을 유발하며 multidrug resistance 1(MDR1)이라고도 불립니다. P-gp에 의해 위와 같은 항암제의 흡수가 방해되는데, cetirizine은 P-gp를 억제하여 항암제의 농도가 증가될 수 있습니다.

Loratadine은 CYP3A4의 기질로, CYP3A4의 유도제인 carbamazepine, rifampin, St. John's wort에 의해 혈중 농도가 감소될 수 있습니다. 또한 CYP3A4 억제제인 clarithromycin, itraconazole에 의해 농도가 증가될 수 있으므로 신중히 투여해야 합니다.

두 약물의 임부, 수유부 안전성에 대해 알려주세요.

두 약물 모두 국내 허가사항에서 임부에 투여금기이며, loratadine의 DUR 등급은 2등급입니다. 또한 두 약물은 모유로 분비되므로 수유부가 복용하지 않도록 권고합니다.

두 약물의 시판 중인 제품에 대해 알려주세요.

Cetirizine은 지르텍정, 아르텍연질캡슐, 세노바액 등 정제, 캡슐, 시럽제로 판매되고 있으며, loratadine도 마찬가지로 클라리틴정, 클리어딘연질캡슐, 클라리틴시럽으로 판매되고 있습니다. 두 약물 모두 일반의약품으로 분류되어 있습니다.

> **이것만은 꼭 기억하세요!**
> - Cetirizine과 loratadine 모두 2세대 항히스타민제로 1세대 항히스타민제에 비해 작용시간이 길고 졸음이나 항콜린성 이상반응 발생이 적은 편입니다.
> - Cetirizine은 음식물과 함께 복용 시 흡수속도가 감소될 수 있습니다.
> - Cetirizine과 loratadine 모두 알레르기항원내피반응 검사에 영향을 줄 수 있으므로 검사 전에 복용하지 말아야 합니다.

참고문헌

1. 국가 건강정보포털[internet] Korea Disease Control and Prevention Agency. Available from https://health.cdc.go.kr/healthinfo
2. 대한 결핵 및 호흡기 학회 천식 진료지침. 제 4개정 2020
3. 대한 내과학회 COPD 진료지침. 2018
4. 대한의학회. 일차의료용 근거기반 성인천식 권고 요약본. 대한의학회, 질병관리본부. 2021
5. 대한의학회. 일차의료용 만성폐쇄성폐질환(COPD) 임상진료지침. 대한의학회, 질병관리본부. 2019
6. 대한천식알레르기학회 만성 기침 진료지침 2020
7. 두산백과 [database on the Internet]. DOOSAN Corporation; 2021. Available from: http://www.doopedia.co.kr
8. 드럭인포: http://www.druginfo.co.kr
9. 약사공론. Available from: http://www.kpanews.co.kr/article/show.asp?idx=157539&table=article&category=D
10. 약학정보원 [internet] Korean Pharmaceutical Information Center. Available from: www.health.kr
11. 온라인의약도서관 glycyrrhizic acid http://drug.mfds.go.kr/html/index.jsp
12. 의약품안전나라 [database on the Internet]. 식품의약품안전처. Available from: https://nedrug.mfds.go.kr.
13. 임상의를 위한 진료가이드라인 알레르기비염, 대한천식알레르기학회, 2015
14. 킴스온라인 [internet] UBM medica korea c2019 [cited 2019. Dec 30]. Available from: www.kimsonline.co.kr
15. 청년의사. Available from:
    http://www.docdocdoc.co.kr/news/newsview.php?newscd=2013103000002
    http://www.docdocdoc.co.kr/news/newsview.php?newscd=2014031100020
16. ARIA pharmacy 2018 "Allergic rhinitis care pathways for community pharmacy."
    Am Fam Physician 81.12 (2010): 1440–1446.
17. Choi WS et al. "Revised Adult Immunization Guideline Recommended by the Korean Society of Infectious Diseases, 2014." *Infect Chemother* 47.1 (2015): 68–79.
18. Chemosensitizer, P-Glycoprotein, M.A. Barrand, in Encyclopedia of Genetics, 2001. Available from: https://www.sciencedirect.com/topics/biochemistry-genetics-and-molecular-biology/p-glycoprotein
19. Dipiro JT, Lee GC, Posey LM, et al. Pharmacotherapy: A pathophysiologic approach. 11th ed. McGraw Hill education, 2020.
20. Drugs.com [database on the Internet]. Available from: https://www.drugs.com/
21. GINA Report, Global Strategy for Asthma Management and Prevention. Updated 2021. Available from https://ginasthma.org/wp-content/uploads/2021/05/GINA-Main-Report-2021-V2-WMS.pdf
22. Global initiative for chronic obstructive lung disease. Pocket guide to COPD diagnosis, management, prevention. A guide for health care professionals. 2021 edition. Available from https://goldcopd.org/wp-content/uploads/2020/12/GOLD-2021-POCKET-GUIDE-v2.0-14Dec20_WMV.pdf
23. Horak F, Zieglmayer UP, Zieglmayer R et al. "Azelastine nasal spray and desloratadine tablets in pollen-induced seasonal allergic rhinitis: a pharmacodynamic study of onset of action and efficacy." Curr Med Res Opin. 22.1 (2006):151–157.
24. In-Seok Lim, Hypokalemia and hyperkalemia. Korean Journal of Pediatrics Vol. 49, No. 5, 2006
25. Jang Won Sohn. "Antitussive and mucoactive drugs." *J Korean Med Assoc* 56.11 (2013): 1025–1030.

26. Kyowa Hakko Kogyo Co., Ltd. (2007). "ALLELOCK Tablets 2.5 & ALLELOCK Tablets 5 (English)" (PDF). Retrieved 2008-08-10.
27. Lexi-drugs online [database on the Internet]. Lexicomp Inc. 2021. Available from: http://online.lexi.com.
28. Medscape [database on the Internet]. WebMD LLC.; 2021. Available from: https://medscape.com
29. MICROMEDEX DRUGDEX [database on the Internet]. IBM Corporation. Available from: www.micromedexsolutions.com.
30. MIMS Online. [Internet]. Dihydrocodeine. Available from: https://www.mims.com/
31. MM Abbasi, H Valizadeh, H Hamishekar et al. The Effects of Cetirizine on P-glycoprotein Expression and Function In vitro and In situ. Adv Pharm Bull. 2016 Mar;6(1):111–118.
32. Nardini, Stefano, et al. "COPD: maximization of bronchodilation." *Multidisciplinary Respir Med* 9.1 (2014): 1–10.
33. Pubchem [database on the Internet]. National Library of Medicine; 2021. Available from: https://pubchem.ncbi.nlm.nih.gov
34. Ron Eccles. "Understanding the symptoms of the common cold and influenza." *Lancet Infect* 5.11 (2005): 718–725.
35. Stefano Nardini, Gianna Camiciottoli, Salvatore Locicero et al. COPD: maximization of bronchodilation. *Multidisciplinary Respiratory Medicine* 9.1(2014): 50.
36. Stephanie Labonville. Opiates, Opioids, and Narcotics: Understanding the Difference. IWP.2017 Available from http://info.iwpharmacy.com/opiate-opioid-narcotic-whats-the-difference
37. The Patient Advocate Pharmacy. Opiates, Opioids, and Narcotics: Understanding the Difference. Available from: http://info.iwpharmacy.com/opiate-opioid-narcotic-whats-the-difference
38. Up to Date [database on the Internet]. 2021 UpToDate, Inc. [cited 2020 Jan 5].. Available from: https://www.uptodate.com/contents/search
39. WHO Analgesic Ladder: which weak opioid to use at step two? Available from: https://bpac.org.nz/BPJ/2008/December/docs/bpj18_who_ladder_pages_20-23.pdf
40. Wojciech Leppert & Jarosław Woroń. "Dihydrocodeine: safety concerns. "*Expert Rev. Clin. Pharmacol* 9.1 (2016): 9–12.
41. Yeon-Mok Oh. "Recent advance in inhaler medications for chronic obstructive pulmonary disease patients." *J Korean Med Assoc* 57.2 (2014): 155–158.

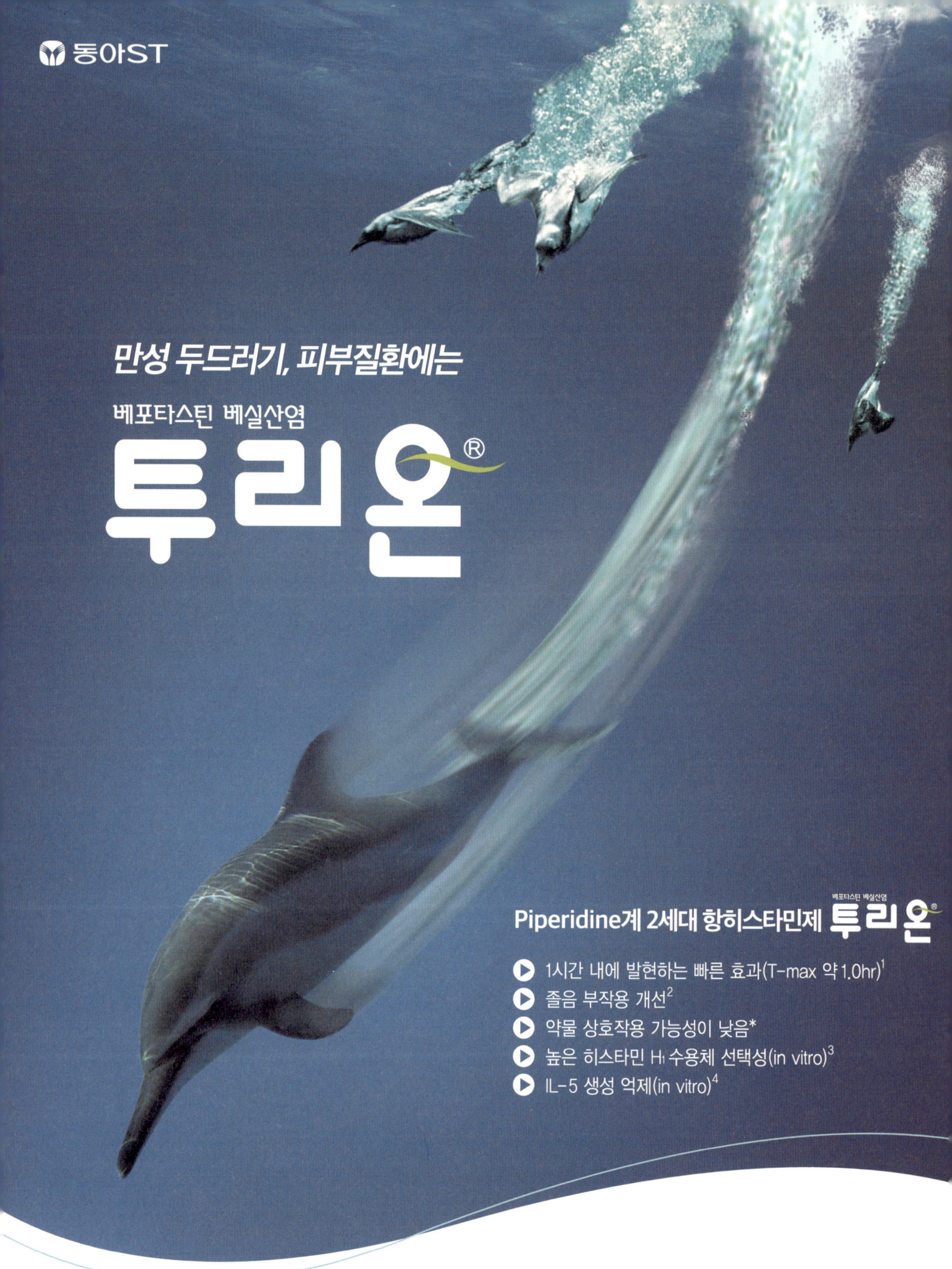

동아ST

만성 두드러기, 피부질환에는

베포타스틴 베실산염
투리온®

Piperidine계 2세대 항히스타민제 투리온 (베포타스틴 베실산염)

- 1시간 내에 발현하는 빠른 효과(T-max 약 1.0hr)[1]
- 졸음 부작용 개선[2]
- 약물 상호작용 가능성이 낮음*
- 높은 히스타민 H_1 수용체 선택성(in vitro)[3]
- IL-5 생성 억제(in vitro)[4]

Bepotastine besilate

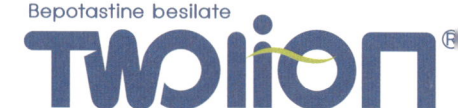

[Reference]
1. Yokota H 외 : Phase I study of TAU-284 1997:13(5) 1137-53
2. M. tashiro, et al. : Br J Clin Pharmacol 2008;65(6):811-21
3. M.kato, et al. : Arzeimittelforschung 1997:47(10):1116-24
4. O.kaminuma, et al. : Biol Pharm Bull 1998;21(4):411-3
* 築本美喜子 외 : Internal data of MTPC Seiyaku   ※ 보험 CODE: 626500960

3 내분비 질환

당뇨병 Diabetes Mellitus

한혜성

정의 및 분류

췌장의 베타세포에서 분비되는 인슐린의 양이 부족하거나, 인슐린의 저항성이 커져서 정상적인 작용을 할 수 없는 경우 혈중 포도당이 이용되지 못하고 쌓여 나타나는 증상. 췌장의 베타세포 파괴로 인해 인슐린이 분비되지 않는 1형 당뇨와 분비된 인슐린의 저항성으로 인한 2형 당뇨, 그 밖에 임신 중 진단된 임신성 당뇨와 약물 등 기타 원인으로 인한 당뇨로 분류.

치료약물 작용기전

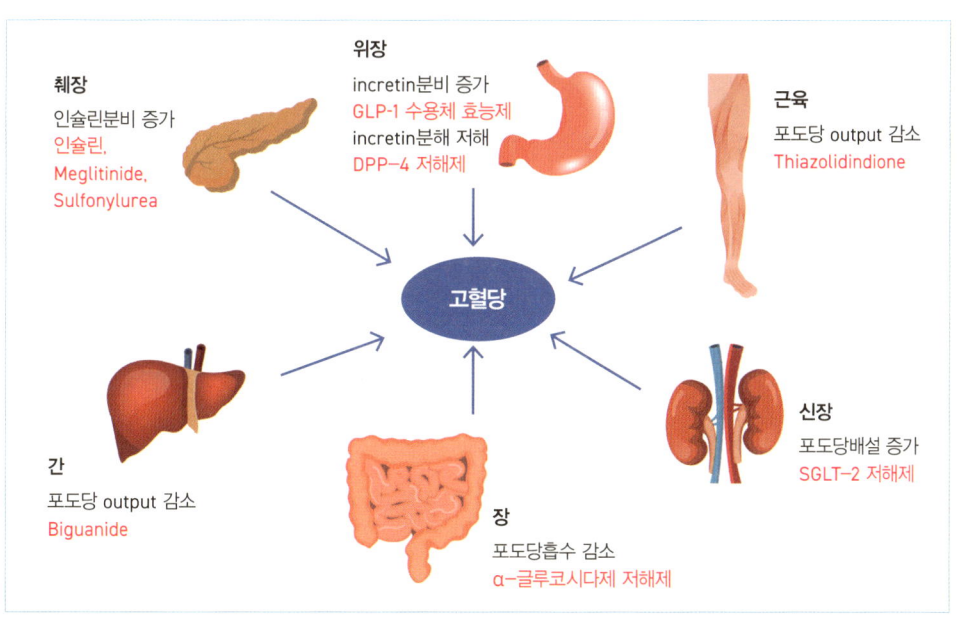

그림 3-1 당뇨병 치료약물 작용기전

치료약물

경구용 혈당강하제

1) Biguanide계
   - 간에서 당생성 감소, 말초 인슐린 감수성 개선
   - 메트포르민(metformin, 다이아벡스정)

2) 설폰요소(sulfonylurea)계
   - 췌장 베타세포에서 인슐린 분비 증가
   - 글리클라지드(gliclazide, 디아미크롱정), 글리피지드(glipizide, 다이그린정), 글리메피리드(glimepiride, 아마릴정), 글리벤클라미드(glibenclamide=glyburide, 다오닐정)

3) 알파글루코시다제 저해제(α-glucosidase inhibitor)
   - 상부 위장관에서 다당류 흡수 억제
   - 아카보즈(acarbose, 글루코바이정), 보글리보스(voglibose, 베이슨정)

4) Meglitinide계
   - 췌장 베타세포에서 인슐린 분비 증가
   - 미티글리니드(mitiglinide, 글루패스트정), 나테글리니드(nateglinide, 파스틱정), 레파글리니드(repaglinide, 노보넘정)

5) Thiazolidinedione계
   - 근육과 지방의 인슐린 감수성 개선, 간에서 당생성 감소
   - 피오글리타존(pioglitazone, 액토스정), 로베글리타존(lobeglitazone, 듀비에정)

6) DPP-4 저해제(dipeptidyl peptidase-4 inhibitor)
   - 인크레틴(GLP-1, GIP) 증가, 포도당 의존 인슐린 분비 증가, 식후 글루카곤 분비 감소
   - 알로글립틴(alogliptin, 네시나정), 아나글립틴(anagliptin, 가드렛정), 에보글립틴(evogliptin, 슈가논정), 제미글립틴(gemigliptin, 제미글로정), 리나글립틴(linagliptin, 트라젠타정), 삭사글립틴(saxagliptin, 온글라이자정), 테네리글립틴(teneligliptin, 테넬리아정), 시타글립틴(sitagliptin, 자누비아정), 빌다글립틴(vildagliptin, 가브스정)

7) 나트륨 포도당 공동 수송체2 저해제(sodium-glucose co-transporter 2 Inhibitor, SGLT2 저해제)
   - 신장에서 당 재흡수 억제, 소변으로 당 배설 증가
   - 다파글리플로진(dapagliflozin, 포시가정), 엠파글리플로진(empagliflozin, 자디앙정), 에

르투글리플로진(ertugliflozin, 스테글라트로정), 이프라글리플로진(ipragliflozin, 슈그렛정)

주사용 혈당강하제

1) GLP-1수용체 효능제(glucagon like peptide-1 receptor agonist)
    - 포도당 의존 인슐린 분비 증가, 식후 글루카곤 분비 감소, 위배출 억제
    - 둘라글루타이드(dulaglutide, 트루리시티일회용펜), 엑세나타이드(exenatide, 바이에타펜주), 릭시세나티드(lixisenatide, 단일제 없음), 리라글루티드(liraglutide, 빅토자펜주)

인슐린주사제

1) 초속효성 인슐린
    - 아스파트(aspart, 노보래피드주), 글루리신(glulisine, 애피드라주솔로스타), 라이스프로(lispro, 휴마로그주)
2) 속효성 인슐린
    - 레귤라인슐린(regular insulin, 휴물린알주)
3) 중시간형 인슐린
    - NPH(neutral protamine hagedorn, 휴물린엔주)
4) 장시간형 인슐린
    - 디터머(detemir, 레버미어플렉스펜주), 데글루덱(degludec, 트레시바플렉스터치주), 글라진(glargine, 란투스솔로스타)

글리메피리드 Glimepiride VS. 메트포르민 Metformin

황미경

	Glimepiride (아마릴정)	Metformin (다이아벡스정)
효능효과	2형 당뇨병 환자	2형 당뇨병 환자(특히 과체중인 경우)
작용기전	인슐린 분비 촉진	간의 당 신생 억제, 인슐린 감수성 개선
약물군	설폰요소계(Sulfonylurea)	Biguanide계
복용	아침 식사 전 또는 첫번째 식사 직전	식사 중 또는 식사 종료 후
소아 사용 여부	없음	10세 이상 소아 사용 가능

두 약물은 어떤 질환에 사용됩니까?

두 약물은 모두 2형 당뇨병 환자의 혈당조절을 위한 약입니다.

Glimepiride는 2세대 설폰요소(sulfonylurea)계 약물로 약효 발현을 위해서는 췌장의 베타세포기능이 남아 있어야 합니다. 설폰요소계 약물의 당화혈색소(Hemoglobin A1C, HbA1C) 감소는 1~2%이며, 당화혈색소 수치가 높은 환자의 경우 절대 수치 감소에 효과적입니다. Meglitinide계를 제외한 경구용 혈당강하제 또는 인슐린과 병용투여할 수 있습니다.

Metformin은 2형 당뇨병의 1차 치료제로 가장 많이 사용되는 약물입니다. 당화혈색소 감소는 설폰요소계 약물과 비슷한 1~2%로 다른 계열의 약물보다는 높은 편입니다. 설폰요소계 약물과 같은 직접적인 췌장 베타세포에 대한 인슐린 분비 자극 효과가 없으므로, 저혈당의 발생이 드물고 체중 증가의 부작용이 없으므로 과체중인 환자에게 적당합니다. 다른 경구용 혈당강하제나 인슐린과 병용하여 사용할 수 있습니다. 10세 이상의 소아 및 청소년에게 단독 또는 인슐린과 병용하여 사용할 수 있습니다.

두 약물의 작용기전은 어떻게 다른가요?

2형 당뇨병은 인슐린저항성과 상대적인 인슐린부족이 복합적으로 작용하여 포도당의 대사장애를 일으키는 질환입니다. Glimepiride와 같은 설폰요소제제는 인슐린 분비 촉진제이며, metformin은 인슐린 감수성 개선제입니다.

Glimepiride가 설폰요소수용체에 결합하면 췌장베타세포 표면에 있는 아데노신삼인산(adenosine triphosphate, ATP) 의존성 칼륨통로를 닫아 탈분극을 일으키고, 이는 전위의존성 칼슘통로를 열어 칼슘이 세포 내로 들어오게 함으로써 직접적으로 인슐린 분비를 자극하게 되고 혈당을 낮춥니다. 고혈당의 유무와 관계없이 췌장에서 인슐린 분비를 증가시키므로 저혈당이 발생할 수 있고, 체중증가를 유발할 수 있습니다.

Metformin의 주요 작용기전은 간의 당신생(gluconeogenesis)을 억제하여 간에서의 포도당 생성을 감소시킵니다. 또한 인슐린 표적 장기인 근육과 지방조직에서 인슐린 감수성을 개선하여 포도당 이용을 촉진시켜 혈당을 낮추게 됩니다.

두 약물의 대표적인 이상반응과 주의사항은 무엇인가요?

Glimepride의 흔한 이상반응은 체중 증가와 저혈당입니다. 저혈당의 증상으로는 식은땀, 피부창백, 두통, 심장 두근거림, 떨림, 불안감, 눈흐릿함, 비정상적인 피로감 등이 있습니다. 간기능이나 신기능에 장애가 있거나 불규칙한 식사, 심한 운동이나 노동을 하는 경우, 술을 많이 마시거나 설사·구토 증상이 있는 경우, 체중이 감소된 환자, 이전에 심한 저혈당 증상이 있었던 환자는 저혈당 위험이 증가될 수 있습니다. 설파(sulfa)제에 알레르기가 있는 환자는 복용하지 않도록 합니다. 광과민반응이 나타날 수 있으므로 외출 시에는 SPF 15 이상인 선크림을 사용하는 것이 바람직하고, 선탠은 하지 않도록 합니다.

Metformin의 이상반응으로는 식욕저하, 구역·구토, 설사, 복통 등이 있습니다. 주로 사용 초기에 나타나며 시간이 지나면 점차 나아지는 경향이 있습니다. 드물지만 심각한 이상반응으로는 유산증(lactic acidosis)이 있습니다. 간기능 장애와 신장애(사구체여과율〈45mL/min/1.73m^{2}인 경우), 급성 및 불안정형 심부전이 있을 경우 사용하지 않아야 합니다. 방사선 요오드 조영물질을 정맥 내 투여하는 검사(예: 정맥요로조영술, 정맥담관조영술, 혈관조영술, 조영제를 사용한 컴퓨터단층촬영술 등)를 받을 예정인 경우 적어도 검사 시행 48시간 이전에 metformin 복용을 중지해야 합니다. Metformin 장기 투여 시 비타민 B_{12}의 흡수 저하가 일어날 수 있습니다. 두 약물 모두 임부나 수유부는 사용하지 않도록 합니다.

두 약물의 용법과 용량은 무엇인가요?

표 3-1 　글리메피리드와 메트포르민 함유제제별 복용법

성분명	제품명 및 함량	용법·용량
Glimepiride	아마릴정 등 1, 2, 4mg	• 1일 1회 아침 식전 또는 첫번째 식사 전 복용 • 이전에 약물을 투여 받은 적이 없는 환자는 1일 1회, 1mg으로 시작. 필요할 경우 1~2주의 간격을 두고 1mg씩 증량. 1일 4mg 투여가 실패하면, 먼저 인슐린 요법으로의 전환을 고려해 보고 그렇지 않으면 인슐린 또는 기타 경구용 당뇨병약과의 병용을 고려 • 1일 최대용량은 8mg
Metformin	다이아벡스정 등 250, 500, 1000mg	• 2000mg/일 이하: 1일 2회 식사와 함께 복용 • 2000mg/일 초과: 1일 3회 식사와 함께 복용 • 성인 　– 반드시 저용량으로 투여를 시작. 1일 2~3회, 1회 500mg. 용량 증가 시 매주 500mg씩 점차적으로 증량 　– 1일 최대용량은 2550mg • 10세 이상의 소아 및 성장기 청소년 　– 일반적인 시작 용량은 1일 1회 500mg이며 식사 중 또는 식사 종료 후 투여 　– 1일 최대용량은 2000mg(2~3회로 나누어 복용)
MetforminER	다이아벡스엑스알서방정 500, 1000mg	• 1일 1회 저녁 식사와 함께 복용 • 초기용량은 서방정 500mg을 저녁 식사와 함께 복용하고 용량 증가 시 매주 500mg씩 점차적으로 증량(1일 1회 최대 2000mg까지 사용해도 혈당조절이 이루어지지 않으면 1000mg 1일 2회 투여를 고려). • 1일 최대용량은 2000mg
Glimepiride + Metformin	아마릴엠정 등 1/250, 1/500, 2/500mg	• 식사 직전 또는 식사와 함께 1일 1~2회 복용 • 통상 1일 초기 용량은 2mg/500mg, 혈당 모니터링 결과에 따라 점차 증량 • 1일 최대용량 8mg/2000mg • 이전 복용을 못한 경우 다음 복용 시 1회 용량을 초과해 복용하지 말 것
Glimepiride + MetforminER	아마릴멕스서방정 등 2/500mg	• 아침 또는 주된 식사 직전이나 식사와 함께 1일 1회 복용 • 통상 1일 초기용량은 2/500mg, 현재 복용 중인 약물과 혈당치를 고려하여 용량조절 • 1일 최대용량 8mg/2000mg • 이전 복용을 못한 경우 다음 복용 시 1회 용량을 초과해 복용하시 말 것

* 　ER extended release

이것만은 꼭 기억하세요!

- Glimepiride 복용 시에는 규칙적인 식사를 해야 하며, 저혈당 증세에 대비하여 최소 20g 정도의 포도당을 휴대하도록 합니다.
- Metformin은 식사와 함께 복용 시 위장불쾌감을 줄일 수 있으므로 식사 직후 복용하도록 하며, 권태감, 근육통, 호흡곤란, 설사가 지속되면 유산증을 의심할 수 있으므로 전문가에게 알리고 필요한 검사를 받도록 합니다.
- 서방형제제는 쪼개거나 씹어 먹지 않도록 합니다.

글리클라지드 vs. 보글리보스
Gliclazide   Voglibose

한혜성

	Gliclazide (디아미크롱정)	Voglibose (베이슨정)
효능효과	2형 당뇨병	당뇨병의 식후 고혈당 개선
작용기전	설폰요소(sulfonylurea)계	알파글루코시다제 저해제 (α-glucosidase inhibitor)
용법	1일 1~2회	1일 3회 매 식사 전
주요 이상반응	저혈당	설사, 복통, 변비 등 위장관계 증상

두 약물은 어떤 질환에 사용됩니까?

두 약물은 모두 경구용 혈당강하제입니다. Gliclazide는 2형 당뇨병 치료제로 식사나 운동요법으로 효과를 볼 수 없는 경우에 사용하고, voglibose는 식사요법이나 운동요법으로 효과를 볼 수 없는 경우뿐 아니라 다른 경구용혈당강하제나 인슐린제제로도 충분한 효과를 볼 수 없는 당뇨병 환자의 식후 고혈당 개선에 사용합니다.

두 약물의 작용기전은 어떻게 다른가요?

Gliclazide는 설폰요소계(sulfonylurea계, SU) 계열의 당뇨병 치료입니다. 설폰요소계열은 당뇨병 치료제 중 가장 먼저 개발된 약물로 췌장의 베타세포에서 인슐린 분비를 촉진함으로 혈당을 낮추는 작용을 합니다. 췌장 베타세포막 안쪽에 있는 설폰요소 수용체와 결합하여 인슐린분비를 촉진할 뿐만 아니라 간에서 글리코겐 형태로 저장되어 있는 포도당 분해를 감소시키고 말초 조직에서 인슐린에 대한 민감성을 증가시켜 혈당을 낮추는 작용을 합니다. 이 계열의 약물은 췌장 베타세포의 인슐린 분비 기능이 남아있는 경우에 효과적이므로 당뇨병이 오래된 환자보다는 새롭게 진단받은 제2형 당뇨병 환자에게 효과적입니다.

Voglibose는 알파글루코시다제 저해제로 소장에서 이당류 분해 효소인 알파글루코시다제를 억제하여 장에서 탄수화물(포도당) 흡수를 지연시켜서 식후 혈당을 감소시키는 작용을 합니다. 알파글루코시다제는 소장의 융모막 세포에 존재하는 효소로 α 결합한 이당당 이상의 다당류를 흡수 가능한 단당류로 분해하는 작용을 합니다. 따라서 알파글루코시다제의 작용을 억제하면 이들 효소에 의해 다당류가 단당류로 분해·흡수되는 속도가 느려져 식사 후에도 혈당이 급격하게 상승하지 않게 됩니다.

두 약물의 용법과 용량은 무엇입니까?

Gliclazide는 속방형제제인 경우 1일 40~80mg으로 시작하고 1일 1~2회 투여합니다. 1일 최고 320mg까지 2회로 나누어 투여할 수 있으며 1회 투여량은 160mg을 초과해서는 안 됩니다. 서방형제제는 1일 1회 30~120mg을 혈당수치에 따라 용량을 조절하여 아침에 식사와 함께 복용합니다. 처음 권장 용량은 1일 30mg이며, 1일 최대 120mg을 초과해서는 안 됩니다. 서방정은 약을 부수거나 씹지 말고 삼켜야 합니다. Gliclazide 속방정을 서방정으로 대체투여 할 때는 gliclazide 속방정 80mg = gliclazide 서방정 30mg이라는 원칙으로 투여합니다. 또한 반감기가 긴 설폰요소계 혈당강하제로부터 대체하는 환자인 경우에는 두 약물의 부가적 영향으로 인한 저혈당의 위험을 최소화하기 위해 며칠간의 휴약기간이 필요합니다.

Voglibose의 경우 1회 0.2mg을 1일 3회 매회 식전에 경구투여 합니다. 효과를 충분히 관찰하면서 1회량을 0.3mg까지 증량할 수 있습니다.

당뇨병 약물의 치료지침은 무엇입니까?

1형과 2형 환자로 나누어 치료지침을 권고하고 있습니다(2021 당뇨병진료지침 제7판).

1형 당뇨환자

- 다회 인슐린 주사요법(하루 3회 이상 식사인슐린 및 하루 1~2회 기저인슐린)이나 인슐린 펌프를 이용한 치료
- 속효성인슐린이나 중간형인슐린 대신 초속효성인슐린유사체와 지속형인슐린유사체 사용

2형 당뇨 환자

- 심각한 고혈당(당화혈색소〉9.0 %) 및 그로 인한 증상(다음, 다뇨, 체중 감소 등)이 동반된 경우 인슐린 치료를 우선 고려
- 약물 치료 시 금기나 부작용이 없는 한 메트포르민을 우선 사용 및 유지
- 목표 당화혈색소에 도달하지 못한 경우 기존 약물의 증량 또는 다른 계열의 약물과 병용
- 심부전을 동반한 환자의 경우 심혈관 이익이 입증된 SGLT2 저해제를 포함한 치료를 우선 고려
- 죽상경화심혈관질환을 동반한 환자의 경우 병용요법 시 심혈관이익이 입증된 SGLT2 저해제나 GLP-1 수용체작용제를 우선 고려
- 알부민뇨가 있거나 추정 사구체여과율이 감소한 경우 심혈관 및 신장의 이익이 입증된 SGLT2 저해제를 포함한 치료를 우선 고려

두 약물을 복용 시 주의사항은 어떤 것들이 있을까요?

두 약물은 모두 당뇨병성 케톤산증, 당뇨병성 혼수, 중증의 간이나 신장 질환 환자, 중증의 감염증이나 외상, 수술전후의 환자에게는 사용할 수 없습니다.

Gliclazide는 1형 당뇨병 환자에게는 사용할 수 없고, 설사나 구토 등으로 식사량이 줄어 있는 환자에게도 저혈당의 위험이 있으므로 투여하지 않아야 합니다.

Gliclazide는 고령 등으로 협조가 어려운 환자나 갑상샘이나 뇌하수체 등 특정 내분비 질환자, 영양실조, 불규칙한 식사, 격렬하거나 장시간 운동 등으로 탄수화물의 섭취가 불균형인 환자에게는 저혈당의 위험 때문에 주의해서 투여해야 합니다. 또한 과도한 알코올 섭취자인 경우에도 주의해야 합니다.

 여기서 잠깐! "**당뇨병성 케톤산증**(Diabetic ketoacidosis)**이란?**"

고혈당, 대사성 산증, 케톤증을 특징으로 하는 당뇨병의 급성 합병증 중 하나입니다.
췌장에서 인슐린이 만들어지지 않는 1형 당뇨환자에게 주로 발생하지만 2형 당뇨환자에게도 발생할 수 있습니다. 인슐린이 부족한 상태에서 육체적·정신적 스트레스로 인해 스트레스 호르몬이 증가하는 경우에 생길 수 있으며, 피로, 구토, 호흡 시 과일향의 냄새, 빈맥, 저혈압, 입마름, 다뇨, 의식변화 등의 증상이 나타납니다. 수액 보충, 인슐린과 전해질 공급을 통한 대사장애의 교정, 유발인자의 치료가 가장 중요합니다.

Gliclazide 투여 중에는 식사량, 체중의 변화, 혈당치, 감염증의 유무 등에 주의를 기울이고 저혈당의 위험과 증상에 대해 환자 및 환자가족에게 설명하여 식이요법, 규칙적 운동 및 규칙적인 혈당 수치 모니터링의 중요성을 알려주어야 합니다.

Gliclazide를 포도당-6-인산탈수소효소결핍증(glucose-6-phosphate dehydrogenase deficiency, G6PD) 환자에게 투여 시 용혈성 빈혈을 일으킬 수 있으므로 다른 약물로 변경할 것을 고려해야 합니다.

Voglibose는 소화 및 흡수 장애를 동반한 만성 장질환 환자인 경우 환자의 상태를 악화시킬 수 있으므로 투여할 수 없고, 그 밖에도 장내가스의 발생 증가에 의해서 증상이 악화되는 환자(개복수술이나 장폐색의 병력, 장의 협착, 궤양 등)에게도 투여하지 않아야 합니다.

두 약물의 이상반응은 어떤 것들이 있을까요?

Gliclazide는 저혈당 증상(무력감, 떨림, 두통, 흥분 등)이 나타날 수 있고, 관절통, 요통, 기관지염 등이 나타날 수 있습니다. 그 밖에 혈소판 감소증, 빈혈, 간 기능 이상, 소화불량, 발진 등도 나타날 수 있습니다.

Voglibose의 경우 설사, 복통, 변비, 식욕부진, 구역, 속쓰림, 소화불량 등의 위장관계 증상과 간효소 수치 이상, 빈혈, 저림, 안면 부종, 눈이 침침함, 권태감, 발한 등이 나타날 수 있습니다.

두 약물과 다른 약물의 상호작용은 어떤 것이 있을까요?

Gliclazide는 다른 혈당강하제와 함께 병용하는 경우 저혈당의 위험이 있으므로 주의해야 하며 베타차단제, 비스테로이드성소염진통제(nonsteroidal anti-inflammatory drugs, NSAIDs), 단가아민산화효소저해제(monoamine oxidase Inhibitor, MAOI), doxycycline, clarithromycin, clofibrate, fluconazole, 삼환계항우울제(tricyclic antidepressants, TCA: imipramine 등), H2-차단제, 안지오텐신전환효소저해제(angiotensin converting enzyme inhibitor, ACEI) 등과의 병용 시에도 gliclazide의 효과를 증가시킬 수 있으므로 주의해야 합니다(저혈당 위험). 반면 danazol, 갑상샘 호르몬제, 난포호르몬제, 이뇨제, 글루코코르티코이드(glucocorticoid), 베타2 효능제, St. John's Wort(Hypericum Perforatum) 등은 gliclazide의 작용을 저해하여 혈당을 높일 수 있으므로 신중하게 모니터링해야 합니다.

Voglibose는 베타차단제, 단가아민산화효소저해제, 고지혈증 치료를 위한 fibrate 제제,

warfarin, 다른 혈당 강하제와 병용 시 저혈당의 위험이 있으므로 주의해야 합니다. 반면 corticoid나 갑상샘호르몬 등은 voglibose의 작용을 약화시킬 수 있으므로 주의해서 투여합니다.

두 약물을 임부와 수유부가 복용할 수 있을까요?

Gliclazide는 이 약의 임부 사용에 대한 자료가 거의 없지만 태반을 통과한다는 보고가 있고 신생아의 저혈당, 또는 거대아가 확인된 바 있어서 임부 또는 임신하고 있을 가능성이 있는 여성에게는 투여하지 않아야 합니다. 임신 기간 동안 당뇨 치료를 위해서는 인슐린 사용이 권장됩니다. 수유부인 경우에도 신생아의 저혈당증의 위험이 있으므로 투여하지 않아야 합니다.

Voglibose도 역시 임부 또는 임신하고 있을 가능성이 있는 여성에는 치료상의 유익성이 위험성을 상회한다고 판단될 경우에만 투여하며, 수유 중인 여성에게는 투여를 피해야 하고 부득이한 이유로 투여해야 하는 경우는 수유를 중단해야 합니다.

이것만은 꼭 기억하세요!

- 두 약물은 모두 경구용 혈당강하제입니다. gliclazide는 설폰요소계 약물로 췌장의 인슐린의 분비를 촉진하는 작용을 하고, voglibose는 소장에서 알파글루코시다제의 작용을 억제하여 다당류가 단당류로 분해·흡수되는 속도를 느리게 하여 식사 후의 급격한 혈당 상승을 막아줍니다.
- Gliclazide는 1일 1~2회 복용하고 voglibose는 1일 3회 매 식사 전에 복용합니다.
- Gliclazide의 대표적 이상반응은 저혈당이며, voglibose는 설사, 변비, 복통 등의 위장관계 증상입니다.

둘라글루타이드 Dulaglutide vs. 인슐린글라진 Insulin glargine

정경혜

	Dulaglutide (트루리시티일회용펜)	Insulin glargine (란투스주바이알, 란투스주솔로스타)
효능효과	성인 2형 당뇨병 환자의 식이 요법과 운동 요법의 보조제	2세 이상 인슐린 요법을 필요로 하는 당뇨병
작용기전	GLP-1 수용체 효능제	인슐린
함량제형	0.75mg/0.5mL 1.5mg/0.5mL	란투스주바이알(1000U/10mL) 란투스주솔로스타(300U/3mL)
용법용량	시작 용량: 주 1회 0.75mg 피하주사 (최대용량: 주 1회 1.5mg)	1일 1회 일정한 시간에 피하주사 용량은 환자에 따라 다름
보관	냉장보관(2~8℃), 30℃ 이하에서 최대 2주 보관 가능	냉장보관(2~8℃), 사용 중인 약물은 30℃ 이하에서 최대 4주 보관

두 약물은 어떤 질환에 사용됩니까?

두 약물은 피하로 주사하는 당뇨병 치료제입니다. Dulaglutide는 2형 당뇨병 치료에 승인되었으며 insulin glargine은 1형과 2형의 모든 당뇨병 환자에게 사용할 수 있습니다.
Dulaglutide는 glucagon-like peptide-1(GLP-1) 수용체 효능제입니다. GLP-1은 체내에서 분비되는 호르몬으로서 혈당이 높으면 인슐린 분비를 촉진하고 과다하게 증가된 글루카곤의 분비를 억제하며 위 배출 시간을 지연시켜 혈당을 낮춥니다. Dulaglutide는 GLP-1 수용체에 작용해서 GLP-1 작용을 증가시켜 혈당을 조절하는 약제입니다. GLP-1은 혈당이 높을 때만 인슐린을 분비시키기 때문에 GLP-1 유사작용을 하는 dulaglutide는 저혈당 이상반응이 적게 일어납니다.
췌장에서는 지방분해와 간에서 당 생성을 억제할 정도의 인슐린(기저인슐린)을 분비하여,

전체적으로 혈당을 조절하고 식사 후에는 많은 양의 인슐린을 분비하여 식후 혈당을 조절합니다. Insulin glargine은 작용 지속 시간이 24시간으로 기저인슐린 역할을 합니다. Insulin glargine 제제로 란투스주와 투제오주솔로스타가 있습니다. 두 제제의 차이는 1mL당 포함되어 있는 insulin glargine의 양이 다르다는 것입니다. 란투스주 1mL에는 insulin glargine이 100단위가 들어 있으나, 투제오주솔로스타 1mL에는 insulin glargine이 300단위가 들어 있습니다.

두 약물은 약동학적으로 어떤 차이가 있습니까?

Dulaglutide(트루리시티일회용펜)의 반감기는 약 5일이며 주사 후 24~48시간 내에 최고 혈중농도에 도달합니다.

Insulin glargine(란투스주)의 작용 지속 시간은 24시간이며 투여 후 2~4시간에 작용이 나타나고 피크는 없습니다. 투제오주솔로스타는 투여 후 6시간에 작용이 나타나며 용량에 따라 최고 혈중농도에 도달하는 시간이 12~16시간 걸리고 반복해서 투여 시에 최대로 혈당이 저하되는 기간은 최대 5일 정도 걸립니다. 동등용량에서 24시간 혈당 저하 효과는 란투스주보다 약 27% 낮습니다. 두 제제는 생물학적으로 동등하지 않으므로 동일 용량으로 사용할 수 없습니다. 투제오주솔로스타에서 란투스주로 전환할 때 저혈당 위험을 감소시키기 위해 용량이 감소되어야 합니다.

두 약물의 용법과 용량은 무엇입니까?

두 약물은 피하가 두꺼운 부위인 복부, 대퇴부, 상완에 주사하며 같은 부위를 피해 돌아가면서 주사합니다. 주사하기 전에 우선 약물에 이물질이나 변색이 없는지 확인합니다. 복부는 배꼽 주위 5cm를 피해서 구획을 나누어 돌아가면서 주사합니다.

Dulaglutide의 권장 시작 용량은 1주 1회 0.75mg입니다. 하루 중 언제라도 식사와 관계없이 일정 시간에 주사합니다. 필요시에 1.5mg까지 증량할 수 있으며 최대용량은 주 1회 1.5mg입니다. 투여를 잊었을 경우에는 다음 계획된 투여일이 3일 이상 남았다면 즉시 주사하고 3일 미만이 남았다면 잊은 용량은 생략하고 정해진 날짜에 다음 용량을 주사합니다. 투여하는 요일을 바꾸고 싶으면 마지막으로 주사한 지 3일 이상이 지난 후에 요일을 변경합니다.

Insulin glargine은 1일 1회 주사합니다. 제1형 당뇨병 환자는 총 하루 인슐린 요구량의 약

50%로 시작하며, 2형 당뇨병 환자는 일반적으로 10단위를 총 하루 시작 용량으로 투여하고 이후 혈당에 따라 용량을 조절합니다.

두 약물의 이상반응과 주의할 점은 무엇입니까?

Dulaglutide
- 구역, 구토가 발생할 수 있으나 시간이 지나면 감소합니다. 구역, 구토와 더불어 식욕감소, 소화불량, 설사, 복통 등 위장장애가 일반적인 이상반응입니다.
- 위 배출 속도를 줄이므로 중증의 위 마비를 포함하여, 중증 위장관 질환이 있는 환자는 사용하지 않는 것이 좋습니다.
- 인슐린 대체 치료제가 아니므로 1형 당뇨병 환자나 당뇨병성 케톤산증의 치료에는 사용하지 않습니다.
- 지속적으로 심한 복통이 있는 등의 췌장염 증상이 있는지 신중하게 관찰합니다. 췌장염이 의심되면 즉시 투여를 중단합니다.
- 갑상샘수질암 병력이 있거나 가족력이 있는 경우와 2형 다발성내분비선종이 있는 환자는 사용해서는 안 됩니다. 목의 종괴, 삼키기 곤란한 증상, 호흡곤란, 지속적인 쉰 목소리 등 갑상샘 암의 증상이 나타나면 즉시 알립니다.
- 인슐린과 함께 사용할 때 혼합하지 않고 따로 주사합니다. 또한 dulaglutide와 인슐린을 동일한 신체 부위(예: 복부)에 주사하는 것은 가능하지만, 주사하는 부위의 위치가 서로 인접해서는 안 됩니다.

Insulin glargine
- 주요 이상반응은 저혈당입니다. 심한 저혈당 증세가 반복적으로 나타나면 신경계가 손상될 수 있으며 생명을 위협할 수 있으므로 인슐린 용량 조절이 필요합니다.
- 체중 증가가 일어납니다.
- 혈당의 현저한 변화에 의해 일시적인 시각장애가 나타날 수 있습니다.
- 주사 부위가 튀어나오는 등의 지방이영양증 발생으로 인해 국소에서 인슐린의 흡수가 지연될 수 있으므로 주사 부위를 순환시킵니다.
- 통증, 두드러기, 염증 등 주사 부위 반응이 나타날 수 있으나 며칠 혹은 몇 주 이내에 개선됩니다. 아주 드물게 위험한 알레르기 반응이 나타납니다.
- 란투스주는 1mL에 인슐린 glargine이 100단위가 함유되어 있습니다. 란투스주바이알은 1병이 10mL이므로 1병에 인슐린 glargine이 1,000단위가 들어 있습니다.

펜(란투스주솔로스타)은 3mL이므로 펜 하나에 insilin glargine이 300단위가 들어 있습니다. 그러나 투제오주솔로스타는 1mL에 insulin glargine이 300단위가 함유되어 있고 펜 하나가 1.5mL이므로 투제오주솔로스타펜 하나에는 insulin glargine이 450단위가 들어 있습니다.

보관법은 무엇입니까?

- 두 약물은 사용 기한까지 2~8°C에서 냉장 보관합니다. 냉동부나 냉매 옆에 놓지 않고 원래의 상자에 보관하는 것이 좋습니다. 사용 기한이 지난 약은 사용하지 않으며 냉동했던 주사제도 사용해서는 안 됩니다.
- Dulaglutide(트루리시티일회용펜)는 차광 보관하며 30°C 이하에서 2주까지 보관할 수 있습니다.
- 사용 중인 insulin glargine(란투스주)은 30°C 이하에서 최대 4주까지 보관할 수 있으며 냉장고에 재보관해서는 안 됩니다. 투제오솔로스타는 30°C 이하에서 최대 6주간 보관할 수 있습니다.

당뇨병 치료 가이드라인에 따른 두 약물의 선택 시점은 언제입니까?

Dulaglutide는 metformin으로 혈당이 조절이 안 되거나 metformin을 사용할 수 없는 경우에 선택합니다. 특히 저혈당을 최소화하면서 체중 감소가 필요한 경우에 선택하기 적합한 약물입니다. 2021년 대한당뇨병학회 진료지침에서 강력한 혈당강하 효과를 중점적으로 고려할 경우 주사제를 포함한 치료를 우선하라고 권고했습니다.

Insulin glargine은 1형 당뇨병 환자의 첫 번째 치료제입니다. 그러나 2형 당뇨병 환자는 가이드라인에 따라 권고사항이 약간 다릅니다. 당화혈색소(Hemoglobin A1C, HbA1C)가 9.0% 이상이며 당뇨병 증상이 있는 경우에는 인슐린 치료를 적극적으로 권장합니다. 그 이하에서는 metformin 또는 다른 당뇨병 치료약물과 병용하는 2제 요법 또는 3제 요법을 추천합니다. 2019 대한당뇨병학회 진료지침에 따르면 적절한 경구용 혈당강하제 치료에도 불구하고 혈당조절 목표에 도달하지 못한 경우, 대사 이상을 동반하고 고혈당이 심할 경우, 급성심근경색, 뇌졸중, 급성질환, 수술 시에 인슐린 요법을 시행할 것을 권고했습니다.

GLP-1 수용체 효능제 중 비만치료로 승인되어 사용되는 약물은 무엇인가요?

GLP-1 수용체 효능제는 dulaglutide(트루리시티일회용펜), exenatide(바이에타펜주), lixisenatide(솔리쿠아펜주: 인슐린 glargine과 복합제제), liraglutide(빅토자펜주)입니다. 모두 체중 감소 작용이 있으나, 비만치료제로 승인된 약물은 이들 중에 체중 감소가 가장 많이 일어나는 liraglutide입니다. Liraglutide는 적응증에 따라 상품명이 다릅니다. 빅토자펜주는 당뇨병 치료제로 승인되었고 같은 약물인데 삭센다주는 비만 치료에 승인되었습니다.

Insulin glargine과 유사하게 기저인슐린으로 작용하는 장시간형 인슐린은 무엇인가요?

Insulin glargine과 유사한 장시간 지속형 인슐린은 인슐린디터머(insulin detemir, 레버미어플렉스펜주)와 인슐린데글루덱(insulin degludec, 트레시바플렉스터치주)입니다.
지속 시간은 인슐린디터머는 16~20시간, 인슐린데글루덱은 24~42시간입니다.

> **이것만은 꼭 기억하세요!**
>
> - Dulaglutide는 GLP-1 수용체 효능제이며 insulin glargine은 24시간 지속되는 기저인슐린으로 당뇨병 치료 주사제입니다.
> - Dulaglutide는 체중 감소가 일어나고, insulin glargine은 체중 증가가 일어납니다.
> - Dulaglutide는 저혈당 발생이 적으며 insulin glargine은 저혈당 발생이 주요 이상반응입니다.
> - Insulin glargine은 1일 1회, dulaglutide는 1주 1회 피하주사합니다.

인슐린글라진 vs 인슐린디터머
Insulin glargine Insulin detemir

정경인

	Insulin glargine (란투스주바이알, 란투스주솔로스타)	Insulin detemir (레버미어플렉스펜주)
효능효과	1형, 2형 당뇨병	1형, 2형 당뇨병
분류	기저인슐린	기저인슐린
특징	Peak 없이 24시간 지속 유리지방산 저하 효과 우수	12~24시간 지속 체중 증가 부작용이 적음
용법	1일 1회	1일 1회 또는 2회

두 약물은 모두 인슐린 주사인데 각각의 특성에 대해 설명해주세요.

란투스는 24시간 혈당 조절이 가능한 최초의 지속형 기저 인슐린 제제로 전 세계 인슐린 시장에서 점유율 1위를 차지하고 있으며 국내에는 2005년에 출시되었습니다. 란투스의 높은 시장점유율의 가장 큰 이유는 peak 없이 24시간 지속되어 1일 1회만으로 혈당 조절이 가능하기 때문입니다. 더불어 저혈당 위험, 체중 증가 등 인슐린의 주요 이상반응이 낮은 점도 장점입니다. 2008년에 출시된 펜타입의 란투스주솔로스타는 사용법이 쉽고 손떨림이 많은 고령층 환자가 인슐린 투여량을 잘 맞출 수 있도록 고안되어 환자 순응도를 높였습니다.

레버미어는 란투스에 이어 국내에서 두 번째로 출시된 장시간형 인슐린으로 인슐린 치료 선택의 폭을 넓힌 약으로 평가받고 있습니다. 란투스와 마찬가지로 기존 휴먼 인슐린(neutral protamine hagedorn, NPH) 제제들이 가졌던 단점인 짧은 지속 시간(약 12시간)을 연장시키고, 저혈당 발생 위험을 감소시켰으며 NPH나 insulin glargine(란투스)보다 체중 증가가 적은 점이 장점입니다. 또한 주사 주입 시 1단위씩 소리가 들리게 제작되어 주사 단위 설정이 쉽고, 투약 용량을 초과하지 않도록 하였으며 최대 60단위까지 주사가 가능합니다. 혈당 조절 효과는 NPH보다는 길지만 란투스보다 짧아서 1일 2회 투여를 해야 하는 경우가 많습니다.

과거에는 지속형 인슐린으로 NPH 인슐린을 많이 처방하였는데 최대 지속 시간이 12~18시간 정도라 대부분 1일 2회 주사해야 했고 저혈당 빈도가 높아 처방 자체를 많이 하지 않았습니다. 란투스와 레버미어는 효과와 장단점에서 차이가 있지만, 기본적으로 두 약물 모두 NPH에 비해 안정적이고 장시간 혈당이 유지되며 저혈당 빈도가 상대적으로 낮은 장점이 있습니다. 또한 경구용 혈당강하제와 병용 시 혈당 조절이 잘 되어 환자의 편의성과 안전성을 높임으로써 당뇨병 치료에 인슐린의 적극적인 처방 사용에 기여한 것으로 평가받고 있습니다.

란투스와 레버미어의 작용기전은 무엇입니까?

두 약물 모두 재조합 인간 인슐린 유도체로 다른 인슐린 제제와 마찬가지로 인슐린 수용체에 결합하여 포도당이 골격근과 지방조직세포에서 이용될 수 있도록 함으로써 혈당대사를 조절합니다. 또한 간의 포도당 생합성을 억제하며 단백 합성을 증가시키고 지방조직의 지방 분해와 단백 분해를 억제합니다.

란투스는 마이크로크리스탈로 인슐린에 비해 용해도가 낮고 피하주사된 부위에 침착하여 흡수가 지연되면서 지속성을 나타냅니다.

레버미어는 합성 시 첨가된 지방산이 lysine에 결합된 채 빠르게 흡수된 다음 혈액 중의 알부민과 결합된 후에는 서서히 분비되어 지속성을 나타냅니다.

두 제품의 사용법을 비교해 주세요.

두 약물 모두 다른 인슐린 제제와 마찬가지로 주사 부위는 정해진 범위 내에서 순환되어야 하고, 하루 중 어느 때라도 할 수 있지만 매일 같은 시간에 해야 합니다. 제2형 당뇨병 환자에게 경구용 혈당강하제와 함께 투여할 수 있습니다. 두 약물 모두 2세 이상에서 투여 가능합니다.

란투스는 1일 1회 투여합니다. 1unit씩 증량할 수 있으며 한 번의 주사로 최대 80unit까지 투여할 수 있습니다.

레버미어는 경구용 혈당강하제와 병용하는 경우 및 liraglutide에 추가하는 경우, 10unit

또는 0.1~0.2unit/kg을 시작 용량으로, 1일 1회 투여하는 것이 권장됩니다. 기저인슐린요법으로 사용될 경우 환자의 인슐린 요구도에 따라 1일 1회 또는 2회 투여합니다.

두 약물의 이상반응을 비교해 주세요.

인슐린 치료에서 가장 중요한 부작용은 저혈당입니다. 심한 저혈당 증세가 반복적으로 나타나면 신경계에 손상을 입힐 수 있으며, 지속적이고 심각한 저혈당은 생명을 위협할 수 있으므로 저혈당 증상 시 적절한 조치는 매우 중요합니다. 레버미어의 경우 투여 환자의 6%에서 주요 저혈당이 나타났습니다.

UKPDS(United Kingdom Prospective Diabetes Study)에 의하면 경구혈당강하제나 인슐린을 사용한 환자군 모두에서 10년 후에 체중이 증가하는 경향을 보여주었는데 특히 인슐린 사용군에서 약 7kg의 가장 높은 체중 증가를 보였습니다. 레버미어는 다른 약제에 비하면 체중 증가가 비교적 낮은 장점을 보입니다. 6~12개월 투여한 연구에서 NPH나 란투스에 비하여 절반 정도의 체중 증가를 보이며, 특히 체질량지수(body mass index, BMI)가 높은 군에서 체중 증가 폭이 적어 비만한 당뇨병 환자에서 인슐린을 시작하는 경우 먼저 선택하기에 용이합니다.

 여기서 잠깐! "경구용 혈당강하제와 인슐린 단독요법 비교"

일부 환자는 심각한 고혈당, 경구용 혈당강하제에 대한 부작용 또는 2형 당뇨병제의 금기에 해당하여 인슐린만으로 혈당을 유지해야 하는 경우가 있는데, 2형 당뇨병은 지속형 기저인슐린(glargine, detemir)만으로는 식후 혈당상승을 조절할 수 없으므로 일반적으로 혼합형(premixed) 인슐린을 1일 2회 요법으로 사용하거나 환자가 시린지에 지속형기저(basal) 인슐린과 속효성(bolus) 인슐린을 혼합하여 사용하는 basal/bolus 인슐린요법을 하게 됩니다. 기저인슐린은 공복 시 주간과 야간에 natural insulin의 분비 양상과 유사하며, bolus 치료는 식후 고혈당을 조절합니다. 인슐린 단독요법에서 첫번째 단계는 환자의 하루 총 인슐린 요구량을 추정하는 것인데 일반적으로 체중에 기반을 두고 있습니다. 0.4~0.6unit/kg/day가 보편적이고 2형 당뇨병에서는 인슐린저항성 때문에 1형 당뇨병에 비해 통상 더 많은 인슐린양이 요구됩니다. 혼합형인슐린(premixed insulin) 요법은 총 하루 인슐린요구량의 2/3를 아침 식전에, 1/3을 저녁 식전에 투여합니다. 식전 언제 투여할지는 속효성과 초속효성 인슐린 중 어떤 것을 선택하느냐에 따라 달라집니다.
기저인슐린 용량의 변경은 아침과 저녁 식전 혈당 조절을 평가하여 정합니다.
Basal/bolus 요법에서는 총 하루 인슐린 요구량의 절반이 기저인슐린으로 공급되고, 나머지 절반은 식전 bolus 인슐린으로 공급되는데 하루 bolus 요구량은 아침·점심·저녁 식전에 동량으로 나누어 공급됩니다.

표 3-2 인슐린의 종류

인슐린			제품명	Onset	Peak	Duration
Bolus	초속효성(rapid-acting)	lispro	휴마로그	10~15min	1~1.5hr	3~5hr
		aspart	노보래피드			
		glulisine	애피드라			
	속효성(short-acting)	regular	휴물린알	30~45min	2~3hr	6.5hr
Basal	중간형(intermediate-acting)	NPH	휴물린엔 인슈라타드	1~3hr	5~8hr	14~18hr
	지속형(long-acting)	glargine	란투스	1~2hr	no peak	22~24hr
		detemir	레버미어	1~2hr	8~10hr	12~24hr

* 출처: IMIG http://www.medinterestgroup.com/portfolio-items/diabetes-insulin-types/

임부에게 인슐린 투여 시 주의사항은 무엇입니까?

임신 기간을 3기로 나누어 볼 때 일반적으로 첫 1기 동안에는 인슐린 요구량이 감소하며, 그 이후 2, 3기에는 증가합니다. 분만 직후에 인슐린 요구량은 급격히 감소하므로(저혈당증의 발생 위험성이 높아짐) 이 시기 동안 혈당 조절에 대한 면밀한 모니터링이 필요합니다. 란투스는 의약품안전사용서비스(drug utilization review, DUR) 임부 금기 2등급으로 명확한 임상적 근거 또는 사유가 있는 경우 부득이하게 사용 가능합니다. 시판 후 조사에서 임신이나 태아, 신생아의 건강과 관련된 특정 유해 사례는 보고되지 않았습니다. 레버미어는 유럽약물위원회(European Medicines Agency, EMA)에서도 레버미어의 임신성 당뇨병 사용을 승인한 바 있어 기저인슐린 아날로그 중 임부에게 안전한 약으로 평가됩니다.

사용 시 특히 주의해야 할 점은 무엇입니까?

- 기저인슐린인 란투스와 레버미어 둘 다 희석하거나 다른 인슐린과 혼합해서는 안 됩니다.
- 주사 부위의 지방이영양증(lipodystrophy)이 있을 경우 인슐린 흡수가 지연될 수 있으므로 주사 부위를 돌아가면서 투여합니다.

- 차광하여 냉장(2~8℃) 보관하고 얼리면 안 됩니다. 만약 냉동되었다면 사용할 수 없습니다.

> **이것만은 꼭 기억하세요!**
>
> - 란투스는 기저인슐린으로 peak 없이 24시간 동안 혈당 조절 효과가 지속되므로 1일 1회 투여합니다.
> - 레버미어는 기저인슐린으로 16~23시간 혈당조절효과가 지속되며 1일 1회 또는 2회 투여합니다.
> - 란투스와 레버미어 둘 다 다른 인슐린과 혼합하거나 희석할 수 없습니다. 또한 저혈당 증상에 적절하게 대처할 수 있도록 환자에게 알려주어야 합니다.

로베글리타존 Lobeglitazone VS. 삭사글립틴 Saxagliptin

한혜성

	Lobeglitazone (듀비에정)	Saxagliptin (온글라이자정)
효능효과	2형 당뇨병 환자의 혈당조절을 위한 식사 및 운동 요법의 보조제	2형 당뇨병 환자의 혈당조절을 위한 식사 및 운동 요법의 보조제
약물계열	Thiazolidinedione계	DPP-4 저해제 (dipeptidyl peptidase-4 inhibitor)
용법	1일 1회 식사와 관계없이 복용	1일 1회 식사와 관계없이 복용
주요 이상반응	부종, 체중 증가, 두통 등	췌장염, 호흡기 감염, 복부 불편감, 관절염 등

두 약물은 어떤 질환에 사용됩니까?

두 약물은 모두 2형 당뇨병 환자의 혈당 조절을 위한 식사 및 운동 요법의 보조제로 사용되며 단독으로 투여할 수 있습니다. 또한 lobeglitazone은 metformin 단독으로 혈당 조절을 할 수 없는 경우 병용투여 할 수 있고, saxagliptin 역시 metformin을 포함한 다른 경구용 당뇨병 치료제 혹은 인슐린과 함께 병용할 수 있습니다.

두 약물의 작용기전은 무엇입니까?

Lobeglitazone은 thiazolidinedione(TZD) 계열의 2형 당뇨병 치료제로 TZD 계열의 약물 중 우리나라 제약사가 2014년 개발한 약물입니다. 이 계열 약물은 고지혈증약을 개발하는 과정에서 발견되었는데 지방 조직에 있는 과산화소체 증식제활성화 수용체(peroxisome proliferator-activated receptor, PPAR)에 작용하여 그 기능을 활성화시키는 작용을 합니다.

과산화소체(peroxisome)는 매우 긴 지방산(long chain fatty acid)을 작은 단위로 잘라 주는 역할을 하는 세포 내 소기관인데 이러한 지방산의 산화 과정을 활성화하는 물질이 인슐린의 감수성을 증가시켜 인슐린 작용이 좋아지게 됩니다. 즉, lobeglitazone은 PPAR의 기능을 활성화시켜 인슐린의 작용을 개선함으로 혈당을 조절합니다.

Saxagliptin은 dipeptidyl peptidase-4 저해제(DPP-4 inhibitor)입니다. 우리가 음식물을 섭취하면 위장관에서는 인크레틴 호르몬이 분비되어 혈당 의존적으로 인슐린과 글루카곤의 분비를 조절하여 혈당을 조절하게 됩니다. DPP-4 효소 저해제는 인크레틴 호르몬을 분해하는 DPP-4 효소를 저해하여 인슐린 분비는 증가시키고, 글루카곤의 분비를 억제하여 혈당을 조절합니다. Saxagliptin은 정상 혈당 수치에서는 인슐린 분비를 자극하지 않고, 글루카곤이 다시 분비되도록 하여 혈당 의존적으로 작용하기 때문에 저혈당의 위험이 비교적 낮습니다.

두 약물의 용법과 용량은 무엇입니까?

두 약물 모두 식사와 관계없이 1일 1회 투여하며 lobeglitazone은 0.5mg, saxagliptin은 2.5~5mg을 투여합니다.

두 약물을 복용 시 주의사항은 무엇입니까?

- Lobeglitazone을 포함하여 TZD 계열의 약물은 체액 저류를 일으켜 부종을 유발할 수 있으므로 울혈성 심부전을 유발하거나 악화시킬 수 있어 세심한 모니터링이 필요합니다. 그러므로 중증의 심부전(뉴욕심장학회: New York Heart Association, NYHA 분류 class Ⅲ and Ⅳ 심부전) 환자에게는 투여할 수 없습니다. 또한 lobeglitazone 투여 시작 후 심부전의 징후(과도하고 급격한 체중 변화, 호흡 곤란, 부종 등)가 나타나면 약물의 투여를 중지하고 이를 평가하기 위한 검사(심초음파, 흉부 X-ray, 심전도, 관련 혈액 검사)가 시행되어야 합니다.
- Lobeglitazone 투여 전에 간기능 검사를 실시해야 하며 활동성 간질환이나 혈청 AST, ALT 수치가 높은 환자에게는 투여할 수 없으나, 신장애 환자에게는 용량 조절 없이 투여할 수 있습니다.
- TZD 계열 약물을 복용한 폐경전 무배란증 여성들에게서 배란을 일으킬 수 있다고 보고된 적이 있습니다. 그러므로 폐경 전 환자들은 이 약을 복용하는 동안 임신 가능

- Saxagliptin을 인슐린이나 설폰요소계 등 저혈당을 일으킬 수 있는 약물과 함께 복용했을 때 저혈당의 위험이 증가될 수 있으므로 주의 깊게 관찰해야 하고, 위험을 최소화하기 위해 더 낮은 용량의 인슐린 및 인슐린 분비촉진제 투여를 고려해야 하는 경우도 있습니다.
- Saxagliptin 복용 후 급성췌장염에 대한 시판 후 조사 보고가 있으므로 췌장염의 징후와 증상에 대해 주의 깊게 관찰해야 합니다. 췌장염이 의심된다면 복용을 중지하고 적절한 조치를 취해야 합니다.
- Saxagliptin을 포함한 DPP-4 저해제를 복용한 환자의 시판 후 조사 보고에서 수포성 유사천포창이 보고되었으므로 이 경우에는 복용의 중단은 물론 입원하여 치료하도록 합니다.

두 약물의 대표적인 이상반응은 무엇입니까?

Lobeglitazone의 경우 부종, 체중 증가, 두통, 가슴통증, 치아질환, 변비, 설사, 호흡기 감염, 혈뇨 등의 이상반응이 나타날 수 있으며, saxagliptin은 췌장염, (상부)호흡기 감염, 비뇨기 감염, 두통, 복부 불편감, 관절염, 위장염, 구토 등의 증상이 나타날 수 있습니다.

다른 약물들과 함께 투여 시 상호작용이 있는 약물들이 있을까요?

Lobeglitazone은 간의 CYP2C19, 2D6효소의 기질이므로 CYP2C19억제제(amiodarone, fluconazole 등)나 CYP2D6억제제(paroxetine 등)인 약물과 함께 복용하는 경우 lobeglitazone의 혈중농도가 증가할 수 있습니다. Saxagliptin의 경우에는 CYP3A4/5에 의해 대사되므로 강력한 CYP450 3A4/5 억제제(ketoconazole, itraconazole, clarithromycin, atazanavir, indi-

---

  여기서 잠깐! "수포성 유사천포창(Bullous pemphigoid)이란?"

수포성 유사천포창(Bullous pemphigoid)이란 국소적 혹은 전신적으로 긴장성이나 팽만성의 물집이 피부에 나타나는 질환으로 자가면역 질환의 일종입니다. 가려움증과 발진, 잇몸 출혈, 전신쇠약 등이 주증상이며, 피부감염 합병증이 나타날 수 있습니다. 치료제로 항균제, 스테로이드제, 면역억제제 등이 사용되며 치료에 긴 시간이 요구됩니다.

navir, ritonavir, saquinavir 등)인 약물들과 함께 복용 시 saxagliptin의 혈중농도가 증가될 수 있으므로 병용투여하는 경우 용량을 줄여 투여합니다.

두 약물을 임부와 수유부가 복용할 수 있을까요?

두 약물 모두 임부에 대한 임상시험 자료가 없어 임부에 대한 사용은 권장되지 않습니다. 또한 수유부의 경우 사람을 대상으로 한 자료는 없지만 동물실험에서 유즙으로 이행하는 것으로 나타나 수유부에게도 사용하지 않습니다.

이것만은 꼭 기억하세요!

- Lobeglitazone과 saxagliptin은 모두 2형 당뇨병 환자의 혈당조절을 위한 경구용 혈당강하제입니다.
- Lobeglitazone은 TZD 계열의 약물로 인슐린의 감수성을 개선하는 효과가 있으며, saxagliptin은 DPP-4 저해제로 인크레틴 호르몬의 분해를 억제하여 인슐린의 분비를 증가시켜 혈당을 조절합니다.
- 두 약물은 모두 1일 1회 식사와 관계없이 복용합니다.

시타글립틴 vs. 에보글립틴
Sitagliptin   Evogliptin

정경인

	Sitagliptin (자누비아정)	Evogliptin (슈가논정)
효능효과	2형 당뇨병	2형 당뇨병
작용기전	DPP-4 저해제 (dipeptidyl peptidase-4 inhibitor)	DPP-4 저해제 (dipeptidyl peptidase-4 inhibitor)
용법	1일 1회, 식사와 관계없이 복용	1일 1회, 식사와 관계없이 복용

Sitagliptin과 evogliptin은 어떤 질환에 사용되는 약물입니까?

Sitagliptin은 DPP-4 저해제(dipeptidyl peptidase-4 inhibitor) 중 2007년에 가장 처음 출시된 약이고, Evogliptin은 동아에스티가 개발한 국산 신약으로 2015년 10월에 허가를 받은 가장 최신의 DPP-4 저해제입니다.

DPP-4 저해제는 저혈당 위험이 낮고 체중을 증가시키지 않는 등 부작용과 내약성 면에서 장점이 많아 단일요법 또는 metformin과의 병용요법으로 처방이 지속적으로 증가하고 있습니다. DPP-4 저해제는 sitagliptin을 필두로 vildagliptin(가브스정), saxagliptin(온글라이자정), linagliptin(트라젠타정), gemigliptin(제미글로정), alogliptin(네시나정), anagliptin(가드렛정), teneligliptin(테넬리아정)이 출시되어 있고, 최근 evogliptin이 추가로 허가받으면서 총 9개로 늘어난 상태입니다. 이들 약제는 인체에 작용하는 방식은 유사하지만 효능과 안전성의 측면에서 약간의 차이가 있습니다.

Sitagliptin과 evogliptin이 혈당을 낮추는 작용기전은 무엇입니까?

Sitagliptin와 evogliptin은 인크레틴 호르몬인 GLP-1(glucagon like peptide-1, 글루카곤 유사

펩티드) 분해효소인 dipeptidyl peptidase-4(DPP-4)를 억제하여 GLP-1 분해를 지연시킵니다. 자세한 DPP-4 저해제의 작용기전을 알기 위해서는 GLP-1이 인슐린과 글루카곤 분비에 미치는 영향에 대한 이해가 필요합니다.

GLP-1은 인크레틴입니다. 인크레틴은 음식에 반응하는 소장의 K세포와 L세포에서 분비되는 호르몬으로 혈중 포도당의 양, 즉 혈당에 따라 인슐린 분비를 조절합니다. 가장 많이 연구된 인크레틴이 GLP-1과 GIP(glucose dependent insulinotropic polypeptide, 포도당 의존성 인슐린분비자극 폴리펩티드)인데, 이들 인크레틴은 식사 후 소화관에서 자연적으로 분비되며, GLP-1은 포도당량에 근거해 인슐린의 분비를 늘리고 글루카곤 분비를 억제합니다. GIP는 십이지장과 공장의 점막에서 발견되며 혈액으로 흘러 들어가고, GIP 수용체는 7개의 막단백질로 췌장의 베타세포에서 발견됩니다. 현재까지 GIP를 조절하는 기전을 갖는 약물은 없고, GLP-1에 관여하는 약제만 있는데 그것이 바로 GLP-1 수용체 효능제와 DPP-4 저해제입니다.

그런데 GLP-1은 그 이름 때문에 의사, 약사와 같은 전문가들도 종종 헷갈리는데요. 이름은 'glucagon like peptide(글루카곤 유사 펩티드)'이지만 사실 글루카곤처럼 작용하는 게 아니라 그 반대입니다. 즉 GLP-1의 생리적 역할은 ① 포도당 의존성 인슐린 분비 ② 포도당 의존성 글루카곤 분비 억제입니다.

먼저 '포도당 의존성 인슐린 분비' 측면에서 보자면, glimepiride과 같은 설폰요소계 약물도 인슐린 분비를 촉진시키지만 혈당이 충분해도 인슐린 생성을 촉진시켜 저혈당을 유발할 수 있는 게 단점입니다. 이에 비해 GLP-1은 혈당이 높을 때만 인슐린을 분비하도록 유도하기 때문에 exenatide와 같은 GLP-1 수용체 효능제와 sitagliptin과 같은 DPP-4(GLP-

 여기서 잠깐! "글루카곤(glucagon)과 2형 당뇨병의 관계는?"

2형 당뇨병은 췌장 베타세포의 단독범인 것으로 생각했으나 최근 췌장 α 세포의 시그널링 교란 역시 중요한 요인인 것이 밝혀졌습니다. 글루카곤은 췌장의 α 세포에서 생산되는 펩티드호르몬으로 혈당이 기준치 이하로 내려갈 경우 분비되어 간에서 글리코겐(glycogen)을 포도당으로 분해해 혈당량을 증가시킵니다. 인슐린과는 반대 작용을 하고, 피드백 관계에 있습니다.
혈당이 높을 때는 글루카곤이 필요없고, 식후 또는 고혈당이 있는 어떤 때라도 글루카곤 혈장농도가 가파르게 떨어져야 합니다. 그런데 2형 당뇨병에서는 공복 시에 글루카곤 농도가 높고, 뿐만 아니라 글루카곤이 사라져야 하는 식후에서도 높다는 사실이 밝혀지면서 글루카곤을 억제하는 기전을 갖는 DPP-4 억제제에 더욱 관심이 집중되고 있습니다.

1의 분해효소) 저해제는 저혈당을 유발하지 않습니다. GLP-1을 똑똑한 호르몬이라고도 부르는 이유가 여기에 있습니다.

'포도당 의존성 글루카곤 분비 억제' 측면에서 GLP-1은 혈당이 상승할 때 글루카곤의 분비를 억제하는데, 이 역시 포도당 의존성이라 저혈당 상태에서 정상 혈당으로 복원하는 데 필요한 글루카곤의 분비를 막지는 않습니다.

DPP-4 저해제의 처방이 늘고 있는 이유는 무엇입니까? 특히 같은 인크레틴 기반제인 GLP-1 효능제보다 처방이 훨씬 많은 것 같습니다.

GLP-1은 DPP-4에 의해 급속히 분해되어 건강한 사람에서도 반감기가 2분에 불과하기 때문에 DPP-4를 억제하는 약의 개발은 당연할 수밖에 없는 듯 합니다. GLP-1 효능제가 먼저 시장에 등장했음에도 불구하고 상대적으로 비싼 가격과 피하주사제라는 단점으로 인해 처방과 사용에 제한적이었던 반면, DPP-4 저해제의 경우 GLP-1 수용체 효능제의 여러 장점을 공유하면서도 상대적으로 싼 가격과 경구투여라는 장점 덕분에 임상 의사들이 손쉽게 선택하는 약제가 되었고 저혈당 위험이 적고 체중 증가가 없는 점도 이유입니다. 실제 DPP-4 저해제 처방은 2008년부터 가파르게 증가해 2013년에는 전체 당뇨병 치료제 처방의 38.4%를 차지할 정도로 성장했습니다.

또 DPP-4는 약간의 혈압 감소, 지질프로파일 개선 등 혈관 건강에 유익한 효과를 나타낸다는 자료들도 처방에 긍정적으로 작용하고 있습니다.

DPP-4 저해제 약물들 간에는 어떤 차이점이 있을까요?

현재 출시되어 있는 9종의 DPP-4 저해제 모두 유사하게 중간 정도의 혈당강하 능력을 갖습니다(당화혈색소 0.5~1.2% 강하). 70% 이상의 높은 DPP-4 활동성 억제력을 보여주며, GLP-1 혈장농도도 1.5~3배까지 증가합니다.

약동학적 프로파일, 혈당강하 효과, 이상반응 및 안전성, 심혈관계 효과 등의 측면에서는 DPP-4 저해제 간에 조금씩 차이가 있습니다. Sitagliptin은 가장 오래된 약물로 많은 임상 근거 자료를 가지고 있지만 췌장염 등의 안전성에 대한 문제 제기도 많습니다. Vildagliptin은 심한 간장애 환자에서 사용이 제한적이고, 24시간째에 DDP-4 억제력이 급속히 감소하여 하루 두 번 복용해야 하는 불편함이 있지만 혈당강하 효과에서 좀 더 우수한 결과를 보여주는 데이터들이 있습니다. Saxagliptin의 경우 서방복합제(콤비글라이즈서방정)를 가졌다는 점이, Linaglitin은 대부분(85%) 담즙을 통해 배설되므로 신장애 환자에서 용량 조절이 필요 없는 장점이 있습니다. Gemigliptin은 우리나라에서 개발된 약제라는 점이 장점일 수 있으나 아직은 임상 근거 자료가 적다는 단점이 있습니다. Anagliptin은 1일 2회 복용하는 것이 단점일 수도 있으나 "아침보다 저녁을 든든하게 먹는 한국인의 식습관에서 아침과 저녁 2회에 걸쳐 당뇨약을 복용하는 것이 더 유리하다"고 강조합니다. Teneligliptin은 약효 지속 시간이 길고 혈당강하 효과가 좀 더 우수하다는 결과 자료들이 있고 서방복합제(테넬리아엠서방정)는 정제 크기가 가장 작아서 복용의 편의성을 높였습니다. Evogliptin은 저용량으로도 충분한 약효를 나타내는 것이 특징이라는 것이 제조사의 설명입니다.

대표적인 이상반응에는 어떤 것들이 있습니까?

논란 중이기는 하나 DPP-4 저해제가 췌관세포 증식으로 췌장염과 췌장암의 빈도를 높인다는 연구가 있습니다. DPP-4 저해제는 다른 당뇨병 약제에 비해 부작용 적고 내약성이 좋습니다. 드물지만 비인두염, 상기도감염, 위장장애가 나타날 수 있습니다.

> **이것만은 꼭 기억하세요!**
>
> - GLP-1은 소장의 인크레틴 호르몬의 하나로 포도당에 의존하여 인슐린 분비를 증가, 글루카곤 분비를 촉진시키는 똑똑한 호르몬입니다.
> - Sitagliptin과 Evogliptin은 DPP-4 저해하여 GLP-1의 효과를 증가시키는 작용을 합니다.
> - DPP-4 저해제는 저혈당 위험이 적고, 체중에 영향을 미치지 않습니다.

리나글립틴 vs. 엑세나타이드
Linagliptin Exenatide

정경인

	Linagliptin (트라젠타정)	Exenatide (바이에타펜주)
효능효과	2형 당뇨병	2형 당뇨병
분류	인크레틴 기반 제제	인크레틴 기반 제제
작용기전	DPP-4 저해제	GLP-1 수용체 효능제
투여경로	경구	피하주사
용법	1일 1회, 식사와 관계없이	1일 2회 식전

Linagliptin과 Exenatide은 어떤 약물입니까?

Linagliptin은 dipeptidyl-peptidase 4(DPP-4) 저해제로 분류되는 경구용 혈당강하제로, 2011년에 국내 허가되었습니다. Linagliptin은 DPP-4 저해제 약물 중 sitagliptin에 이어 2018년 원외 처방 실적 2위를 기록하여 DPP-4 시장에서의 점유율이 높은 편입니다.

Exenatide는 GLP-1 수용체 효능제에 속하는 피하주사용 혈당강하제로, 2008년 국내 허가되었습니다.

Linagliptin과 Exenatide가 혈당을 낮추는 작용기전은 무엇입니까?

Linagliptin와 Exenatide는 인크레틴 호르몬인 GLP-1(glicagon like peptide-1, 글루카곤 유사 펩티드)에 관여하여 인크레틴 기반 혈당강하제로 불립니다.

GLP-1은 음식에 반응하여 소장에서 분비되는 호르몬인 인크레틴의 한 종류입니다. 이름은 '글루카곤 유사 펩티드(glucagon like peptide, GLP)'이지만 사실 글루카곤처럼 작용하는 것이 아니라 그 반대입니다. 즉 GLP-1의 생리적 역할은 크게 ① 포도당 의존성 인슐린 분비 촉진 ② 포도당 의존성 글루카곤 분비 억제입니다.

GLP-1은 DPP-4 효소에 의해 빠르게 분해되기 때문에 그 자체를 치료 목적으로 사용할 수 없습니다. 따라서 인크레틴(GLP-1) 기반 약제는 DPP-4 효소를 억제(DPP-4 저해제)하거나, GLP-1의 반응을 증가(GLP-1 수용체 효능제)시키는 기전으로 개발되었습니다. Linagliptin은 DPP-4 저해제, exenatide는 GLP-1 수용체 효능제에 속합니다.

Linagliptin과 Exenatide의 장점과 단점은 무엇입니까?

Linagliptin을 비롯한 DPP-4 저해제는 저혈당 위험이 낮고, 체중 증가 부작용이 없으며, 구역·구토, 설사 등의 빈도도 낮아 안전성과 내약성 측면에서 유리합니다. 특히 저혈당 위험이 매우 낮은 것은 이에 대한 대처 능력이 떨어지는 노인 당뇨병 환자에서 더욱 큰 장점이 됩니다. 혈당강하 효과는 전체 당뇨병약 중에 중간 정도로 평가되는데, 설폰요소계(sulfonylurea)나 GLP-1 수용체 효능제보다는 낮은 편에 속합니다. DPP-4 저해제의 또 다른 장점은 인슐린 분비를 자극함으로써 다른 당뇨약제와의 병용 효과가 우수하다는 점입니다. 특히 당뇨병의 일차선택약물인 metformin과 병용은 상호보완적이고, 추가적 혈당강하 효과가 커서 metformin과의 복합제 처방은 단일제 시장을 대체하는 수준으로 급성장하고 있습니다.

DPP-4 저해제는 주로 신장을 통해 배설되는데 비해, linagliptin은 대부분(85%)이 담즙을 통해 위장관으로 배설되어 신장애 환자에게 용량 조절이 필요 없는 것이 이 약물의 특징적인 장점입니다.

Exenatide를 비롯한 GLP-1 수용체 효능제는 DPP-4 저해제보다는 저혈당 위험이 있는 편이지만, 이 약물 역시 혈당이 높을 때만 인슐린 분비를 촉진시키기 때문에 그 정도는 경미한 편입니다. 포만감 유도와 함께 체중 감소 효과가 있어 비만인 당뇨병 환자에게 좋은 선택약입니다. 두 약물 모두 지질프로파일 개선 등을 통해 혈관 건강에 유익한 효과가 있는 것으로 알려져 있는데, 특히 GLP-1 제제는 2019년 대한당뇨병학회에서 죽상경화성 심혈관질환을 동반질환으로 가진 환자에게 포시가와 같은 나트륨 포도당 공동 수송체2 저해제(sodium glucose cotransporter-2 inhibitor, SGLT2 저해제)와 GLP-1 제제를 우선 고려하도록 권고한 바 있어, 이러한 환자에서는 DPP-4 저해제보다는 GLP-1 수용체 효능제가 선호될 것으로 보입니다.

두 약물의 용량과 용법은 어떻습니까?

Linagliptin은 식사와 관계없이 1일 1회 5mg 복용합니다. 그러나 Linagliptin 2.5mg과 metformin과의 복합제는 1일 2회 식사와 함께 복용해야 합니다.

Exenatide는 피하주사 후 2시간 후 peak에 도달하고 혈장 반감기는 3~4시간입니다. 따라서 하루 2번 아침, 저녁 식전에 피하주사합니다. 1회 용량은 5㎍ 또는 10㎍입니다.

두 약물의 대표적인 이상반응은 무엇입니까?

DPP-4 저해제는 다른 당뇨병약제에 비해 부작용 적고 내약성이 좋습니다. 드물지만 비인두염, 상기도감염, 위장장애가 나타날 수 있습니다.

Exenatide의 매우 흔한 부작용(10% 이상)은 변비, 설사, 오심·구토, 주사부위소양증, 저혈당(설폰요소계와 병용 시)입니다.

논란 중이기는 하나 DPP-4 억제제와 GLP-1 유사제 모두 췌관세포를 증식시켜 췌장염의 위험을 높인다는 보고가 있습니다.

이것만은 꼭 기억하세요!

- GLP-1은 소장의 인크레틴 호르몬의 하나로, 혈당에 의존하여 인슐린 분비를 증가, 글루카곤 분비를 억제시킵니다.
- Linagliptin을 비롯한 DPP-4 저해제는 저혈당 위험이 낮고, 체중에 영향을 미치지 않으며, 내약성이 좋은 것이 장점입니다.
- Exenatide 등 GLP-1 수용체 효능제는 낮은 저혈당 위험, 체중감량 효과, 심혈관보호작용이 장점입니다.

아카보즈 Acarbose VS. 레파글리니드 Repaglinide

구현지

	Acarbose (글루코바이정)	Repaglinide (노보넘정)
효능효과	당뇨병의 식후 고혈당개선	2형 당뇨병 환자의 혈당조절 향상을 위한 식사요법 및 운동요법의 보조제
분류	알파글루코시다제 저해제	Meglitinide계
작용기전	소장에서 포도당 흡수 지연	췌장의 베타세포에서 인슐린 분비 자극
복용시간	식사 직전(식사 시 첫 숟갈과 함께)	식사 15분 전
공통점	식후 혈당 강하	식후 혈당 강하

두 약물은 어떤 질환에 사용하나요?

두 약물 모두 2형 당뇨병 환자에 쓰이는 혈당강하 약물로 식후 혈당을 낮추기 위해 사용합니다. Acarbose는 당화혈색소를 0.5~1% 감소시키며, repaglinide는 단일 요법 시 당화혈색소를 0.5~1%, metformin이나 thiazolidinedione계 약물과 병용 시는 1.5~1.8% 감소시킬 수 있습니다.

두 약물의 작용기전은 어떻게 다른가요?

Acarbose는 췌장의 알파아밀라제와 소장 벽의 알파글루코사이드 가수분해효소(α-glucoside hydrolase)를 경쟁적·가역적으로 억제하는데, 이 효소들은 소장의 내강에서 탄수화물 덩어리를 올리고당(이당류~10당류)으로 분해하고 소장의 융모에서 다시 단당류인 포도당으로 분해하는 역할을 합니다. Acarbose는 이 효소들을 억제하기 때문에 포도당 흡수를 지연시켜 식후 고혈당 증상을 개선시킵니다. 또 인슐린 분비를 증가시키지 않기 때문에 저혈당을 일으키지 않으며 체중 증가의 이상반응이 없습니다.

Repaglinide는 meglitinide계 약물로 작용기전은 설폰요소계와 비슷합니다. 췌장 베타세포의 특정 부위에 결합하여 아데노신삼인산(adenosine triphosphate, ATP) 의존적인 칼륨 채널을 억제시키고 탈분극을 일으켜 세포 내로 칼슘을 유입시켜 인슐린을 분비하게 합니다. 하지만 설폰요소계보다 약효가 빨리 나타나고 지속 시간이 짧은 특징이 있어 식후 고혈당 증상을 낮추는 약물로 사용합니다.

약물 동력학적인 면에서는 어떤 차이가 있나요?

Acarbose의 생체이용률은 2% 미만이며 소장에서 대사되어 대변으로 51%, 신장으로 34% 배설됩니다. 반감기는 2시간입니다.

Repaglinide의 생체이용률은 56% 정도이며 1시간 후에 혈중 최고 농도에 이르고 단백결합률은 98% 이상입니다. 간에서 CYP 3A4와 2C8에 의해 대사되며 대변으로 약 90%, 신장으로 약 8% 배설됩니다. 반감기는 1시간입니다.

 여기서 잠깐! "목표혈당시기에 따른 당뇨약의 선택"

혈당이 주로 식후에 문제가 되는지 또는 공복에 문제가 되는지에 따라 약제를 선택할 수 있어, 주로 어느 때의 혈당에 영향을 주는지에 따라 당뇨약을 아래와 같이 구분해 볼 수 있습니다.

식후 혈당	식후 혈당과 공복 시 혈당	공복 시 혈당
1. regular insulin 2. asprt/glulisine/lispro insulin 3. 알파글루코시다제 저해제 4. meglitinides 5. DPP-4 저해제 6. Glp-1 수용체 효능제: 1~2회/일	1. 설폰요소계 2. mixed insulin 3. SGLT-2 저해제 4. Thiazolidinedione 5. Glp-1 수용체 효능제: 1회/주	1. metformin 2. insulin detemir, insulin glargine 3. NPH insulin

두 약물의 용법과 용량은 어떻게 무엇입니까?

Acarbose는 소장의 내강에서 탄수화물의 분해를 지연시키는 작용을 하므로 식사 직전(첫 숟갈과 함께) 복용하도록 합니다. 1회 50mg을 1일 3회로 시작하여 4~8주 간격으로 1회 100mg 1일 3회로 증량할 수 있습니다. 성인 1일 평균 용량은 300mg이며 필요시 최대 1회 200mg 1일 3회까지 증량 가능합니다.

Repaglinide는 복용 후 30분 내에 인슐린 분비 자극 반응이 나타나므로 식전 15분 내에 복용하는 것이 좋으며, 식전 30분에서 식사 직전 사이 중에 복용 가능합니다. 당화 혈색소가 8% 미만인 경우 1회 0.5mg, 다른 혈당 강하제를 복용하던 경우나 당화 혈색소가 8% 이상인 경우는 1회 1mg로 시작하여 1~2주에 걸쳐 적정 용량을 결정합니다. 식사법에 따라 2~4회 투여하며 1일 최대용량은 1회 4mg, 1일 16mg입니다.

대표적인 이상반응에는 어떤 것들이 있을까요?

Acarbose의 대표적인 이상반응은 복부팽만감(74%), 설사(31%), 복통(19%), 방귀 등이며 일반적으로 4~8주 후에는 점차 줄어듭니다. 그 밖에 낭성장기종(pneumatosis cytoidisintestinalis), 발진, 홍반, 가려움, 두통, 빈혈 등이 나타날 수 있습니다. 드물게 간 기능 이상도 나타날 수 있어 모니터링이 필요합니다.

Repaglinide의 대표적인 이상반응으로는 저혈당증(16~31%)이며 그 밖에도 상기도감염(10~16%), 두통(9~11%), 부비강염(3~6%), 관절통(3~6%), 설사(5%) 등이 나타날 수 있습니다.

두 약물을 복용 시 주의사항은 무엇입니까?

Acarbose의 경우 염증성 장질환 환자, 장폐색 환자, 장에서 영양 흡수가 불량인 환자, 간경화 환자, 혈청크레아티닌(serum creatinine, SCr)이 2mg/dL 이상이거나 크레아티닌 청소율(creatinine clearance, CrCl)이 25ml/min 미만인 환자, 18세 이하 환자에는 금기입니다. Acarbose를 복용 중인 환자에게서 저혈당증이 나타날 경우에는 설탕 대신 포도당을 투여해야 합니다. 그 이유는 acarbose가 설탕이 과당과 포도당으로 분해되는 과정을 저해하기 때문입니다.

Repaglinide는 1형 당뇨환자, 당뇨병성 케톤산증인 환자는 금기이며 gemfibrozil과 병용 시 심각한 저혈당을 유발할 수 있으므로 gemfibrozil 복용 중인 환자도 금기입니다.

두 약물과 함께 복용 시 상호 작용이 있는 약물이 있을까요?

Acarbose와 상호 작용이 있는 약물에는 digoxin, lactulose 등이 있습니다. Digoxin과 병용 시 digoxin의 최대 혈중농도가 26%, 평균 혈중농도가 9% 정도 감소하므로 digoxin의 용량 조절이 필요합니다.

Lactulose와 병용 시는 acarbose에 의해 소화되지 않은 이당류가 lactulose와 함께 하부소화관으로 이동하고 장내세균에 의해 분해되어 장내가스 양을 증가시켜 소화기계 부작용이 증가할 수 있습니다.

Repaglinide는 CYP 3A4 저해제인 itraconazole, CYP2C8 저해제인 gemfibrozil, trimethoprim과 병용 시 혈중농도가 증가할 수 있고, 그 밖에 cyclosporine, deferaxirox도 repaglinide의 혈중농도를 증가시킵니다. Rifampicin의 경우는 CYP 저해제와 유도제의 작용을 둘 다 나타냅니다.

📌 이것만은 꼭 기억하세요!

- 두 약물 모두 식후 혈당 강하를 목적으로 복용하므로 식사를 거를 때는 약물을 복용하지 않아야 합니다.
- Acarbose는 식사 직전(첫 숟갈과 함께), repaglinide는 식전 15분에 복용합니다.
- Acarbose는 저혈당과 체중 증가가 적은 것이 장점이며 복부팽만감, 설사, 복통의 이상반응이 있습니다. Repaglinide는 약효가 빨리 나타나는 것이 장점이며, 저혈당, 체중 증가의 이상반응이 생길 수 있지만 설폰요소계보다는 그 정도가 적습니다.

엑세나타이드 Exenatide vs. 리라글루티드 Liraglutide

박재경

	Exenatide (바이에타펜주)	Liraglutide (빅토자펜주)
효능효과	2형 당뇨병(성인)	2형 당뇨병(성인), 비만 또는 과체중
작용기전	GLP-1 수용체 효능제 (속효성. 주로 식후혈당을 낮춤)	GLP-1 수용체 효능제 (장기지속형. 주로 공복혈당을 낮춤)
용법용량	1일 2회 식전 1시간에 피하주사	1일 1회 식사와 상관없이 피하주사

두 약물은 어떤 질환에 사용됩니까?

Exenatide 및 liraglutide는 2형 당뇨병 환자의 혈당조절 목적으로 단독 또는 병용요법으로 사용됩니다. Liraglutide는 이 외에 비만 환자 또는 동반질환(이상혈당증, 고혈압, 이상지질혈증) 중 한 가지 이상을 가지고 있는 과체중 환자의 체중 감량 목적으로도 사용합니다. Liraglutide는 당뇨병 치료제의 경우 빅토자로, 체중 감량 목적의 경우 삭센다라는 상품명으로 판매되고 있습니다. 같은 성분, 같은 함량이지만 두 가지 적응증으로 허가받아 상품명이 다릅니다.

두 약물의 작용기전은 무엇입니까?

두 약물 모두 GLP-1(glucagon-like peptide 1) 수용체 효능제입니다. GLP-1은 인크레틴 호르몬 중 하나로 췌장에서 인슐린 분비를 자극하는 역할을 합니다. 고혈당인 경우에만 인슐린 분비를 증가시키므로 저혈당을 유발하지 않는 특징이 있습니다. 또한 GLP-1은 랑게르한스섬세포에서 소마토스타틴을 분비시켜 췌장 알파세포의 글루카곤 방출을 억제합니다. GLP-1은 위배출 시간(gastric emptying time)을 증가시켜 위의 공복혈당을 낮추는 작용과 더불어 식후 혈당도 감소시킵니다. 또한 중추신경계에서 포만감과 만복감을 증가시키며 혈압을 낮추고 식후 중성지방 및 유리지방산(free fatty acid)을 감소시키는 효과를 나타냅니다.

두 약물의 반감기 및 작용의 차이는 무엇입니까?

Exenatide는 반감기가 2.4시간 정도로 짧아 속효성(short-acting) GLP-1 수용체 효능제에 속하며, 아침 식전에 투여한 경우 점심 식후의 고혈당을 조절할 수 없습니다. 공복혈당을 감소시키는 효과 또한 liraglutide에 비해 낮은 편입니다. Liraglutide의 반감기는 11~13시간으로 1일 1회 투여하며 장기지속성(long-acting) GLP-1 수용체 효능제에 속합니다.

속효성인 exenatide는 위 배출 지연에 의해 식후 고혈당을 감소시키며, 인슐린의 분비를 촉진하는 등의 공복혈당을 조절하는 효과는 장기지속성에 비해 덜합니다. 반대로 장기지속

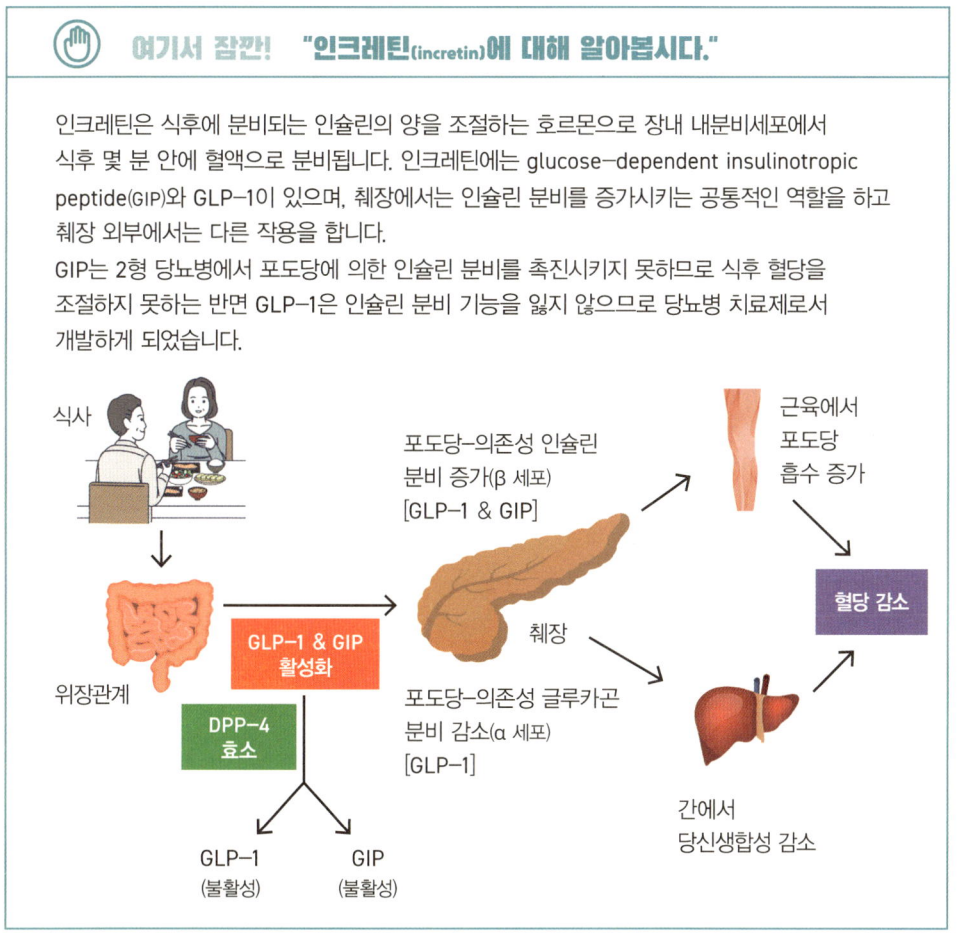

여기서 잠깐! "인크레틴(incretin)에 대해 알아봅시다."

인크레틴은 식후에 분비되는 인슐린의 양을 조절하는 호르몬으로 장내 내분비세포에서 식후 몇 분 안에 혈액으로 분비됩니다. 인크레틴에는 glucose-dependent insulinotropic peptide(GIP)와 GLP-1이 있으며, 췌장에서는 인슐린 분비를 증가시키는 공통적인 역할을 하고 췌장 외부에서는 다른 작용을 합니다.
GIP는 2형 당뇨병에서 포도당에 의한 인슐린 분비를 촉진시키지 못하므로 식후 혈당을 조절하지 못하는 반면 GLP-1은 인슐린 분비 기능을 잃지 않으므로 당뇨병 치료제로서 개발하게 되었습니다.

성인 liraglutide는 인슐린을 증가시켜 공복혈당을 낮추며 위 배출을 지연시키지 않아 식후 고혈당을 속효성 GLP-1 수용체 효능제만큼 감소시키지 않습니다.

두 약물의 효과를 비교해주세요.

Exenatide는 당화혈색소(hemoglobin A1c, HbA1c)를 평균 0.8~1.5%, 체중을 평균 2~3kg 정도 감소시킨다고 알려져 있습니다. Liraglutide의 경우 투여 2주 후부터 공복혈당이 개선되는 것으로 보고되었으며, HbA1c는 1.1~1.8%, 체중은 2~3kg 정도 감소시킵니다. GLP-1 수용체 효능제의 직접 비교 연구들을 리뷰한 문헌에 따르면 liraglutide는 exenatide 보다 당화혈색소(HbA1c)를 더 많이 감소시킵니다(-0.79% vs.-1.12%, p<0.0001). 또한 같은 연구에서 체중 변화를 비교했을 때 각각 -2.87kg, -3.24kg씩 감소되었으나 유의한 차이는 없었습니다(표 3-3).

표 3-3 Exenatide와 Liraglutide의 효과 비교

	Exenatide	Liraglutide
반감기	2.4시간	11~13시간
HbA1c 감소	0.8~1.5%	1.1~1.8%
공복혈당 감소	중간	강함
식후고혈당 감소	강함	중간
위배출 속도	지연	효과 없음
체중 감소	2~3kg	2~3kg

두 약물의 용법과 용량을 비교해 주세요.

Exenatide는 1일 2회 5~10㎍씩 식전 1시간에 투여하며, 식후에 투여하지 않습니다. Liraglutide는 1일 1회 0.6~1.8mg씩 식사와 상관없이 환자가 편리한 시간에 투여합니다. 두 약물 모두 18세 이하에서 안전성 및 유효성이 확립되어 있지 않아 성인에게만 사용이 허가되었습니다. 피하주사 시 대퇴부, 복부, 상완부에 부위를 바꿔가면서 주사하며 인슐린이나 경구용 혈당강하제와 병용할 수 있습니다.

두 약물을 사용할 수 없거나 주의해야 할 환자분들은 어떤 분들입니까?

대부분의 GLP-1 수용체 효능제약물은 갑상샘 C세포 종양 발생위험을 박스경고(black box warning)하고 있습니다. 따라서 갑상샘 수질암의 병력 또는 가족력이 있거나 2형 다발성 내분비선종(multiple endocrine neoplasia, MEN 2)이 있는 환자에게 금기입니다. 또한 두 약물 모두 1형 당뇨병 환자에게는 투여할 수 없습니다.

Exenatide는 신장을 통해 주로 대사, 배설되므로 말기신장질환(end stage renal disease, ESRD) 또는 중증신장애(CrCl <30mL/min) 환자에게는 금기이며, liraglutide는 이들 환자에게 금기는 아니지만 권장되지 않습니다.

두 약물의 대표적인 이상반응은 무엇입니까?

GLP-1 수용체 효능제의 흔한 이상반응은 오심·구토이며, 이 외의 공통된 이상반응으로 설사·변비·두통 등이 있습니다. 오심은 exenatide 투여 환자 중 8~44%에서 발생되며 수 주에서 수개월에 걸쳐 천천히 개선되지만 liraglutide는 환자의 18~28%에서 관찰되며 투여 4~8주 후 비교적 빠르게 개선됩니다.

두 약물과 함께 복용 시 주의해야 할 약물들이 있을까요?

두 약물 모두 퀴놀론계 항생제와 병용 시 저혈당 또는 고혈당 발생 위험이 증가될 수 있습니다. Exenatide는 위 배출을 지연시키므로 프로톤펌프저해제(proton pump inhibitor, PPI)와 병용 시 exenatide를 주사하기 1시간 전 또는 주사 4시간 후에 PPI를 투여하도록 합니다. Liraglutide는 공복혈당을 낮추므로 기저인슐린과 병용 시 저혈당 위험이 증가될 수 있습니다.

> **이것만은 꼭 기억하세요!**
>
> - 속효성 GLP-1 수용체 효능제인 exenatide는 주로 식후 혈당을, 장기지속성 GLP-1 수용체 효능제인 liraglutide는 주로 공복혈당을 감소시킵니다.
> - Exenatide는 1일 2회 식사 1시간 전에, liraglutide는 1일 1회 식사와 상관없이 피하주사합니다.
> - 두 약물의 흔한 이상반응으로 오심이 발생될 수 있으며, exenatide는 수개월에 걸쳐 천천히, liraglutide는 4~8주 내에 비교적 빨리 증상이 개선됩니다.

피오글리타존 엠파글리플로진
Pioglitazone vs. Empagliflozin

한혜성

	Pioglitazone (액토스정)	Empagliflozin (자디앙정)
효능효과	2형 당뇨병(단독요법 및 병용요법)	2형 당뇨병(단독요법 및 병용요법)
작용기전	Thiazolidinedione(TZD)계	나트륨 포도당 공동 수송체 2 저해제 (Sodium-Glucose co-Transporter 2 Inhibitor, SGLT2 저해제)
복용 방법	식사와 관계없이 1일 1회 경구투여	식사와 관계없이 1일 1회 경구투여
이상반응	상기도 감염, 두통, 저혈당, 부종, 체중 증가 등	요로 감염, 생식기 감염, 체중 감소, 배뇨 증가 등

두 약물은 어떤 질환에 사용됩니까?

두 약물은 모두 2형 당뇨병에 사용되며 단독으로 사용하거나 metformin과 병용, metformin+설폰요소계(sulfonylurea계), metformin+DPP-4 저해제, 인슐린요법 등과 함께 사용할 수 있으며, 충분한 혈당 조절을 할 수 없는 경우 병용합니다.

두 약물의 혈당 조절 기전은 어떻게 다른가요?

Pioglitazone의 경우 thiazolidinedione(TZD)계 약물로 과산화소체 증식제활성화 수용체(peroxisome proliferator-activated receptor, PPAR)의 강력하고 선택적인 효능제입니다. PPAR는 지질과 당 대사에 관여하는 수용체인데 이들이 활성화됨으로 지질과 당 대사에 관여하는 유전자의 생성이 촉진되어 췌장에서 인슐린 분비가 증가되지 않아도 인슐린의 반응이 개선되어 혈당이 조절되는 기전입니다. 특히 말초와 간에서 인슐린의 감수성을 높여 혈당을 낮추게 됩니다. 더불어 지질의 대사에도 효과적이어서 중성지방을 낮추는 장점도 있습니다. 이 계열의 다른 약물로는 lobeglitazone(듀비에정)이 있습니다.

Empagliflozin의 경우는 나트륨 포도당 공동 수송체 2 저해제(sodium-glucose co-transporter 2 inhibitor, SGLT 2 inhibitor)입니다. 신장의 사구체를 통해 여과된 포도당은 근위 세뇨관에 있는 나트륨포도당공동수송체(sodium-glucose co-transporter)에 의해 재흡수가 일어납니다. 신장에서만 주로 발현되는 SGLT 1과 2가 재흡수를 담당하는데 SGLT 2가 90%의 포도당을 재흡수하고 SGLT 1이 10% 정도를 담당합니다. Empagliflozin은 SGLT 2를 억제하므로 신장에서 당의 배설을 증가시켜 혈당을 조절하게 됩니다. Empagliflozin은 췌장의 베타세포 기능이나 인슐린의 작용과는 무관하기 때문에 저혈당의 위험이 상대적으로 적은 장점이 있습니다. 이뿐만 아니라 혈압이나 체중의 의미 있는 감소를 보여 당뇨병의 전체적인 대사에도 도움을 줄 수 있습니다. 이 계열의 다른 약물로는 dapagliflozin(포시가정), ipragliflozin(슈그렛정), ertugliflozin(스테글라트로정)이 있습니다.

두 약물의 용법과 용량은 무엇입니까?

Pioglitazone의 경우 단독 혹은 병용요법 시 식사와 관계없이 1일 1회 15mg 투여합니다(1일 최대 30mg).

Empagliflozin의 경우 단독 혹은 병용요법 시 1일 1회 10mg, 추가적으로 혈당 조절이 필요한 경우 25mg까지 증량 가능합니다(단, 사구체 여과율이 60ml/min/1.73m^{2}인 경우 가능).

두 약물의 대표적인 이상반응은 무엇입니까?

Pioglitazone의 경우 단독 요법 시 가장 흔한 이상반응은 상기도 감염과 두통 등이 있고 설폰요소계나 metformin과의 병용요법으로 사용할 때에는 저혈당, 부종, 상기도 감염, 체중 증가 등이 나타날 수 있습니다.

Empagliflozin은 요로 감염과 생식기 감염, 질 모닐리아증 등의 이상반응이 나타나며 이는 여성에게 더 빈번하게 발생합니다. 그 밖에도 저혈당, 체중 감소, 배뇨 증가, 체액량 감소 등의 이상반응이 나타날 수 있습니다.

두 약물을 투여 시 주의사항은 무엇입니까?

- Pioglitazone은 심혈관계 이상반응인 울혈성 심부전이 악화될 수 있어서 처음 pioglitazone을 투여한 경우나 용량을 증량시킨 경우 면밀하게 모니터링할 것을 당부하고 있으며, 뉴욕심장학회(New York Heart Association, NYHA) class Ⅲ and Ⅳ 심부전(heart failure)인 경우는 금기입니다.
- Pioglitazone은 방광암의 위험을 높일 수 있어서 활동성 방광암 환자나 방광암의 병력이 있는 사람에게는 금기입니다.
- Pioglitazone은 신기능에 문제가 있는 환자나 고령자에게는 용량 조절이 필요 없지만 간기능에 문제가 있는 환자에게는 투여하지 않아야 합니다.
- 반면 empagliflozin은 간기능에 문제가 있는 환자에게는 용량 조절이 필요하지 않고 신기능이 중등도 정도(사구체 여과율이 $45ml/min/1.73m^2$)로 낮은 경우 권장하지 않습니다.

두 약물과 함께 복용 시 주의해야 할 약물이 있습니까?

- Empagliflozin은 이뇨제(loop diuretics, thiazide)의 효과를 증가시킬 수 있으므로 병용 시 주의해야 합니다.
- Pioglitazone은 CYP2C8 효소의 기질이므로 이 효소의 저해제(gemfibrozil, ritonavir 등)와 유도제(carbamazepine, phenytion, rifampin 등)에 의해 혈중농도가 달라질 수 있으므로 주의해야 합니다.

표 3-4 Pioglitazone과 Empagliflozin의 복합제

성분	복합 성분	제품명
Pioglitazone	metformin(biguanide)	액토스메트정
	glimepiride(설폰요소계)	액토스릴정
	alogliptin(DPP-4 저해제)	네시나액트정
Empagliflozin	metformin(biguanide)	자디앙메트정
	linagliptin(DPP4 저해제)	에스글리토정

이것만은 꼭 기억하세요!

- Pioglitazone의 경우 TZD계 약물로 PPAR 수용체의 강력한 효능제로 인슐린의 반응성이 개선되어 혈당을 조절합니다. 반면 Empagliflozin은 나트륨 포도당 공동 수송체 2 저해제(SGLT 2 저해제)로 신장에서 포도당의 배설을 증가시켜 혈당을 낮추게 됩니다.
- Pioglitazone의 경우 상기도 감염, 저혈당, 부종, 체중 증가 등의 이상반응이 나타나는 반면, Empagliflozin의 경우 요로 감염과 생식기 감염, 체중 감소, 배뇨 증가 등의 이상반응이 나타납니다.
- Pioglitazone은 간기능에 문제가 있는 환자, empagliflozin은 신기능에 문제가 있는 환자에게 투여 시 주의해야 합니다.

갑상샘 질환 Thyroid Disease

한혜성

정의 및 분류

체내 갑상샘 호르몬 농도가 저하된 상태인 갑상샘 저하증, 갑상샘 호르몬이 과다하게 분비되어 갑상샘 기능이 항진된 상태인 갑상샘 항진증으로 분류

치료약물

갑상샘저하증 치료약물

1) Tetraiodothyronine(Thyroxine, T_4)
   - T_4 갑상샘호르몬(갑상샘에서 분비되는 호르몬)
   - 레보티록신(levothyroxine, 씬지로이드정, 씬지록신정)

2) Triiodothyronine(T_3)
   - T_3 갑상샘 호르몬(갑상샘에서 분비되거나 조직에서 T_4로 전환. T_4보다 강력하고 지속 시간은 짧다)
   - 리오티로닌(liothyronine, 테트로닌정)

3) T_4+T_3
   - 합성 갑상샘 호르몬으로 체내 갑상샘 호르몬과 같은 비율(T_4+T_3: 4:1)
   - 레보티록신/리오티로닌(levothyroxine/liothyronine, 콤지로이드정, 엘트릭스정)

갑상샘항진증 치료약물

1) Thioamide계
   - 카르비마졸(carbimazole, 카멘정), 메티마졸(methimazole, 메티마졸정), 프로필티오우라실(propylthiouracil, 안티로이드정)

2) 방사선 요오드 요법(radioactive iodine, RAI)
3) 보조요법

- Iodide: 갑상샘 호르몬 분비억제
  - 요오드화나트륨(sodium iodide, 싸이로(I-133)캡슐)
- 베타 차단제: 말초에서 갑상선 호르몬 효과 차단, T_4에서 T_3로 전환되는 것 차단
  - 프로프라놀롤(Propranolol, 인데놀정)
- 칼슘채널차단제(non-dihydropyridine): 말초에서 갑상샘 호르몬 효과 차단
  - 딜티아젬(diltiazem, 헤르벤정), 베라파밀(verapamil, 이숲틴정)
- Corticosteroid: 항염증, T_4에서 T_3로 전환되는 것 차단
  - 프레드니솔론(prednisolone, 소론도정)

콤지로이드 vs. 씬지로이드
Comthyroid vs. Synthyroid

전보명

	Levothyroxine/Liothyronine (콤지로이드정)	Levothyroxine (씬지로이드정)
성분	Levothyroxine(T_4)/Liothyronine(T_3)	Levothyroxine(T_4)
효능효과	갑상샘기능저하증	갑상샘기능저하증
작용기전	갑상샘호르몬 대체요법으로 $T_4:T_3=4:1$로 혼합되어 있음	갑상샘호르몬 대체요법

두 약물은 어떤 질환에 사용됩니까?

두 약물은 모두 갑상샘호르몬제제로 갑상샘기능저하증에 사용되는 약물입니다.

갑상샘은 목의 앞부분에 위치하는 내분비 기관이며, 이곳에서 분비되는 갑상샘호르몬은 우리 몸의 대사 및 발육 과정에 관여하여 정상적인 성장과 성숙을 돕고 체온을 일정하게 유지하며 각 기관의 기능을 적절하게 유지하는 데 매우 중요한 역할을 합니다.

갑상샘호르몬은 뇌 시상하부-뇌하수체-갑상샘계의 조절 기전에 의해 일정한 혈중농도를 유지하게 됩니다. 먼저 뇌 시상하부에서 '갑상샘 자극호르몬 방출호르몬(thyrotropin-releasing hormone, TRH)'이 분비되면 TRH는 뇌하수체에서 '갑상샘 자극호르몬(thyroid-stimulating hormone, TSH)' 분비를 촉진시키고 TSH는 갑상샘에서 갑상샘호르몬(thyroid hormone, TH)을 생성하게 합니다. 이렇게 혈중에 갑상샘호르몬 농도가 높아지면 뇌 시상하부에서 TRH 분비가 억제되어 최종적으로 갑상샘호르몬 생성을 억제하게 됩니다. 이러한 되먹이기 기전(feedback mechanism)에 의해 혈액 중 갑상샘호르몬 농도는 일정하게 유지됩니다.

갑상샘호르몬은 thyroxine(T_4)과 triiodothyronine(T_3)을 말하는데, T_4는 간과 말초조직에서 생체 활성형인 T_3로 전환됩니다.

이러한 갑상샘호르몬의 기능적 문제가 생겨서 발생하는 질환은 크게 갑상샘기능항진증과 갑상샘기능저하증이 있습니다. 갑상샘기능항진증은 갑상샘호르몬을 지나치게 많이 만들어 분비하여 발생하는 질환으로 음식을 많이 먹어도 체중이 감소하고, 맥박이 빨라지며, 땀을 많이 흘리는 등의 증상이 나타납니다.

반대로 갑상샘기능저하증은 갑상샘호르몬이 잘 생성되지 않아 체내에 갑상샘호르몬이 정상보다 낮거나 결핍된 상태를 말합니다. 갑상샘 기능 저하에서는 몸이 붓고 둔해지면서 체중이 늘어나고, 피부가 거칠어지며 추위를 타는 증상들이 나타나게 됩니다.

갑상샘기능저하증 치료는 부족한 갑상샘호르몬을 투여하는 호르몬 대체요법을 시행하게 됩니다.

두 약물의 작용기전은 어떻게 다른가요?

콤지로이드정는 합성 T_4(levothyroxine)과 T_3(liothyronine)이 4:1로 혼합된 제제로 자연 갑상샘호르몬 구성비로 이루어진 제제입니다. T_4는 prohormone이라고 하여 말초에서 활성형인 T_3로 전환됩니다. T_3는 T_4에 비해 3~4배 강력한 활성을 나타내지만 작용시간이 짧습니다.

이에 반해 씬지로이드정은 합성 T_4(levothyroxine)로만 구성된 제제입니다. 혈액 내의 T_3의 약 80%는 말초에서 T_4로부터 전환된 것으로 T_4를 단독으로 투여해도 혈액이나 조직에 적합한 농도의 T_3가 유지되어 약효를 발휘하게 됩니다. 합성 T_4는 현재 가장 많이 사용되고 있는 갑상샘호르몬제제입니다.

두 약물의 용법을 비교해주세요.

콤지로이드정은 1정에 levothyroxine sodium(T_4) 50μg과 liothyronine sodium(T_3) 12.5μg을 함유하고 있습니다. 보통 처음에 1일 1/2정으로 시작하여 2~3주 간격으로 1/4정씩 증량합니다.

씬지로이드정은 1정에 levothyroxine sodium(T_4)이 0.1mg, 0.05mg, 0.15mg, 0.075mg, 0.2mg, 0.112mg, 0.0375mg, 0.025mg 함유된 제제가 있으며, 일반적으로 초회량으로 25~100μg으로 시작하여, 1일 100~400μg 용량으로 유지하게 됩니다.

Levothyroxine은 식전 30분~1시간에 복용하는 것이 가장 흡수가 잘 됩니다. 또한 levothyroxine은 칼슘이나 철분, 알루미늄 함유 제제와 함께 복용 시 이들 제제와 흡착되므로 투여 간격을 두고 복용하도록 합니다.

두 약물 복용할 수 없는 환자는 어떤 분들 입니까? 더불어 복용 시 주의사항은 무엇입니까?

두 약물 모두 갑상샘호르몬 제제이므로 갑상샘중독증 환자에게 투여할 수 없습니다.
갑상샘호르몬은 심장 박동수 증가, 심박출 증가 등 심장운동을 항진시킬 뿐 아니라 기초대사를 항진시켜 심부하를 증대시킬 수 있으므로 협심증, 심근경색, 관상동맥질환 등 심혈관계 질환 환자에게는 매우 신중하게 투여하여야 합니다. 또한, 당뇨병 환자에서 혈당 조절이 변할 수 있으므로 주의해야 합니다.

두 약물의 대표적인 이상반응은 무엇입니까?

갑상샘호르몬제제는 과량 투여 시 심장기능 항진, 불면, 초조 등의 이상반응을 나타낼 수 있으므로 이러한 증상들이 나타나면 용량을 줄이거나 휴약 등이 필요할 수 있습니다.
특히 갑상샘 기능이 정상인데도 불구하고 체중 감량을 위해 갑상샘호르몬제제를 복용하는 것은 적절하지 않으며, 식욕 감퇴 효과가 있는 교감신경 흥분성 아민과 병용투여 시 매우 위험합니다.

이것만은 꼭 기억하세요!

- 콤지로이드정은 합성 T_4(levothyroxine)와 T_3(liothyronine)이 4:1 비율로 혼합된 제제입니다.
- 씬지로이드정은 합성 T_4(levothyroxine) 제제입니다.
- 갑상샘호르몬제제는 협심증, 심부전 등 심혈관계 질환자에게 신중히 투여해야 합니다.

메티마졸 vs. 프로필티오우라실
Methimazole vs. Propylthiouracil

김형은

	Methimazole (부광메티마졸정)	Propylthiouracil (안티로이드정)
효능효과	갑상샘기능항진증	갑상샘기능항진증
작용기전	갑상샘 호르몬 생산 억제	갑상샘 호르몬 생산 억제
반감기	2~28시간	0.9~4.3시간
임부 사용	태반 통과, 임부에서의 사용을 지양함	태반 통과, 미국의 경우 임부에서의 선택약물(drug of choice)임
주요 이상반응	간손상, 무과립구증(용량과 관련)	간손상, 무과립구증(용량과 무관)

두 약물은 어떤 질환에 사용됩니까?

Methimazole과 propylthiouracil은 모두 경구용 갑상샘기능 항진증 치료제입니다. 이들 항

 여기서 잠깐! "갑상샘기능 항진증의 주요 증상은 무엇입니까?"

갑상샘기능 항진증은 갑상샘에서 갑상샘 호르몬이 과다하게 생산되어 갑상샘중독증이 나타나는 상태이며, 그레이브스병(Grave's disease)이 대표적인 질환입니다. 갑상샘 호르몬이 과도하게 분비되면, 신체의 모든 기능이 가속되게 됩니다. 신경질적이고, 성급해지며, 땀을 많이 흘리고, 심장이 두근거리고, 손이 떨리며, 불안하고, 수면장애가 오며, 피부가 얇아지고 머리카락은 가늘고 부스러지며, 근육 약화(특히 팔의 상부와 허벅지)가 나타날 수 있습니다. 배변이 잦아질 수 있지만 설사는 흔하지 않습니다. 입맛은 좋은데 체중이 자꾸 줄어듭니다. 여성의 경우 월경량이 줄고 빈도가 줄 수 있습니다. 대사량이 증가하므로 초기에는 에너지가 넘치지만, 계속되면 피곤을 느끼게 됩니다. 그레이브스병은 가장 흔한 갑상샘기능 항진이 원인인데, 환자의 위쪽 눈꺼풀이 올라가서 눈이 커져 보이거나 때로 안구가 튀어나와 보이기도 합니다. 일부 환자에서는 갑상샘이 커져서 만져집니다.

갑상샘제는 60년 이상 사용된 약제로 가능한 한 빠르고 안전하게 정상 갑상샘 기능으로 유도하는 것이 치료 목적입니다.

두 약물의 작용기전은 무엇입니까?

Methimazole과 propylthiouracil 모두 thionamide 유도체로서 갑상샘 호르몬 생산을 억제하는 항갑상샘제입니다. 이들 약물은 T_4(thyroxine)와 T_3(triiodothyronine) 합성함에 있어 중요한 단계인 thyroid peroxidase 효소에 의한 티로글로불린(thyroglobulin)의 타이로신(tyrosine) 잔기의 요오드화를 방해함으로써 갑상샘 호르몬 생산을 억제합니다.

Propylthiouracil은 말초조직에서 T_4(thyroxine)가 T_3(triiodothyronine)로 전환하는 것을 억제하여 갑상샘중독증(thyroid storm)에 사용됩니다. Methimazole은 말초조직에서의 약물학적 기전이 없습니다.

두 약물의 용법과 용량 및 약동학, 반감기를 비교해주세요.

Methimazole은 5mg, propylthiouracil은 50mg 제제가 있습니다. Methimazole은 반감기가 길어 하루 한 번 복용이 가능하지만, propylthiouracil은 작용 시간이 짧으므로 하루 2~3회 분할 복용합니다. Methimazole은 흡수된 후 주로 혈액에 존재하지만, propyl-

표 3-5 용법·용량 및 약동학, 반감기 비교

	Methimazole	Propylthiouracil
함량	5mg	50mg
용법용량 (성인)	보통 치료 초기에는 하루 10~20mg 복용 후, 하루 5~10mg 유지 용량으로 감량	보통 치료 초기에는 50~150mg을 하루 3회 복용 후, 50mg을 하루 2~3회 복용하는 유지 용량으로 감량
흡수(Absorption)	생체이용률(경구제): 93%	생체이용률(경구제): 55~75%
분포(Distribution)	주로 혈액에 존재	단백질(albumin) 결합률: 80%
대사(Metabolism)	간 대사	간 대사
배설(Excretion)	신장(80%)	신장(88%)
반감기	2~28시간	0.9~4.3시간

thiouracil은 80%가 단백질(albumin)에 결합합니다. 두 약물 모두 임신 중 복용하였을 때 태반을 통과하지만, methimazole 복용 후 선천적 기형 발생이 보고된 바가 있어 미국의 경우 임부에서의 선택 약물로 propylthiouracil을 사용하고 있습니다(표 3-5).

두 약물의 대표적인 이상반응은 무엇입니까?

두 약물의 이상반응의 종류는 유사합니다. 두 약물은 가려움을 동반한 피부발진, 황달, 회백색대변(acholic stool), 진한소변, 관절통, 복통, 메스꺼움, 피로, 발열 또는 인후염 증상 등이 나타나면 즉시 병원을 방문하도록 하여야 합니다. 좀 더 심각한 이상반응으로는 간독성, 무과립구증이 나타날 수 있는데, 두 약물을 복용하기 전 및 매 방문 시마다 무과립구증이나 간손상을 시사하는 증상이 있는 경우 약물복용을 바로 중단하고 응급실로 가도록 주의시켜야 합니다. 피부발진, 가려움증 등의 경미한 이상반응이 있는 경우 항갑상샘제를 중단하지 않고 항히스타민제 등으로 치료할 수 있습니다. 그러나 경미한 이상반응이 지속되는 경우에는 다른 종류의 항갑상샘제로 바꾸거나 항갑상샘제를 중단하고 방사성 요오드 치료 또는 수술을 시행할 수 있습니다. 무과립구증, 간독성, 혈관염등의 중증 이상반응이 있는 경우에는 항갑상샘제 간 교차반응이 있으므로 다른 종류의 항갑상샘제로 바꾸는 것은 권장되지 않습니다.

두 약물의 이상반응은 유사하지만 methimazole 복용으로 인한 이상반응은 용량에 따라 다른 반면에, propylthiouracil은 용량에 따른 차이가 크게 나타나지 않습니다. 그러므로 methimazole의 경우 저용량을 사용하여 이상반응의 위험도를 낮출 수 있습니다. 그리고 propylthiouracil은 미국 FDA에서 '박스 경고문(black box warning)'으로 심각한 간독성 유발 가능성에 대해 주의하고 있습니다.

이것만은 꼭 기억하세요!

- Methimazole과 propylthiouracil은 무과립구증 등의 혈액세포장애나 간 장애를 유발할 수 있으므로 주의해야 합니다.
- Methimazole은 propylthiouracil보다 효과, 순응도, 이상반응 등에서 장점이 더 많으므로 갑상샘기능항진증 치료제로써 1차 약물로 선택되는 경우가 많습니다.
- Methimazole 복용 후 선천적 기형 발생이 보고된 바가 있어, 임부에서의 갑상샘기능항진증 치료제로 propylthiouracil을 선택 약물로 사용할 수 있습니다.

비만 Obesity

한혜성

정의

신체 체질량지수(body mass index, BMI) ≥ $25kg/m^2$

치료약물

1) 리파제 저해제(Lipase inhibitor)

   지방분해를 돕는 효소인 lipase를 차단해 지방 흡수 감소
   - 오르리스타트(orlistat, 제니칼캡슐)

2) 교감신경 흥분제(Sympathomimetic agents)

   교감신경을 흥분시켜 카테콜아민(cathcholamine)의 시상하부 방출 증가로 식욕억제
   - 디에틸프로피온(diethylpropion, 디피온정), 펜디메트라진(phendimetrazine, 푸링정), 마진돌(mazindol, 마자놀정), 펜터민(phentermine, 푸리민정)

3) GLP-1 수용체 효능제(GLP-1 receptor agonist)

   GLP-1 수용체 효능제로 GLP-1과 유사하게 작용하여, 위배출 시간 지연
   - 리라글루티드(liraglutide, 삭센다펜주)

4) 복합제
   - 펜터민/토피라메이트(phentermine/topiramate, 큐시미아캡슐)
   - 날트렉손/부프로피온(naltrexone/bupropion, 콘트라브서방정)
   - 알긴산/카르복시메틸셀룰로오스(alginic acid/carboxymethylcellulose, 마메이드정)

- 그린티가루/오르소시폰가루(green tea powder/orthosiphon powder, 그리밍캡슐)

5) 보조요법
- Green tea
    - 녹차의 카테킨(catechin) 중 epigallocatechin gallate가 catechol-O-methyltransferase를 억제하여 노르에피네프린(norepinephrine) 분해를 감소시켜 열 발생, 에너지 소비 증가
    - 그린티80%에탄올엑스(green tea 80% ethanol Ex., 리드미캡슐)
- 방풍통성산
    - 복부 피하지방이 많고 변비가 있는 환자의 비만, 부기, 변비
    - 방풍통성산건조엑스에프(살사라진정)

날트렉손/부프로피온 vs. 오르리스타트
Naltrexone/Bupropion vs. Orlistat

김형은

	Naltrexone/Bupropion (콘트라브서방정)	Orlistat (제니칼캡슐)
효능효과	비만 또는 과체중 환자의 체중조절을 위한 식이 및 운동요법의 보조요법	비만 또는 과체중 환자의 체중조절을 위한 식이 및 운동요법의 보조요법
작용기전	중추신경계에 작용하여 식욕억제	리파제저해제(식이 지방 흡수 억제)
용법용량	1일 1회 1정 개시 투여 후, 4주 동안 용법 용량에 따라 투여량을 증량	1회 120mg, 1일 3회 경구투여

두 약물은 어떤 질환에 사용됩니까?

Naltrexone/Bupropion과 orlistat는 비만 또는 과체중 환자의 체중 감소에 사용됩니다. 두 약물 모두 체질량지수(body mass index, BMI) $30kg/m^2$ 이상 또는 제2형 당뇨, 이상지질혈증, 고혈압 등의 다른 위험인자가 있는 체질량지수(BMI) $27kg/m^2$ 이상 $30kg/m^2$ 미만인 과체중 환자의 체중조절을 위해 사용되며 이는 식이 및 운동요법과 병행되어야 합니다.

두 약물이 비만 치료에 사용되는 작용기전은 무엇입니까?

Naltrexone과 bupropion이 체중 감소를 일으키는 정확한 기전은 밝혀지지 않았지만, 각 약물은 중추신경계에 작용하여 식욕에 영향을 줍니다. Bupropion의 경우 시상하부(hypothalamus)에 작용하여 식욕조절중추(proopiomelanocortin, POMC)의 신경(neuron)을 활성화시켜 식욕을 억제시키는 신경전달물질을 분비하게 합니다. Naltrexone은 식욕억제 신경전달물질에 작용하는 시상하부의 feedback loop에 작용하여 POMC neuron이 지속적으로 활성화되도록 합니다. 또한 두 약물은 중변연계도파민 시스템(mesolimbic dopamine system)에

> **여기서 잠깐!** "비만에 대해 알아봅시다."
>
> 비만의 원인은 크게 원발성과 이차성 비만으로 구분할 수 있습니다. 원발성 비만은 전체 비만의 90% 이상을 차지하는데 에너지 섭취량과 소모량의 불균형에서 오는 일반적인 비만을 말하고 이차성 비만은 특수한 질환, 약물 또는 유전적 질환에 의해 발생한 비만을 말합니다.
>
> 비만은 고혈압, 당뇨병, 심장병, 뇌졸중, 그리고 암 등의 여러 질병을 일으킬 수 있습니다. 정상 체중은 체질량지수 22에서 23 사이를 말합니다. 물론 체질량지수 하나만으로 적당한 체중인지 아닌지를 완전하게 평가할 수 없습니다. 비만 정도는 체내 지방량을 측정하여 평가하는 것이 가장 정확하겠지만, 실제 지방량을 정확히 측정하기는 어려워, 간접적으로 평가하게 되며 그중 많이 사용하는 방법이 체질량지수와 허리둘레의 측정입니다.
>
> 체질량지수(BMI)는 본인의 몸무게(kg)를 키의 제곱(m^2)으로 나눈 값입니다. 예를 들어 신장이 170cm이고 체중이 70kg인 경우 체질량지수는 24.2(70/(1.7x1.7))가 됩니다.
>
> | 구분 | BMI 범주 | 위험인자에 따른 건강 위험도 | |
> |---|---|---|---|
> | | | 위험인자가 없는 경우 | 위험인자가 있는 경우 |
> | 저체중 | 18~22 | 매우 낮음 | 낮음 |
> | 정상 | 22~23 | 낮음 | 중간 |
> | 과체중 | 23~25 | 중간 | 높음 |
> | 비만 | 25~30 | 높음 | 매우 높음 |
> | 고도비만 | >30 | 매우 높음 | 매우 높음 |
>
> ** 위험인자: 당뇨병, 고혈압, 심혈관질환 및 복부비만; 남자허리둘레 94cm, 여자허리둘레 >80cm

작용하여 식욕과 관련된 신경전달물질인 도파민 등에 작용하여 식욕억제 작용을 나타냅니다.

Orlistat는 위장관계 지질분해효소인 리파제(lipase)를 가역적으로 억제하여 음식에 포함되어 있는 지방의 분해와 흡수를 저해합니다.

두 약물의 용법, 용량은 무엇입니까?

Naltrexone/bupropion의 시작하는 용량과 용법은 1일 1회, 1회 1정입니다. 그 이후 4주 동안 다음과 같이 투여량을 증량합니다.

- 제1주: 오전 1정
- 제2주: 오전 1정, 오후 1정
- 제3주: 오전 2정, 오후 1정

- 제4주 및 이후: 오전 2정, 오후 2정

최대 1일 2회, 1회 2정 투여로 최대용량 이상 초과 복용하지 않아야 합니다. 이 약은 서방정이므로 그대로 삼켜서 복용하여야 하며, 분할하거나 씹거나, 으깨서 복용하지 않도록 합니다. 또한 음식물과 함께 복용하는 것이 권장되지만, 고지방 식이는 약물 흡수를 증가시킬 수 있어 피해야 합니다.

Orlistat는 지방을 함유하는 식사와 함께 복용하거나 식사 후 1시간 이내에 1회 120mg, 1일 3회 복용합니다. 식사를 거르거나 지방이 함유되지 않은 식사를 하는 경우에는 복용하지 않을 수 있습니다.

함께 복용 시 다른 약물들과 상호작용은 어떠한 것이 있을까요?

Naltrexone/bupropion은 CYP2D6에 의해 주로 대사되므로, CYP2D6에 의해 대사되는 약물인 paroxetine, sertraline, risperidone, metoprolol 등과 함께 복용 시 혈중농도가 증가할 수 있으므로 주의가 필요합니다. 또한 naltrexone과의 상호작용으로 인해 opioid 계열 약물을 복용 중인 환자에게는 사용을 피해야 합니다.

Orlistat는 식이 지방 흡수를 억제하기 때문에 지방과 연관성이 높은 약물의 흡수나 작용에 영향을 미칠 수 있습니다. Orlistat는 지용성비타민 A, D, E, K와 베타카로틴의 흡수를 저하시킬 수 있으므로 이들 성분이 포함된 종합비타민을 복용하는 경우 orlistat와 최소 2시간 전 또는 취침 시 등으로 간격을 두어야 합니다. 한편 당뇨치료제의 경우 용량을 감량할 필요가 있고, warfarin 복용 중인 환자의 경우 비타민 K 흡수가 저하될 수 있으므로 프로트롬빈시간(international normalized ratio, INR)을 면밀히 모니터링해야 합니다.

대표적인 이상반응 및 복용 시 주의사항은 무엇입니까?

Naltrexone/bupropion의 가장 대표적인 이상반응은 구역이고, 그 외 변비, 어지러움, 입마름, 떨림, 복통, 이명 등이 자주 나타날 수 있습니다. 또한 이 약물 복용 시 혈압, 심박수와 자살 행동 및 충동이 있는지에 대한 모니터링이 필요합니다.

Orlistat의 대표적인 이상반응을 기름변, 기름이 새어나오는 방귀, 변실금, 대변 횟수의 증가, 복통 등 불쾌하거나 불편한 소화기계 증상입니다. 이러한 소화기계 증상은 약물 작용기전과 관련이 있고 치료 초기에 나타나 지속적으로 복용하는 과정에서 감소하는 경우가 많습니다.

이것만은 꼭 기억하세요!

- Naltrexone/Bupropion과 orlistat는 비만 또는 과체중 환자의 체중 감소에 사용됩니다.
- Naltrexone/Bupropion은 중추신경계에 작용하는 식욕억제제이고, orlistat는 식이 지방 흡수 억제제입니다.
- Naltrexone/bupropion의 가장 대표적인 이상반응은 구역이고, 그 외 변비, 어지러움, 입마름, 떨림, 복통, 이명 등이며, orlistat의 대표적인 이상반응을 기름변, 기름이 새어나오는 방귀, 변실금, 대변 횟수의 증가, 복통 등 불쾌하거나 불편한 소화기계 증상입니다.

펜터민 vs. 리라글루티드
Phentermine vs. Liraglutide

전보명

	Phentermine (푸리민정)	Liraglutide (삭센다펜주)
효능효과	체중감량요법의 보조요법	체중감량요법의 보조요법
작용기전	교감신경흥분제로 식욕억제 효과를 나타냄	GLP-1 수용체 효능제로 음식섭취 감소 효과를 나타냄
이상반응	혈압상승, 심박수 증가, 불면, 불안 등	구역, 구토, 설사, 변비, 저혈당 등
특징	심혈관계 이상반응, 의존성, 약물남용 가능성이 있으므로 단기간 사용	위장관계 내약성 개샘을 위해 최소 1주일 이상 간격을 두고 용량을 증량하고, 피하주사로 투여

* Liraglutide: 제2형 당뇨환자에서 혈당조절을 위해 승인받은 약으로 빅토자펜주 6mg/mL가 있음

두 약물은 어떤 질환에 사용됩니까?

두 약물은 비만 환자에서 체중 감량을 위한 보조요법으로 사용됩니다.

비만 치료의 목표는 체중을 감량하는 것에 국한된 것이 아니라 전반적인 건강 상태를 개선하여 비만으로 인한 이차적인 질환을 예방하는 데 있습니다. 비만의 치료는 식이요법, 운동요법, 행동교정 등 생활습관 개선부터 시작하는 것이 중요합니다. 이러한 비약물요법에도 불구하고 치료목표에 도달하지 못한 경우 약물요법이나 수술요법 등을 시행할 수 있으며, 이 경우에도 생활습관 개선은 반드시 병행되어야 합니다.

세계보건기구(WHO) 기준에 따르면 백인, 흑인, 히스패닉계 인종에서 체질량지수(body mass index, BMI)가 $30kg/m^2$ 이상인 경우 비만으로 정의됩니다. 그러나 국내에서는 비만진료지침(2018)에 따라 성인 비만의 기준은 $25kg/m^2$ 이상으로 정의하고 있습니다.

> **여기서 잠깐!** **"체질량지수(BMI)란?"**
>
> 체질량지수(body mass index, BMI)는 키와 몸무게를 이용하여 비만도를 측정하는 데 사용되는 지수를 의미하며, 아래의 공식에 의해 계산됩니다.
>
> $$BMI = 몸무게(kg) / [키(m) \times 키(m)]$$
>
> - BMI와 비만도(비만 진료지침 2018)
>
> | | |
> |---|---|
> | 1단계 비만 | 25.0~29.9kg/m² |
> | 2단계 비만 | 30.0~34.9kg/m² |
> | 3단계 비만(고도비만) | 35.0kg/m² 이상 |

두 약물의 용법과 용량을 비교해 주세요!

Phentermine은 하루 1번 37.5mg을 아침 식전 또는 아침 식후 1~2시간 후에 경구로 복용하되, 개인별로 용량을 조절할 필요가 있습니다. Phentermine은 중추신경 흥분 효과로 불면증을 유발할 수 있으니 가능한 늦은 저녁 시간에는 복용하지 않도록 합니다.

Liraglutide는 1일 1회 0.6mg으로 시작하여 위장관계 내약성 개선을 위해 최소 1주일 이상의 간격을 두고 0.6mg씩 증량합니다. 3.0mg까지 단계적으로 증량한 후에는 이 용량으로 12주간 투여하고 체중 감량 효과를 모니터링합니다. 이때 초기 체중의 5% 이상이 감량되지 않는 경우 치료를 중단하도록 합니다. Liraglutide는 피하주사로만 투여해야 하고 근육주사나 정맥주사로 투여해서는 안 됩니다. 이 약은 식사와 관계없이 하루 중 어느 때라도 복부나 대퇴부, 상완부에 투여할 수 있습니다. 다만 매일 같은 시간에 주사하도록 합니다.

두 약물의 작용기전은 어떻게 다른가요?

Phentermine은 중추신경계에 작용하여 식욕을 억제하는 효과가 있습니다. 신경말단에서 노르에피네프린의 분비를 자극하거나 재흡수를 차단함으로써 조기 포만감을 일으켜 음식 섭취를 줄입니다. Phentermine은 미국에서 가장 먼저 비만치료제로 승인되었고, 가장 많이 사용되는 약물 중 하나입니다.

Liraglutide는 GLP-1(Glucagon-like peptide-1) 유사체로 GLP-1 수용체에 작용하여 췌장에서 포도당 의존성 인슐린의 분비를 증가시키고 글루카곤 분비를 감소시킵니다. 또한 위배출을 느리게 하여 음식 섭취를 감소시키는 효과를 나타냅니다. 이 약은 제2형 당뇨병, 심혈관질환이 있는 환자의 비만 치료제로 적절하다는 장점이 있는 반면에, 매일 주사해야 하는 불편함과 약제비가 비싸다는 단점이 있습니다.

두 약물을 복용할 수 없는 환자나 특별히 주의해야 할 환자는 어떤 분들입니까?

Phentermine은 교감신경흥분제이므로 중등도~중증의 고혈압이나 폐동맥 고혈압, 심혈관계 질환이 있는 사람에게는 사용하지 않도록 합니다. Moclobemide, selegiline 등의 단가아민산화효소저해제(monoamine oxidase inhibitor, MAO 저해제)를 복용 중이거나 복용 후 14일이 지나지 않은 경우, 이 약과 함께 복용하면 혈압 상승 위험이 있으므로 병용하지 않도록 합니다. 다른 식욕억제제와도 함께 복용하지 않도록 해야 하며, 이 약을 장기간 고용량으로 복용하다가 갑자기 중단하게 되면 극도의 피로감이나 우울증이 생길 수 있으므로 주의해야 합니다. 특히 phentermine은 심혈관계 이상반응과 의존성, 약물남용 가능성으로 인해 단기간만 사용해야 합니다.

Liraglutide는 GLP-1 수용체 효능제인데, 여기에 속하는 약물들은 급성췌장염을 유발할 수 있는 것으로 알려져 있기 때문에 췌장염 환자에게는 신중히 사용해야 합니다. 그 외 중증의 울혈성심부전, 담석증이나 담낭염 환자에게도 신중히 사용하도록 합니다. 이 약은 원래 2형 당뇨병 치료제로 개발되었기에 당뇨환자 중 체중 감량이 필요한 환자에게 사용되기에 적합한 약물입니다. 다만 설폰요소(sulfonylurea)계 혈당강하제와 병용하는 경우에는 저혈당 위험성이 나타날 수 있으므로 설폰요소계 약물의 용량을 감량하는 등 저혈당 예방을 위한 조치가 필요합니다. 이 약은 냉장 보관해야 하며, 개봉 후에는 30℃보다 낮은 온도나 냉장고에 보관하며 1개월간 사용할 수 있습니다. 만약 이 약이 동결된 적이 있는 경우에는 사용하지 않아야 합니다.

두 약물의 이상반응에 대해 알려주세요!

Phentermine은 혈압 상승, 심박수 증가, 불안, 불면 등 교감신경 흥분에 의한 이상반응들이 주로 나타납니다. 그 외 어지럼증이나 불쾌감, 도취감, 성적충동의 변화 등이 나타날 수 있습니다.

Liraglutide는 구역, 구토, 설사, 변비 등 위장관계 이상반응이 가장 흔하게 나타납니다. 이러한 이상반응은 주로 첫 주에 발생하고 치료를 지속하면 증상이 약해집니다. 그 외 불면증은 주로 이 약 투여 초기 3개월간 관찰되며 저혈당이나 담석증이 나타날 수 있습니다.

비만 치료를 위한 약물요법 시 주의할 점에 대해 알려주세요!

대한비만학회 〈비만 진료지침 2018〉에 따르면 아래와 같이 요약할 수 있습니다.
- 가급적 단일요법을 선택: 체중감량을 위한 보조치료제로 사용되는 약물을 병용하는 경우 치료 효과는 높지 않은 반면에 오히려 이상반응 발생률이 높다고 알려져 있습니다.
- 정기적 체중 감량 효과와 이상반응을 모니터링: 첫 3개월간 적어도 한 달에 한 번, 그 이후에는 적어도 3개월마다 모니터링을 하면서 치료합니다.
- 3개월 후 평가결과로 선택 약제 지속 여부를 결정: 3개월 동안 초기 체중의 5% 이상 감량되고 내약성이 양호한 경우에 치료를 지속할 수 있습니다.
- 동반질환 치료를 위한 약제 선택 시 체중에 미치는 영향을 고려할 것: 예를 들어 당뇨 환자의 경우에는 체중 감소 효과가 있는 metformin을 1차 약제로 투여하고 GLP-1 수용체 효능제 또는 나트륨포도당공동수송체 2 저해제(sodium-glucose cotransporter-2 inhibitor, SGLT2 저해제)를 선택할 수 있습니다. 류마티스 관절염 등 자가면역질환 동반 시 체중증가 효과가 있는 부신피질호르몬 대신 비스테로이드성소염진통제(NSAIDs) 또는 DMARDs(disease modifying antirheumatic drug)를 선택할 수 있습니다.

이것만은 꼭 기억하세요!

- Phentermine은 교감신경 흥분제로 중추신경계에 작용하여 식욕 억제 효과를 나타냅니다.
- Liraglutide는 GLP-1 수용체 효능제로 2형 당뇨병에서 혈당강하 효과와 함께 위배출을 지연시켜 음식 섭취를 줄이는 효과를 나타냅니다.
- Phentermine은 심혈관계 이상반응, 의존성, 약물남용 가능성이 있으므로 단기간 사용합니다.
- Liraglutide는 피하주사로만 사용하고, 위장관계 이상반응을 줄이기 위해 용량 증량 시 최소 1주일 이상 간격을 두도록 합니다.

날트렉손/부프로피온 펜터민/토피라메이트
Naltrexone/Bupropion　　　Phentermine/Topiramate

정경혜

	Naltrexone/Bupropion (콘트라브서방정)	Phentermine/Topiramate (큐시미아캡슐)
효능효과	비만환자 또는 다른 위험인자(제2형당뇨, 이상지질혈증, 고혈압)가 있는 과체중 환자의 체중조절을 위한 식이 및 운동요법의 보조요법	
작용기전	Naltrexone: 식욕조절중추 자동억제 작용 차단 Bupropion: 식욕조절중추에 작용	Phentermine: 교감신경 흥분작용으로 식욕억제 Topiramate: GABA 활성 증가, glutamate 수용체 억제, 탄산탈수효소 차단
함량, 제형	8mg/90mg	3.75mg/23mg, 7.5mg/46mg, 11.25mg/69mg, 15mg/92mg
용량용법	1주: 아침 1정 2주: 아침 1정, 저녁 1정 3주: 아침 2정, 저녁 1정 4주 이후: 아침 2정, 저녁 2정 　(최대 1일 2회, 1회 2정)	14일: 아침 1캡슐(3.75mg/23mg) 14일 이후: 아침 1캡슐(7.5mg/46mg) 12주간 〈증량하는 경우〉 14일: 아침 1캡슐(11.25mg/69mg) 14일 이후: 아침 1캡슐(15mg/92mg) 12주간
각 성분 효능	Naltrexone: 알코올 중독, 마약 의존증	Phentermine: 체중 감량
	Bupropion: 주요우울장애, 금연보조제	Topiramate: 뇌전증, 편두통 예방

콘트라브서방정과 큐시미아캡슐은 어떤 질환에 사용됩니까?

두 약물은 2형 당뇨병, 이상지질혈증, 고혈압 등의 위험 인자가 있는 과체중 환자($27kg/m^2$ ≤체질량지수< $30kg/m^2$)와 비만 환자(체질량지수: ≥$30kg/m^2$)의 체중 조절을 위해 식이요법과 운동에 추가로 사용되는 약물입니다. 두 약물 모두 체중조절을 위해 장기간 복용할 수 있다는 장점이 있습니다.

콘트라브서방정은 날트렉손 염산염(naltrexone hydrochloride) 8mg과 부프로피온 염산염(bupropion hydrochloride) 90mg이 함유된 제제입니다. Naltrexone 50mg(레비아정)은 알코올 중독 및 마약의존증 치료제로 사용되며 bupropion 150mg(웰부트린서방정)은 우울증 치료, 금연보조제로 사용되는 약물입니다.

큐시미아캡슐은 phentermine과 topiramate가 각각 3.75mg/23mg, 7.5mg/46mg, 11.25mg/69mg, 15mg/92mg이 함유된 phentermine과 topiramate 복합제제입니다. Phentermine은 향정신성의약품으로 단기간 사용되는 대표적인 식욕억제제이며, topiramate는 뇌전증과 편두통 치료제로 사용되는 약물입니다. 큐시미아캡슐은 의존성이 문제가 되는 phentermine의 용량을 줄이고, topiramate를 추가한 서방제제로 장기간 사용이 가능한 제제입니다.

콘트라브서방정은 2014년에 FDA에 승인되었으며 2016년에 국내에서 허가되었고 큐시미아캡슐은 2012년에 FDA에 승인되었으며 국내에는 2019년에 허가되었습니다.

두 약물의 작용기전은 무엇입니까?

체중 감소에 관한 정확한 기전은 알려져 있지 않습니다. 콘트라브서방정은 뇌의 식욕중추와 보상중추에 작용해 식욕을 억제하고 식탐을 억제합니다. 콘트라브서방정의 한 성분인 bupropion의 작용은 도파민, 노르에피네프린의 재흡수를 차단해서 시상하부 식욕조절중추(pro-opiomelanocortin, POMC) 신경에 작용해 식욕을 억제하는 작용을 합니다. 그러나 이 작용은 opioid 수용체를 통한 자가 억제로 효과가 지속되지 않습니다. Naltrexone은 opioid 수용체 차단제로 POMC에 대한 자동억제 작용을 차단해 bupropion의 식욕 억제 작용을 지속시키는 역할을 합니다.

큐시미아캡슐의 한 성분인 phentermine은 교감신경흥분제로 카테콜아민의 시상하부 방출을 증가시켜 식욕을 억제합니다. Topiramate는 GABA(γ-aminobutyric acid) 활성 증가, 흥분성 glutamate 수용체 억제, 탄산탈수효소(carbonic anhydrase) 차단 등의 작용으로 식욕을 억제하고 포만감을 줍니다.

두 약물의 용법과 용량은 무엇입니까?

- 콘트라브서방정은 일주일 간격으로 증량해서 4주 이후 유지 용량으로 복용합니다. 이 약은 고지방 식이를 피해서 음식물과 함께 복용합니다. 서방정이므로 자르거나 씹거나 부숴서 복용하지 않습니다.

1주는 1일 1회 아침 1정 (1정) → 2주차는 1일 2회 아침 1정, 저녁 1정 (2정) → 3주차는 1일 2회 아침 2정, 저녁 1정 (3정) → 4주 이후는 아침 2정, 저녁 2정으로 총 4정을 복용합니다. 최대 복용량은 1일 2회, 1회 2정으로 naltrexone/bupropion 용량은 32mg/360mg입니다.

유지 용량 도달 후 12주 이내에 5% 이상 체중을 감량하지 못한 경우 복용을 중단합니다. 계속 약을 복용하여도 그 이상의 효과를 보기 어렵기 때문입니다.

경증의 신장애 환자는 용량을 조절할 필요가 없으며 중등도~중증의 신장애 환자의 경우 일일 최대 2정까지 복용합니다. 간장애 환자는 복용하지 않습니다.

- 큐시미아캡슐은 음식과 상관없이 매일 아침에 복용합니다. 불면증이 생길 수 있으니 저녁에 복용을 피합니다.

3.75mg/23mg 매일 14일간 → 이후 7.5mg/46mg을 12주간 복용합니다.

7.5mg/46mg 복용하기 전 체중에 비해 3% 이상을 감량하지 못한 경우 복용을 중단하거나 복용량을 증량합니다. 복용량을 증량하는 경우 11.25mg/69mg 매일 14일간→ 이후 15mg/92mg 용량을 12주간 복용합니다.

15mg/92mg 복용하기 전 체중 대비 5% 이상을 감량하지 못한 경우 복용을 중단합니다. 갑자기 복용을 중단하면 발작을 일으킬 가능성이 있으므로 중단하기 전에 적어도 1주일 동안 격일로 복용하여 점차적으로 복용을 중단합니다.

크레아티닌 청소율 50mL/min 미만, 중등도의 간장애(Child-Pugh score 7~9) 환자는 1일 1회 7.5mg/46mg을 초과해서는 안 됩니다.

두 약물의 공통적인 이상반응과 주의할 점은 무엇입니까?

- 자살 생각, 우울감, 불안감, 안절부절, 이상한 생각이나 행동을 할 수 있습니다.
- 폐쇄각 녹내장을 유발할 수 있습니다.
- 임부는 복용해서는 안 됩니다.
- 단가아민산화효소저해제(monoamine oxidase inhibitor, MAOI)를 복용 중이거나 복용 중단 후 14일이 지나지 않은 경우에는 복용해서는 안 됩니다(단가아민산화효소저해제 예: selegiline 마오비정).
- 인슐린이나 인슐린 분비 촉진제(설폰요소계)를 사용하는 제2형 당뇨 환자는 저혈당 발생 위험을 높일 수 있으므로 저혈당 증세를 모니터링합니다.

콘트라브서방정의 이상반응과 주의할 점은 무엇입니까?

- 흔하게 보고된 이상반응은 구역, 구토, 입마름, 설사, 변비, 두통, 현기증, 불면입니다.
- 혈압 상승, 빈맥이 나타날 수 있으므로 규칙적으로 혈압, 맥박수를 모니터링하고 심근경색, 뇌혈관질환이 있는 경우는 특히 주의가 필요합니다.
- 임상시험에서 naltrexone의 1일 투약 용량의 범위(16~48mg) 내에서 간 손상이 보고되었습니다. 간 손상이 의심되는 경우 복용을 중단합니다.
- 마약성 진통제를 복용할 경우 복용을 중단합니다.
- Bupropion은 용량 의존적으로 발작의 위험성을 증가시킵니다. 뇌전증 환자나, 대식증 또는 신경성 식욕부진 환자는 복용을 피합니다.

큐시미아캡슐의 이상반응과 주의할 점은 무엇입니까?

- 흔하게 보고된 이상반응은 감각이상, 어지러움, 미각이상, 불면, 변비, 입마름입니다. 불면을 피하기 위해 아침에 복용합니다.
- 안정 시 심박수를 증가시킬 수 있습니다. 이 약을 복용하는 동안 심박수를 체크하고 쉬는 동안 심장이 빨리 뛰면 반드시 전문가에게 알려야 합니다. 특히 심혈관 질환자는 모니터링이 필요합니다. 갑상샘항진증 환자는 복용하지 않습니다.
- 시력 감소, 인지기능 장애(집중력, 기억력, 언어 능력)가 발생할 수 있으므로 약이 몸에 어떤 영향을 주는지 알 때까지 운전이나 정신 집중이 필요한 활동, 조정력, 좋은 시력이 요구되는 작업을 피합니다.
- Topiramate로 인한 안압 상승과 시야 결손이 보고되었으므로 갑자기 시력이 저하되거나 눈에 통증이 나타나면 복용을 중단하고 즉시 전문가에게 알립니다.
- Topiramate는 탄산탈수효소 억제로 소변의 pH를 높여 대사산증과 신장 결석 형성을 증가시킵니다. 탄산탈수효소 저해제(예: zonisamide, acetazolamide)와 병용하면 대사산증과 신결석 위험이 더욱 증가합니다. 결석이 생기는 것을 예방하기 위해 수분 섭취량을 늘리고 특히 운동을 하거나 더운 날에는 충분한 수분을 섭취합니다.
- Topiramate로 인해 땀 분비가 감소되고 정상보다 높은 체온 증가가 나타나므로 운동을 하거나 특히 더운 날씨에는 주의합니다.
- 향정신성의약품으로 의존성과 남용 가능성이 있습니다.

체중조절에 도움을 주는 일반의약품은 어떤 것이 있을까요?

녹차 성분 제품, 한약제제인 방풍통성산, 알긴산을 함유한 제품 등이 있습니다.

- 녹차: 그린티80%에탄올엑스(리드미캡슐)
  다엽가루+오르소시폰가루(그리밍캡슐, 그린미캡슐)
- 방풍통성산 건조엑스에프(살사라진정)
- 알긴산(alginic acid)+카르복시메틸셀룰로오스(carboxymethylcellulose)(마메이드정)

이것만은 꼭 기억하세요!

- 콘트라브서방정과 큐시미아캡슐은 복합제제로 체중조절을 위해 장기간 사용할 수 있습니다.
- 자살 생각, 우울감이 들면 즉시 알려주세요.
- 임부가 복용해서는 안 됩니다.
- 큐시미아캡슐은 아침에 복용합니다.

리라글루티드 Liraglutide 펜터민/토피라메이트 Phentermine/Topiramate

김예지

	Liraglutide (삭센다펜주)	Phentermine/Topiramate (큐시미아캡슐)
효능효과	성인환자의 체중관리를 위해 칼로리 저감 식이요법 및 신체 활동 증대 보조제	
작용기전	GLP-1 수용체 효능제	노르에피네프린분비, GABA 항진시켜 식욕 억제
용법용량	1일 1회 피하주사	1일 1회 경구 복용
반감기	13시간	65시간
임부	금기	금기
함량	0.6mg/ml 프리필드 펜	3.75/23mg, 7.5/46mg, 11.25mg/69mg, 15mg/92mg 캡슐

두 약물은 어떤 질환에 사용합니까?

두 약물은 초기 체질량지수(body mass index, BMI) 30kg/m² 이상인 비만 환자, 또는 초기 체질량지수가 27~30kg/m² 미만이면서 대사성 질환(당뇨, 당뇨전단계, 고혈압, 고지혈증) 등 체중 관련 동반질환자의 체중 관리를 위한 식이요법 및 생활요법 보조제로 사용합니다.
 Liraglutide는 처음 빅토자라는 상품명의 당뇨병치료제로 개발되었지만, 이 약을 복용한 환자들이 체중 감소되는 것을 추적해 2014년 FDA에서 비만치료제 삭센다라는 상품명으로 허가한 약입니다. 국내에서도 2017년 승인되어 의존성 없는 비만치료제로 각광을 받고 있습니다. 하지만 가격이 비싸고 매일 자가 주사해야 하는 단점이 있습니다.
 Phentermine/Topiramate의 복합제인 큐시미아는 2012년 FDA에서 비만치료제로 승인받았지만, 국내에는 2020년 출시되어 가장 최근에 나온 경구용 비만 치료제입니다. Phentermine은 향정신성의약품으로 의존성이 문제이기는 하지만, 체중 감소 효과가 있는 topira-

mate와의 복합제로 각 약물의 용량을 줄여 이상반응 위험은 줄이면서 강력한 체중 감소 효과를 나타냅니다.

두 약물의 작용기전은 무엇입니까?

Liraglutide는 GLP-1(glucagon like peptide-1) 수용체 효능제인 인크레틴 호르몬 유사체입니다. 이는 인슐린 분비를 증가시키고, 글루카곤 분비를 감소시키며 위배출 속도를 저하시켜 식욕을 감소시킵니다. 하지만 GLP-1은 dipeptidyl peptidase-4(DPP-4)에 의해 빠르게 분해되어 작용시간이 짧은 단점이 있었습니다. 삭센다는 GLP-1 수용체 효능제로 투여 시 DPP-4의 저항성이 생겨 반감기가 13시간으로 증가하여 GLP-1의 작용 효과를 높인 주사제입니다.

Phentermine은 amphetamine과 유사한 약리학적 특성을 가진 교감신경계 아민으로, 작용기전은 시상 하부를 자극하여 노르에피네프린분비를 증가시켜 식욕을 떨어뜨립니다.

Topiramate는 뇌전증치료제와 편두통 예방제로 승인된 약물이며, 체중 감소 기전에 대해서는 명확히 알려져 있지 않지만 GABA를 항진시켜, 흥분성인 글루타메이트 수용체 억제에 의해 식욕을 억제한다고 합니다.

두 약물의 용법 용량은 어떻게 다른가요?

삭센다펜주는 시작 용량은 0.6mg 하루 한 번 매일 일정한 시간에 복부·대퇴부·상완근에 피하 주사합니다. 약은 1주일 이상의 간격을 두고 유지 용량인 3.0mg까지 단계적으로 용량을 증량합니다. 이 약의 용량을 빠르게 증량하거나 초기에 고용량으로 사용 시 인지기능 이상 발생 위험이 증가할 수도 있습니다.

큐시미아는 하루 한 번 아침에 식사와 관계없이 복용합니다. 불면증이 나타날 수 있으므로 가급적 저녁에는 복용하지 않도록 합니다. 복용방법은 〈표 3-6〉과 같습니다.

두 약물의 대표적인 이상반응은 무엇인가요?

두 약물 복용 시 자살 생각을 할 수도 있으므로 우울증 경향이 있는지 모니터링이 필요하며, 자살기왕력 환자는 이 약을 사용하지 않도록 합니다.

삭센다는 오심·구토·설사·변비 등 위장관계 부작용과 흔하게 나타나며, 저혈당·담낭

표 3-6 삭센다, 큐시미아의 용법·용량

		1주	2주	3주	4주	5주~
삭센다 (Liraglutide)		0.6mg	1.2mg	1.8mg	2.4mg	3.0mg (유지용량)
			■ 위장관계 내약성 여부에 따라 기간은 1주일 이상으로 조정 ■ 2주간 연속적으로 내약성 개선 없을 시 투약 중단 고려			이보다 높은 용량은 권장되지 않음
큐시미아 (Phentermine/ Topiramate)		1~2주		3~15주		
	1차	3.75/23mg 복용		7.5/46mg을 복용		
				3% 이상 감량하지 못한 경우 투약 중단 또는 증량*		
	2차	11.25mg/69mg 복용		15mg/92mg을 복용		
				■ 체중의 5% 이상 감량하지 못한 경우 투약 중단 ■ 투약 중단 시 1주일간 이틀에 한 번 복용하다 중단**		

* 1차 치료 후 3% 감량하지 못한 경우에 2차 시도
** 약을 갑자기 중단하면 발작 가능성이 있으므로 일주일간 이틀에 한 번 약을 복용하면서 서서히 중단

염·췌장염 등이 나타날 수도 있습니다. 복부 통증과 함께 심한 등의 통증, 구토, 심한 상복부 통증은 췌장염의 증상일 수도 있습니다.

큐시미아의 이상반응은 입마름, 감각이상, 변비, 불면증, 어지러움, 시야흐림, 안통 등이 있을 수 있고, phentermine이 향정신성의약품이므로 의존성이 문제입니다. 또한 Topiramate는 태아의 구순구개열 발생 위험이 증가할 수 있으므로, 가임기 여성은 투약 전 임신테스트 음성임을 확인 후 복용해야 하며, 매달 임신 테스트 후 약을 처방받도록 합니다.

두 약물 복용 시 주의해야 할 사항은 무엇입니까?

삭센다는 주사 전 약액이 투명한지 확인하고, 뿌옇게 변하거나 변색된 것은 사용하지 않도록 합니다. 개봉 전에는 냉장 보관하며, 개봉 후에는 30일간 실온 보관(30℃ 미만)이 가능합니다. 더운 여름철에는 개봉 후 냉장 보관하도록 하며 언 제품은 사용해서는 안 됩니다. 사용 후 오염을 피하기 위해 주사바늘은 뺀 후 뚜껑을 덮어 차광 보관하도록 합니다. 삭센다 승인에 기반이 된 연구(Satiety and Clinical Adiposity-Liraglutide Evidence, SCALE)는 체질

량지수 30kg/m² 이상, 또는 체중 관련 질환을 동반한 체질량지수 27~30kg/m²의 환자로만 구성하여 진행되어 정상 체중인 사람이 사용하는 것에 대해서는 근거가 부족합니다. 이 약은 다른 GLP-1 수용체 효능제와 병용할 수 없으며 인슐린 대용으로 사용해서도 안 됩니다.

갑상샘수질암(medullary thyroid cancer, MTC)의 이력, 가족력이 있거나 다발성내분비선종증(Multiple Endocrine Neoplasia, MEN2) 환자에게는 금기입니다. 연하곤란, 호흡곤란, 지속적 쉰목소리, 목종괴(혹)가 있는 경우 갑상샘암을 의심할 수 있습니다.

큐시미아는 단독으로 사용해야 하며 다른 식욕억제제와 함께 사용해서는 안 됩니다. 특히 Bupropion, diethylpropion, mazindol, naltrexone, phendimetrazine, selegiline과는 병용 금기입니다. 또한 이 약은 phentermine이 도핑 검사 리스트에 속하는 약물이므로 스포츠 선수들에게는 주의를 환기하도록 합니다.

복약상담 시 중요한 점은 무엇일까요?

- 두 약물은 하루 한 번 식사와 관계없이 투여하고, 임부는 의약품안전사용서비스(drug utilization review, DUR) 금기입니다.
- 운동요법, 식이요법 병용을 권고하고 전문가와 상의 없이 다른 비만 치료제와 병용하지 않도록 합니다.
- 삭센다 주사 후에는 주사바늘을 버리고, 30°C를 넘지 않는 실온 또는 냉장(2~8°C)고에 보관하도록 지도하고, 저혈당이 올 수 있으므로 운전이나 위험한 기계 조작 시 주의하도록 복약 지도합니다.
- 큐시미아는 불면증의 이상반응이 나타날 수 있으므로 아침에 복용하고, 입마름, 변비 예방을 위해 충분한 수분을 섭취하도록 합니다. 또한 투약 중단 시 발작 위험을 줄이기 위해 서서히 중단하도록 합니다.

우리나라 비만 약물치료의 지침은 무엇입니까?

대한비만학회 2020년 비만진료지침 요약에 따르면 다음과 같이 권고합니다.
- 약물 처방 대상: 체질량지수 25kg/m² 이상으로 비약물치료로 체중감량에 실패한 경우 고려(B, Class IIa).
- 약물 치료 시: 식사 치료, 운동 치료와 행동 치료를 반드시 병행(A, Class I).

- 장기간 체중 관리: 대규모 임상시험에 의해 승인받은 약제를 권고 용량 사용(B, Class IIa).
- 약제 변경, 중단: 약물 치료 시작 후 3개월 내 5% 이상 체중 감량이 없는 경우(A, Class I).
- 교감신경효능제: 고혈압 조절 잘 안 되는 환자, 심혈관질환과거력 환자 피함(A, Class I).

이것만은 꼭 기억하세요!

- 두 약물은 모두 임부 금기이며 체질량지수 30kg/m² 이상이거나, 27~30kg/m² 미만인 대사성질환(당뇨, 당뇨전단계, 고혈압, 고지혈증) 등 체중 관련 동반질환자의 체중 관리를 위해 식이요법 및 생활요법 보조제로 사용합니다.
- 삭센다는 식사와 관계없이 매일 일정한 시간에 피하 주사합니다.
- 큐시미아는 불면증을 예방하기 위해 오전에 복용합니다.

참고문헌

1. 갑상샘기능항진증의 진단 및 치료 – 대한갑상샘학회 합의안 J Korean Thyroid Assoc 2013 May 6(1): 1–11.
2. 강재현, 강지현, 김범택 et al. "비만 진료지침 2014", 대한 비만학회, 2014.
3. 국가건강정보포털[internet] 질병관리청 Korea Disease Control and Prevention Agency http://health.cdc.go.kr/health/Main.do.
4. 김남훈, and 김신곤. "DPP-4 억제제의 비교." *Journal of Korean Diabetes* 14.3 (2013): 111–119.
5. 대한당뇨병학회. 2019 당뇨병진료지침. Available from: https://www.diabetes.or.kr/pro/publish/guide.php?code=guide&mode=list&year_v=2019.
6. "비만 진료지침 2018 지침 요약본". 대한 비만학회; 2018 available from http://general.kosso.or.kr/html/user/core/view/reaction/main/kosso/inc/data/type02.pdf.
7. 서울 아산병원 건강정보[internet] Asan Medical Center Medica information Available from:http://www.amc.seoul.kr/asan/healthinfo/disease/diseaseDetail.do?contentId=32613.
8. 약학정보원 [internet] 대한약사회(Korean Pharmaceutical Association) Available from: www.health.kr.
9. 의약품안전나라 [database on the Internet]. 식품의약품안전처; 2021. Available from: https://nedrug.mfds.go.kr.
10. 킴스의약정보센터. Available from: https://www.kimsonline.co.kr.
11. 희귀질환정보[internet] 질병관리청(Korea Disease Control and Prevention Agency Available from http://helpline.nih.go.kr/cdchelp.
12. AACE/ACE comprehensive type 2 diabetes management algorithm 2019.
13. ACCP Updates in Therapeutics 2019: Ambulatory care pharmacy preparatory review and recertification course. ACCP 2019.
14. American Diabetes Association. "9. Pharmacologic approaches to glycemic treatment: Standards of Medical Care in Diabetes—2020." *Diabetes care* 43.Supplement 1 (2020): S98–S110.
15. Brunton, S. "GLP-1 receptor agonists vs. DPP-4 inhibitors for type 2 diabetes: is one approach more successful or preferable than the other?." *International journal of clinical practice* 68.5 (2014): 557–567.
16. Clinical Pharmacology. Elsevier 2016.
17. Cooper DS. Antithyroid drugs. N Engl J Med 2005;352:905–17.
18. Dipiro, Joseph T., et al. Pharmacotherapy: A Pathophysiologic Approach, ed. McGraw-Hill Medical, New York, 2014.
19. Drugs.com [database on the Internet]. Auckland (CO): Drug Trust. [cited 2020 Jan 5]. Available from: https://www.drugs.com/
20. Garber, Jeffrey R., et al. "Clinical practice guidelines for hypothyroidism in adults: cosponsored by the American Association of Clinical Endocrinologists and the American Thyroid Association." Thyroid 22.12 (2012): 1200–1235.
21. IMIG http://www.medinterestgroup.com/portfolio-items/diabetes-insulin-types/
22. Kim, Kyoung Kon. "Safety of anti-obesity drugs approved for long-term use." The Korean Journal of Obesity 24.1 (2015): 17–27.
23. King, Paromita, Ian Peacock, and Richard Donnelly. "The UK prospective diabetes study (UKPDS): clinical and therapeutic implications for type 2 diabetes." British journal of clinical pharmacology 48.5 (1999): 643–648.
24. Lee, Soo Yong, et al. "Sodium/glucose co-transporter 2 inhibitor, empagliflozin, alleviated transient expres-

sion of SGLT2 after myocardial infarction." *Korean Circulation Journal* 51.3 (2021): 251–262.
25. Lexicomp® online http://online.lexi.com.
26. Medscapehttp://www.medscape.org/viewarticle/848165.
27. MICROMEDEX DRUGDEX [database on the Internet]. IBM Corporation; 2021. Available from: www.micromedexsolutions.com.
28. Pharmacologic Approaches to Glycemic Treatment: Standards of Medical Care in Diabetes 2021. American Diabetes Association. Diabetes Care 2021 Jan; 44(Supplement 1): S111–S124.
29. Pharmacotherapy Preparatory Review and Recertification Course. ACCP 2019.
30. PSAP 2013: Cardiology/Endocrinology New Pharmacotherapies for Type 2 Diabetes By Brian Irons, Pharm.D., FCCP, BCACP, BCPS, BC-ADM.
31. Rosenstock, J., et al. "A randomised, 52-week, treat-to-target trial comparing insulin detemir with insulin glargine when administered as add-on to glucose-lowering drugs in insulin-naive people with type 2 diabetes." *Diabetologia* 51.3 (2008): 408–416.
32. Sheehan AH, Chen JT, Yanovski JA, Calis KA. Fagon CF, Obesity. In: Dipiro JT et al., eds. Pharmacotherapy: a pathophysiologic approach. 10th ed. McGraw Hill education, 2017;2385–2402.
33. Singh, Jagjit, and Rajiv Kumar. "Phentermine-topiramate: First combination drug for obesity." *International Journal of Applied and Basic Medical Research* 5.2 (2015): 157.
34. Sortino, Maria Angela, Tiziana Sinagra, and Pier Luigi Canonico. "Linagliptin: a thorough characterization beyond its clinical efficacy." *Frontiers in endocrinology* 4 (2013): 16.
35. 2021 Clinical Practice Guidelines for Diabetes: Korea Diabetes Association. Available from https://www.diabetes.or.kr/pro/publish/guide.php?code=guide&mode=list&year_v=2021.
36. Trujillo, Jennifer M., Wesley Nuffer, and Samuel L. Ellis. "GLP-1 receptor agonists: a review of head-to-head clinical studies." *Therapeutic advances in endocrinology and metabolism* 6.1 (2015): 19–28.
37. Zeind, Caroline S., and Michael G. Carvalho, eds. *Applied therapeutics: the clinical use of drugs*. Wolters Kluwer, 2018.

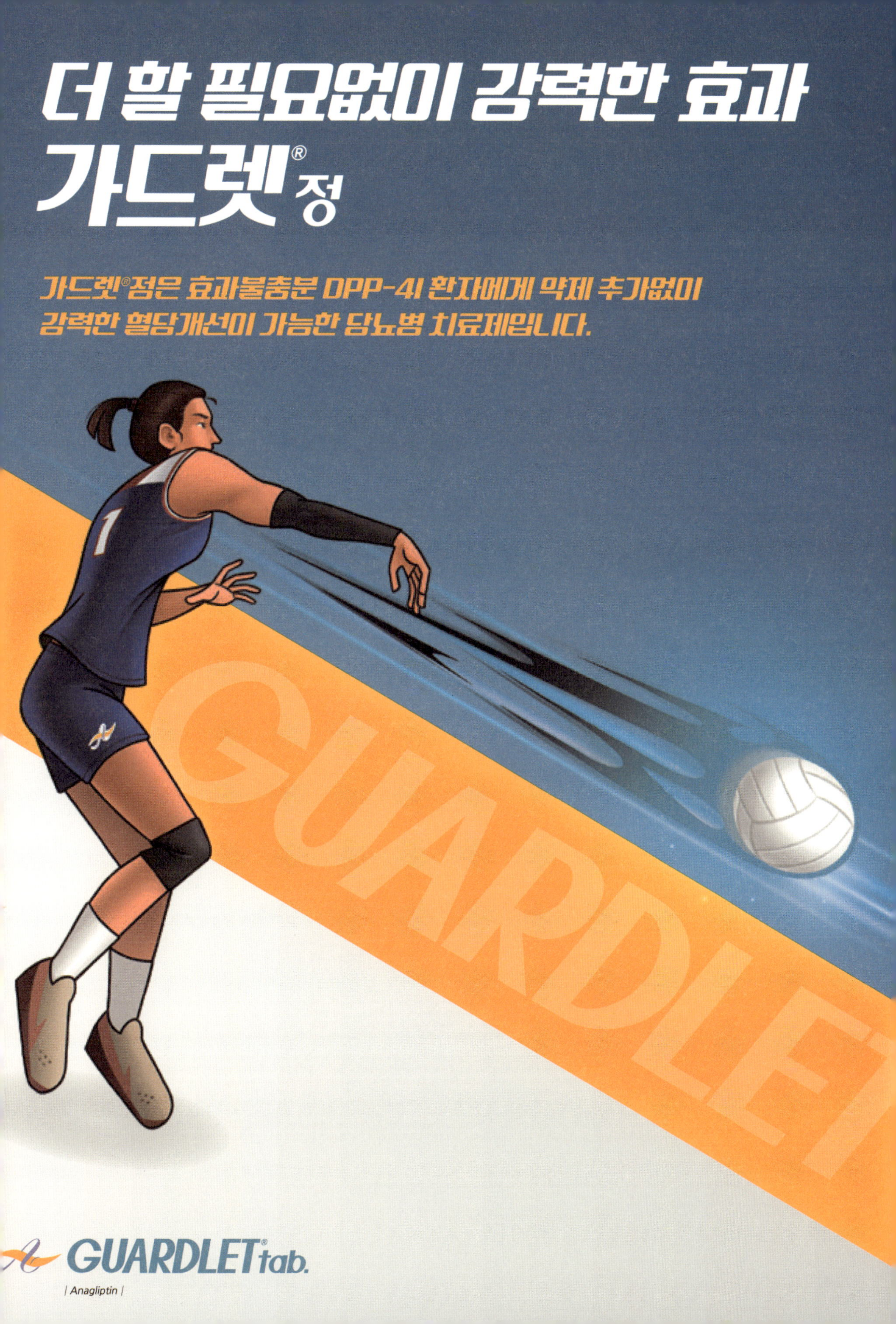

더 할 필요없이 강력한 효과
가드렛® 정
가드렛®정은 효과불충분 DPP-4I 환자에게 약제 추가없이
강력한 혈당개선이 가능한 당뇨병 치료제입니다.
GUARDLET
GUARDLET® tab.
| Anagliptin |

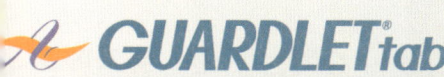

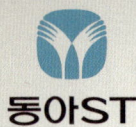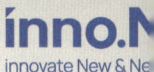

A Better Quality of Life

한번 더! 작아졌습니다!

매일 약을 복용해야 하는 **당뇨 환자를 위하는 마음**에서 시작되었습니다.

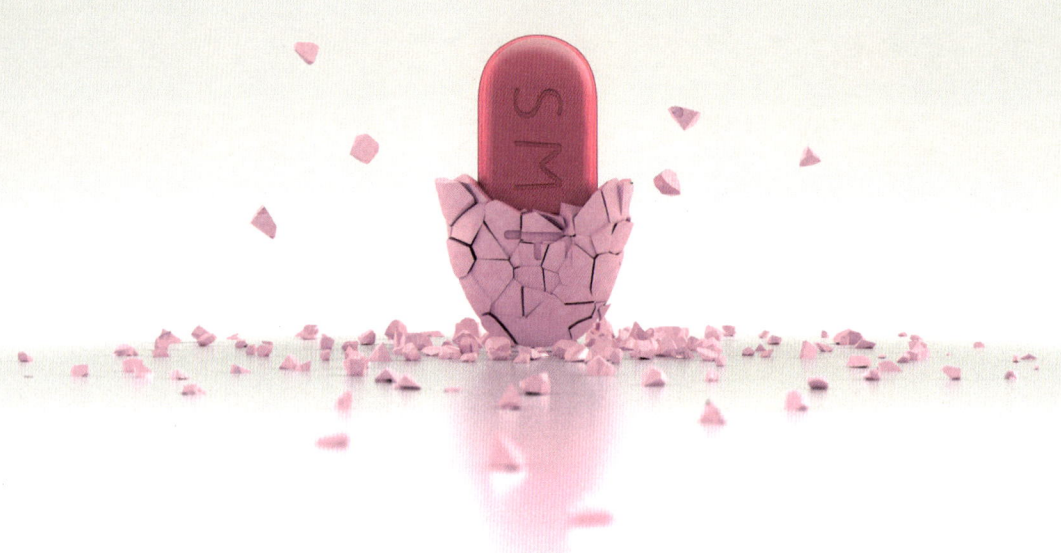

 강력한 혈당 강하 효과[1]

 편안한 복용을 위해 더욱 작아진 사이즈

슈가논®정 5 mg 에보글립틴 타르타르산염

[원료약품 및 분량] 이 약 1정(약 150mg) 중 · 유효성분: 에보글립틴타르타르산염(별규) 6.869mg (에보글립틴으로써 5mg) · 첨가제(타르색소): 적색40호 알루미늄레이크 · 기타첨가제: D-만니톨, 스테아르산마그네슘, 오파드라이레드 (03B650009), 저치환도히드록시프로필셀룰로오스, 전호화전분, 크로스카르멜로오스나트륨, 콜로이드성이산화규소, 히드록시프로필셀룰로오스 **[성상]** 분홍색의 원형 필름코팅정 **[효능·효과]** 이 약은 제2형 당뇨병 환자의 혈당조절을 향상시키기 위해 식사요법 및 운동요법의 보조제로 투여한다. 1. 이 약은 단독요법으로 투여한다. 2. 이 약은 다음의 경우 병용요법으로 투여한다. -메트포르민 단독요법으로 충분한 혈당조절을 할 수 없는 경우 이 약과 병용투여한다. **[용법·용량]** 이 약은 단독요법 또는 병용요법 시 1일 1회 5mg을 투여하며 1일 최대용량은 5mg입니다. 이 약은 식사와 관계없이 투여할 수 있습니다. 경증 및 중등도의 간장애 환자에서 용법·용량 조절이 필요하지 않습니다. **[사용상의 주의사항]** 1. 다음 환자에 투여하지 마십시오. 1) 이 약 또는 다른 dipeptidyl-peptidase 4(DPP4) 저해제에 아나필락시스 혹은 혈관 부종의 중대한 과민반응을 보인 환자 2) 제1형 당뇨병 또는 당뇨병성 케톤산증 환자 2. 다음 환자에는 신중히 투여하십시오. 1) 심부전 환자: New York Heart Association(NYHA) functional class II 심부전 환자에서 투여 경험이 제한적이므로, 이들 환자에서는 신중히 사용하여야 합니다. NYHA functional class III-IV 환자에서의 임상경험이 없기 때문에 이 약의 사용이 권장되지 않습니다. 2) 신장애 환자: 건강한 성인에 투여한 방사능의 약 46.1%가 뇨를 통해 배설되고, 약 42.8%가 대변을 통해 배설됨을 확인하였습니다. 이는 원체와 대사체를 포함한 것으로, 중등도 및 중증 신장애 환자는 정상 신기능을 가진 환자에 비해 원체의 증가된 혈중농도가 지속될 우려가 있기 때문에 환자의 상태를 관찰하면서 신중히 투여합니다. 투석이 필요한 말기 신장애 환자에서는 임상경험이 없기 때문에 이 약의 사용이 권장되지 않습니다. 3) 중증 간장애 환자: 중증의 간장애 환자를 대상으로 한 임상시험은 실시되지 않았으므로 이들 환자에게는 신중히 투여합니다. 4) 급성 췌장염: 이 약을 복용한 환자에서 급성 췌장염이 보고되었습니다. 따라서 지속적이고 중증의 복통과 같은 췌장염의 특징적인 증상을 환자에게 알려주어야 합니다. 만약 투여 시작 후 췌장염이 의심될 경우 에보글립틴의 투여를 중단해야 하며, 이 약을 다시 투여해서는 안 됩니다. 췌장염의 병력이 있는 환자에서는 주의해서 사용하여야 합니다. 3. 일반적 주의 1) 저혈당을 일으키는 것으로 알려진 약과의 병용투여: 인슐린 및 설포닐우레아 계열 등의 인슐린 분비 촉진제는 저혈당을 유발할 수 있으므로, 따라서 약과 병용하여 투여시 저혈당의 위험을 최소화시키기 위하여 더 낮은 용량의 인슐린 및 인슐린 분비촉진제 투여가 필요할 수 있습니다. 2) 중증 및 장애를 동반하는 관절통: 다른 DPP-4 저해제를 복용한 환자의 시판후 조사에서 중증 및 장애를 동반한 관절통이 보고되었습니다. 약물 투여 이후 증상의 발생시기는 1일 내지 수년 후까지 다양하였습니다. 약물 투여 중지 시에 증상은 완화되었습니다. 일부 환자에서는 동일한 약 또는 다른 DPP-4 저해제를 다시 복용시에 증상의 재발이 나타났습니다. 중증 관절통의 원인으로 DPP-4 저해제를 고려하여 적절한 경우 투여를 중지합니다. 3) 수포성 유사천포창: 다른 DPP-4 저해제를 복용한 환자의 시판 후 조사에서 입원을 필요로 하는 수포성 유사천포창이 보고되었습니다. 환자들은 일반적으로 DPP-4 저해제 투여중지 및 국소 또는 전신 면역억제 치료로 회복되었습니다. 환자들에게 이 약 복용하는 동안 수포 또는 짓무름이 발생하면 즉시 의사에게 보고하도록 알려야 합니다. 만약 수포성 유사천포창이 되는 경우, 이 약을 중단하고 진단 및 적절한 치료를 위해 피부과 전문의와 상담해야 합니다. **[저장방법]** 기밀용기, 실온(1~30℃)보관 **[포장단위]** 30정(10정/PTP x 3) ※ 본 약제 투약 후 부작용(이상반응)이 발생한 경우 한국의약품안전관리원(1644-6223)으로 문의 및 보고하여 주시기 바랍니다.

 제조판매원
본사: 서울특별시 동대문구 천호대로 64
공장: 충청남도 천안시 서북구 백석공단로 28 (2B, 3, 4B층)
제품정보 문의처 080-920-1001

 공동판매원
본사: 서울특별시 중구 을지로 100 파인애비뉴 A동 6-8층
제품클레임 문의전화 · 고객행복센터 080-700-8822

Reference 1. Diabetes Obes Metab. 2020 Apr 21 doi: 10.1111/dom.14061.

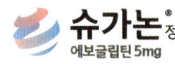 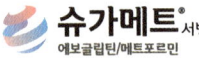

4

여성 질환

피임 Contraception

한혜성

정의

원하지 않는 임신을 예방하는 것

약물

목적에 따라 사전, 사후 피임약과 투여 경로에 따라 경구 및 외용 피임약, 자궁 내 장치 등 다양한 종류가 있다. 호르몬 기반 제제와 비호르몬제로 나눌 수 있다.

호르몬제

1) 복합경구피임제

		Estradiol (mg)	Progesterone (mg)	제품명
2세대		EE 0.03	레보노르게스트렐(levonorgestrel) 0.15	미니보라30, 쎄스콘정
		EE 0.03→0.04→0.03	레보노르게스트렐(levonorgestrel) 0.05→0.075→0.125	트리퀼라정
		EE 0.02	레보노르게스트렐(levonorgestrel) 0.1	에이리스정
3세대		EE 0.03	게스토덴(gestodene) 0.075	마이보라정, 미뉴렛정
		EE 0.02	게스토덴(gestodene) 0.075	멜리안정, 디어미정
		EE 0.02	데소게스트렐(desogestrel) 0.15	머시론정
4세대		EE 0.03	드로스피레논(drospirenone) 3	야스민정
		EE 0.02	드로스피레논(drospirenone) 3	야즈정
Hybrid		E2V 1~3	디에노게스트(dienogest) 2~3	클래라정

* EE: ethinyl estradiol(에티닐에스트라디올), E2V: estradiol valerate(에스트라디올발레레이트)

2) 응급피임약
- 레보노르게스트렐(levonorgestrel, 노레보원정)
- 울리프리스탈(Ulipristal, 엘라원정)

비호르몬제

1) 살정제
- 노녹시놀9(Nonoxynol-9, 노원질좌제)

에티닐에스트라디올 / 레보노르게스트렐 VS. 에티닐에스트라디올 / 드로스피레논
Ethinylestradiol / Levonorgestrel VS. Ethinylestradiol / Drospirenone

정경인

	Ethinyl estradiol 0.03mg/ Drospirenone 3mg (야스민정)	Ethinyl estradiol 0.02mg/ Drospirenone 3mg (야즈정)
효능효과	피임	피임, 월경전불쾌장애, 여드름, 월경곤란증
휴약기	휴약기 7일	휴약기 4일
분류	4세대 경구용 사전피임약	4세대 경구용 사전피임약

야스민과 야즈에 대해 간단히 소개해 주세요.

야스민과 야즈는 둘 다 에스트로겐과 프로게스틴의 복합제제인 경구용 복합 사전피임약(combined oral contraceptives, COC)입니다. COC는 프로게스틴의 종류에 따라 1~4세대로 구분되는데, 야스민과 야즈는 drospirenone이라는 새로운 성분의 프로게스틴을 함유하고 있어 4세대로 분류됩니다.

야스민은 2007년에 출시되었는데 COC 중에 처음으로 전문의약품으로 허가받은 약입니다. 야즈는 야스민에 이어 두번째 COC 전문의약품으로 2009년 출시되었습니다.

야스민과 야즈가 속하는 4세대 피임약의 특징은 무엇입니까?

다른 COC와 비교하여 야스민과 야즈의 특징은 프로게스틴으로 사용되는 drospirenone에 기인합니다. 다른 COC에 사용되는 프로게스틴은 구조적으로 테스토스테론과 유사한 데 비해 drospirenone은 이뇨성 혈압강하제로 사용되는 spironolactone과 비슷합니다. 그래서 drospirenone은 프로게스틴의 피임 효과뿐 아니라 항미네랄코르티코이드 작용을 통한 이뇨 효과를 가지며 칼륨(K) 저류 작용도 있습니다. 또 다른 특징으로 항안드로겐 효과가 있어 여드름에도 효과가 있습니다.

이러한 부가적인 장점에도 불구하고 4세대 COC는 혈전 생성 위험이 크다는 큰 단점이 있습니다. 정맥혈전색전증(venous thromboembolism, VTE)에 의한 사망까지 발생한 바 있어 의료전문가와 환자 모두가 주의해야 합니다. 식약처는 2012년 이와 관련하여 안전성 서한을 배포한 바 있습니다.

야스민와 야즈의 차이점은 무엇입니까?

두 약물의 프로게스틴의 성분과 함량은 같지만 ethinyl estrogen(EE)의 함량은 다릅니다. EE 용량이 야스민은 0.03mg, 야즈가 0.02mg 함유되어 야스민에 비해 야즈가 부종, 두통, 유방압통 등 에스트로겐성 부작용 발현이 적을 수 있습니다.

야스민은 통상적인 경구 피임약과 마찬가지로 휴약기가 7일인데 비해, 야즈는 24일 복용하고 4일만 휴약합니다. 야즈는 휴약기가 상대적으로 짧아 호르몬 변동 폭이 적고 drospirenone의 항안드로겐, 항미네랄코티코이드 효과가 더욱 지속되기 때문에 피임 외에도 경구피임약으로 피임을 하고자 하는 여성의 여드름, 월경곤란증(월경통), 월경전불쾌장애에도 추가적인 적응증을 갖고 있습니다.

경구용 복합사전피임약의 종류에는 어떤 것들이 있으며 그 특징은 무엇입니까?

COC는 크게 프로게스틴에 따라 1~4세대로 구분될 수 있습니다. 또한 ethinyl estradiol의 함량에 따라서도 다른 특징을 갖습니다. 국내 시판되는 COC는 2~4세대 및 hybrid가 있습니다.

가장 많이 사용되는 프로게스틴인 levonorgestrel이 함유된 피임약들이 2세대에 속합니다. Levonorgestrel은 프로게스틴 효과가 높고 정맥혈전색전증의 위험이 낮은 것이 장점이라면, 안드로겐 작용으로 여드름을 악화시킬 수 있고 혈청지단백에 부정적인 영향을 주는 것이 단점입니다.

3세대에 해당하는 프로게스틴은 desogestrel과 gestodene입니다. 2세대에 비해 안드로겐 작용은 적지만 정맥혈전색전증 위험이 높습니다.

야즈와 야스민이 속하는 4세대 피임약의 drospirenone은 위에서 언급한 바와 같이 이뇨 효과가 있어 월경전증후군의 대표적인 증상인 부종에 도움이 되며, 항안드로겐 효과가 있지만 VTE 위험은 가장 높습니다. 가장 최근의 전문의약품 COC로 출시된 클래라정에 사용되는 프로게스틴인 dienogest는 자궁내막에 대한 억제 효과가 강력하여 월경과다 치료에도 사용되며 구조적으로 1세대와 4세대의 특징을 같이 갖고 있어 hybrid COC라고 불리기도 합니다.

EE의 용량은 0.02~0.04mg 수준입니다. EE의 용량이 높을수록 피임 효과가 더욱 강력하지만 에스트로겐성 부작용의 가능성이 높습니다. 초저용량(ultra low dose)이라고 불리는 0.02mg EE 제제라고 피임률이 떨어지는 것은 아닙니다. 그러나 에스트로겐의 양이 적어 자궁내막이 제대로 증식되지 않기 때문에 조금씩 증식하다가 탈락하기를 반복하는 '에스트로겐 파탄성 출혈'의 빈도가 더 높습니다.

경구용 사전피임약이 피임효과를 나타내는 기전에 대해 설명해 주세요.

COC의 피임 작용기전으로 가장 중요한 것은 에스트로겐이 난포자극호르몬(follicle stimulating hormone, FSH)과 황체호르몬(leutenizing hormone, LH) 분비를 억제하여 황체호르몬 급증(LH surge)과 배란을 억제하는 것입니다. 또한 FSH 억제로 난자의 성숙을 막고 난소의 스테로이드 생산을 억제합니다.

프로게스틴은 자궁내막의 증식을 감소시켜 착상 방해하고, 자궁경부 점액의 점성을 높여 정자 이동 방해하며 난관 연동운동을 방해함으로써 정자와 난자가 만나지 못하도록 합니다. LH 분비를 억제시켜 배란 억제 작용이 있으나 에스트로겐보다는 훨씬 적습니다.

 여기서 잠깐! "경구피임약의 정맥혈전색전증 위험은 얼마나 될까요?"

COC로 인한 혈전위험은 여성 1만 명당 3~9명입니다. COC를 복용하지 않는 여성에 비해 복용자의 VTE 상대위험도는 4세대 COC에서 가장 높습니다. 4세대 COC는 4.5배 이상, 3세대는 3~4배 정도, 2세대는 2배 정도입니다. 혈전의 위험은 프로게스틴뿐 아니라, EE 함량에 의해서도 좌우됩니다. EE 0.05mg의 고용량 COC는 혈전위험으로 시장에서 사라졌습니다.

실제 프로게스틴 저용량만을 사용하는 자궁 내 장치나 프로게스틴 단독 경구피임약(국내에는 없음)은 VTE 위험에서 대조군과 차이가 없습니다. COC에 의한 혈전위험을 걱정하지만 사실 출산 후나 임신 중 위험에 비하면 낮은 수준입니다. COC로 인한 혈전위험은 여성 1만 명당 3~9명인데 비해 출산 후 12주 이내는 40~65명, 임신 중에는 5~20명입니다.

복용 시 특히 주의해야 할 점은 무엇입니까?

다음과 같은 증상이 나타나면 뇌졸중, 고혈압, 폐색전증, 담낭질환 등의 위험 신호일 수 있으므로 병원으로 후송합니다.

- 심한 복통, 흉통/숨참/객혈, 심한 두통, 시야흐림/섬광 등 안과적 문제, 심각한 다리 통증

Phenitoin, carbamazepine, topiramate, oxcarbamazepine 등의 항뇌전증약과 rifampin은 COC의 제거율을 증가시켜 경구피임약의 효과를 약화시킵니다.

복용하는 것을 1회 잊으면 생각난 즉시 복용합니다. 연속 2회 잊으면 이틀간 매일 2정씩 복용하되 이후 7일간은 추가적 피임수단을 병행합니다. 3회 이상 잊으면 피임약 복용을 처음부터 다시 시작하며 남은 주기 동안 다른 피임 수단을 병행합니다.

> **이것만은 꼭 기억하세요!**
>
> - 야스민과 야즈는 4세대 COC로 항안드로겐, 항미네랄코르티코이드 작용이 있어 여드름이 있거나 부종을 동반한 월경전불쾌증후군이 있는 여성이 피임을 원할 때 좋은 선택이 될 수 있습니다.
> - 야즈와 야스민은 2~3세대 COC에 비해 상대적으로 VTE의 위험이 높으므로 이러한 징후가 있을 때는 즉시 의사의 진료를 받도록 합니다.
> - 야즈의 휴약기는 4일입니다. 휴약기가 짧은 만큼 항안드로겐과 항미네랄코르티코이드 효과가 지속되어 여드름, 월경전불쾌증후군, 월경곤란증에 추가적인 적응증을 갖고 있습니다.

레보노르게스트렐 울리프리스탈
Levonorgestrel   Ulipristal

황미경

	Levonorgestrel (노레보원정)	Ulipristal (엘라원정)
효능효과	무방비한 성교 또는 피임 방법의 실패로 인한 경우, 성교 후 72시간 이내에 즉시 사용하는 응급피임약	무방비한 성교 또는 피임 방법의 실패로 인한 경우, 성교 후 120시간(5일) 이내에 즉시 사용하는 응급피임약
작용기전	프로게스틴 단독 제제 (Progestin only)	선택적 황체호르몬 수용체 조절제 (Selective progesterone receptor modulator)
용량용법	1회 1.5mg을 가능한 한 빨리(12시간 이내), 늦어도 72시간(3일) 이내에 복용	1정(30mg)을 가능한 한 빨리(12시간 이내), 늦어도 120시간(5일) 이내에 복용

두 약물은 어떤 질환에 사용됩니까?

두 약물은 응급피임약으로 사용되는 약입니다. 응급피임법이란 방어할 수 없는 성관계를 경험한 경우(성폭력이나 부적절한 피임 방법으로 인해 피임 효과가 의심되는 경우), 피임 방법을 사용하지 않은 무방비 성관계, 피임법의 실패로 인해 임신 위험이 있을 경우 등에 여성에 사용되는 치료법으로 원치 않는 임신을 방지하기 위한 약물입니다.

두 약물의 작용기전은 무엇인가요?

Levonorgestrel은 노르테스토스테론(nortestosterone)에서 유도된 프로게스틴이며, ulipristal 은 황체호르몬 수용체 조절제입니다. 두 약물의 작용방식은 모두 배란을 지연시키는 것으로 배란 시작을 5~6일 이상 지연시키는 것으로 나타나 있습니다. 배란 직전에는 황체형성호르몬(leuteinizing hormone, LH) 농도 증가가 관찰되는데, 이는 배란의 시작에 영향을 준다고 알려져 있습니다. Ulipristal은 황체호르몬 수용체에 높은 친화력을 가지고 있으며

표적조직(예: 자궁, 자궁경관, 난소, 시상하부)에서 황체호르몬 수용체에 강하게 결합합니다. 구조적으로 황체호르몬 유사 측쇄(side chain)와 길항 측쇄를 모두 가지고 있어 조직 선택적 효능제와 길항제 작용을 같이 나타냅니다.

두 약물 이외의 응급피임법에는 어떤 것이 있을까요?

- 유즈페(Yuzpe) 요법: 1970년대 초반 외국에서 선보인 응급피임약 복합제제로 ethinyl estradiol 100µg과 levonorgestrel 0.5mg을 무방비한 성교 72시간 이내에 12시간 간격으로 복용하는 방법입니다. 우리나라에서도 levonorgestrel 단일제가 출시되기 전에는 기존 경구용 피임약 중 ethinyl estradiol과 levonorgestrel 함유 제제를 여러 정(0.03/0.15mg 4정, 0.02/0.1mg 5정 등) 12시간 간격으로 한꺼번에 복용함으로써 미승인 적응증으로 사용되기도 하였으나 구역, 구토, 유방통, 복부통증 등 부작용이 심해 현재 외국에서도 유즈페 요법은 대부분 사용되지 않고 있습니다.
- 구리 자궁 내 장치(Copper IUD(intrauterine device)): 무방비한 성교 이후 120시간 이내에 사용할 수 있는 장점이 있으며 임신 예방률도 높아(96% 이상) 효과와 안전성이 높으나 전문의에 의해 삽입이 가능해 응급 상황에서 사용이 어렵다는 단점이 있습니다.

두 약물의 용법과 용량을 알려주세요.

- Levonorgestrel: 1일 1회 1.5mg(1~2정)을 가능한 한 빨리(12시간 이내 복용 권장) 투여하며 늦어도 72시간(3일) 이내에 복용하도록 합니다.
- Ulipristal: 1일 1회 30mg(1정)을 가능한 한 빨리 투여하며 늦어도 120시간(5일) 이내에 복용하도록 합니다.
- 두 약물 모두 최대한 빨리 투여할수록 효과가 높아지므로, 가능한 빨리 복용하도록 하고 복용 후 3시간 이내에 토했을 경우에는 즉시 1회량을 다시 복용하도록 합니다. 식사와 관계없이 복용할 수 있으며, 생리주기 동안 어느 때라도 사용할 수 있습니다.

두 약물을 사용한 응급피임법은 어떤 차이점이 있을까요?

〈그림 4-1〉에서 보는 바와 같이 levonorgestrel은 LH(황체형성호르몬)의 급증이 시작되기 전에 투여되어야 효과가 있습니다. 반면 ulipristal은 난포성숙에 작용할 수 있어 배란직전

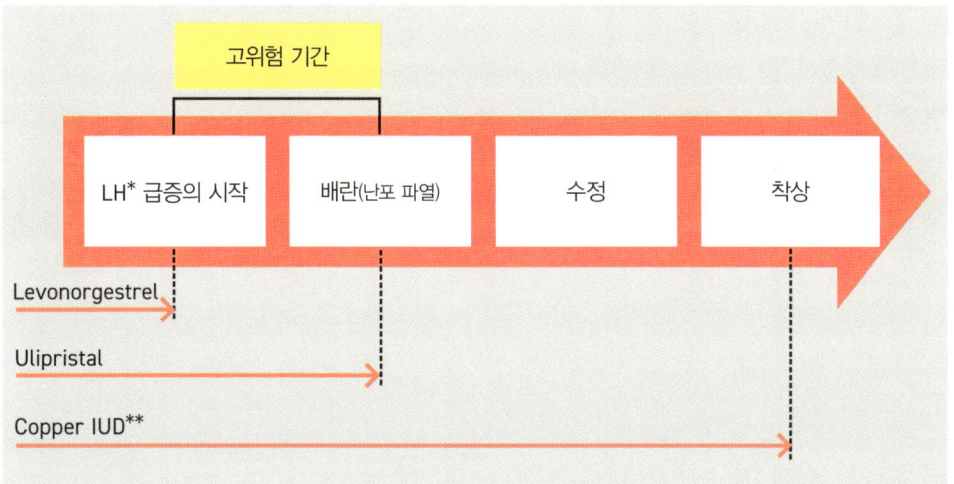

그림 4-1 응급피임 방법 별 효과를 나타내는 시기

까지 사용될 수 있습니다. Levonorgestrel은 LH의 급증이 시작된 이후에는 효과가 없었으며, ulipristal은 LH 급증의 시작과 절정 사이에 투여 시에도 난포 파열을 지연시킬 수 있으므로 배란 시기 인근에서 levonorgestrel보다 효과적이라고 볼 수 있습니다. 만약 성교가 이 시기 이후에 일어나면 두 약물 모두 효과가 없는 것으로 나타나 있습니다. 구리 자궁 내 장치(Copper IUD)는 착상 이전까지 사용될 수 있습니다.

두 약물은 모두 생리주기 어느 때라도 사용할 수 있는데 그 이유는 무엇입니까?

여성의 임신 가능 시기는 보통 배란일을 포함한 이전 6일 정도로 구성하고 있는데 배란일은 사람마다 차이가 커서 이 시기를 예측하기가 매우 어렵습니다. 주기가 규칙적인 경우에도 가이드라인에서 제안된 기간인 10~17일 사이에 드는 경우는 여성의 30%에 불과하며, 성교 후 이론적으로 무시할 만한 임신율을 나타내는 경우는 주기의 첫 3일 동안에 불과합니다. 그러므로 부방비 성교 또는 부적절한 피임법이 사용된 경우에 주기의 날짜와 관계없이 복용하도록 하고 있습니다.

약물 복용 시 주의해야 할 점은 무엇인가요?

응급피임약을 한 번의 월경 주기 동안 1회 이상 초과하여 사용할 경우에는 체내 호르몬 농도가 높아져 환자에게 바람직하지 않을 수 있거나(levonorgestrel), 안전성 및 유효성이 조사되어 있지 않으므로(ulipristal) 일반 피임 방법을 대신하여 사용하지 않도록 합니다. 응급피임약이 모든 임신을 방지하는 것이 아니므로 생리 예정일이 5일 이상 지연되거나 월경 시 비정상적 출혈 또는 임신의 징후가 있는 경우에는 임신 진단을 받아 임신 여부를 확인하도록 해야 합니다. Ulipristal의 경우 ulipristal 복용 6일째부터 정규피임법을 시작합니다. 황체호르몬 수용체 길항작용으로 인해 호르몬 피임제와 ulipristal의 효과가 모두 감소할 수 있으므로 첫 1~2주간은 금욕이나 콘돔 같은 부가적인 피임법이 필요합니다. 두 약물 모두 다음 생리 시작 시까지 부가적인 피임법(콘돔, 살정제 등)을 병행하도록 하고 있습니다.

두 약물의 다양한 적응증에 대해 알려주세요.

표 4-1 Levonorgestrel과 ulipristal 함유제제

종류		적응증	용법·용량	주요 이상반응	제품명
Levonorgestrel	1.5mg	응급피임약	1회 1정	구역 23% 구토 등	노레보원정, 포스티노원정, 애프터원정
	52mg	피임, 월경과다, 월경곤란증, 에스트로겐 대체요법 시 프로게스틴의 국소 적용	자궁 내 삽입장치 (5년간 유효)	두통, 복통, 생리 중 출혈 변화 등	미레나20μg/일
	13.5mg	피임	자궁 내 삽입장치 (3년간 유효)	두통, 복통, 생리 중 출혈 변화 등	제이디스13.5mg
	Ethinyl estradiol/ levonorgestrel 복합제	피임	1일 1정씩 21일간 복용하고 7일간 휴약	구역, 복통 등	미니보라30 (0.03/0.15mg), 에이리스정 (0.02/0.1mg)
Ulipristal	30mg	응급피임약	1회 1정	구역 12%, 두통 등	엘라원정
	5mg	자궁근종환자의 수술 전 치료/ 간헐적 치료	1일 1회 1정씩	무월경, 홍조 등	이니시아정

임부나 수유부가 사용할 수 있습니까?

이 약은 임신 중에 사용하지 않도록 하고 있으며, 이 약의 복용으로 임신이 중단되지는 않습니다. 수유부의 경우 두 약물 중 프로게스틴 단일 제제인 levonorgestrel이 선호되며, 두 약물 모두 모유로 이행됩니다. Levonorgestrel은 이 약 복용 직전에 수유를 하고, 이 약 복용 후에는 적어도 8시간 동안 수유를 중단하도록 하며, ulipristal의 경우 이 약 복용 후 최소 1주일간 수유를 하지 않도록 합니다.

> **이것만은 꼭 기억하세요!**
>
> - 응급피임약이 모든 임신을 방지하는 것이 아니므로 생리 예정일이 5일 이상 지연되는 등 임신의 징후가 있는 경우 임신 결과를 확인하도록 합니다.
> - Ulipristal을 복용한 후 5일 이내에 경구용 피임제(정규피임법)를 사용하는 경우 호르몬 피임제와 ulipristal의 효과가 모두 감소될 수 있으므로, 정규피임법은 6일째부터 사용이 권장되며 첫 1~2주간은 금욕이나 콘돔 같은 부가적인 피임법이 필요합니다.
> - 두 약물 모두 임신 중 사용하지 않아야 하며, 이 약의 복용으로 임신이 중단되지 않습니다.

자궁내막증 Endometriosis

한혜성

정의

자궁 내에 있어야 할 자궁 내막 조직이 자궁 밖의 복강 내에 존재하는 상태

치료약물

1) 성선자극호르몬방출호르몬효능제(gonadotropin-releasing hormone agonist)
   - 고세렐린(goserelin, 졸라덱스데포주사), 류프로렐린(leuprolide, 로렐린데포주사), 트립토렐린(triptorelin, 데카펩틸데포주)
2) 안드로겐(androgen)
   - 다나졸(danazol, 다나졸캡슐)
3) 합성 프로게스테론(progesterone=progestin)
   - 디에노게스트(dienogest, 비잔정), 메드록시프로게스테론(medroxyprogesterone, 프로베라정, 사야나주), 디드로게스테론(dydrogesterone, 듀파스톤정)

디에노게스트 Dienogest VS. 고세렐린 Goserelin

김형은

	Dienogest (비잔정)	Goserelin (졸라덱스데포주사)
효능효과	자궁내막증	호르몬요법이 적합한 전립샘암 호르몬요법이 적합한 폐경기 전 및 주폐경기 여성의 진행성 유방암 조기유방암의 보조요법 자궁내막증 자궁내막조직의 퇴축 자궁근종 보조생식술
작용기전	프로게스틴(progestin)	성선자극호르몬방출호르몬 효능제 (Gonadotropin-releasing hormone agonist)
용량용법	1일 1정 경구 복용	28일 간격으로 전방복벽에 피하주사(3.6mg)

두 약물은 어떤 질환에 사용됩니까?

Dienogest와 goserelin 모두 자궁내막증 치료제로 사용됩니다. Goserelin은 자궁내막 제거나 절제 전에 자궁내막을 얇게 하기 위한 목적으로 사용될 수도 있습니다. 또한 Goserelin은 자궁내막증 치료 외에 전립샘암, 폐경기 전 및 주폐경기 여성의 진행성 유방암, 조기유방암의 보조요법, 자궁근종, 배란촉진 과정 시 뇌하수체 억제 목적의 보조생식술에도 사용됩니다.

두 약물이 자궁내막증에 사용되는 작용기전은 무엇입니까?

Dienogest는 프로게스틴 단일제로서 에스트라디올 생산을 억제하고 자궁내막증의 증식을

> **여기서 잠깐!** **"자궁내막증에 대해 알아봅시다"**
>
> 자궁내막증(endometriosis)은 전체 가임기 여성의 10~15% 정도 진단이 됩니다.
> 자궁내막증은 골반, 난소, 복막 등의 자궁 이외의 조직에 자궁내막 세포가 자라서 존재하는 상태로, 병인은 명확하게 밝혀지지 않았지만 생리혈의 역류에 의해 병변을 형성하는 것으로 알려져 있습니다. 이는 생리통, 만성 골반통 및 난임 등의 증상을 보이는 염증성 질환으로 만성 골반 통증 여성에서는 약 40~82%, 난임 여성에서는 약 20~50%가 자궁내막증으로 진단된 보고가 있습니다.
> 자궁내막증은 병변의 위치와 정도에 따라 사람마다 다양한 증상을 보이게 되므로, 진단이 어렵고 발병으로부터 늦게 진단되는 경우가 많습니다. 정확한 진단을 위해서 문진, 신체검진, 영상검사, 진단을 위한 수술 등이 필요합니다. 증상만으로는 자궁내막증 진단이 어렵지만, 가임기 여성에서 월경 생리통, 만성 골반통, 성교통, 난임, 혈뇨, 생리주기에 따른 배변통, 배뇨통 등의 증상이 있는 경우 자궁내막증을 의심할 수 있습니다. 보다 정확한 진단을 위해 골반내진, 진단적 복강경을 통해 자궁내막증의 특징적인 소견을 확인할 수 있고, 자궁내막증의 위치에 따라 초음파를 통해 진단합니다.
> 자궁내막증 환자에게 가장 치료가 필요한 증상은 자궁내막증으로 인한 통증입니다. 통증 치료는 환자의 증상, 상태에 따라 약물 치료와 수술 치료가 고려될 수 있습니다.

막습니다.

Goserelin은 성선자극호르몬방출호르몬(Gonadotropin releasing hormone, GnRH) 합성유사체로서 자궁내막증병변을 자극하는 난포호르몬의 생성을 억제시키는 작용을 합니다.

두 약물의 용법, 용량은 무엇인가요?

Dienogest는 1일 1정 복용합니다. 매일 같은 시간에 식사 여부와 관계없이 복용합니다. 질출혈 여부와 상관없이 월경 주기 중 어느 날이나 복용을 시작할 수 있고, 중지 기간 없이 복용합니다.

Goserelin은 28일 간격으로 3.6mg을 전방복벽에 피하주사합니다. 자궁내막증 치료로 사용하는 경우 뼈의 무기질 밀도가 감소할 우려가 있어 치료 기간이 6개월을 넘어가지 않는 것을 권고합니다. 자궁내막조직의 퇴축을 목적으로 투여 시에는 4주 또는 8주간 치료합니다. 자궁의 크기가 큰 환자에게 투여 시 또는 적당한 수술 일정을 결정하기 위해서 2번째 데포를 투여할 수 있습니다. 국소 진행 전립샘암에 있어서 방사선요법과 병용하는 보조 호르몬요법으로 사용하는 경우에는 36개월로 사용이 제한되고, 자궁근종에 의한 빈혈이 있는 여성에게는 철분을 보충하여 수술 전 3개월까지 투여할 수 있습니다.

대표적인 이상반응은 무엇입니까?

Dienogest는 점상 출혈, 불규칙 출혈, 무월경과 같은 월경 양상의 변화, 두통, 오심, 유방 불편감, 우울증, 여드름, 체중 증가, 복부 팽만 등이 발생할 수 있습니다.

Goserelin은 홍조, 발한, 주사 부위 국소 반응이 일어날 수 있고, 골밀도 감소, 우울증, 기분 변화, 두통, 발기부전, 질건조 등이 발생할 수 있습니다.

> **이것만은 꼭 기억하세요!**
>
> - Dienogest와 goserelin 모두 자궁내막증 치료제로 사용됩니다. Goserelin은 자궁내막증 치료 외에 전립샘암, 폐경기전 및 주폐경기 여성의 진행성 유방암, 조기유방암의 보조요법, 자궁근종, 배란촉진 과정 시 뇌하수체 억제 목적의 보조생식술에도 사용됩니다.
> - Dienogest는 프로게스틴 단일제이고, goserelin은 성선자극호르몬방출호르몬 합성유사체입니다.
> - Dienogest는 1일 1정 복용하는 경구제이고, goserelin은 28일 간격으로 피하주사합니다.

불임 Infertility

한혜성

정의

피임을 시행하지 않은 부부가 정상적인 부부관계에도 불구하고 1년 이내에 임신에 도달하지 못한 경우

치료약물

1) 항안드로겐제
    - 클로미펜(clomiphene, 영풍클로미펜시트르산염정)
2) 난포자극호르몬
    - 폴리트로핀알파(follitropin-α, 고날에프주75IU), 폴리트로핀베타(follitropin-β, 퓨레곤펜주), 폴리트로핀(follitropin, 고나도핀주사액)
3) 황체형성호르몬
    - 루트로핀알파(lutropin-Alfa, 루베리스주75IU)
4) 황체형성호르몬/난포자극호르몬
    - 폴리트로핀알파/루트로핀알파(follitropin-α/Lutropin Alfa, 퍼고베리스주)
5) 인체폐경성선자극호르몬
    - 메노트로핀(menotropin, 메노푸어주)
6) 인체융모성선자극호르몬
    - 코리오고나도트로핀알파(chorionic gonadotropin-alfa, 오비드렐펜주), 태반성선자극호르몬(human chorionic gonadotropin, 프레그닐주5000IU)
7) 성선자극호르몬분비유사체
    - 고나도렐린(gonadorelin, 렐레팍트LH-RH)

8) 성선자극호르몬 분비호르몬 효능제(GnRH agonist)
    - 트립토렐린(triptorelin, 데카펩틸데포주)

9) 성선자극호르몬 분비호르몬 길항제(GnRH antagonist)
    - 세트로렐릭스(cetrorelix, 세트로타이드주), 가니렐릭스(ganirelix, 오가루트란주)

10) 프로락틴 차단제
    - 브로모크립틴(bromocriptin, 팔로델정)

클로미펜 VS. 메노트로핀
Clomiphene Menotropin

전보명

	Clomiphene (영풍클로미펜시트르산염정)	Menotropin (메노푸어주)
효능효과	배란장애에 의한 불임증의 배란 유도	Clomiphene으로 치료되지 않는 무배란증 여성의 불임증 치료
작용기전	에스트로겐 수용체 경쟁적 길항제로 난포성숙 및 배란 유도	폐경 여성 소변에서 추출한 성선자극호르몬으로 난포성숙
용법용량	경구제 - 1일 50mg씩 5일간 경구 복용 (생리주기의 제5일부터 시작하여 복용) - 1일 100mg으로 증량하여 복용 가능	주사제 - 1일 75IU를 생리주기 첫 주에 7~12일간 피하주사 - 1일 150IU로 증량 가능하며, 혈장 에스트로겐 농도에 맞추어 조절
이상반응	난소비대, 난소과자극증후군, 다태임신, 시각장애 등	난소비대, 난소과자극증후군, 다태임신, 뇌혈관 폐색, 혈전색전증 등

두 약물은 어떤 질환에 사용됩니까?

두 약물은 모두 여성 불임증 치료에 사용되는 약입니다. 불임증이란 약 1년간 피임을 하지 않고 정상적인 성관계를 했음에도 불구하고 임신이 되지 않는 상태를 말합니다.

여성 불임증의 원인으로는 크게 배란 장애, 나팔관 이상, 자궁 이상, 복강 내 이상으로 분류됩니다. 이 중 배란 장애는 난소에서 한 달에 한 번씩 난자가 나팔관 속으로 배출되는 작용에 이상이 있는 것을 말하며, 이러한 배란 장애는 뇌손상이나 스트레스 등으로 인해 뇌하수체 호르몬 분비에 문제가 있거나 유즙분비호르몬(prolactin) 분비 증가, 갑상샘질환 등의 내과적 질환, 다낭성난소증후군이나 난소염 등 난소 자체의 이상으로 인해 발생할 수 있습니다. 일반적으로 수개월 동안 생리가 없거나 불규칙한 자궁 출혈 등이 있는 경우에는 배란 장애를 의심해 볼 수 있습니다.

그러면 배란과 임신에 대해 이해하기 위해서 먼저 여성의 생리주기와 관련 호르몬에 대해 잠깐 살펴보도록 하겠습니다. 여성의 생리주기란 생리가 시작되는 날부터 다음 생리가 시작될 때까지의 기간을 말하는 것으로 일반적으로 28일이 되며, 생리 시작일로부터 약 14~15일째에 배란이 됩니다. 성호르몬의 분비 조절은 크게 시상하부-뇌하수체-성샘 축의 호르몬 작용으로 유지됩니다. 먼저 시상하부에서 성선자극호르몬 방출호르몬(gonadotropin-releasing hormone, GnRH)이 분비되면 뇌하수체에서 난포자극호르몬(follicle stimulating hormone, FSH)과 황체형성호르몬(luteinizing hormone, LH) 등의 성선자극호르몬(gonadotropin)이 분비되고, 이는 난소에서 에스트로겐 등의 성호르몬의 분비를 촉진시키고 성호르몬의 혈중농도 상승은 다시 시상하부와 뇌하수체에 되먹이기 기전으로 분비를 억제하게 됩니다. 여성의 생리주기는 FSH, LH, 에스트로겐과 프로게스테론의 복잡하고 정교한 분비조절에 의해 이루어집니다. 간단하게 살펴보면 FSH 영향으로 난포가 성숙해지고 성숙한 난포는 에스트로겐을 점차 많이 분비하게 되고, 이는 LH 분비를 자극하게 됩니다. LH가 급등(LH surge)하면서 배란이 일어나고 난자를 배란한 난포는 황체로 변화하고 주로 프로게스테론을 분비하게 됩니다. 프로게스테론은 자궁내막에서 착상이 일어나도록 자궁내막을 두껍게 하고 초기 임신 준비를 하는 데 중요한 역할을 합니다. 배란된 난자가 수정, 착상되지 않으면 황체는 퇴화하고 프로게스테론 수치도 떨어지면서 생리가 나타납니다. 배란된 난자가 수정되면 배아는 인체융모성선자극호르몬(human chorionic gonadotropin, hCG)을 분비하게 됩니다.

Clomiphene은 에스트로겐 수용체 결합 부위에서 에스트로겐과 경쟁적으로 작용하여 배란 전 성선자극호르몬 급등(preovulatory gonadotropin surge) 및 이에 따른 배란을 촉진하는 약입니다. 에스트로겐 수용체는 시상하부, 뇌하수체, 난소, 자궁내막, 질 및 질경부 등에 다수 존재하는데, clomiphene은 시상하부의 에스트로겐 수용체에서 에스트로겐과 경쟁적으로 결합함으로써 혈중 에스트로겐 농도가 낮은 것으로 인식하게 하여 GnRH의 분비를 증가시키게 됩니다. GnRH는 뇌하수체에서 FSH와 LH의 분비를 증가시켜 난포의 성장 및 배란을 촉진하게 됩니다. 이 약은 프로게스토겐 투여로 출혈이 유도되는 여성으로 내인성 에스트로겐이 정상인 경우에 배란장애가 있는 불임 여성에게 사용합니다.

Menotropin은 폐경 여성의 소변에서 추출한 성선자극호르몬(human menopausal gonadotropin, hMG)으로 주로 FSH, LH를 포함하고 있다. 따라서 menotropin은 난소에서 난포의 성숙을 촉진하기 위해 사용합니다. Menotropin은 LH 급등을 유발할 수 없으므로 난포 크기, 혈중 호르몬 농도 등을 세밀히 검사하면서 난포가 배란할 정도로 성숙되면 이 약의 최종 투여일 1일 후에 hCG를 투여하여 배란이 되도록 합니다. 이 약은 clomiphene으로 치료되지 않는 무배란증에 사용되거나 불임 여성의 보조생식술 실시 중 다수의 난포를 성숙시키기 위해 조절된 난포과자극을 유도하기 위해 투여됩니다.

두 약물의 용법을 비교해 볼까요?

Clomiphene은 경구로 복용하는 약인 반면에 menotropin은 피하주사제입니다.
Clomiphene은 1일 1정(50mg)을 생리주기 제5일부터 5일간 복용합니다. 이렇게 1주기를 복용하고 효과가 없는 경우에는 그 다음 주기에서 1일 2정(100mg)으로 증량하여 5일간 복용하게 됩니다.
Menotropin은 보통 생리주기 첫 주에 1일 75IU를 7~12일간 피하주사하고 마지막 투여일 1일 후에 hCG를 투여합니다. 난소 반응이 불충분한 경우에는 1일 150IU로 증량하여 치료할 수 있습니다.

두 약물을 특별히 주의해야 할 환자가 있나요?

Clomiphene은 시상하부나 뇌하수체 기능장애로 인한 성선자극호르몬 저분비 무배란 환자에게는 사용하지 않아야 합니다. 무월경 환자의 경우에는 이 약을 사용하기 전에 반드시 프로게스토겐 검사로 소퇴성 출혈을 확인하고 에스트로겐 검사로 자궁성 무월경을 제외하여야 합니다. 이 외에도 자궁내막 종양이 있거나 시각장애, 혈액응고장애가 있는 환자에게는 투여하지 않습니다.
Menotropin은 난소이상발육이나 난관폐색의 경우에는 효과가 없으므로 투여하지 않습니다. 이 약에 의해 폐혈관계 합병증이 발생할 수 있으므로 혈전색전증 환자에게는 사용할 수 없습니다.

두 약물의 이상반응은 어떻게 다를까요?

두 약물은 모두 난소과자극증후군(ovarian hyperstimulation syndrome, OHSS)을 유발할 수 있습니다. Clomiphene이나 menotropin, hCG 등을 사용하여 배란을 유도하는 경우 이들 약제에 의해 난소가 과잉 자극되어 나타나는 증상을 말하며, 주로 난포의 수가 너무 많은 경우(25개 이상), 혈중 에스트라디올 농도가 높은 경우(2,000pg/mL 이상)에 주로 발생하는 것으로 알려져 있으며, 이때 menotropin 등의 배란촉진제에 의해 난소가 급격히 커지면서 난소에서 모세혈관의 투과성을 증가시키는 물질이 과대하게 생성되어 발생하는 것으로 여겨집니다. 복강이나 흉각, 심낭막의 체액삼출로 인해 복수, 흉수, 혈액량 감소, 혈액농축으로 인한 저혈압 및 핍뇨 등이 나타납니다. 초기 증상으로는 심한 골반통, 구역, 구토, 체중 증가 등이 나타나고 OHSS와 함께 난소 손상의 위험도 증가합니다. 난소낭 파열로 인해 복강 내 출혈이 나타날 수도 있습니다. 난소과자극을 피하기 위해서는 난소 반응을 주의 깊게 모니터링하고 menotropin 최종 치료일에 난소비대가 있으면 hCG를 투여하지 않아야 하며, clomiphene 투여 시 난소비대가 나타나면 투약을 중지하고 난소 크기가 처음으로 회복될 때까지 기다리며 감량 또는 투약 기간을 줄입니다.

두 약물 모두 난포과자극에 의한 다태임신 가능성이 있습니다. 그 외 clomiphene은 시야 몽롱이나 시야이상 등 시각장애가 나타날 수 있으며, menotropin은 폐혈관계 합병증으로 뇌혈관폐색, 혈전색전증 등이 나타날 수 있습니다.

> **이것만은 꼭 기억하세요!**
>
> - Clomiphene은 에스트로겐 수용체에 경쟁적으로 길항하여 난포의 성숙을 돕고 배란을 유도합니다.
> - Menotropin은 폐경 여성의 소변에서 추출한 성샘자극호르몬으로 난포를 성숙시키므로 난포가 배란될 만큼 성숙하면 hCG를 투여하여 배란을 유도합니다.
> - Clomiphene, menotropin에 의해 난소비대, 난소과자극증후군, 다태임신이 발생할 수 있습니다. 난소과자극증후군 발생을 피하기 위해 난소반응을 주의 깊게 모니터링하고 약물의 투여량이나 투여기간을 감소할 필요가 있습니다.
> - Clomophene은 시각장애, menotropin은 혈전색전증 이상반응이 나타날 수 있습니다.

갱년기 증상 Menopausal Symptoms

한혜성

정의

여성의 난소의 기능이 상실되어 여성호르몬의 분비가 없어지는 시기, 즉 더 이상 임신할 수 없는 시기, 성년기가 끝나고 노년기로 가는 과도기를 갱년기라 하며(WHO 정의), 이때 나타나는 증상

치료약물

호르몬 치료

혈관 운동 증상(땀, 안면홍조, 두통, 불면) 개선

1) 에스트로겐/프로게스틴(estrogen/progestin)
   - 에스트라디올반수화물/드로스피레논(estradiol hemihydrate/drospirenone, 안젤릭정), 에스트라디올반수화물/디드로게스테론(estradiol hemihydrate/dydrogesterone, 페모스톤정), 에스트라디올반수화물/노르에티스테론(estradiol hemihydrate/norethisterone, 크리안정), 에스트라디올발레레이트/시프로테론(estradiol valerate/cyproterone, 크리멘정), 에스트라디올발레레이트/메드록시프로게스테론(estradiol valerate/ medroxyprogesterone, 인디비나정)

2) 에스트로겐/선택적 에스트로겐수용체 조절제(estrogen/selective estrogen receptor modulator, SERM)
   - 결합형 에스트로겐/바제독시펜(conjugated estrogen/bazedoxifene, 듀아비브정)

3) 에스트로겐(estrogen) 단독: 자궁절제술을 받은 여성
   - 결합형 에스트로겐(conjugated estrogen, 프레미나정)
     에스트로피페이트(estropipate, 에스젠정)

에스트라디올발레레이트(estradiol valerate, 프로기노바정)

비호르몬 치료

혈관운동증상 및 기타 증상 개선

1) 선택적 조직 에스트로겐 활성 조절제(selective tissue estrogen activity regulator, STEAR)
    - 티볼론(tibolone, 리비알정)
2) 선택적 세로토닌 재흡수 차단제(selective serotonin reuptake inhibitor, SSRI)
    - 플루옥세틴(fluoxetine, 푸로작캡슐), 설트랄린(sertraline, 졸로푸트정), 파록세틴(paroxetine), 에스시탈로프람(escitalopram, 렉사프로정)
3) 세로토닌 노르에피네프린 재흡수 차단제(serotonin norepinephrine reuptake inhibitor, SNRI)
    - 벤라팍신(venlafaxine, 이팩사엑스알서방캡슐)
4) 가바펜틴(gabapentin, 뉴론틴캡슐)
5) 승마건조엑스(cimicifuga rhizome dried Ext., 레미페민정)
6) 승마추출액/히페리시건조엑스(cimicifuga rhizome Ext./hyperici dried Ext., 메노큐정)
7) 레드클로버건조엑스(red clover dried Ext., 트로버정)

비뇨생식기 증상 개선

1) 질윤활제, 보습제
    - 글리세린
2) 에스트로겐 질정, 크림, 질좌제

에스트라디올 vs 티볼론
Estradiol valerate vs Tibolone

김예지

	Estradiol valerate (프로기노바정)	Tibolone (리비알정)
효능효과	호르몬 대체요법(갱년기증상 치료) 여성의 골다공증 예방	폐경 후 에스트로겐 결핍 증상 폐경 이후의 골다공증 예방
작용기전	호르몬제	선택적 조직에스트로겐 활성 조절제 (Selective Tissue Estrogen Activity Regulator, STEAR)
프로게스테론 병용 여부	자궁 있는 여성: 매월 12일간 병용 자궁절제 여성은 병용하지 않음	병용하지 않음

Estradiol valerate와 Tibolone은 어떤 질환에 사용됩니까?

Estradiol valerate는 에스트로겐호르몬 중 하나로 갱년기 증상으로 인한 발한, 불면증, 두통, 피로감 등 갱년기 증상에 사용합니다. 여성 호르몬이 부족한 경우 보충을 위해 사용하며, 폐경 이후 여성의 골다공증 예방과 폐경기 여성의 유방암, 남성의 흉부 및 전립샘암 치료를 위해 사용되기도 합니다.

Tibolone은 마지막 생리 후 1년이 경과한 폐경 여성의 에스트로겐 결핍 증상 및 다른 골다공증 예방약이 금기이거나 내약성이 없는 경우에, 골절 위험 감소 또는 골다공증 예방을 위해 사용하는 약물입니다.

두 약물의 작용기전은 무엇입니까?

여성이 폐경기가 되면 난소의 기능이 저하되어 여성호르몬인 에스트로겐 분비가 크게 저하됩니다. Estradiol valerate는 폐경 후 부족한 에스트로겐을 보충하여 에스트로겐 반응

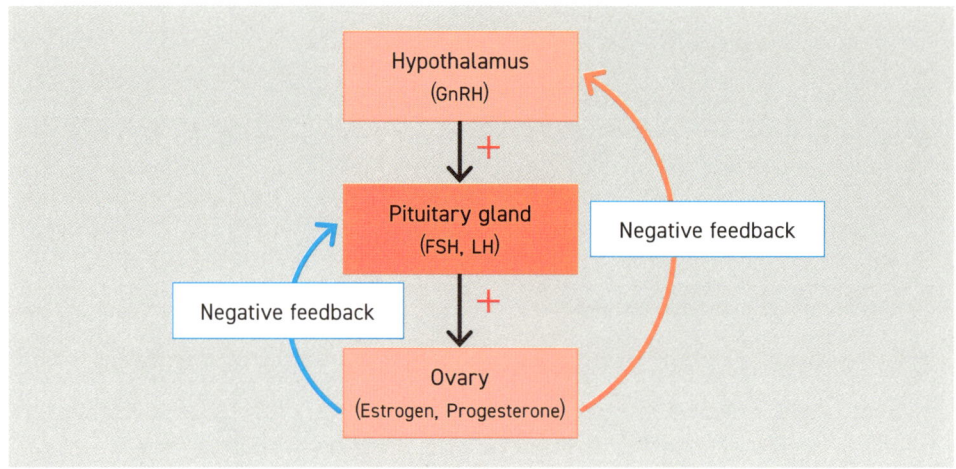

그림 4-2   여성호르몬의 분비기전

성 조직의 활동을 재건하며 안면홍조, 발한 등의 폐경 증상을 완화합니다. 또한 에스트로겐은 조골세포 및 파골세포에 직접 작용하여 골흡수인자인 인터루킨-1(IL-1) 및 인터루킨-6(IL-6)를 억제하고 골형성인자인 IGF-I(Insulin like Growth Factor-I), IGF-II(Insulin like Growth Factor-II), 및 TGF-β(Transforming Growth Factor-β) 등을 촉진하여 골손실을 예방합니다.

Tibolone은 19 nortestosterone 유도체의 합성 스테로이드제제로 호르몬제는 아니지만 에스트로겐, 안드로겐, 프로게스테론의 특성을 가지고 있습니다. 복용 후 간과 장에서 에스트로겐대사물(3α·3β-hydroxytibolone), 프로게스테론과 안드로겐 성질을 가진 Δ4 tibolone으로 전환됩니다.

Tibolone 자체는 활성이 없으나 이 대사물들이 인체의 조직에 따라 특정한 약리 효과를 나타내어 유방과 자궁 내막 조직에 자극 없이 폐경 증상을 완화하고 폐경 후 골소실을 예방합니다.

두 약물의 차이점은 무엇일까요?

Estradiol valerate 경구용인 경우 폐경증상 완화는 복용 후 2~4주 후에 나타나며 작용 지속 시간은 7~8일입니다. 에스트로겐 저하와 관련되어 발생하는 혈관운동증상(vasomotor symptom)에 가장 효과적인 치료제이며 질건조증, 성교통, 절박요, 요로감염 빈도를 감소시킵니다. 하지만 자궁내막암, 허혈성 뇌졸중의 위험이 증가할 수 있습니다. 자궁이 있는 여성의 경우에는 자궁내막 증식증이나 자궁내막암의 위험을 감소시키기 위해 프로게스테론

제제를 한 달에 최소 12일간 병용하도록 합니다.

Tibolone은 경구투여 시 4시간 후 최고 혈중농도에 이르고 반감기는 45시간입니다. 미국 FDA 인증은 받지 않았으나 우리나라와 유럽 및 많은 다른 나라에서 사용되고 있는 약입니다. 호르몬요법에 비해 유방통증, 유방 밀도의 증가, 유방암, 자궁내막암, 질출혈의 빈도가 낮고, 근육량을 증가시키며 안드로겐 효과와 테스토스테론 이용을 높여 성욕을 증가시켜 성기능 장애에 도움이 됩니다. 하지만 tibolone은 연령이 증가함에 따라 허혈성 뇌졸중의 위험이 증가할 수 있으므로 60세 이상 여성이 사용하는 경우 주의를 요합니다.

두 약물의 복용 시작 시기와 복용 지속 기간은 어느 정도 입니까?

호르몬 대체요법을 시작하기에 가장 이상적인 시기는 폐경 전후 또는 폐경 직후 시작하는 것이 바람직합니다. 건강보험심사평가원은 폐경기 증후군의 증상 완화와 골다공증으로 인한 골절의 예방 및 치료 시에만 보험 급여를 인정하고 적정 투여 기간은 5년 이내로 투여함을 원칙으로 합니다. 하지만 그 이상 투여해야 하는 경우에는 환자의 전반적인 상태 및 연장 사용의 필요성 등을 재평가하여 사례별로 결정합니다. 국제적 권고 기준은 호르몬 치료의 기간을 특별히 제한하고 있지 않으며 의사의 판단에 따라 지속 여부를 결정하도록 하고 있습니다.

Tibolone은 자연 폐경 여성은 마지막 정상 생리 후 최소 12개월 지난 다음 이 약의 치료를 시작해야 하고, 외과적 폐경인 경우에는 치료를 즉시 시작할 수 있습니다. 폐경 후 증상에 대한 치료지속은 최소 유효용량으로 최단 기간 사용하도록 합니다.

두 약물의 이상반응은 무엇입니까?

두 약물의 공통적인 이상반응은 복통, 부정기적 출혈, 60세 이상의 허혈성 뇌졸중 위험을 증가시킵니다.

Estradiol의 가장 흔한 이상반응은 오심, 기분 변화, 두통이 나타날 수 있습니다. 그 외 드물게 고혈압, 담즙 울체성 황달, 기미 등이 나타날 수도 있지만 가장 심각한 부작용은 혈전입니다. 심한 복통, 가슴 통증, 호흡 곤란, 심한 두통, 시야 이상, 심한 다리 통증은 혈전이나 다른 심각한 부작용의 신호일 수 있으므로 즉시 의사나 약사에게 알리도록 해야 합니다.

또한 유방암, 자궁내막암, 난소암 등의 위험이 증가합니다. Estradiol은 효과가 있는 최저 용량을 지속적으로 복용하는 것이 좋은데, 그 이유는 저용량의 호르몬 요법과 에스트로겐 패취 요법에서는 뇌졸중 위험을 증가시키지 않기 때문입니다.

Tibolone의 흔한 이상반응은 하복부 통증, 비정상적 체모 증가, 음부소양증 등이 일어날 수 있습니다. 유방암, 자궁내막암의 위험을 증가시키지는 않지만, 유방암 병력이 있는 환자는 암의 재발 위험이 높아집니다.

두 약물과 다른 약물의 대표적인 약물 상호작용은 무엇입니까?

공통적인 약물 상호 작용은 다음과 같습니다.
- Warfarin과 길항작용에 의해 warfarin 효과를 감소시키므로 금기입니다.
- Barbiturates, carbamazepine, rifampin 등 CYP3A4효소 유도제는 두 약물의 대사를 촉진하여 약효를 감소시킵니다.
- 성요한풀(St. John's wort: 훼라민큐성분 중 하나)도 간대사효소 CYP3A4와 P glycoprotein efflux transporte에 의해 두 약물의 농도를 감소시키므로 가능하면 다른 약물을 사용하거나 주의 깊게 관찰해야 합니다.

Estradiol valerate
- Amiodarone과의 병용은 P glycoprotein efflux transporter로 인해 estradiol 농도와 효과가 증가할 수 있으므로 주의 깊게 관찰해야 합니다.
- 흡연은 혈전 부작용의 위험을 증가시킵니다.

호르몬제를 복용하면 체중이 증가하는 것이 사실인가요?

여성은 폐경이 되면 기초대사량이 감소하면서 자연적으로 체중이 증가하고 복부에 지방이 축적됩니다. 하지만 호르몬 대체요법을 받는 여성은 오히려 평균적으로 체중이 덜 증가하고 복부 비만이 예방됩니다. 일부 여성에서는 살이 찌는 효과가 나타날 수 있지만, 기존 연구를 통해 호르몬제 복용으로 살이 찌는 것은 아니라는 사실이 확인된 바 있습니다. 체중증가 원인은 호르몬 치료 후 전반적인 몸 상태가 좋아져, 음식 섭취가 증가하는 것 때문일 수도 있습니다. 따라서 운동과 식이요법 등 생활습관 변화가 필요합니다. 그럼에도 불구하고 체중이 증가되는 경우에는 비경구요법으로 투여 방법을 바꾸면 해결되는 경우가 많습니다.

갱년기 증상에 사용하는 약물에 대해 알려주세요.

갱년기 증상에 사용하는 약물은 시작하기 전 개개인의 위험 요인에 따른 개별화 검사 후

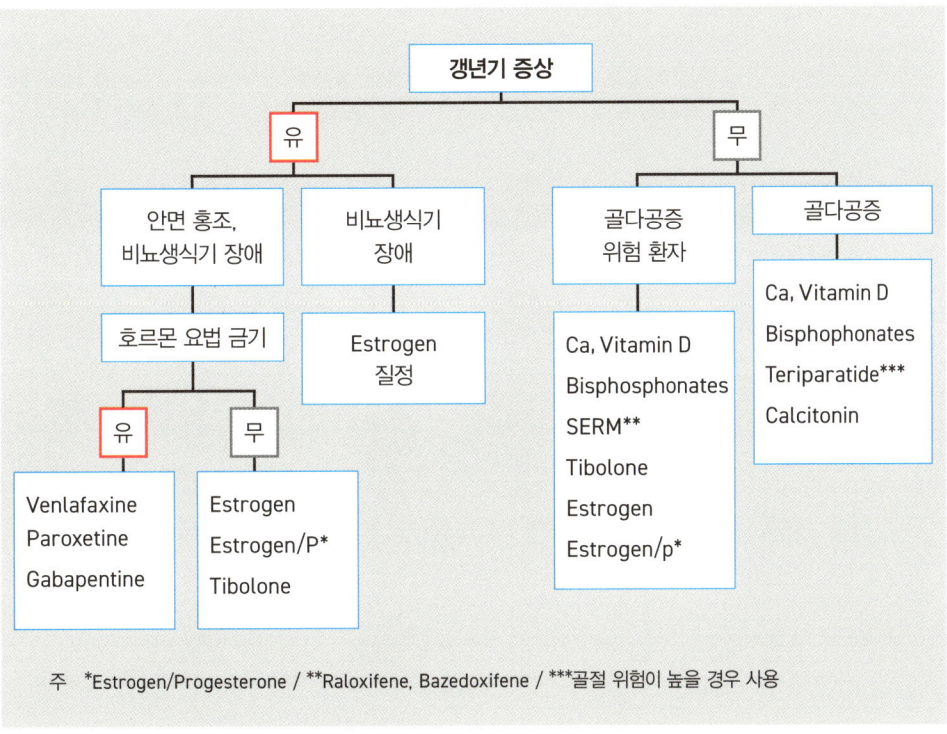

그림 4-3 **갱년기 증상 약물사용 지침**

치료상의 유익과 위험을 평가하여 사용하고, 매년 검토합니다. 갱년기 증상을 위한 약물사용 지침은 〈그림 4-3〉과 같습니다.

> **이것만은 꼭 기억하세요!**
>
> - Estradiol valerate의 심각한 부작용은 혈전으로써 심한 복통, 가슴 통증, 호흡 곤란, 심한 두통, 시야이상, 심한 다리 통증은 혈전의 증상일 수 있으니 즉시 의사나 약사에게 알리도록 복약지도합니다.
> - Tibolone은 유방암, 자궁내막암을 증가시키지 않지만 유방암 환자에 사용 시 재발률이 증가합니다.
> - 자궁이 있는 여성의 경우에는 자궁내막 증식증이나 자궁내막암의 위험을 감소시키기 위해 호르몬 대체 요법 시 progesterone 제제를 한 달에 최소 12일간 병용하도록 합니다.

참고문헌

1. 국가건강정보포털[internet] 질병관리청 Korea Disease Control and Prevention Agency http://health.cdc.go.kr/health/Main.do.
2. 약학정보원 [internet] 대한약사회(Korean Pharmaceutical Association) Available from: www.health.kr.
3. 의약품안전나라 [database on the Internet]. 식품의약품안전처; 2021. Available from: https://nedrug.mfds.go.kr.
4. 킴스의약정보센터. Available from: https://www.kimsonline.co.kr.
5. Barbara G. Wells, Joseph T. Dipiro, Terry L. Schwinghammer, Cecily V.Dipiro, Pharmacotheraphy Handbook 8th Edition P 539.
6. Clinical Pharmacology. Elsevier 2016.
7. Drugs.com [database on the Internet]. Auckland (CO): Drug Trust. Available from: https://www.drugs.com.
8. Hodis, Howard N., and Wendy J. Mack. "Hormone replacement therapy and the association with coronary heart disease and overall mortality: clinical application of the timing hypothesis." The Journal of steroid biochemistry and molecular biology 142 (2014): 68–75.
9. Jamin, C. "Emergency contraception: efficacy difference between levonorgestrel and ulipristal acetate depending on the follicular size at the time of an unprotected sexual Intercourse." Gynecologie, obstetrique & fertilite 43.3 (2015): 242–247.
10. Kwon, Dae-Hui, and Jung-Ho Shin. "Updated treatment guideline for hormone therapy in postmenopausal women." *J Korean Med Assoc* 62.3 (2019): 145–149.
11. Lee, Jae Hoon, and Byung Seok Lee. "Updated guideline for clinical evaluation and management of endometriosis." *J Korean Med Assoc* 62.10 (2019): 525–532.
12. Lexicomp® online http://online.lexi.com.
13. Lidegaard, Øjvind, et al. "Risk of venous thromboembolism from use of oral contraceptives containing different progestogens and oestrogen doses: Danish cohort study, 2001-9." Bmj 343 (2011).
14. McKay, Rebecca Jayne, and Lynne Gilbert. "An emergency contraception algorithm based on risk assessment: changes in clinicians' practice and patients' choices." Journal of Family Planning and Reproductive Health Care 39.3 (2013): 201–206.
15. MICROMEDEX DRUGDEX [database on the Internet]. IBM Corporation; 2021. Available from: www.micromedexsolutions.com.
16. Pharmacotherapy Preparatory Review and Recertification Course. 2016, ACCP.
17. Plumb, Jonathan M., and Julian F. Guest. "Economic impact of tibolone compared with continuous-combined hormone replacement therapy." *Pharmacoeconomics* 18.5 (2000): 477–486.
18. Sioulas, V. D., et al. "Does hormone therapy, tibolone or raloxifene modify VEGF expression in cervical epithelial cells?." *Climacteric* 15.2 (2012): 181–185.
19. US Pharmacist https://www.uspharmacist.com/article/selecting-and-monitoring-hormonal-contraceptives-an-overview-of-available-products.

5 소화기 질환

위식도역류병 Gastroesophageal Reflux Disease, GERD

구현지

정의

위 내용물이 식도 또는 구강, 폐로 역류하여 발생하는 증상 또는 합병증으로 가슴이 타는 듯한 증상이 대표적이며, 그 외에도 소화불량, 상복부 통증, 메스꺼움, 팽만감, 트림 등의 증상이 나타남.

작용기전

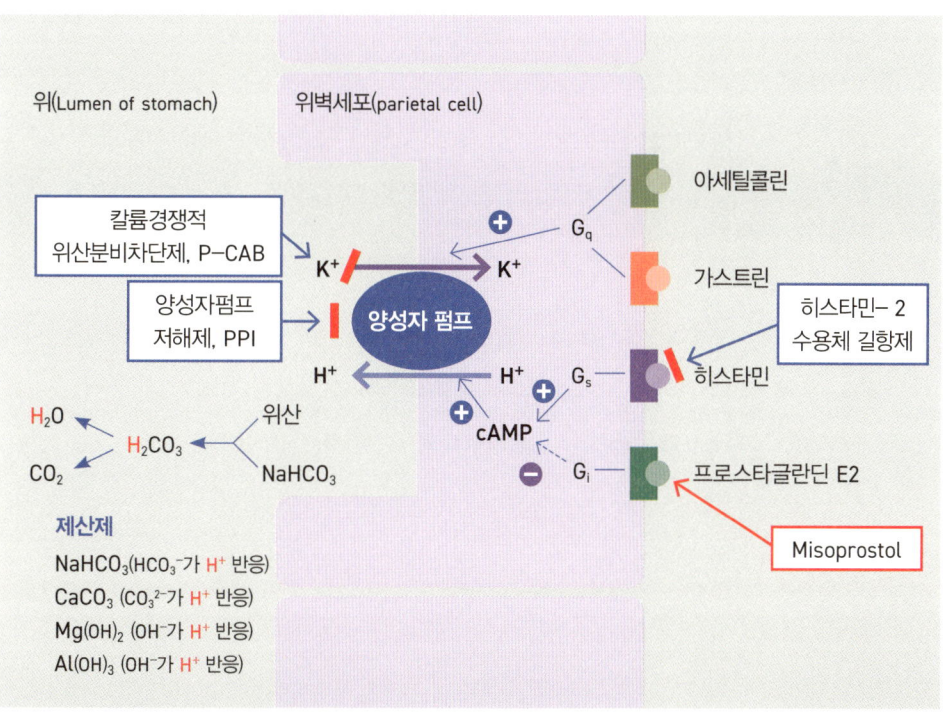

그림 5-1 **위식도역류병 치료약물의 작용기전**

치료약물

1) 양성자펌프 저해제(proton pump inhibitors, PPIs)
   - 에스오메프라졸(esomeprazole, 넥시움정), 오메프라졸(omeprazole, 오엠피정), 란소프라졸(lansoprazole, 란스톤캡슐), 라베프라졸(rabeprazole, 파리에트정), 판토프라졸(pantoprazole, 판토록정), 일라프라졸(ilaprazole, 놀텍정), 덱스란소프라졸(dexlansoprazole, 덱실란트디알캡슐), 에스-판토프라졸(S-pantoprazole, 레토프라정)

2) 히스타민- 2 수용체 길항제(histamine H_2-receptor antagonists, H2RAs)
   - 파모티딘(famotidine, 가스터정), 라푸티딘(lafutidine, 스토가정), 니자티딘(nizatidine, 액시드캡슐), 록사티딘(roxatidine, 록산캡슐)

3) 칼륨경쟁적 위산분비차단제(potassium competitive acid blocker, P-CAB)
   - 레바프라잔(revaprazan, 레바넥스정), 테고프라잔(tegoprazan, 케이캡정), 보노프라잔(vonoprazan, 보신티정)

4) 제산제(antacids)
   - 알마게이트(almagate, 알마겔정), 수산화알루미늄(aluminum hydroxide, 암포젤정), 수산화마그네슘(magnesium hydroxide, 마그밀정), 산화마그네슘(magnesium oxide, 마그오캡슐), 탄산칼슘(calcium carbonate, 씨씨본정), 탄산수소나트륨($NaHCO_3$, 타스나정)

5) 점막보호제
   - 미소프로스톨(misoprostol, 싸이토텍정), 알긴산나트륨(sodium alginate, 라미나지액), 비스무트시트르산염칼륨(potassium bismuth citrate, 데놀정), 레바미피드(rebamipide, 무코스타정)

6) 기타
   - 애엽 에탄올연조엑스(artemisia asiatica ethanol extract, 스티렌정), 에카베트나트륨(ecabet, 가스트렉스과립), 설글리코타이드(sulglycotide, 글립타이드정), 테프레논(teprenone, 셀벡스캡슐), 폴라프레징크(polaprezinc, 프로맥정)

소화성궤양 Peptic Ulcer Disease, PUD

정의

여러 가지 원인에 의하여 위산과 펩신에 의한 위점막의 방어와 치유 기능이 손상되어 발생하는 궤양으로 위궤양과 십이지장 궤양으로 분류되며, *H. pylori* 감염과 소염진통제 사용이 가장 큰 원인이 됨. *H. pylori* 감염의 경우 제균 치료가 필요함.

치료약물

H. pylori 감염으로 인한 궤양의 치료

1) 3제요법

   PPI BID + amoxicillin 1g BID + clarithromycin 500mg BID

2) 4제요법

   PPI BID + potassium bismuth citrate 300mg QID + metronidazole 500mg TID + tetracycline 500mg QID

   * BID; Bis In Die, 1일 2회

     QID; Quarter In Die, 1일 4회

소염진통제로 인한 궤양의 치료

양성자펌프 저해제(proton pump inhibitor, PPIs), 히스타민-2 수용체 길항제(histamine H_2-receptor antagonists, H2RAs), 칼륨경쟁적 위산분비차단제(potassium competitive acid blocker, P-CAB), 제산제(antacids), 점막보호제

란소프라졸 vs. 덱스란소프라졸
Lansoprazole vs. Dexlansoprazole

김예지

	Lansoprazole (란스톤캡슐)	Dexlansoprazole (덱실란트디알캡슐)
효능효과	미란성 역류식도염 역류성 식도염** 위·십이지장 궤양, *H. pyrori* 박멸 NSAIDs로 인한 위궤양 졸링거엘리슨 증후군 등	미란성 식도염* 증후성 비미란성 역류식도염**
작용기전	양성자펌프 저해제(Proton pump inhibitor, PPI)	
용법	식사 전	식사와 무관
구조	(구조식)	(구조식)
제형	정, 캡슐, 구강붕해정	이중 방출 캡슐

* 미란성 식도염(erosive esophagitis)
** 위식도역류병(gastroesophageal reflux disease, GERD)

두 약물은 어떤 질환에 사용됩니까?

두 약물은 위식도역류병, 미란성 식도염의 치료에 쓰이는 양성자펌프 저해제(proton pump inhibitor, PPI)로 위산분비를 억제합니다. Lansoprazole은 그 외에도 위·십이지장 궤양, 항생제와의 병용요법에 의한 *H. pylori* 제균요법과 비스테로이드성 소염진통제(nonsteroidal anti-inflammatory drugs, NSAIDs)에 의한 위궤양 치료 또는 발생 위험 감소를 위해 사용합니다. 또한 위산이 과다하게 분비되는 내분비 종양인 졸링거엘리슨 증후군 치료에도 사용되고 있습니다. 미승인 적응증으로써 인공호흡기를 한 중환자실(intensive care unit, ICU) 환자의 스트레스성궤양(stress ulcer)에도 사용되고, 영아의 위식도역류질환(gastroesophageal reflux disease, GERD)에도 사용합니다.

두 약물의 작용기전은 무엇입니까?

음식을 섭취하면 위 기저부 벽세포(parietal cell)에 있는 아세틸콜린, 히스타민, 가스트린에 자극이 전달되어 위산을 분비합니다. 이 두 약물은 위산분비의 최종 단계인 벽세포에 작용하는 효소인 H^+/K^+ ATPase(proton pump)에 비가역적으로 결합함으로써 위산분비를 억제합니다.

두 약물의 차이점은 무엇인가요?

구조적 차이점은 lansoprazole은 R과 S의 두 가지 거울상 이성질체가 섞여 있는 이성질체 화합물(racemic mixture)이며, dexlansoprazole은 R-이성질체만 포함한 약입니다. R-이성질체는 청소율(clearence rate)이 느려 상대적으로 S-이성질체보다 높은 혈중농도를 유지합니다.

두 약물은 제형에서도 차이가 있습니다. Dexlansoprazole은 '이중지연방출(dual delayed release, DDR)제제'로서 한 캡슐 내 두 종류의 과립이 들어 있어 투여 후 1시간 이내에 방출되는 과립(25%)과, 투여 후 4~5시간 후에 방출되는 과립(75%)으로 구성되어 있습니다. 이 제형의 특징 때문에 약효 지속기간이 길어지는 장점이 있으므로, 야간 흉통증상을 동반한 역류성식도염 환자에게 dexlansoprazole이 추천됩니다.

역류성식도염의 약물 복용 기간이 궁금합니다.

통상적으로 위식도역류병 환자에게 쓰는 PPI의 치료기간은 8주입니다. 물론 식도염이 없으면서 증상만 호소하는 비미란성식도염의 치료 기간은 4주입니다. 자주 재발하거나 재발의 위험성이 염려되는 환자는 1차 치료 후 재발 방지를 위하여 유지요법을 합니다.

1차 치료 완료 후 재발된 경우 초기 치료와 동일한 용량의 위산분비 억제제를 투여할 수 있으며, 이때 통상적인 용량의 약물 복용 후 증상이 개선되지 않으면 용량을 2배로 늘립니다. 하지만 우리나라 보험은 용량을 두 배로 하는 것에 대한 급여를 인정하지 않으므로 다른 약제로 바꾸기도 합니다.

두 약물을 복용 시 주의사항은 무엇입니까?

Lansoprazole은 음식에 의해 영향을 많이 받아 식사와 함께 복용하면 약효가 50% 정도 감소할 수 있으므로 식전(최소 30분 전)에 복용하도록 합니다. 반면 dexlansoprazole은 식사와 관계없이 투여할 수 있습니다. Lansoprazole은 다양한 제형(캡슐, 정, 구강붕해정)인 반면 dexlansoprazole은 캡슐만 있습니다. 캡슐을 삼키기 힘든 경우에는 캡슐을 개봉하여 소량의 주스나 애플소스에 뿌려서 씹지 않고 즉시 복용할 수 있습니다. 란스톤엘에프티 등과 같은 구강붕해정은 혀 위에서 녹여 먹거나 소량의 물과 함께 복용하며 깨거나 씹어 먹지 않도록 합니다.

두 약물의 대표적인 이상반응은 무엇입니까?

두 약물의 이상반응은 다른 PPI와 유사합니다. 장기간 PPI를 사용하면 위산분비가 강하게 억제되므로 이로 인해 고가스트린혈증, 흡수장애, 저산증, 무산증 등이 일어나기도 합니다. 가장 주의해야 할 이상반응은 위막성대장염(*C. difficile* 설사)입니다. 이 이상반응은 드물게 나타나지만 PPI 복용으로 위내 산도 감소(pH↑)로 인하여 유해 세균수가 증가하여 발생합니다. 복통과 잦은 설사, 혈변은 위막성대장염 증상일 수 있으므로 약의 복용을 중지하고 적절한 치료를 받아야 합니다. 아주 드물게 급성 간질성 신염(acute interstitial nephritis)이 일어나기도 하는데 PPI 복용 후 평균 9~13주 후에 나타날 수 있으며, 며칠 또는 몇 주간 계속 피곤하고 무기력하며 오심, 구토, 체중저하 등의 증상이 있으면 이 질환을 의심할 수 있습니다.

장기 복용 시 어떤 이상반응이 일어날 수 있나요?

위산인 염산은 pH 2정도의 강한 산으로서 단백질의 소화에 필요하고, 섭취한 음식물을 살균하는 작용을 하며 필수 미네랄과 같은 미량 원소의 흡수를 돕는 작용을 합니다. pH 4 이상을 저산증이라고 하는데 1년 이상 PPI 제제를 장기복용 시 위내 산도 감소(pH↑)로 살균작용이 저하되어 감염의 위험이 높아지게 되며, 칼슘, 철분, 비타민 B_{12}, 마그네슘 흡수 부족으로 인한 빈혈, 골다공증, 저마그네슘혈증이 일어날 수 있습니다. 저마그네슘 혈증은

3개월 복용 후에도 드물게 나타나기도 하며, 이로 인해 경련, 부정맥 등이 나타날 수 있습니다.

두 약물과 다른 약물의 대표적인 상호작용은 무엇입니까?

두 약물의 상호 작용은 유사합니다.
- Itraconazole, ampicillin, 철분 등 산성에서 흡수가 잘 되는 약물의 흡수를 저하시킵니다.
- Clopidogrel은 전구약물(prodrug)로써 CYP2C19에 의하여 활성형으로 대사됩니다. PPI는 CYP2C19억제제로써 clopidogrel과 경쟁적으로 작용하여 활성형이 되는 대사를 저해하여 clopidogrel 농도가 저하되어 심장 부작용 위험성을 높입니다.
- Methotrexate 병용 시 신배설 감소로 혈청 농도가 상승되어 독성이 나타날 수 있으므로 고용량의 methotrexate 복용 시 주의해야 합니다.
- Warfarin 복용 환자의 INR(international normalized ratio)과 혈액 응고 검사인 프로트롬빈 시간(Prothrombin Time, PT)을 증가시켜 출혈 경향을 높일 수 있습니다.
- Tacrolimus: CYP2C19 대사 억제로 tacrolimus의 혈중농도를 높입니다.
- Digoxin: ATP 의존적 유출 수용체인 p-glycoprotein 작용을 억제하여 digoxin의 혈중농도를 높입니다.

두 약물을 복용 시 주의사항은 무엇입니까?

두 약물은 atazanavir, rilpivirine와 병용 시 약물 흡수를 저해하여 혈중농도를 감소시킴으로써 HIV 치료 효과를 감소시키므로 병용 금기입니다. Lansoprazole은 nelfinavir와 병용 시 치료 효과 감소와 내성이 증가할 수 있으므로 함께 사용해서는 안 됩니다. 두 약물은 benzimidazole 구조를 가지므로 기생충 약인 albendazole에 과민환자는 피해야 하고 간질환이 있는 환자는 황달, 간기능 수치가 올라갈 수 있으므로 주의해야 합니다.

임부, 소아도 복용할 수 있습니까?

두 약물 모두 의약품안전사용서비스(drug utilization review, DUR) 임부금기 2등급으로 명확한 사유나 임상적 근거가 있다면 임산부에게 부득이하게 사용 가능하다고 합니다. 소아 복용은 lansoprazole은 1세 이후 미란성 역류식도염과 위식도역류 관련 증상에 단기간 사용 가능하지만 dexlansoprazole은 12세 이상에게 사용 가능합니다.

위식도역류질환을 유발하는 약물은 어떤 약물들이 있을까요?

- 항생제: tetracycline, clindamycin
- 골다공증 치료제(경구용 bisphosphonates): alendronate, ibandronate, risedronate
- 철분 제제(iron supplements)
- 진통 소염제(NSAIDs)
- 칼륨 제제(potassium supplement)

위식도역류질환을 예방하려면 어떤 생활습관이 좋을까요?

- 흡연과 술, 과식은 피하고, 과체중 시 몸무게를 줄입니다.
- 커피, 기름진 음식은 피하고 규칙적인 식사를 하도록 합니다.
- 꽉 끼는 옷은 피하도록 합니다.
- 식후 3시간 동안은 눕지 않도록 하며, 혹 눕게 되면 상체를 높게 합니다.

이것만은 꼭 기억하세요!

- Dexlansoprazole은 식사와 관계없이 투여하고, lansoprazole은 식전에 투여합니다.
- 장기 복용 시 감염에 노출되기 쉬우며 골다공증, 빈혈, 저마그네슘혈증이 일어나기도 합니다.
- PPI 복용 후 복통, 잦은 설사, 혈변은 위막성 대장염 증상일 수 있습니다.
- 기생충 약인 albendazole에 과민한 환자는 두 약물의 복용을 피해야 합니다.

에소메프라졸 Esomeprazole 테고프라잔 Tegoprazan

한혜성

	Esomeprazole (넥시움정)	Tegoprazan (케이캡정)
효능효과	위식도 역류질환 *Helicopacter pylori* 제균요법 소염진통제(NSAIDs) 투여로 인한 위장관 증상의 개선	미란성 혹은 비미란성 위식도역류질환의 치료 위궤양의 치료
작용기전	양성자펌프 저해제 (Proton pump inhibitor, PPI)	칼륨경쟁적 위산분비차단제 (Potassium competitive acid blocker, P-CAB)
복용시간	아침 식전	식사와 관계없이 복용

두 약물은 어떤 질환에 사용합니까?

Esomeprazole은 omeprazole의 S-이성질체(S-isomer)로 omeprazole에 비해 높은 생체이용률을 보입니다. Esomeprazole 경구제인 경우 위식도역류병(gastroesophageal reflux disease, GERD)과 *Helicobacter pylori* 제균을 위한 항생제와 병용요법, 소염진통제(nonsteroidal anti-inflammatory drugs, NSAIDs) 투여로 인한 위장관 증상 및 졸링거엘리슨 증후군의 치료에 사용합니다. 정맥주사는 위·십이지장 궤양에 의한 재출혈 예방에 사용됩니다. Tegoprazan은

> **여기서 잠깐!** "졸링거엘리슨 증후군(Zollinger-Ellison syndrome, ZES)이란?"
>
> 췌장의 non-ß cell에서 발생하는 내분비 종양입니다. non-ß cell에서는 가스트린 호르몬이 분비되어 위산의 분비를 조절하는데 졸링거-엘리슨증후군은 non-ß cell의 종양으로 가스트린의 분비가 비정상적으로 이루어져 위산이 과분비되고 이로 인해 심한 소화성궤양을 초래하는 질환입니다. 심한 복통과 설사 등의 증상이 나타납니다.

미란성 혹은 비미란성 위식도역류병, 위궤양의 치료에 사용됩니다. 위나 식도 점막의 손상 여부에 따라 손상이 있는 경우는 미란성, 손상이 없는 경우에는 비미란성으로 분류합니다.

두 약물의 작용기전은 어떻게 다른가요?

위산이 분비되는 최종 단계에서는 위나 식도의 벽세포(parietal cell)에서 $H^+/K^+-ATPase$ (proton pump)라는 효소의 작용으로 칼륨 이온(K^+)을 세포 내로 유입하는 대신 위장 내로 수소 이온(H^+, proton)을 방출하게 됩니다. 이 수소 이온은 염소와 결합하여 위산을 분비하게 됩니다. Esomeprazole은 $H^+/K^+-ATPase$ 효소를 억제하여 위산의 분비를 저해하는 작용을 나타내고 양성자펌프를 억제하기 때문에 양성자펌프 저해제(proton pump inhibitor, PPI)라고 합니다. 한편 tegoprazan은 양성자 펌프에서 방출되는 칼륨 이온과 경쟁적으로 결합하여 위나 식도의 산분비를 억제합니다. 그래서 칼륨 경쟁적 위산분비차단제(potassium competitive acid blocker, P-CAB)라고 부르며 농도 의존적이고 가역적으로 작용합니다. 양성자펌프 저해제는 위산에 의해 활성화되는 전구약물(prodrug)로 신체 내 흡수 및 대사에 의해 활성화 과정을 거친 후에 약효가 나타나기 때문에 발현 시간이 느립니다. 또한 양성자 펌프를 비가역적으로 억제하므로 새로 합성된 양성자 펌프에서는 억제작용을 하지 못합니다. 따라서 새로 생성되는 양성자펌프와 비가역적 결합을 통해 최대 효과를 내기 위해서는 3~5일 정도의 기간이 필요합니다. 그러나 칼륨 경쟁적 위산분비차단제의 경우 전구물질이 아니어서 활성화 과정이 필요치 않아 약효 발현이 빠르고 한 시간 내에 최대 효과에 도달하는 장점을 가지고 있습니다.

두 약물의 용법과 용량은 무엇입니까?

Esomeprazole은 질환에 따라 용량과 치료 기간에 차이가 있으며, 아침 식전에 투여하는 것을 권장합니다(표 5-1). Tegoprazan은 미란성 및 비미란성 역류식도질환에 1일 1회, 1회 50mg을 4주간 투여합니다. 위궤양의 경우 1일 1회, 1회 50mg을 8주간 투여합니다. 이 약은 식사와 관계없이 투여할 수 있습니다.

두 약물을 복용 시 주의할 사항은 무엇입니까?

- 두 약물은 모두 악성 종양의 증상을 완화시키거나 진단을 지연시킬 수 있으므로 악성

표 5-1 에소메프라졸의 질환별 용법·용량

질환	용량
위식도역류질환	미란성: 1일 1회 40mg 4주(+4주), 유지요법은 1일 1회 20mg
	비미란성: 1일 1회 20mg 4주, 유지요법은 1일 1회 20mg
Helicopacter pylori 제균요법	1일 2회 1회 20mg 7일
소염진통제(NSAIDs)로 인한 위·십이지장 궤양	증상의 치료: 1일 1회 20mg 4주(+4주) 예방: 1일 1회 20mg
졸링거-엘리슨 증후군	1일 2회 1회 40mg(1일 80~160mg 증량 가능)

종양이 의심되는 경고 증상을 반드시 확인하고 치료를 시작해야 합니다.
- 두 약물을 고용량으로 매일 투여했을 때 고관절, 손목 및 척추에 골다공증 관련 골절의 위험성이 증가될 수 있다고 보고되고 있습니다. 따라서 치료 상태에 적합한 용량으로 최단 기간 동안 이 약을 투여해야 합니다.
- 3개월 이상 양성자펌프억제제로 치료받은 환자들에게 저마그네슘혈증이 나타날 수 있습니다. 이뇨제 등 저마그네슘혈증을 일으키는 약물을 함께 투여하는 경우나 디곡신 등 혈중 마그네슘 수치에 의해 부작용의 위험이 있는 약물을 복용하는 환자의 경우 주기적으로 마그네슘 수치의 모니터링이 필요합니다.
- 양성자펌프저해제로 인해 위내 산도가 감소하면 위장관에 보통 존재하는 세균의 수가 증가하여 위장관의 감염 위험이 증가할 수 있습니다. 설사 등의 증세가 개선되지 않았을 때 양성자펌프저해제의 이상반응인지 고려되어야 합니다.

두 약물의 대표적인 이상반응은 무엇입니까?

Esomeprazole의 경우 복통, 변비, 설사 등의 위장관계 이상반응과 말초부종, 두통, 불면, 어지럼 등의 증상이 나타날 수 있고, tegoprazan의 경우 구역, 실사, 소화불량 등의 위장관계 증상과 비인두염, 상기도 바이러스 감염, 흉부 불편감 등의 이상반응이 나타날 수 있습니다.

두 약물과 다른 약물의 대표적인 상호작용에는 어떤 것들이 있을까요?

- 두 약물은 모두 위산을 감소시키는 약물이므로 위산의 pH가 흡수에 중요한 요인이

- 되는 약물들, 즉 itraconazole, ketoconazole, atazanavir, 철분제 등의 흡수가 감소될 수 있습니다.
- 두 약물은 모두 간에서 CYP-450 효소계를 통해 대사되므로 CYP-450 효소계를 거쳐 대사하는 다른 약물과의 상호작용에 주의해야 합니다. Esomeprazole은 CYP2C19 효소의 저해제로 작용하므로 이 효소에 의해 대사되는 diazepam, citalopram, imipramine, phenytoin, warfarin 등의 대사를 저해하여 혈중농도를 높일 수 있습니다. 또한 esomeprazole과 tegoprazan 모두 CYP3A4에 의해 대사되므로 이 효소를 저해하는 clarithromycin과 함께 복용 시 약물의 혈중농도가 증가할 수 있습니다.
- 양성자펌프저해제와 고용량의 methotrexate를 병용하는 경우 methotrexate나 그 대사체의 혈중농도가 높아져 methotrexate의 독성이 나타날 수 있습니다. 고용량의 methotrexate를 복용하는 경우에는 양성자펌프억제제의 일시적인 투여 중단을 고려해야 합니다.
- 항혈전제인 clopidogrel은 전구물질(prodrug)로 CYP 효소 시스템 중 CYP2C19에 의해 활성형의 대사물질이 됩니다. Esomeprazole은 이 효소를 저해하여 clopidogrel이 활성물질로 전환되는 비율이 낮아져 항혈전 효과를 감소시킬 수 있으므로 병용하지 않아야 합니다. 실제 연구에서 esomeprazole와 clopidogrel을 동시에 투여한 군에서 심혈관질환 예후가 좋지 않았습니다.

두 약물을 임부와 수유부가 복용할 수 있습니까?

두 약물 모두 임부나 수유부에 대한 안전성 자료가 부족하므로 투여하지 않도록 합니다.

이것만은 꼭 기억하세요!

- Esomeprazole은 양성자펌프저해제이며, tegoprazan은 칼륨경쟁적 위산분비차단제입니다.
- Esomeprazole은 식전에 복용하고, tegoprazan은 식사와 상관없이 복용합니다.
- 두 약물은 모두 위의 산도를 낮추기 때문에 위산의 pH가 약물 흡수에 영향을 주는 약물들과 병용 시에는 주의해야 합니다.

판토프라졸 Pantoprazole VS. 레바프라잔 Revaprazan

정경인

	Pantoprazole (판토록정)	Revaprazan (레바넥스정)
효능효과	위십이지장 궤양 역류성식도염 졸링거엘리슨증후군	위십이지장 궤양(단기 치료) 위염
작용기전	양성자펌프저해제 (proton pump inhibitor, PPI)	칼륨경쟁적 위산분비차단제 (Potassium competitive acid blocker, P-CAB)
용법	통상 1일 1회, 40mg	1일 1회, 200mg
이상반응	상복부통, 설사, 두통 등	일시적 AST, ALT 상승, 복통 등

Pantoprazole과 revaprazan은 어떤 약입니까?

Pantoprazole은 2010년 국내 허가된 비교적 최신의 양성자펌프저해제(proton pump inhibitor, PPI)입니다.

Revaprazan은 2007년 출시된 국산 9호 신약으로 PPI와 유사하지만 새로운 개념의 칼륨경쟁적 위산분비차단제(potassium competitive acid blocker, P-CAB)입니다.

두 약물은 어떤 질환에 사용됩니까?

Pantoprazole은 위십이지장 궤양, 중등도-중증의 역류성 식도염 및 졸링거엘리슨증후군 및 기타 병리학적 위산 과다분비에 사용됩니다. 통상 1일 1회 40mg을 복용합니다. *Helicobacter pylori*에 감염된 위십이지장 궤양의 재발 방지를 위한 항생요법에 1주일간 1일 2회 40mg을 복용합니다. 중증의 간장애 환자는 격일마다 1회 40mg씩 복용합니다.

> **여기서 잠깐!** **"PPI의 잠재적 위험에 대한 논란에 관하여"**
>
> PPI의 장기 복용에 따른 부작용 가능성을 제기한 연구와 이에 대한 우려가 있습니다. 또한 PPI는 전 세계적으로 가장 많이 처방되는 약물 중 하나로 과잉처방에 관한 비난도 있습니다. 실제 미국에서 30~50%의 처방은 부적절한 처방이라는 보고도 있습니다.
> PPI와 관련되어 의심을 받고 있는 부작용으로는 장내 미생물 조성 변경, 장관 감염, 미세영양소 결핍, 위저선 용종(fundic gland polyp), 위장관 악성종양, 만성신질환, 인지기능 저하, 심근경색, 세균증식, 골절 등이 있습니다. 그러나 장내 미생물 변화, 미세영양소 결핍(비타민 B_{12}, 마그네슘, 철분, 칼슘 등), 위저선 용종 정도를 제외하고는 근거 수준이 매우 낮습니다. PPI를 적절히 사용하였을 때의 치료적 이득이 잠재적 부작용보다 훨씬 크며, 특히 미란성 식도염, 소염진통제로 인한 궤양과 같은 질환에 PPI는 최선의 약제이므로 치료 효과를 발휘할 수 있는 기간 동안 충실히 복용해야 합니다.

Revaprazan은 위십이지장 궤양, 급만성위염에 1일 1회 200mg을 복용합니다. Revaprazan의 적응증은 위십이지장 궤양의 단기 치료에만 적응증이 있어 주로 2주 이내의 단기 처방만 나옵니다. 최근 100mg 단위는 생산과 급여가 중단되어 200mg 단위의 제품만 남아 있습니다.

두 약물의 작용기전은 무엇입니까?

Pantoprazole은 위산생성의 마지막 단계를 억제합니다. 위산을 분비하는 위벽세포에서 H^+/K^+ ATPase 효소(양성자펌프)와 공유결합하여 위산과 기저 산분비(basal acid secretion)를 억제합니다. 이러한 공유결합은 위산분비를 24시간 이상 억제시킬 수 있습니다. Pantoprazole은 H^+/K^+ ATPase에 비가역적으로 결합하여 위산분비를 억제합니다. 양성자펌프라고도 불리는 이 효소와의 결합은 비가역적이기 때문에 위산 생성이 재개를 위해서는 새로운 펌프가 만들어져야 합니다. 최고 혈중농도 도달 시간은 2.5시간입니다.

Revaprazan은 위산펌프 길항제로 활성형 위산펌프만을 선택적으로 억제하는 가역적 위산분비 조절기전을 가진 약물입니다. 칼륨과 가역적으로 경쟁하여 위벽 세포의 H^+/K^+-ATPase의 E2-P형에 선택적으로 결합하므로 칼륨에 경쟁적인 위산 차단제라고 불립니다. PPI에 비해 약효발현과 통증 소실이 빠르고 생체 리듬에 충실한 위산분비 조절 기능이 장점으로 알려져 있습니다. 최고 혈중농도 도달 시간은 1.4~2.2시간입니다. Revaprazan은 미국, 유럽에서는 승인되지 않았습니다.

어떻게 복용합니까?

양성자펌프의 활성이 낮은 상태에서는 PPI의 효과가 떨어지는데, 공복 상태에서는 활성이 낮다가 음식을 섭취하여 위장의 산분비가 활발해지면 활성이 높아집니다. 따라서 PPI 제제는 식전 30분~1시간에 복용하고, 이후 음식 섭취를 통해 양성자펌프를 활성화시키는 것이 바람직한 복용법입니다. 그러나 실제 복용시점이 약효에 유의미한 영향을 미치는지에 대해서는 논란이 있어 환자의 생활습관에 따른 개별화된 복약지도를 고려할 필요가 있습니다(단, lansoprazole은 식후 복용 시 흡수율이 현저히 떨어지므로 아침 식전 권장). 위를 통과하여 소장에서 흡수되어 혈류로 들어가도록 장용으로 코팅되어 있으므로 씹거나 부수면 안 되고 통째로 삼켜야 합니다.

Revaprazan의 작용은 산분비와 관계없으므로 식전과 식후에 복용 가능합니다.

두 약물의 대표적인 이상반응은 무엇입니까?

Pantoprazole의 흔한(1~10% 미만) 이상반응으로는 상복부통, 변비, 고창, 설사, 두통 등이 있습니다.

Revaprazan은 일시적으로 간효소수치(AST, ALT)의 상승이 나타날 수 있고 급성복통, 상복부 쓰림, 변비 등이 나타날 수 있습니다.

> **이것만은 꼭 기억하세요!**
>
> - Pantoprazole은 비가역적 양성자펌프저해제이고, revaprazan은 가역적 위산펌프길항제입니다.
> - Pantoprazole은 4주 또는 8주간 장기처방되는 반면 revaprazan은 통상 2주 미만으로 단기적으로 사용됩니다.
> - Pantoprazole은 가급적 아침 식전 30분~1시간에 복용하고, 씹거나 부수지 말고 통째로 복용합니다.

미소프로스톨 vs. 레바미피드
Misoprostol vs. Rebamipide

구현지

	Misoprostol (싸이토텍정)	Rebamipide (무코스타정)
효능효과	위·십이지장 궤양 NSAIDs 투여로 인한 위·십이지장 궤양의 예방과 치료	위궤양 급성 위염, 만성 위염의 급성 악화기 : 위점막병변의 개선
분류	합성 prostaglandin E1 유도체	2-(1H)-quinolinone의 아미노산 유도체
이상반응	설사	변비

두 약물은 어떤 질환에 사용됩니까?

Misoprostol과 rebamipide는 두 약물 모두 항궤양제로 misoprostol은 위·십이지장 궤양에, rebamipide는 위궤양과 위염 치료에 사용됩니다.

두 약물의 작용기전은 무엇입니까?

두 약물 모두 위 점막에서 프로스타글란딘을 증가시켜 위 점막을 보호하는 항궤양 약물입니다.

Misoprostol은 합성 프로스타글란딘 E1유도체로, 위 점막에서 점액과 중탄산이온의 생산을 자극하여 위 점막 보호 작용과 산에 의한 손상된 점막을 치유하는 작용을 합니다. 기저 및 야간의 위산분비를 억제하기도 하며, 커피, 히스타민, 음식 등에 의한 자극으로 인한 위산의 분비도 억제합니다. 또한 비스테로이성 소염진통제(nonsteroidal anti-inflammatory drugs, NSAIDs)와 같은 프로스타글란딘을 억제하는 약물로 인해 소모되고 부족해지는 프로스타글란딘을 보충하여 위 점막을 보호하는 작용도 합니다.

Rebamipide는 2-(1H)-quinolinone의 아미노산 유도체로 위 점막에서 프로스타글란딘 E2 생산을 자극하여 위 점액 증가, 위 점막 혈류를 증가시켜 위 점막 보호작용을 합니다. 그리고 위 점액의 당 단백질을 증가시키고 정상 부위 및 궤양화 된 위 점막에서의 표피 성장 인자와 수용체의 발현을 증가시키며, 활성 산소를 제거하는 역할도 합니다. 또한 NSAIDs나 *H. pylori*에 의해 자극되는 염증성 사이토카인의 생산을 약화시키는 작용도 합니다.

두 약물은 약동학적으로 어떤 차이가 있을까요?

Misoprostol은 신속하게 흡수되며 활성 대사체인 misoprostol acid를 생산합니다. Misoprostol acid는 음식에 의해서 흡수가 감소되며, 신장으로 56~73%가 배설됩니다. Misoprostol acid의 최고 혈중농도에 도달하는 시간은 12±3분이며 반감기는 20~40분입니다. Rebamipide는 경구로 복용 시 97.6%가 흡수되며 최고 혈중농도에 도달하는 시간은 0.5시간, 작용 지속 시간은 8시간이며 반감기는 2시간입니다.

두 약물의 용법과 용량은 무엇입니까?

Misoprostol의 경우 위·십이지장 궤양과 NSAIDs 투여로 인한 위·십이지장 궤양의 치료에는 1일 4회 1회 200μg씩 식사 및 취침 시에 4~8주간 복용합니다. NSAIDs로 인한 위·십이지장 궤양의 예방에는 1일 400~800μg를 식사 시 및 취침 전에 분할 투여합니다.

> **여기서 잠깐!** "Misoprostol이 질정으로 사용되기도 하는 이유는?"
>
> 산부인과에서 misoprostol을 사용하는 이유는 용량에 따라 자궁경부를 부드럽게 이완시키기도 하고 자궁을 수축하는 작용이 있기 때문입니다. 불완전한 유산을 포함한 초기 임신 실패의 의학적 관리로 사용하거나, 자궁경부 숙화(cervical ripening: 분만과 출산에 대비하여 자궁 경부가 부드럽게 되고 더욱 팽창해지는 과정)와 유도 분만, 분만 후 출혈의 치료를 위해서도 사용됩니다. 임신하지 않은 여성에서도 자궁경 시술 전에 misoprostol을 사용하여 자궁경부 숙화와 마찬가지로 자궁 경부 열상, 자궁 천공 및 기계적 확장으로 인한 합병증을 예방합니다. 질정으로 사용 시 경구투여보다 천천히 흡수되고 혈중농도도 더 낮고 더 천천히 배설됩니다. 하지만 자궁 경부나 자궁에는 더 효과가 크게 나타납니다. 권장 용량이 정해진 것은 아니지만, 한 연구에서 400μg의 misoprostol을 자궁경 시술 전 10~12시간 전에 질정으로 투여했을 때 경구투여보다 효과가 좋았으며, 자궁경부가 이완하기까지 일정 시간이 필요하다고 하였습니다.

Rebamipide는 위 궤양, 미란, 출혈, 발적, 부종과 같은 위 점막 병변에 1일 3회 1회 100mg을 복용합니다.

두 약물의 대표적인 이상반응은 무엇입니까?

Misoprostol의 가장 흔한 이상반응은 설사와 복통이며 설사는 용량 비례적이며 보통, 투여 시작 13일 이후 나타나서 8일 후 저절로 소실되기도 합니다. 때때로 백혈구 증가, 적혈구 감소, 반점 등이 나타날 수 있으며 심각한 이상반응으로는 드물지만 부정맥, 흉통, 빈혈 등이 나타날 수도 있습니다.

Rebamipide는 변비, 구갈, 유방통, 혀 마비 등이 나타날 수 있으며 심각한 이상반응으로는 드물지만 백혈구 감소, 혈소판 감소, 간기능 장애 등이 나타날 수도 있습니다.

두 약물을 복용 시 주의사항은 무엇입니까?

Misoprostol은 유산을 일으킬 수 있어서 임신부에게는 금기이며 함부로 타인에게 약을 주지 않도록 해야 합니다. 설사를 최소한 줄이기 위해 음식과 함께 복용하며 마그네슘 함유 제산제를 함께 복용하지 않도록 합니다. Rebamipide는 임신 중의 투여에 관한 안전성은 확립되어 있지 않으므로 임부 또는 임신하고 있을 가능성이 있는 여성의 경우는 치료상의 유익성이 위험성을 상회한다고 판단되는 경우에만 투여합니다. Misoprostol, rebamipide 둘 다 유즙으로 분비되므로 수유부가 복용할 경우 수유는 피하도록 합니다.

이것만은 꼭 기억하세요!

- Misoprostol는 합성 프로스타글란딘 E1유도체이고, rebamipide는 2-(1H)-quinolinone의 아미노산 유도체로 두 약물 모두 위 점막에서 프로스타글란딘을 증가시켜 위점막을 보호하는 항궤양 약물입니다.
- Misoprostol의 대표적인 이상반응은 설사이고, 설사를 최소한 줄이기 위하여 음식과 함께 복용합니다. Rebamipide는 변비가 나타날 수 있습니다.
- Misoprostol은 유도 분만 및 자궁경 시술 시 자궁 경부 열상, 합병증 예방을 위해 질정으로 사용되기도 합니다.

알긴산나트륨 vs. 알마게이트
Sodium alginate Almagate

박재경

	Sodium alginate (라미나지액)	Almagate (알마겔정)
효능효과	위·십이지장 궤양, 미란성위염, 역류성 식도염 등	위·십이지장 궤양, 위염, 위산과다, 속쓰림, 구역, 구토, 위통 등
작용기전	위 점막 증강 및 역류 방지	제산 작용
용법	공복에 복용	식후 1~2시간에 복용
주의사항	나트륨 섭취 제한이 필요한 경우 복용을 권고하지 않음	위 내의 pH를 증가시키므로 항생제 또는 철분제의 흡수에 영향을 줌

두 약물은 어떤 질환에 사용됩니까?

Sodium alginate는 위·십이지장 궤양, 미란성위염에 의한 지혈 및 증상개선과 위 생검 출혈 시의 지혈, 역류성 식도염의 증상 개선에 사용됩니다.

Almagate는 위·십이지장 궤양, 위염, 위산과다(속쓰림, 위통, 신트림), 구역, 구토에 허가받았습니다.

두 약물의 작용기전은 무엇입니까?

Alginate는 음이온성 다당류(polysaccharide)로 물과 결합하여 끈적한 겔(gel)을 형성합니다. 위장에서 형성된 겔은 점막층을 두껍게 하여 위를 보호하게 됩니다.

Almagate는 알루미늄-마그네슘 수산화탄산 수화물(hydrotalcite, magaldrate)의 일종으로 수산화알루미늄($Al(OH)_3$), 탄산마그네슘($MgCO_3$)의 일반적 성질과 비슷한 성질을 가집니다. 알루미늄 및 마그네슘에 수산화이온(OH^-)이 결합한 상태로 위산과 만나 물을 형성시킴으로써 제산작용을 나타냅니다. 이러한 중화작용은 빠르게 진행되며, 두 가지의 수산화 탄산 수화물이 공존하므로 위의 pH가 3~5를 유지하게 되는 시간이 늘어납니다. 또한 펩신의 기능을 떨어뜨려 위산의 분비를 방해하는 역할도 합니다.

두 약물의 차이점은 무엇인가요? 또한 각각의 약물이 선호되는 경우는 언제인가요?

Alginate는 위 속의 내용물 위에 막을 형성하며 위산의 식도 역류를 막아줍니다. 또한 역류하는 경우에도 위 내용물보다 먼저 역류하게 되므로 식도의 자극을 낮출 수 있습니다. 따라서 역류성 질환인 경우 alginate를 복용하는 것이 환자에게 도움이 될 수 있습니다. 그러나 sodium alginate의 형태로 복용하게 될 경우 나트륨의 1일 권장량을 초과할 수 있으므로 고혈압 환자 등 나트륨 섭취를 줄여야 하는 환자는 주의해야 합니다.

Sodium alginate의 단일성분 제품은 츄어블 정제 또는 액제로 되어 있으며, almagate는 정제 또는 현탁액으로 판매되고 있습니다. 따라서 맛이나 향이 느껴지는 것을 선호하지 않는 경우 알약 형태의 almagate를 추천할 수 있습니다. 그러나 빠른 증상 완화를 원할 때에는 알약보다 현탁액이 추천됩니다.

두 약물의 용법과 용량은 무엇입니까?

Sodium alginate는 보통 1회 1~3포를 1일 3~4회 공복에 복용합니다. 경구투여가 불가능한 경우에는 코 존데(sonde)를 이용하여 경비투여를 할 수 있습니다. 위 생검 출혈 시의 지혈 목적으로는 내시경적으로 투여 후 경구투여합니다.

Almagate는 성인의 경우 1회 1포를 1일 3회, 식후 1~2시간에 복용합니다. 위·십이지장 궤양이 심한 경우 1일 4회로 식후 1~2시간 및 취침 시에 복용할 수 있습니다. 소아(6~12세)의 경우 성인 용량의 1/2을 투여합니다.

Sodium alginate는 위 점막의 보호를 위해 공복에 복용하는 것이 좋으며, almagate는 공복에 복용 시 약물이 위에서 비교적 빠르게 배출되기 때문에 식후에 분비되는 위산과 약물이 섞일 수 있도록 식후 1~2시간에 복용하도록 합니다. Sodium alginate는 미세한 입자로 구성된 액체이므로 복용 전에 흔들지 않아도 되며, almagate는 현탁액 상태이므로 흔든 후에 복용하도록 합니다.

> **여기서 잠깐!** "Alginate가 제산제 이외에 다른 용도로도 사용된다?"
>
> Alginate는 막을 두껍게 하고 겔을 만드는 것 이외에도 제약산업에 있어서 여러 용도로 사용됩니다. Alginate gel은 나노 입자 크기의 작은 구멍들로 구성되어 있어 작은 분자량의 약물의 방출(release)을 조절하여 작용 지속 시간을 늘려주는 역할을 합니다. 또 이온성을 띠고 있어 물에 잘 녹지 않는 약물(예: theophylline 등)이 흡수되도록 돕는 데 사용되기도 합니다. Alginate와 키토산으로 구성된 약물 방출시스템은 특정 pH, 즉 장의 pH인 7.5에서 약물이 빠르게 방출되도록 하는 특성이 있어 장용정을 만드는 데 사용됩니다.
>
> Alginate는 상처의 드레싱을 위해 사용될 수 있습니다. 상처 부위의 삼출물을 분자량의 15~20배까지 흡수할 수 있고, 상처 부위의 혈액과 alginate-blood gel을 형성하여 지혈시키는 역할을 합니다. 그리고 상처 면에 보호막을 형성하여 습윤환경을 조성하고 세균의 감염을 막아줍니다.
>
> 또한 alginate는 미역이나 다시마의 식이섬유의 일종으로 다량의 물을 흡수해 팽창하므로 포만감을 느끼게 하며 음식 섭취량을 줄여 다이어트에도 도움이 됩니다. 이와 더불어 위에서 오래 머물기 때문에 금방 배가 꺼지지 않는 장점도 있습니다.

두 약물을 복용 시 주의사항은 무엇입니까?

Sodium alginate는 위산결핍증인 경우 겔이 형성되지 않아 효과가 떨어집니다. Almagate는 알츠하이머병 또는 치질, 설사, 소화기관에 출혈이 있는 환자 또는 체액이 저류된 환자 등에 금기입니다. Almagate의 복용 시 알루미늄과 인산의 화합물 형성으로 인해 인(phosphorus)의 위장관 내 흡수가 줄어들어 저인산혈증(hypophosphatemia)이 나타날 수 있습니다. 중증도의 신장기능저하의 경우 알루미늄 및 마그네슘이 배설되지 못할 수 있어 almagate의 복용이 권고되지 않습니다. 또한 노인의 경우 칼슘과 인의 감소로 인한 골다공증 또는 골연화증이 악화될 수 있으므로 투여 시 주의하도록 합니다.

함께 복용 시 주의해야 할 약물이 있습니까?

Almagate의 흡착작용으로 tetracycline계 항생물질의 흡수를 저해할 수 있으므로 병용 투여하지 않도록 합니다. 또한 소화관 내의 pH 상승에 의해 철분제와 함께 복용할 때에는 2시간 이상 시간 간격을 두어야 합니다.

두 약물의 대표적인 이상반응은 무엇입니까?

두 약물은 모두 복용 시 설사, 변비 등의 증상이 나타날 수 있습니다. Almagate 복용 시 위에 자극을 줄 수 있는 강한 향신료나 카페인의 섭취를 삼가도록 합니다.

이 성분들의 제품에는 어떤 것들이 있나요?

Sodium alginate의 단일성분 제품은 전문의약품이며, 복합성분 제품은 일반의약품으로 판매되고 있습니다. 주로 액체상태의 제품이 많은 편입니다. Almagate은 일반의약품이며 알약과 현탁액 두 가지 타입이 있습니다(표 5-2).

표 5-2 제품 예

	구분	제품명	성분명	효능·효과
Sodium alginate	전문	라미나지액, 라미나지츄어블(태준제약)	sodium alginate	위 점막 증강 및 역류 방지
	일반	노루모듀얼액션현탁액(일양약품)	sodium alginate calcium carbonate sodium bicarbonate	위와 동일 제산 제산
Almagate	일반	알마겔정, 알마겔에프현탁액(유한양행) 제일알맥스(제일약품)	almagate	제산

> **이것만은 꼭 기억하세요!**
>
> - Alginate는 위장에서 겔을 형성하여 위 점막 층을 두껍게 하고 위를 보호하며, 역류를 방지합니다. Almagate는 알루미늄 및 마그네슘에 수산화이온(OH^-)이 결합한 상태로 위산과 만나 물을 형성시킴으로써 제산작용을 나타냅니다.
> - Alginate는 공복에, almagate는 식후 1~2시간에 복용합니다.
> - Alginate는 위산결핍증인 경우 효과가 감소되며, almagate는 tetracycline 항생제와 병용금기이고 철분제와 병용 시에는 2시간 이상 간격을 두어야 합니다.

설사 Diarrhea

구현지

정의

대변의 수분 함량 증가, 부피 증가 또는 빈도(하루 3 회 이상)의 증가를 특징으로 하는 정상적인 배변 활동에 변화가 생긴 것. 급성은 일반적으로 72시간에서 14일 미만으로 지속되는 증상이며, 만성은 일반적으로 14~30일 이상 지속

치료약물

항분비성 지사제
비스무트시트르산염칼륨(potassium bismuth citrate), 옥트레오티드(octreotide)

μ-수용체 효능제
로페라미드(loperamide, 로프민캡슐)

흡착성 지사제
디옥타헤드랄스멕타이트(dioctahedral smectite, 스멕타현탁액), 폴리카르보필칼슘(calcium polycarbophil, 실콘정)

항균성 지사제
리팍시민(rifaximin, 노르믹스정), 니푸록사지드(nifuroxazide, 에세푸릴캡슐)

유산균 제제

변비 Constipation

정의

대변이 어렵거나 드물게 통과, 대변의 딱딱함 또는 불완전한 배변 느낌과 같은 장 증상으로 일차적으로 또는 다른 기저 질환에 의해 이차적으로 발생할 수 있음. 2013년 가이드 라인은 정상 이동성 변비와 느린 이동성 변비로 구분할 수 있으며, 또 다른 정의로 '불만족한 배변으로 정의되는 증상 기반 장애이며 간헐적 대변, 어려운 대변 또는 둘 다를 특징으로 한다'라고 함.

작용기전

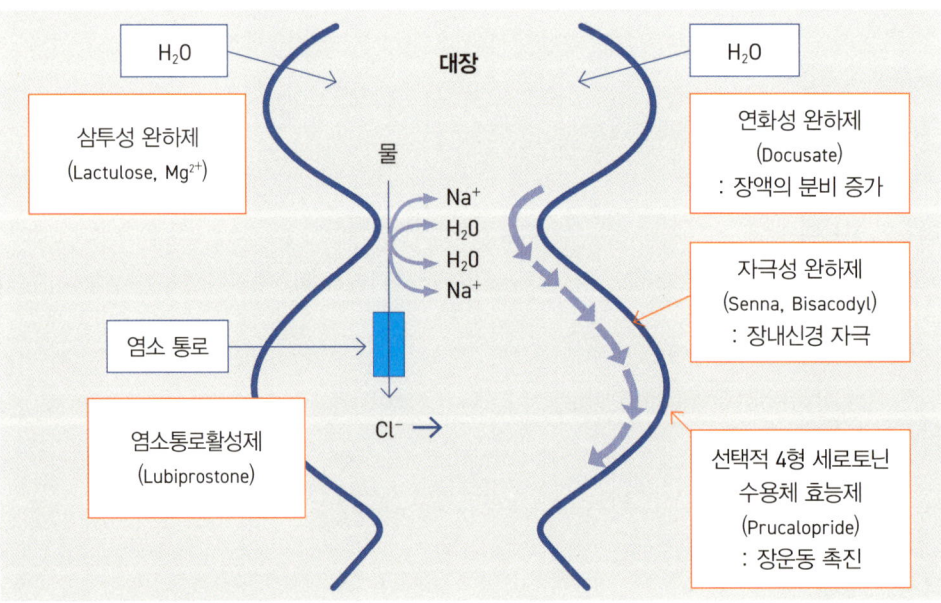

그림 5-2 **변비 치료약물의 작용기전**

치료약물

완하제

1) 팽창 완하제

   차전자피(psyllium, 아기오과립(질경이 복합제)), 폴리카르보필칼슘(calcium polycarbophil, 실콘정)

2) 삼투성 완하제

   글리세린(glycerin, 성광관장액), 락툴로오즈(lactulose, 듀락칸이지시럽), 폴리에틸렌글리콜(polyethylene glycol, 폴락스산, 쿨프렙산), 수산화마그네슘(magnesium hydroxid, 마그밀정), 산화마그네슘(magnesium oxide, 마그오캡슐)

3) 자극성 완하제

   비사코딜(bisacodyl, 둘코락스좌약), 피코설페이트나트륨(sodium picosulfate, 피코라), 센나(senna, 아락실과립(복합제))

4) 연화성 완하제

   도큐세이트나트륨(docusate sodium, 비코그린에스정(복합제))

기타

1) 선택적 4형 세로토닌 수용체 효능제

   프루칼로프라이드(prucalopride, 레졸로정)

2) 염소통로자극제

   루비프로스톤(lubiprostone, 아미티자연질캡슐)

과민성장증후군 Irritable Bowel Syndrome, IBS

정의

과민성장증후군은 기능성 위장관 장애로 설사가 우세한 과민성장증후군(diarrhea predominant irritable bowel syndrome, IBS-D), 변비가 우세한 과민성장증후군(constipation predominant irritable bowel syndrome, IBS-C), 혼합형 과민성장증후군(mixed irritable bowel syndrome, IBS-M), 미분류 과민성장증후군(unclassified irritable bowel syndrome, IBS-U)으로 나눌 수 있음.

치료약물

전반적인 증상 완화

1) 진경제
   시메트로(cimetropium, 알피움정), 피나베륨(pinaverium, 디세텔정), 티로프라미드(tiropramide, 티로파정), 디싸이클로민(dicyclomine, 이지정)
2) 리팍시민(rifaximin, 노르믹스정)
3) 유산균제

설사가 우세한 장증후군(IBS-D)

1) μ-수용체 효능제
   로페라미드(loperamide, 로프민캡슐)
2) 선택적 3형 세로토닌 수용체 길항제
   라모세트론(ramosetron, 이리보정)

변비가 우세한 장증후군(IBS-C)

1) 삼투성 완하제

글리세린(glycerin, 성광관장액), 락툴로오즈(lactulose, 듀락칸이지시럽),

폴리에틸렌글리콜(polyethylene glycol, 폴락스산, 쿨프렙산),

수산화마그네슘(magnesium hydroxide, 마그밀정),

산화마그네슘(magnesium oxide, 마그오캡슐)

2) 선택적 4형 세로토닌 수용체 효능제

프루칼로프라이드(prucalopride, 레졸로정)

3) 팽창 완하제

차전자(psyllium, 아기오과립(복합제)), 폴리카르보필칼슘(calcium polycarbophil, 실콘정)

항우울제, 항불안제

삼환제항우울제, 선택적 세로토닌 수용체 저해제

기타

티아넵틴(tianeptine, 스타브론정), 부스피론(buspirone, 부스파정),

트리메부틴(trimebutine, 포리부틴정)

로페라마이드 vs. 디옥타헤드랄스멕타이트
Loperamide vs. Dioctahedral smectite

한혜성

	Loperamide (로프민캡슐)	Dioctahedral smectite (스멕타현탁액)
효능효과	급·만성 설사	급·만성 설사 식도, 위·십이지장과 관련된 통증의 완화
작용기전	μ-receptor agonist	흡착성 지사제
투여 가능 연령	24개월 이상	현탁액은 24개월 이상, 산제는 1세 미만에도 사용 가능

두 약물의 작용기전은 어떻게 다른가요?

Loperamide는 장관 평활근의 μ-Receptor에 직접 작용하여 장 운동을 감소시킵니다. 즉 장의 통과 시간을 길게 함으로 장내 점액 분비를 감소시키고 수분과 전해질의 흡수를 도와 설사 증상을 개선합니다.

Dioctahedral smectite는 알루미늄과 마그네슘의 이중 silicate 성분인 천연 점토로 양이온 교환 능력과 흡착력을 가진 물질입니다. 식도부터 장까지 손상된 점막을 도포하여 장점막의 손상을 막아주고 장점막 병변을 일으키는 세균, 독소, 바이러스 등의 유해물질을 흡착하여 배설시키는 작용을 합니다. 그러므로 smectite는 급·만성 설사뿐 아니라 식도와 위·십이지장과 관련된 통증의 완화에도 쓰입니다. 인체에는 흡수되지 않는 성분이므로 유·소아는 물론 노인에게도 안전하게 사용할 수 있습니다.

두 약물의 용법과 용량은 무엇입니까?

Loperamide(로프민캡슐)의 경우는 초회량을 4mg(2캡셀) 투여하고 이후 2mg씩 투여하며

1일 최대 16mg을 넘지 않도록 합니다. 설사가 멈추지 않아 다시 복용하고자 할 때는 최소 4시간 이상의 간격을 두고 복용합니다. 소아(9~12세)의 경우 1일 6mg을 넘지 않도록 합니다.

Smectite는 20mL(dioctahedral smectite 3g)씩 1일 3회 투여하며 급성 설사의 초기에는 용량을 두 배로 증량할 수 있습니다. 지사제 목적으로 복용하는 경우에는 식간에 복용하고 식도염의 경우에는 식후에 복용합니다.

두 약물을 복용 시 주의사항은 무엇입니까?

- Loperamide는 혈변이나 고열이 있는 세균성 설사 환자나 급성 궤양성 대장염, 위막성 대장염 환자, 출혈성 대장염 환자에게는 사용할 수 없습니다.
- Loperamide는 24개월 미만의 소아에게는 사용할 수 없습니다. 한편 smectite는 현탁액의 경우 24개월 이상의 소아에게 사용할 수 있으며, 산제는 12개월 미만의 소아에게도 사용 가능합니다.
- Smectite는 흡착성 지사제이므로 다른 약과 함께 복용할 시에는 1~2시간 간격을 두고 복용하도록 해야 합니다. 다른 약을 흡착하여 약물의 흡수율이나 흡수 시간에 영향을 줄 수 있습니다.
- 위 두 약물은 설사가 멈추면 투여를 중지해야 하며 계속 투여하면 변비가 생길 수 있습니다.
- 설사 환자는 모두 탈수가 일어날 우려가 있으므로 세심한 관찰이 필요하며 수분과 전해질 보충이 중요합니다.

두 약물의 대표적인 이상반응은 무엇입니까?

- 이들 약물은 변비를 일으킬 수 있으므로 증상을 관찰하면서 사용해야 합니다.
- Loperamide의 경우 두통이나 복부 팽만감, 발진 등의 이상반응이 나타날 수 있습니다.

함께 복용 시 주의해야 할 약물이 있습니까?

Loperamide는 p-glycoprotein의 기질입니다. 그러므로 p-glycoprotein 저해제인 quinidine이나 ritonavir와 고용량(16mg)의 loperamide와 병용했을 때 loperamide의 혈장 농도가

표 5-3 복합제 형태의 지사제

함유성분	제품명
Loperamide, acrinol, berberine, Enterococcus Faecalis F-100	로프민플러스, 로페리드
Berberine, kaolin, pectin	후라베린큐시럽
Acrinol, berberine, bismuth subsalicylate Scopolia ext, UDCA	후라베린큐엑스정

올라가며, CYP3A4와 p-glycoprotein 저해제인 itraconazole이나 ketoconazole과의 병용 시(loperamide 4mg)에도 혈장 농도의 상승을 나타낼 수 있으므로 주의해야 합니다.

지사제 성분이 복합제 형태로 시판 중인 제품들은 어떤 것이 있을까요?

우선 loperamide의 경우 복합제의 기본 골격은 loperamide(장운동 억제)+장내 살균성분(acrinol, berberine)+기타(유산균, 수렴제 등)로 이루어져 있으며, loperamide 단일제품에는 2mg이 함유되어 있지만 복합제제에는 0.25mg이 포함되어 있습니다. 그 밖의 성분은 〈표 5-3〉과 같습니다.

> **이것만은 꼭 기억하세요!**
>
> - Loperamide는 장운동을 억제함으로 지사작용을 나타내고, smectite는 흡착성 지사제입니다.
> - Smectite는 지사제로 복용 시는 식간에 복용하고, 식도 및 위와 장의 통증 완화의 목적으로 복용 시는 식후에 복용합니다.
> - Smectite는 다른 약과 병용 시 1~2시간 간격을 두고 복용해야 합니다.

락툴로오스 vs 산화마그네슘
Lactulose vs Magnesium oxide

정경혜

	Lactulose		Magnesium oxide(MgO) (마그오캡슐)
	(듀락칸시럽)	(듀락칸이지시럽)	
효능효과	간성뇌증의 치료 및 예방	변비	소화성궤양, 위염, 위산과다 변비
작용기전	고삼투성하제		염류성하제
제형	670mg/mL		캡슐: 250mg, 500mg
이상반응	설사, 복부팽만, 저칼륨혈증, 고나트륨혈증		설사, 고마그네슘혈증

두 약물은 어떤 질환에 사용됩니까?

두 약물은 모두 변비 치료에 사용됩니다. Lactulose는 전문의약품과 일반의약품으로 동시 분류되어, 듀락칸시럽은 전문의약품으로 간성뇌증(hepatic encephalopathy)의 예방 및 치료에 사용되며, 듀락칸이지시럽은 일반의약품으로 변비에 사용됩니다. 간성뇌증은 간성 혼수(hepatic coma)라고도 합니다.

Magensium oxide(MgO)는 변비 치료제로 사용되며, 속쓰림, 위염, 소화성궤양 등의 치료에 쓰이는 제산제입니다. 비타민 E와 혼합제제(쎄투연질캡슐: 토코페롤 아세테이트 500mg/MgO 250mg)로 마그네슘 결핍으로 인한 근육경련에 쓰이며 다양한 영양제 안에 들어 있어서 마그네슘 보급제로 사용됩니다.

두 약물의 작용기전은 무엇입니까?

Lactulose는 합성 이당류로 장내 세균에 의해 젖산(lactic acid), 개미산(formic acid), 초산(acetic acid)으로 분해됩니다. 이들은 장내 내용물을 산성화하여 암모니아(NH_3)를 암모늄 이온(NH_4^+)으로 만들어 체내로의 흡수를 억제하고, 삼투압으로 장내 수분을 끌어들여 변으로 배출시킵니다. Lactulose는 장을 산성화하는 특징으로 인해 간성 뇌증의 주요 원인인 암모니아 흡수를 막기 때문에 간성 뇌증에 대표적으로 사용되는 하제입니다.

MgO는 장운동과 수분 분비를 촉진시키는 cholecystokinin의 분비를 촉진하고, 장내 수분을 끌어내서 변을 무르게 합니다. 또한 위산을 중화해서 속쓰림, 위염, 위궤양 치료로 쓰입니다. MgO는 60% elemental magnesium을 함유합니다.

두 약물의 용법과 용량은 무엇입니까?

Lactulose
- 간성뇌증: 간성뇌증 치료에 사용할 때 변비 치료보다 고용량을 사용합니다.
    1) 치료: 30~50mL씩 1일 3회(하루 2~3회 연변을 보도록 조절) (최소량: 1일 25mL)
    2) 예방: 25mL씩 1일 3회(하루 2~3회 연변을 보도록 조절)
- 만성변비: 아침 식사 전에 투여.
    1) 성인: 1일 15~30mL 2~3일 → 1일 10~15mL(최대: 45mL)
    2) 7~14세: 1일 15mL 2~3일 → 1일 10mL
    3) 1~6세: 1일 5~10mL
    4) 12개월 미만: 1일 5mL

MgO
- 위·십이지장 궤양, 위염, 위산과다: 산화마그네슘으로서 0.5~1g을 1일 수회 분할
- 변비: 1일 2g을 1~2회 분할

약물의 작용 발현 시간이 궁금합니다.

두 약물은 흡수가 거의 안 되며 용량에 따라 다르지만 일반적으로 lactulose의 변비 치료 효과는 1~2일 내에, 간성뇌증 치료 효과는 적어도 1~2일 후에 나타납니다. MgO는 6시간 내에 작용이 나타납니다.

두 약물의 대표적인 이상반응은 무엇입니까?

하제이므로 두 약물의 공통 부작용은 설사입니다. Lactulose는 복부팽만감, 위통, 가스, 오심, 구토가 발생합니다. 복부팽만감은 처음 복용할 때 나타날 수 있으나, 며칠 후면 사라집니다. 복통과 설사가 나타나면 용량을 줄입니다. 고용량을 장기간 사용할 경우에 저칼륨혈증, 고나트륨혈증 등 전해질 이상이 나타날 수 있습니다.

MgO는 장기로 사용 시에 고마그네슘혈증을 유발합니다. 그러므로 신부전 환자는 주의해야 합니다.

두 약물을 복용 시 주의사항은 무엇입니까?

Lactulose

- 알파글리코시다제 저해제(acarbose 글루코바이정, voglibose 베이슨정): 병용투여 시 복부팽만, 방귀 등 소화기 이상반응이 증가합니다.
- 광범위항생제: 장내 세균총을 감소시키므로 lactulose의 분해를 감소시켜 하제 효능이 감소될 수 있습니다.
- 이뇨제, corticosteroid, amphotericin B, 감초(licorice): 저칼륨혈증 위험이 증가합니다.
- Digoxin(디고신정): lactulose를 장기 복용 시에 발생할 수 있는 저칼륨혈증으로 인해 digoxin의 독성이 증가합니다.

MgO

MgO는 아래 약물의 흡수를 감소시켜 약의 효능을 감소시킬 수 있으므로 동시에 복용하지 않는 것이 좋습니다.

- Quinolone계 항생제
  MgO 복용 적어도 2시간 전, 복용 2시간 후 복용(levofloxacin, norfloxacin, ofloxacin)
  MgO 복용 적어도 2시간 전, 복용 3시간 후 복용(gemifloxacin)
  MgO 복용 적어도 2시간 전, 복용 4시간 후 복용(lomefloxacin)
  MgO 복용 적어도 2시간 전, 복용 6시간 후 복용(ciprofloxacin)
  MgO 복용 적어도 4시간 전, 복용 8시간 후 복용(moxifloxacin)
- Tetracycline계 항생제(tetracycline, minocycline, doxycycline), fexofenadine(알레그라정), rosuvastatin(크레스토정), raltegravir(이센트레스정): 적어도 2시간 이상의 간격을 두고 투여하는 것이 좋습니다.

- Mycophenolate(셀셉트캡슐), digoxin(디고신정), levothyroxine(씬지로이드정), cefditoren(메이액트정), cefpodoxime(바난정): 각 약물의 효과를 감소시킵니다.
- 감초(licorice): 저칼륨혈증 위험이 증가합니다.

두 약물의 복약 상담을 알려주세요.

Lactulose
- 효과가 느려 1~2일 후에 나타납니다.
- 구역, 구토, 복통, 복부팽만, 위통이 발생할 수 있습니다.
- 간성뇌증에 사용할 때는 1일 2~3회 무른 변을 보도록 용량을 조절합니다.
- Lactulose는 갈락토오스(14.67g/100mL 이하)와 락토오스(8g/100mL 이하)를 함유하고 있습니다. 간성뇌증에는 장기로 투여하고 변비보다 많은 용량을 복용하므로 당뇨병 환자의 혈당 조절에 주의가 필요합니다.
- 이 약물은 매우 단맛이 납니다.

MgO
- 신장기능이 감소된 환자는 마그네슘의 배설이 감소하여 혈중농도가 증가할 수 있으니 주의합니다.
- Quinolone계, tetracycline계 항생제, 산에서 흡수가 증가되는 약물 등의 흡수를 감소시키므로 시간 간격을 두고 복용합니다.

MgO 외 다른 Mg 제제에 관련된 제품을 알고 싶어요.

$MgSO_4$는 주사제로 경련, 자간, 저마그네슘혈증, 자궁경직(분만 촉진), 부정맥에 사용됩니다. 또한 다양한 경구 영양제에 마그네슘 보급제로 함유되어 있습니다(표 5-4).

표 5-4 마그네슘 제제

성분	제품명
MgO 산화마그네슘	마그오캡슐, 삼천당산화마그네슘정, 마그밀에스정
$Mg(OH)_2$ 수산화마그네슘	마그밀정, 마로겔정, 신일엠정
$MgSO_4$ 황산마그네슘	대한황산마그네슘주사액, 마구네신주사액, 마시주사

이것만은 꼭 기억하세요!

- Lactulose는 동시분류 의약품으로 동일한 성분이지만 제품명에 따라 적응증, 용량용법이 다릅니다.
- 듀락칸시럽은 간성혼수 치료에 듀락칸이지시럽은 변비에 사용합니다.
- 산화마그네슘은 제산제이며 변비치료제로 사용됩니다.
- 만성콩팥병 환자는 산화마그네슘 함유 약제를 피하는 것이 좋습니다.

비사코딜 vs. 프루칼로프라이드
Bisacodyl vs. Prucalopride

구현지

	Bisacodyl (비사코딜정)	Prucalopride (레졸로정)
효능효과	급만성 변비, 수술·분만 전후·X선 촬영 시 장내 분변 제거	완하제 투여로 증상완화에 실패한 성인의 만성변비
작용기전	자극성 완하제	$5-HT_4$ 효능제
이상반응	복통, 구역 등	두통, 구역, 복통, 창자소리이상 등

두 약물은 어떤 질환에 사용됩니까?

Bisacodyl과 prucalopride는 모두 변비 치료제입니다. Bisacodyl은 급만성 변비뿐만 아니라 수술이나 분만 전후, X-선 촬영 시 장내분변 제거를 위해 사용됩니다. Prucalopride는 완하제 투여로 증상 완화에 실패한 성인의 만성변비 증상의 치료제로 허가되었습니다.

변비는 배변 횟수의 감소뿐만 아니라 환자들이 느끼는 배변의 어려움, 변이 딱딱함, 불완전한 배변감 등의 장 증상을 말합니다. 각국의 소화기질환 전문가 그룹이 모여 기능성 위장관 질환의 진단기준으로 정한 Rome IV 기준에서는 만성 변비 장애를 ① 기능성 변비, ② 변비가 있는 과민성장증후군, ③ 아편류로 인한 변비, ④ 기능적 배변 장애의 네 가지 하위 유형으로 분류하였습니다.

기능성 변비는 복통이 존재할 수 있으나 주 증상이 아니고 과민성장증후군 진단 기준에는 부합하지 않으며, 증상이 최소 진단 6개월 전에 시작되고 지난 3개월 동안 존재해야 합니다. 그리고 다음 중 2가지 이상 해당되어야 합니다.

- 배변의 25% 이상이 힘을 주어야 함
- 배변의 25% 이상이 울퉁불퉁하거나 딱딱한 변이어야 함
- 배변의 25% 이상이 불완전한 배변 느낌

- 배변의 25% 이상에서 항문 또는 직장이 막힌 느낌
- 배변의 25% 이상이 수지조작이 필요한 경우
- 자발적인 배변이 주 3회 미만인 경우

변비는 대장의 협착, 암, 항문균열, 직장암 또는 고칼슘 혈증, 갑상선기능 저하증, 당뇨병과 같은 대사장애, 파킨슨병, 척수병변의 신경장애, 약물로 인한 이차적으로 발생하기도 하며 대장을 통과하는 속도와 항문 기능에 따라 배변장애(defecatory disorders), 정상 이동성 변비(normal transit constipation, NTC)와 느린 이동성 변비(slow transit constipation, STC)로 나눌 수 있습니다.

두 약물의 작용기전은 무엇입니까?

Bisacodyl은 강력한 자극성 완하제로 대장 점막의 신경에 직접적으로 작용합니다. 부교감신경반사를 유발하는 신경말단을 자극하여 대장의 연동을 유발합니다. 이런 작용으로 신경절이 차단된 환자나 척수 손상이 있는 편마비, 소아마비 환자의 변비에도 효과가 있습니다.

Prucalopride는 선택적으로 강력하게 5-HT_4 수용체 효능제로 작용하여 장운동을 증가시켜 위내용배출시간(gastric emptying time)과 소장 및 대장 통과시간을 단축시켜 만성 변비

 여기서 잠깐! "세로토닌 & 세로토닌 수용체(5-hydroxytryptamine receptors)"

세로토닌은 신경세포 사이에서 신호를 전달하는 물질로 천연의 기분 안정제로 알려져 있지만 소화·식욕·수면 등에도 영향을 주며, 소화기계·혈소판·중추신경계 등에 작용합니다.
세로토닌은 위와 장에서는 장 운동과 기능을 개선시키고 뇌에서는 불안, 행복, 기분, 수면을 조절하며 세로토닌이 높을 때는 뇌에서 구토를 유발하기도 합니다. 상처가 나면 동맥을 수축시켜 혈액 응고를 돕는 작용도 합니다.
세로토닌 수용체는 5-HT_1~5-HT_7까지 크게 7가지로 나뉘며 대표적으로 세로토닌 수용체에 작용하는 약물은 다음과 같습니다.
- 5-HT_{1A}효능제: aripiprazol(아빌리파이정), buspirone(부스파정) 등
- 5-HT_{1B}, 5-HT_{1D}효능제: zolmitriptan(조믹정), sumatriptan(이미그란정) 등
- 5-HT_2길항제: sarpogreate(안플라그정)
- 5-HT_{2A}길항제: clozapine(클로자릴정), olanzapine(자이프렉사정) 등
- 5-HT_{2C}길항제: agomelatin(아고틴정)
- 5-HT_3길항제: ondansetron(조프란정), granisetron(카이트릴정) 등
- 5-HT_4효능제: mosapride(가스모틴정), prucalopride(레졸로정)
- 5-HT_6, 5-HT_7길항제: 항우울제

치료에 사용됩니다.

두 약물은 약동학적으로 어떤 차이가 있을까요?

Bisacodyl은 경구투여 시 6~12시간 후에, 좌제의 경우 15~60분 후에 효과가 나타납니다. 음식에 의한 영향은 경구 복용 시 우유나 제산제 복용 1시간 이내 투여 시 장용 코팅 부분이 급속히 분해되어 위장 자극을 유발합니다.

Prucalopride는 복용 후 2~3시간 후에 최고 혈중농도에 이르며 생체이용률이 90% 이상이며 음식의 영향을 받지 않습니다. 대부분이 신장으로 배설되며 반감기는 24~30시간이어서 1일 1회 복용할 수 있습니다.

두 약물의 용법과 용량은 무엇입니까?

Bisacodyl은 경구제의 경우 1일 1회 10mg을 취침 시에 복용하며 1회 최대 15mg까지 증량할 수 있습니다. 좌제의 경우 1회 10mg을 투여합니다. Bisacodyl은 급성이거나 간헐적인 변비, 수술이나 검사 전 장내 분변 제거를 위해 단기간 사용되어야 합니다.

Prucalopride는 1일 1회 1mg으로 시작하여 필요시 1회 2mg으로 증량할 수 있습니다. 1일 1회 4주간 투여 후 효과가 없는 경우 환자를 다시 검사하여 치료 지속 여부를 재평가해야 합니다.

두 약물의 대표적인 이상반응은 무엇입니까?

Bisacodyl의 흔한 이상반응으로는 경련, 복통, 메스꺼움 등이 있으며 설사, 전해질 이상이 나타날 수도 있습니다. 장용 코팅 부분이 벗겨지거나 급속히 용해되면 구토와 같은 위장 자극을 초래하기도 합니다. 좌제의 경우 자극감, 항문 점막의 화끈거림 등이 나타나기도 합니다.

Prucalopride는 흔하게 두통, 구역, 설사, 복통, 고창, 창자소리이상, 빈뇨, 피로가 나타날 수 있으며 드물게 떨림, 어지러움, 열, 권태감 등이 보고되어 있습니다.

두 약물을 복용 시 주의사항은 무엇입니까?

Bisacodyl은 장용 코팅 부분이 급속히 용해되어 위장 자극을 초래하기 때문에 알카리성 제제, 우유와 함께 복용하지 않도록 해야 합니다. 또 자극성 완하제는 장기간 계속 복용 시 약물의 내성이 증가하고 변비가 악화될 수 있어서 1주일 이상 계속 복용하지 않도록 합니다. Prucalopride는 중증의 설사 시 경구용 피임약의 효과를 감소시킬 수 있으므로 추가적인 피임법의 사용이 필요하며, 상호작용으로는 p-glycoprotein의 약한 기질로 verapamil, cyclosporine 등에 의해 혈중농도가 증가할 수 있습니다. 그리고 QTc 연장을 야기하는 약물과 병용 투여 시 주의해야 합니다.

Bisacodyl을 함유한 제품 예와 복합제의 경우 추가된 성분은 어떤 작용을 하나요?

단일제

신일비사코딜정, 둘코락스좌약

복합제

- 둘코락스에스장용정

    Bisacodyl, docusate(stool softener로 대변 내로 물이 잘 흡수되게 하여 변을 무르게 함)

- 비코그린에스정

    Bisacodyl, docusate, sennoside(자극성 완하제)

- 메이킨큐장용정

    Bisacodyl, docusate, casanthranol(자극성 완하제), UDCA(천연 담즙산, 이상반응으로 설사 유발)

이것만은 꼭 기억하세요!

- Bisacodyl은 대장 점막의 신경에 직접적으로 작용하는 자극성 완하제이며, prucalopride는 $5-HT_4$ 수용체 효능제로 장운동을 촉진하여 변비치료제로 사용됩니다.
- Bisacodyl은 급성, 간헐적 변비, 수술 및 검사 전후의 장내분변 제거를 위해 단기간 사용되며, prucalopride는 다른 완화제가 증상의 개선이 없는 만성변비치료제로 사용됩니다.
- Bisacodyl은 알카리성 제제, 우유와 함께 복용하지 않도록 해야 하며, prucalopride는 QTc 연장을 야기하는 약물과 병용 투여 시 주의해야 합니다.

비사코딜 VS. 피코황산나트륨
Bisacodyl Sodium picosulfate

박재경

	Bisacodyl (비사코딜정)	Sodium picosulfate (피코락정)
효능효과	변비, 수술 등 장내분변 제거	변비
작용기전	자극성 하제	자극성 하제(prodrug)
용법	10mg씩 1일 1회 취침 전 복용	5~7.5mg씩 1일 1회 취침 전 복용
소아 사용	의사의 처방이 있는 경우만 사용	5mg씩 1일 1회 취침 전 복용

두 약물은 어떤 질환에 사용됩니까?

Bisacodyl과 sodium picosulfate는 변비에 사용됩니다. Bisacodyl은 변비 이외에도 수술전후나 X-선 촬영 시의 장내분변 제거에 사용됩니다.

두 약물의 작용기전은 무엇입니까?

Bisacodyl과 sodium picosulfate 모두 자극성 하제입니다. Bisacodyl은 장의 평활근을 직접적으로 자극하며 장관벽 내의 신경총에도 이러한 자극을 줄 수 있다고 합니다. Sodium picosulfate는 대장 내 균에 의해 가수분해되어 활성대사체인 bis-(p-hydroxyphenyl)-pyridyl-2-methane(BHPM)로 전환됩니다. 따라서 sodium picosulfate는 장에서 국소적으로 작용하는 prodrug이며, BHPM이 대장 및 직장 모두를 자극하는 역할을 합니다. 따라서 bisacodyl과 sodium picosulfate 모두 장을 자극하여 연동운동을 증가시키고 수분 및 전해질 축적을 통해 배변을 유도합니다.

Bisacodyl은 그 자체로도 약효를 나타내지만 sodium picosulfate 는 결장에서 BHPM으로 대사되어 약효를 나타내기도 합니다.

두 약물의 용법과 용량은 무엇입니까?

Bisacodyl은 10mg씩 1일 1회 취침 시에 복용하며 증상에 따라 1회 용량을 15mg까지 증량할 수 있습니다. Sodium picosulfate는 유효성분으로서 5~7.5mg씩 1일 1회 취침 시에 복용합니다. 소아의 경우 sodium picosulfate는 5mg씩 1일 1회 취침 시 복용할 수 있습니다.

두 약물을 복용할 수 없는 환자는 어떤 분들입니까?

두 약물 모두 급성 장염, 충수염(맹장염) 등 급성 복부 질환 환자나 장마비 또는 장폐색 환자, 심한 탈수 상태인 경우 사용하지 않아야 합니다. 또한 bisacodyl은 항문에 찢긴 상처가 있는 환자, 경련성 변비 또는 변이 단단한 환자의 경우 사용하지 않아야 하며, 특히 소아의 경우 의사의 처방 없이 복용하지 않아야 합니다. Bisacodyl은 복통, 구역, 구토 환자에 있어 금기이나 sodium picosulfate는 신중하게 투여할 수 있습니다.

두 약물을 복용 시 주의사항은 무엇입니까?

모든 변비약은 장기간 동안 매일 복용하지 않아야 하며, 만약 매일 필요한 상태라면 변비의 원인을 조사해야 합니다. 두 약물 모두 장기간 과도하게 사용할 경우 만성적인 설사, 복통, 전해질 불균형과 저칼륨혈증, 2차성 고알도스테론증, 신장결석이 유발될 수 있습니다.

두 약물의 대표적인 이상반응은 무엇입니까?

두 약물 모두 복통, 복부 불쾌감, 설사, 두통, 어지러움 등을 일으킬 수 있으며 피부반응, 혈관부종 등의 과민반응 또한 발생될 수 있습니다.

함께 복용 시 주의해야 할 약물이 있습니까?

두 약물 모두 이뇨제나 부신피질호르몬제와 병용투여할 경우 전해질 불균형의 위험을 증가시킬 수 있습니다. 이러한 전해질 불균형, 특히 저칼륨혈증에 의해 강심배당체인 digoxin

의 감수성을 증가시킬 수 있습니다. Bisacodyl은 장에서 용해되는 약물로 위의 pH를 증가시키는 제산제 또는 우유 섭취 후 1시간 이내에는 복용하지 않아야 합니다.

두 약물을 임부와 수유부가 복용할 수 있습니까?

국내 허가사항에서 bisacodyl은 임부 및 수유부에 투여금기입니다. Sodium picosulfate는 의사의 지시에 따라 임부에게 복용 가능하고 모유로 분비된다는 근거가 없으나 투여 중 수유는 권장되지 않습니다.

두 약물의 시판 중인 제품에 대해 알려주세요.

Bisacodyl은 단일제로 비사코딜, 둘코락스 좌약이 있으며, docusate와의 복합제인 둘코락스에스가 있습니다. Sodium picosulfate는 단일제인 피코락 외에 마그네슘 및 시트르산과의 복합제인 피코솔루션액이 있습니다. 피코솔루션액은 대장내시경 검사 전 장세척 목적으로 사용됩니다.

이것만은 꼭 기억하세요!

- Bisacodyl과 sodium picosulfate 모두 자극성 하제로 장을 자극하여 연동운동을 증가시키고 수분 및 전해질 축적을 통해 배변을 유도합니다. 차이점은 sodium picosulfate는 장에서 활성대사체로 전환되어 약효를 나타내는 prodrug이라는 것입니다.
- 소아의 경우 bisacodyl은 의사의 처방이 있을 때에만 사용하며, sodium picosulfate는 5mg씩 1일 1회 복용할 수 있습니다.
- 두 약물 모두 만성적으로 혹은 과다용량으로 사용하지 않아야 하며, 특히 bisacodyl은 제산제 또는 우유 섭취 후 1시간 이내에는 복용하지 않도록 합니다.

폴리에틸렌글리콜 vs. 피코황산나트륨
Polyethylene glycol　　　Sodium picosulfate

전보명

	Polyethylene glycol (쿨프렙산)	Sodium picosulfate (피코솔루션액)
효능효과	대장내시경 검사 전처치용 장세척	대장내시경 검사 전처치용 장세척
작용기전	삼투성 하제	자극성 하제
장점	장내 수분이나 전해질 이동이 적어 비교적 안전하게 사용 대장 점막 세포 변화를 유발하지 않아 장질환 환자에게 사용 가능	소량(340mL)의 용액 복용으로 복약순응도가 좋음
단점	다량(2~4L)의 용액 복용 불쾌한 맛과 냄새	탈수, 전해질 이상 유발 가능성으로 중증 신기능 장애 환자 사용 금기

두 약물은 어떤 질환에 사용됩니까?

두 약물은 모두 대장내시경 검사를 하기 전에 대장 내 잔류물을 깨끗이 씻어내기 위해 사용하는 장세척제입니다. 대장내시경은 대장암을 조기에 발견하기 위한 선별검사로 매우 유용한 검사인데, 대장내시경 검사의 정확도와 성공률을 높이기 위해서는 검사 전 장내 잔류물을 얼마나 잘 씻어내는지가 중요합니다. 이러한 이유로 장세척제의 올바른 복용법 준수는 성공적인 대장내시경 검사를 위한 필수 요소라 할 수 있습니다.

Polyethylene glycol(PEG)은 보통 염화나트륨, 염화칼륨 등의 전해질과 복합제로 사용되어 등삼투압성(isosmotic), 비흡수성 전해질 용액으로 다량의 PEG 용액의 하제 효과로 인해 장을 씻어내게 됩니다.

Sodium picosulfate는 대장의 연동운동을 증가시키는 자극성 하제로 대장 내 박테리아에 의해 가수분해된 후 약효를 나타내는 전구약물(prodrug)입니다. 보통 magnesium oxide, citric acid와 복합제로 사용됩니다.

여기서 잠깐! "장세척제의 종류에 대해 알아봅시다!"

- 삼투성 하제: [PEG + 전해질], [PEG + 전해질 + 비타민 C] 등의 복합제로 현재까지 가장 널리 사용되는 장세척제이다. 다량의 등삼투압, 비흡수성의 전해질 용액이 장을 씻어내는 하제효과를 나타낸다. 시판되고 있는 제품으로는 '코리트에프산'(태준제약), '쿨프렙산'(태준제약) 등이 있다.
- 자극성 하제: [sodium picosulfate + magnesium oxide + citric acid] 등의 복합제로 대장의 연동운동을 촉진시켜 장세척 효과를 나타낸다. 시판되고 있는 제품으로는 '피코솔루션액'(한국팜비오) 등이 있다.
- 염류성 하제: [magnesium carbonate + citric acid] 복합제, sodium phosphate 등이 있으며, 염류의 고삼투압성(hyperosmotic) 효과로 체액을 장내로 견인시켜 장내 배설물 양을 증가시켜 배변을 촉진하고 장세척 효과를 나타낸다. 시판되고 있는 제품으로는 '마크롤액'(태준제약), '크리콜론정'(한국파마) 등이 있다.

두 약물의 용법과 용량은 무엇입니까?

PEG 용액은 현재까지 장세척을 위해 가장 널리 사용되고 있는 용액이지만 많은 양의 용액을 복용해야 하는 불편함과 특유의 불쾌한 맛과 냄새로 인해 복약 순응도가 떨어진다는 단점이 있습니다. 이러한 단점을 보완하기 위해 레몬이나 오렌지 등의 과일향을 첨가하거나 sulfate-free PEG 용액을 개발함으로써 맛을 개선한 제품들이 나왔으나, 여전히 4L의 많은 양을 복용해야 한다는 어려움 때문에 복용 부피를 줄일 수 있는 제품들이 개발되었습니다.

이들 중 하나가 PEG 용액에 아스코르빈산(ascorbic acid)을 첨가한 제품입니다. 아스코르빈산은 맛을 개선함과 동시에 PEG의 하제작용을 촉진시키는 작용이 있어 기존 PEG 용액보다 더 적은 용량으로 동등한 장세척 효과를 나타낸다고 알려져 있습니다. 예로 쿨프렙산(태준제약)은 A제 1포에 PEG + 전해질(sodium sulfate, sodium chloride, potassium chloride), B제 1포에 ascorbic acid/sodium ascorbate가 들어가 있습니다. 분할 투여 시 A제와 B제를 1:1로 섞어 물에 녹여 전체 1L가 되게 조제한 다음 검사 전날 저녁에 조제한 용액 1L를 15분마다 250mL씩 나누어 총 1시간에 걸쳐 복용하고 추가로 물 500mL를 마십니다. 그 후 검사 당일 아침에 동일한 방법으로 조제한 용액 1L를 1시간에 걸쳐 나누어 마시고 추가로 물 500mL 마시기를 반복하되 대장내시경 검사 시작 최소 1시간 전에는 복용을 완료하도록 합니다. 비분할 투여 시 대장내시경 검사 전날 저녁 6시 및 8시 반경에 각각 조제된 용액 1L씩을 1시간에 걸쳐 나누어 마시고 마지막 복용 이후 물 1L를 추가로 마십니다.

Sodium picosulfate 용액은 다른 장세척제에 비해 소량의 약을 복용해도 된다는 장점이 있어 다량의 장세척 액제를 복용하는 것에 거부감이 있는 사람들에게 사용할 수 있습니다. 피코솔루션액(한국팜비오)은 sodium picosulfate, magnesium oxide, citric acid 복합제로 대장내시경 검사 전날 오전 8시 전에 이 약 170mL를 마시고, 6~8시간이 지난 후에 170mL를 추가로 마십니다. 약을 복용한 후에는 탈수를 피하기 위해 시간당 250mL의 물을 마시도록 합니다.

두 약물을 복용 시 주의사항은 무엇입니까?

PEG 용액은 장내로 삼투압차에 의한 수분 이동을 최소화하므로 신부전·간부전·심부전 환자에게도 비교적 안전하게 사용할 수 있습니다. 또한 대장 점막 세포를 변화시키지 않으므로 염증성 장질환 환자에게 효과적으로 사용될 수 있는 장점이 있습니다. 그럼에도 불구하고 PEG 용액 복용 후 혈장량이 증가한 예가 보고된 경우가 있으니 여전히 체액이나 전해질 불균형 이상반응에 대해서는 주의할 필요가 있습니다. 아스코르빈산이 함유된 PEG 용액은 글루코오스-6-인산탈수효소 결핍 환자에게 용혈성 빈혈을 일으킬 수 있으므로 사용 금기입니다.

Sodium picosulfate 용액은 탈수나 전해질 이상을 유발할 수 있으므로 중증의 신기능 장애 환자에게는 사용 금기이며, 이뇨제나 코르티코스테로이드, lithium처럼 수분이나 전해질 균형에 영향을 미칠 수 있는 약물을 복용 중인 환자에게는 주의해야 합니다.

대장내시경 검사 전에 일반적으로 주의해야 할 사항에 대해 알려주세요!

일반적으로 대장내시경 검사 2~3일 전부터는 소화가 잘 되고 잔류물이 적은 음식을 섭취하도록 합니다. 씨가 있는 과일(참외, 포도, 수박 등)이나 미역, 김 등의 해조류, 김치 등 섬유질이 많은 채소, 현미나 검정콩 등의 잡곡류 등의 음식은 검사 3일 전부터 피하고, 흰빵이나 쌀밥, 두부, 죽 등 부드러운 음식을 먹고 의료진의 안내에 따라 검사 전날 밤부터는 금식을 하도록 합니다.

대장내시경 도중 용종을 제거할 수도 있기에 보통 검사 5~7일 전부터 항혈전제나 항응고제 복용을 중단합니다. 그러나 기저질환에 따라 항혈전제나 항응고제를 복용해야 하는 경우도 있으므로 반드시 사전에 의사와 상의해야 합니다. 당뇨약은 공복 시 투약하면 저혈당을 유발할 수 있으므로 인슐린이나 경구용 혈당강하제를 복용하는 경우에는 의사의 지시에 따라 투여량을 조절해야 할 수 있습니다. 그 외 항고혈압제나 항경련제를 복용 중인 환자는 평소대로 약을 복용해도 됩니다.

장세척제를 복용하면 설사로 인해 탈수나 전해질 불균형이 초래될 수 있으므로 반드시 적절하게 수분을 보충해야 합니다. 대장내시경 검사 전날에는 적어도 2L의 물을 마시도록 하고 대장내시경 검사 후 8시간 이내에 적어도 1L의 수분을 섭취토록 합니다.

장세척제의 불쾌한 맛을 개선하고 복약순응도를 높이기 위해 장세척액을 냉장고에 두었다가 차갑게 마시거나 빨대를 이용해서 마시도록 할 수 있습니다. 레몬이나 라임 조각을 입에 물고 있는 방법도 나쁜 맛을 극복하는 데 도움이 될 수 있습니다.

이것만은 꼭 기억하세요!

- PEG는 보통 NaCl, KCl 등의 전해질과 복합제로 사용되어 등삼투압성(isosmotic), 비흡수성 전해질 용액으로 다량의 PEG 용액의 하제 효과로 인해 장을 씻어내게 됩니다.
- Sodium picosulfate는 자극성 하제로 보통 magnesium oxide, citric acid와 복합제로 사용되어 대장의 연동운동을 촉진하여 장세척 효과를 나타냅니다.
- PEG는 비교적 안전하게 사용되는 약이지만 여전히 체액이나 전해질 불균형 이상을 유발할 수 있으므로 주의해야 합니다.
- Sodium picosulfate는 중증의 신기능 장애환자에게 사용 금기이며, 수분이나 전해질 이상을 유발할 수 있는 약물을 복용 중인 환자에게 주의해야 합니다.

폴리카르보필칼슘 vs. 도큐세이트
Polycarbophil Calcium　　Docusate Sodium

김예지

	Polycarbophil Calcium (실콘정)	Docusate Sodium (그린모닝연질캡슐)
효능효과	만성변비, 비특이성 설사, 과민대장증후군에서의 변비 보조요법 및 설사	변비 증상 완화
작용기전	팽창성 완화제	연화성 완화제
연령	6세 이상	2세 이상
작용 발현 시간(Onset)	12~72시간	24~72시간
기타	전문약	일반약

두 약물은 어떤 질환에 사용됩니까?

Polycarbophil calcium은 대변의 수분조절을 효과적으로 함으로써 변비 치료뿐만 아니라 과민성대장증후군 또는 설사 증상을 완화시키는 데 사용됩니다. 이 약은 체내에 흡수되지 않으므로, 소화효소 또는 장 흡수의 활성을 방해하지 않아 위장자극을 유발하지 않고, psyllium 제품에 비해 가스와 팽만감이 적습니다.

Docusate는 대변 연화제로서 건조하고 딱딱한 변 또는 마약으로 인해 발생하는 변비 치료에 단일제뿐만 아니라 다양한 복합제로 시판되고 있습니다.

두 약물의 작용기전은 무엇입니까?

Polycarbophil calcium은 물에 대한 결합력이 큰 친수성의 폴리아크릴산으로 매우 높은 수분 결합력을 가지고 있습니다. 변비인 경우 대변의 부피를 증가시켜 장의 연동운동을 촉진하고, 섭취한 물을 흡착하여 팽창하여 변을 부드럽고 통과하기 쉽게 함으로써 변비를 완화합니다. 반면 설사의 경우 많은 물을 흡수함으로써 겔을 형성하여 설사를 완화합니다.

Docusate는 계면 활성제로서 대변의 표면 장력을 줄여 대변이 물을 흡수하여 부드럽게 되도록 하고, 대변의 마찰을 줄여 더 부드럽고 통과하기 쉽게 함으로써 변비를 완화합니다.

두 약물의 용법과 용량은 무엇입니까?

Polycarbophil calcium은 충분한 물(250mL 이상의 물 또는 액체)과 함께 복용합니다.
- 성인: 1회 2정 1~4회/일 경구투여
- 소아(6~12세): 1회 1정 1~3회/일 경구투여

Docusate의 추천되는 용량은 다음과 같습니다.
- 만 12세 이상: 1일 1회, 1회 1~3캡슐 취침 시(공복 시) 복용
  초회 최소량을 복용하고 변의 모양과 상태를 보면서 조금씩 증량 또는 감량
- 만 2세 이상~만 12세 미만 어린이: 1일 1회, 1회 1캡슐 취침 시(공복 시) 복용

두 약물의 대표적인 이상반응은 무엇입니까?

Polycarbophil calcium의 일반적 이상반응은 입마름, 장내세균의 가스 생성으로 잦은 방귀, 복부 팽만 등의 소화기계 증상이 나타날 수 있습니다. 또한 부종, 두통, 간수치 증가, 백혈구 감소, 대장 폐쇄 및 칼슘과 철분 흡수장애 등이 일어날 수 있습니다.

Docusate의 이상반응은 적지만 복부 경련, 설사, 과도한 장운동, 인후자극, 장폐색이 일어날 수 있습니다.

두 약물을 복용 시 주의사항은 무엇입니까?

Polycarbophil calcium은 물 없이 복용하면 질식의 원인이 될 수 있으므로 충분한 물과 함께 복용해야 하며, 자기 전에 복용하는 경우에는 최소 취침 1시간 전에 복용하도록 합니다. 과민반응(구토, 연하곤란, 흉통, 호흡곤란)이 나타나는 경우, 약 복용을 중단하고 즉시 의사 또는 약사에게 알리도록 합니다.

임부·수유부·소아에 대한 안전성은 확립되어 있지 않고, 고령자는 신기능 저하로 인해 고칼슘혈증 위험이 증가할 수 있습니다.

Docusate은 급성 복부질환자(충수염, 장출혈, 궤양성 결장염 등), 장폐색 환자는 이 약을 사용하지 않아야 합니다. 메스꺼움, 구토, 복통이 있거나, 최근 2주 이상 배변습관 변화가 관찰되는 자, 최근 미네랄 오일을 복용한 자, 임부, 수유부는 약 복용 전 의사 약사와 상의하도록 합니다. 복용 후 직장출혈이 있거나 배변에 실패한 경우에는 전문가와 상의하도록 합니다.

두 약물과 다른 약물의 대표적인 상호작용은 무엇입니까?

Polycarbophil calcium과 상호작용 가능성이 있는 약물은 다음과 같습니다.
- Tetracycline 계 항생제, quinolone계 항생제, 철분, 알루미늄 제제: 킬레이트 형성
- 활성형 비타민D 제제, 칼슘제: 고칼슘혈증 유발 위험
- 강심배당체(digoxin 등): 강심배당체의 작용을 강화하여 부정맥 유발 가능
- 양성자펌프 저해제(PPI), H_2 수용체 길항제, 제산제: 칼슘 분리 억제로 약효 감소

Docusate은 mineral oil과 병용 시 mineral oil의 흡수를 증가시켜 약물 농도가 높아질 수 있습니다.

변비를 유발할 수 있는 질환이나 생활습관은 무엇입니까?

변비를 호소하는 경우 먼저 다음과 같은 원인은 없는지 살펴보고 그 원인을 먼저 해결해야 합니다. 수분 및 섬유질 섭취는 부족하지 않은지, 배변 습관, 신체활동, 낯선 환경 때문인지도 확인합니다. 또한 지사제를 너무 많이 사용하지는 않는지, 변비를 유발하는 약물은 없는지, 변비가 질환 때문에 일어난 것은 아닌지 확인하도록 합니다.

변비를 유발할 수 있는 질환으로는 다발성 경화증, 파킨슨병, 뇌졸중, 척추손상의 신경계 질환과 당뇨병, 요독증, 고칼슘혈증, 갑상선저하증의 대사성 질환, 루푸스, 경피증 등이 있습니다.

변비를 유발할 수 있는 약물은 무엇입니까?

다양한 약물들이 변비를 유발할 수 있으므로 다음 약물의 복용 여부를 확인합니다.

- 마약성진통제: codeine, dihydrocodeine, morphine, tramadol 등
- 항콜린성 약물: 항콜린제, 1세대 항히스타민제, 항우울제(TCA, paroxetine), 요실금 치료제(oxybutynin, trospium, solifenacin 등), 항우울제(TCA, paroxetine), 진경제(scopolamine, belladonna) 등
- 고혈압 치료제: 칼슘 채널 차단제, clonidine, 이뇨제
- 진해제: codeine, dextromethorphan
- 항경련제: carbamazepine, divalproate
- 수면진정제: zolpidem, benzodiazepines, phenobarbital
- 항정신병약: phenothiazines, butyrophenones
- 기타: cholestyramine, bromocriptine, cyclobenzaprine, Al 함유 제산제, 철분 제제

마약으로 인한 변비(opioid induced constipation, OIC)에 사용하는 변비약은?

마약성 진통제 복용 환자의 경우 장관 연동운동 억제, 항문괄약근 긴장으로 인한 변비 즉 마약성 진통제로 인한 변비(OIC)로 삶의 질 저하뿐만 아니라 약물 중단에 이르기도 한다고 합니다.

이러한 경우 심부전, 만성 신질환 등 수분 섭취가 제한되는 특정 질환이 제한되는 경우를 제외하고는 충분한 수분 섭취와 운동, 식이섬유 섭취를 권장합니다.

마약으로 인한 변비에 사용할 수 있는 변비약은 docusate, 자극성 하제(bisacodyl, senna 등) 및 삼투성 완하제(lactulose, MgO, PEG), 염화물 채널 활성제인 lubiprostone을 투여합니다. 날록손(naloxone)과 마약의 복합제는 이러한 변비 부작용 감소 효과가 있다고 합니다.

마약으로 인한 변비엔 차전자와 polycarbophil calcium, methylcellulose와 같은 팽창성 완하제(bulk forming laxative)는 장폐색을 유발할 수 있으므로 피해야 합니다.

변비를 유발할 수 있는 식품과 변비에 도움이 되는 식품은 무엇입니까?

변비에 도움이 되는 식품으로는 고구마, 현미, 보리, 콩 등의 곡류와 채소류, 과일 및 견과류, 해조류 등이 있습니다. 반면 생우유 치즈, 아이스크림과 같은 유제품, 감, 바나나, 과자, 각종 인스턴트 식품은 변비를 악화시킵니다. 요구르트도 너무 많이 먹으면 역효과로 변비를 악화시킬 수 있다고 합니다.

여기서 잠깐! **"고마그네슘혈증이란?"**

마그네슘은 95%가 신장으로 배설되기 때문에 신기능이 정상인 사람은 큰 문제가 되지 않습니다. 하지만 마그네슘 포함 제제의 과다 투여, 신부전 환자, 리튬 복용, 케톤산 혈증으로 탈수가 심한 환자, 횡문근융해증, 부갑상선기능항진증, 갑상선기능저하증 등에서 고마그네슘혈증이 발생할 수 있습니다. 따라서 신기능이 저하된 환자들이 장기적으로 마그네슘 함유 제제 사용 시 주의를 요합니다.
- 경증(2.5~4mg/dL): 오심, 구토, 경증 정맥 확장, 서맥(대부분 무증상)
- 중등도(4~12mg/dL): 반사기능 저하, 졸림, 저혈압, 심전도 변화, 서맥, 부정맥 등
- 중증(>12mg/dL): 근육마비, 완전 심장차단, 호흡부전, 불응성 고혈압, 사망

노인의 변비를 해결하기 위해 어떤 도움이 필요할까요? 노인의 변비약 장기 사용 시 주의점은 무엇입니까?

변비를 호소하는 노인들 중에는 식사량이 적고 부드러운 음식을 선호하고, 운동 부족, 요실금이나 배뇨장애로 물을 적게 드시는 경우가 많습니다. 또한 만성질환으로 약을 드시는 경우가 많기 때문에, 이러한 경우 혹시 변비를 유발하는 약이 있는지 먼저 확인하고, 이상반응 때문에 또 약을 처방하게 되는 처방의 악순환(prescribing cascade)을 예방하도록 합니다. 또한 마그네슘과 같은 삼투성하제를 장기복용하는 경우 고마그네슘혈증을 유발할 수 있으므로 주의해야 합니다. 또한 습관적으로 관장을 하시거나, 변비약 드시는 분들은 정상적인 장운동이 저하돼 정상적인 배변이 힘들게 될 수 있습니다. 이런 분들에게는 주 3회 이상 걷기와 복부 마사지 등 생활 습관 변화와 더불어 적절한 섬유질과 수분 섭취를 권장합니다. 이때 심부전 등 수분을 제한하는 기저질환은 없는지 확인이 필요합니다.

이것만은 꼭 기억하세요!

- Polycarbophil calcium은 변비와 설사에 모두 사용 가능하며, docusate는 변비에 사용하는 약물입니다.
- Polycarbophil calcium은 6세 이상 사용 가능한 전문의약품이며, docusate는 2세 이상 사용 가능한 일반의약품입니다.
- 마약으로 인해 발생하는 변비에는 차전자(psyllium), polycarbophil calcium methylcellulose와 같은 팽창성 완화제의 사용은 피해야 합니다.

리팍시민 Rifaximin VS. 라모세트론 Ramosetron

김형은

	Rifaximin (노르믹스정)	Ramosetron (이리보정)
효능효과	그람양성균 및 그람음성균에 의한 급성장내감염에 의한 설사 증후군, 장내세균총의 이상으로 인한 설사 위장관 수술전후 장내 감염의 예방 고암모니아혈증 치료의 보조요법	설사형 과민성 대장증후군
작용기전	박테리아 RNA 합성 억제	$5HT_3$ 수용체 길항제
용법용량	증상별로 1회 200~400mg을 6~12시간 간격으로 경구투여	남성: 5μg을 1일 1회 경구투여 (최대 10μg) 여성: 2.5μg을 1일 1회 경구투여 (최대 5μg)

두 약물은 어떤 질환에 사용됩니까?

Rifaximin은 그람양성균 및 그람음성균에 의한 급성장내감염에 의한 설사 증후군, 장내세균총의 이상으로 인한 설사에 사용됩니다. 이 외에 위장관 수술전후 장내 감염의 예방 또는 간성뇌증(hepatic encephalopathy)으로 진행될 수 있는 고암모니아혈증 치료의 보조 요법으로도 사용됩니다. Ramosetron은 설사형 과민성 대장증후군에 사용됩니다.

두 약물의 작용기전은 무엇입니까?

Rifaximin은 경구투여 시 위장관에서 1% 미만으로 체내로 흡수되어 장관을 주 작용 부위로 하는 경구용 항생제입니다. Rifaximin은 rifampicin 계열의 항생제로서 세균의 RNA 합성을 억제하여 세균의 증식을 억제합니다.

Ramosetron은 $5HT_3$(세로토닌 3형) 수용체 길항제입니다. 세로토닌은 위장관의 중요한 신

> **여기서 잠깐!** **"과민성장증후군(Irritable Bowel Syndrome)이란?"**
>
> 과민성장증후군(irritable bowel syndrome, IBS)은 복통, 복부불쾌감, 배변 후 증상의 완화, 배변 빈도 혹은 대변 형태의 변화 등의 특징적인 증상들이 만성적으로 반복되는 대표적인 기능성 위장관 질환입니다.
> IBS는 생명을 위협하지는 않으나 평생 동안 그 증상이 지속되면서 쉽게 완치되지 않아 삶의 질에 큰 영향을 미칠 수 있습니다. 근본적인 원인은 아직 명확히 밝혀져 있지 않지만, 장관의 운동이상, 내장감각과민성, 중추신경계의 조절이상, 장관감염 및 염증 등과 정신적 요인 및 스트레스가 복합요소가 작용하는 것으로 보여지고 있습니다.
> IBS는 2016년 개정된 로마기준 IV에서 변비형(IBS-C, IBS with constipation), 설사형(IBS-D, IBS with diarrhea), 혼합형(IBS-M, mixed IBS) 그리고 미분류형(IBS-U, unsubtyped IBS)으로 분류하고 있습니다.

경전달물질로 작용하며, 주로 $5HT_1$, $5HT_3$ 및 $5HT_4$ 수용체가 위장관의 운동, 감각 및 분비 기능에 관여합니다. 중추신경계에 영향을 주지 않으면서 위장관의 세로토닌 수용체에 선택적으로 작용하는 약물들이 여러 기능성 위장관 질환에 사용되고 있는데, $5HT_3$ 수용체 길항제는 장관 신경총에 작용하여 소대장 통과시간 연장, 식후 위대장반사의 감소 등 다양한 작용을 나타냅니다.

두 약물의 용법과 용량은 무엇입니까?

Rifaximin의 경우 치료 목적 및 연령에 따라 용법, 용량이 다음과 같습니다.

설사

- 12세 이상의 청소년 및 성인: 1회 200mg을 6시간마다 경구투여
- 6~12세 소아: 1회 100~200mg을 6시간마다 경구투여
- 2~6세 소아: 1회 100mg을 6시간마다 경구투여

위장관 수술전후 감염의 예방

- 12세 이상의 청소년 및 성인: 1회 400mg을 12시간마다 경구투여

고암모니아혈증

- 12세 이상의 청소년 및 성인: 1회 400mg을 8시간마다 경구투여

Ramosetron은 성인 남성의 경우 5μg을 1일 1회 경구투여하고, 증상에 따라 용량의 적절한 증감이 가능하며, 1일 최소 투여량은 2.5μg이고, 최대 투여량은 10μg입니다. 성인 여성의 경우 2.5μg을 1일 1회 경구투여하고, 최대 투여량은 5μg입니다.

참고로 나제아오디정은 ramosetron을 주성분으로 하는 약물이지만, 용량이 0.1mg으로 이리보정과 달리 최토제 또는 진토제로 사용됩니다.

다른 과민성장증후군 치료제로는 무엇이 있을까요?

과민성장증후군 치료제로 삼투성 하제, 진경제, 지사제, $5HT_3$ 수용체 길항제, $5HT_4$ 수용체 작용제, 선택적 염소통로활성제 등이 있습니다(표 5-5).

표 5-5 약물계열별 과민성장증후군 치료제

약물계열	특징/효과	시판 약물
삼투성 하제	변비형 과민성장증후군 환자들에게 배변 횟수를 증가시키는 데 도움을 줄 수 있음	Polyethylene glycol (PEG, 마이락스산)
진경제	과민성장증후군 환자에서 복통 및 복부 불편감의 치료에 사용됨	Dicyclomine(디클로민캡슐) Octylonium(옥티로늄정) Scopolamine(스코라민정)
지사제	과민성장증후군에서 배변 형태를 호전시키고 배변 횟수를 줄이는 데 도움	Loperamide(로페린캡슐)
$5HT_3$ 수용체 길항제	설사형 과민성장증후군 환자의 치료에 사용됨	Alosetron(미국 판매, Lostronex)
선택적 염소통로활성제 (Chloride channel activator)	변비형 과민성장증후군 환자의 치료에 사용됨	Lubiprostone(미국 판매, Amitiza)

두 약물을 복용 시 주의사항은 무엇입니까?

- Rifaximin은 경구투여 시 위장관에서 1% 미만으로 흡수되므로 전신으로 약물상호작용을 일으킬 가능성이 적습니다.
- Ramosetron은 주로 간의 약물대사효소 CYP1A2 및 CYP2D6에 의해 대사되므로 CYP1A2 저해작용을 가진 fluvoxamine 등의 동일 대사 기전을 갖는 약물과의 병용투여시 주의를 요합니다.
- Ramosetron은 항콜린제, 삼환계 항우울제 등의 약물과 병용 투여 시 항콜린작용에 의해 ramosetron의 약리효과가 증가될 수 있어 변비, 굳은 변 등의 이상반응도 증가될

수 있습니다.
- Ramosetron은 선택적 세로토닌 재흡수 억제제(SSRI)와 세로토닌 노르아드레날린 재흡수 억제제(SNRI) 등의 세로토닌성 약물의 병용투여로 세로토닌 증후군(정신상태 변화, 자율신경기능장애, 신경근육 이상 포함) 발생에 대한 보고가 있으므로 주의해야 합니다.

대표적인 이상반응 및 사용 시 특별히 주의해야 할 사항은 어떠한 것이 있을까요?

Rifaximin의 대표적인 이상반응은 말초신경 부종, 구역 및 구토, 복통, 간기능 이상 등이 있습니다. Rifaximin은 대변 경로로 변형 없이 96.6%가 배설되는 전신 흡수가 제한적인 약물로 항생제에 대한 세균 내성 발현은 적은 것으로 알려져 있습니다. Rifaximin의 구성성분 또는 rifamycin 유도체에 과민반응이 있거나 장폐쇄증환자 또는 중증의 궤양성 장질환자에게는 투여 금기입니다.

Ramosetron의 이상반응으로는 변비, 굳은 변이 대표적이며, 그 이외에 허혈성 대장염, 중증 변비, 복부 팽만, 구역, 구토 등이 있을 수 있습니다. Ramosetron 함유 성분에 과민반응이 있는 경우에는 투여 금기이고, 다른 세로토닌성 약물(SSRI, SNRI 등)을 투여받고 있는 환자의 경우에는 신중하게 투여해야 합니다.

> **이것만은 꼭 기억하세요!**
> - Rifaximin은 박테리아의 RNA 합성을 억제하는 rifampicin 계열의 비흡수형 항생제로서 그람양성균 및 그람음성균에 의한 급성장내감염에 의한 설사 증후군, 장내세균총의 이상으로 인한 설사에 사용되고, ramosetron은 $5HT_3$ 수용체 길항제로서 장관 신경총에 작용하여 과민성장증후군 치료에 사용되는 약물입니다.
> - Rifaximin은 위장관 수술전후 장내 감염의 예방 또는 간성뇌증(hepatic encephalopathy)으로 진행될 수 있는 고암모니아혈증 치료의 보조요법으로도 사용됩니다.
> - Ramosetron은 $5HT_3$ 수용체 길항제로서 설사형 과민성 대장증후군에 사용되며, 남성과 여성 환자에서의 용량이 다릅니다.

트리메부틴 Trimebutine VS. 시메트로퓸 Cimetropium

한혜성

	Trimebutine (포리부틴정)	Cimetropium (알피움정)
효능효과	식도역류, 위·십이지장염 및 궤양으로 인한 소화기능이상, 과민성 대장 증후군(IBS: Irritable Bowel Syndrome), 경련성 결장, 소아인 경우 습관성 구토나 비감염성 장관 통과 장애(변비, 설사)	위장관계의 경련 및 기능적 운동장애
작용기전	위장평활근 enkephaline 수용체를 억제 또는 촉진	부교감신경 말단에서 아세틸콜린의 작용을 경쟁적으로 차단
이상반응	변비, 설사, 피로감 등	항콜린 이상반응 (구갈, 시야 몽롱, 심계항진, 변비, 요 저류)

두 약물은 어떤 질환에 사용됩니까?

Trimebutine은 식도역류나 위·십이지장염 및 궤양으로 인한 소화기능이상, 즉 복통, 소화불량, 구역, 구토 등에 사용됩니다. 이뿐만 아니라 과민성 대장 증후군(irritable bowel syndrome, IBS)과 경련성 결장에도 허가 받았습니다. 소아에게도 많이 사용되는데요. 습관성 구토나 변비, 설사, 비감염성 장관 통과 장애(변비, 설사)에 사용됩니다. 미승인 적응증으로 복부 수술 후 장 마비의 예방 및 장 운동을 도와주는 목적으로 사용되거나 방사선 촬영 과정에도 사용합니다.

Cimetropium은 위장관계의 경련 및 기능적 운동장애에 사용합니다. 주사제는 소화관 내시경 검사 전 십이지장과 오디괄약근의 이완을 위해서 투약하기도 합니다.

두 약물의 작용기전은 어떻게 다른가요?

Trimebutine은 위장관계 존재하는 엔케팔린 수용체(mu, delta, kappa)를 억제 또는 촉진하여 위장관 운동을 정상화시킵니다. 엔케팔린 수용체는 위장관 내부 신경층에 다량 존재하는데 식도에서 결장까지 소화기 상하부에 고루 분포합니다. 또한 세로토닌 수용체에 작용하여 오심과 구토를 개선합니다.

Cimetropium은 무스카린 수용체에 작용하여 위장 평활근의 수축을 상경적(농도의존적, 가역적)으로 차단합니다. 또한 신경절후 부교감신경 말단에서 아세틸콜린의 작용을 상경적으로 차단하여 위장관계 경련과 기능적 운동 장애를 개선합니다. 그러므로 과활성화된 위, 대장운동을 감소시키고 식후 복통, 가스, 팽만감 등의 증상을 완화시킵니다.

두 약물의 용법과 용량은 무엇입니까?

Trimebutine은 1일 3회 1회 100~200mg을 식전에 복용합니다. 정제 중 100mg은 일반의약품으로 분류되었고 드라이 시럽과 서방정(300mg)은 전문의약품입니다. 드라이 시럽의 경우 6개월 미만 소아는 2.5ml씩 1일 2~3회, 6개월~5세까지는 5ml씩 1일 2~3회, 5세 이상은 10ml씩 1일 2~3회 식전에 투여합니다. 드라이 시럽은 물에 타서 조제한 경우 상온에서 15일 동안 사용 가능합니다.

Cimetropium은 1일 2~3회 1회 50mg을 경구투여하고, 주사제는 위장관계 경련인 경우 1회 5mg을 IM 또는 IV 주사하고, 소화관 내시경 검사 전 투여 시는 1회 10mg을 40분에 걸쳐 천천히 투여합니다.

두 약물의 대표적인 이상반응은 무엇입니까?

Trimebutine은 드물게 변비, 설사 복명 등의 소화기계 이상반응과 심계 항진 및 피로감이나 졸음 등이 나타날 수 있습니다. Cimetropium은 항콜린 작용 약물이므로 구갈, 시야 몽롱, 심계항진, 변비, 요 저류 등의 항콜린 이상반응이 일어날 수 있습니다.

두 약물을 복용 시 주의사항은 무엇입니까?

Cimetropium의 경우 졸음이 일어날 수 있으므로 운전이나 기계 조작을 해야 하는 경우 주의해야 합니다. 또한 녹내장 환자나 전립선 환자의 경우도 증상이 악화되는지를 주의해서 모니터링합니다. 환자가 항히스타민제나, 삼환계 항우울제, 페노티아진계 약물등과 이 약을 병용 시에는 항콜린 이상반응이 증가할 수 있으므로 병용하지 않도록 살펴야 합니다.

그 밖에 위장관계의 진경 목적으로 사용되는 약물로는 어떤 제품들이 있을까요?

〈표 5-6〉과 같은 약물들이 진경 목적으로 사용됩니다. 이들 약물은 진경이 필요하거나 또한 스트레스 등으로 증상이 악화될 것을 예상해서 단기적으로 사용될 수 있으나 장기간의 효과와 안전성에 대해서는 근거가 밝혀지지 않았습니다.

표 5-6   기전에 따른 진경제의 종류

작용기전	성분	제품명
항콜린작용	dicyclomine	스파토민캡슐
	scopolamine butylbromide	부스코판당의정 acetaminophen과 복합제: 부스코판플러스
	octylonium	메녹틸정
	tiropramide	티로파정
	phloroglucinol	후로스판정
위장 평활근 세포막의 Ca 유입을 차단하여 평활근 수축 억제	mebeverine	듀스파타린정
	pinaverium	디세텔정
흥분성 신경전달물질인 glutamate 수용체 저해	fenoverine	펙사딘캡슐

> **이것만은 꼭 기억하세요!**
>
> - Trimebutine은 엔케팔린 수용체를 억제 또는 촉진하여 위장관 운동을 정상화시키고, cimetropium은 부교감신경 말단에서 아세틸콜린의 작용을 상경적으로 차단하여 진경 작용을 나타냅니다.
> - Cimetropium은 항콜린 이상반응을 나타내므로 녹내장이나 전립선 환자에게 투여 시 주의해야 합니다.
> - Trimebutine은 소아에게도 많이 사용되며 습관성 구토나 변비, 설사, 비감염성 장관 통과 장애(변비, 설사)에 사용됩니다.

염증장질환 Inflammatory Bowel Disease, IBD

구현지

정의

염증장질환은 궤양성 대장염(ulcerative colitis, UC)과 크론병(Crohn disease, CD)을 포함하는 질환임.

궤양성 대장염
대장의 점막 또는 점막하층에 국한된 염증을 특징으로 하는 원인 불명의 만성 염증성 장질환임.

크론병
입에서 항문까지 소화관 전체에 걸쳐 어느 부위에서든지 발생할 수 있으며, 장의 모든 층을 침범하는 만성 염증성 장질환임.

치료약물

Aminosalicylates
설파살라진(sulfasalazine, 사라조피린EN정), 메살라진(mesalazine, 펜타사서방정), 발살라지드(balsalazide, 콜라잘캡슐)

코티코스테로이드
프레드니솔론(prednisolone, 소론도정), 부데소니드(budesonide, 엔토코트), 히드로코르티손(hydrocortisone, 코티소루주), 메틸프레드니솔론(methylprednisolone, 솔루메드롤주)

면역억제제

메르캅토푸린(mercaptopurine, 푸리네톤정), 아자티오프린(azathioprine, 이뮤란정), 메토트렉세이트(methotrexate, 유한메토트렉세이트정)

생물학적 제제

인플릭시맵(infliximab, 레미케이드주사), 아달리무맙(adalimumab, 휴미라프리필드시린지주), 골리무맙(golimumab, 심퍼니주), 나탈리주맙(natalizumab, 티사브리주), 베돌리주맙(vedolizumab, 킨텔레스주), 우스테키누맙(ustekinumab, 스텔라라프리필드주)

저분자 약물

토파시티닙(tofacitinib, 젤잔즈정)

메살라진 Mesalazine VS. 설파살라진 Sulfasalazine

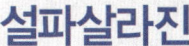

황미경

	Mesalazine (아사콜디알정)	Sulfasalazine (사라조피린EN정)
효능효과	궤양성 대장염, 크론병	궤양성 대장염, 류마티스성 관절염
화학구조	5-Aminosalicylic acid (5-ASA)	5-ASA + sulfapyridine (azo bond)
이상반응	구역, 구토, 두통 등	구역, 구토, 두통 등 설파알러지, 엽산 흡수 저하에 따른 빈혈 등(sulfapyridine 부분에 의한 이상반응)
제형	다양한 제형(경구제, 좌약, 관장액)	경구제

두 약물은 어떤 질환에 사용됩니까?

두 약물은 궤양성 대장염에 사용하는 약물입니다. Mesalazine경구제는 궤양성 대장염과 함께 크론병에 사용되며, 외용제(좌약, 관장약)인 경우에는 크론병에 대한 적응증이 없습니

 여기서 잠깐! "크론병과 궤양성 대장염은 어떻게 다른가요?"

크론병과 궤양성 대장염은 모두 면역반응 조절 이상에 의한 만성질환으로 염증성 장질환의 대표적인 질환입니다. 설사와 복통을 주증상으로, 전신피로감, 체중 감소 등이 있으며 환자에 따라 종류와 정도가 다양합니다. 크론병은 입에서 항문까지 소화관의 어느 부위에서나 생길 수 있는 질환으로 항문주위에 심한 합병증으로 누공, 열상, 항문 주위의 농양 등이 발생할 수 있습니다. 궤양성 대장염에서는 잘 나타나지 않는 비타민 부족증과 소아의 경우 성장지연 등이 나타날 수 있습니다. 반면 궤양성 대장염은 항문에 인접한 직장에서 시작되어 점차 안쪽으로 진행되는데, 병변부위가 연속적입니다. 궤양성 대장염의 경우 장의 점막층에 염증이 생기는 데 반해 크론병은 점막층, 점막하층, 근육층, 장막층에 모두 염증이 생길 수 있습니다.

다. Sulfasalazine은 류마티스성 관절염에 사용할 수 있습니다. Sulfasalazine의 미승인 적응증으로는 크론병과 강직성척추염 등이 있습니다.

두 약물의 구조적 차이점은 무엇인가요?

Sulfasalazine은 5-ASA와 설파피리딘(sulfapyridine)이 아조 결합(azo bond)된 약물로 류마티스성 관절염을 치료하기 위해 개발된 약물입니다. 이 약물은 대장에 있는 아조 환원효소(azoreductase)에 의해 결합이 끊어지며 생긴 5-ASA가 궤양성 대장염에 효과를 나타내며 사용되기 시작하였습니다. 설파제에 의한 여러 이상반응을 없애기 위해 5-ASA로만 이루어진 약물 개발의 필요성이 대두되었고 mesalazine제제가 나오게 되었습니다. 그러나 mesalazine은 소장에서 대부분 흡수되므로 대장까지 효과를 나타내지 못한다는 단점이 있어, 이러한 단점을 보완하기 위해 여러 제형이 개발되었습니다(표 5-7).

표 5-7 경구용 5-ASA의 종류

종류	성분명	대표 제품명	제형
5-ASA prodrug	Sulfasalazine	사라조피린EN정	Sulfapyridine carrier
	Balsalazide	콜라잘캡슐	4-amino-benzoyl-β-alanine
Controlled release	Mesalazine	펜타사서방정	Ethylcellulose coated microgranules
pH dependent delayed release	Mesalazine	아사콜디알정	Eudragit-S coating, dissolves at pH7
	Mesalazine	살로팔크500과립	Eudragit-L coating, dissolves at pH6
Composite (Multimatrix)	MMX* Mesalazine	메자반트엑스엘장용정	Enteric coating, MMX of lipophilic and hydrophilic excipients

* MMX Multimatrix

제제에 따른 제형별 작용 부위와 사용법에 대해 알려주세요.

Mesalazine제제는 제형별로 작용 부위에 차이가 있으므로 환자의 병소에 따른 약물을 선택하는 것이 필요합니다(표 5-8, 그림 5-3).

표 5-8 ASA제제의 제형별 작용 부위

제형	성분명	제품명	작용 부위
경구제	Sulfasalazine	사라조피린EN정	대장
	Balsalazide	콜라잘캡슐	
	Mesalazine(Mesalamine)	펜타사서방정	십이지장~대장
		아사콜디알정	회장~대장
		살로팔크500과립	회장~대장
		메자반트엑스엘장용정	회장~대장
외용제	Mesalazine(Mesalamine)	살로팔크관장액 아사콜관장액 펜타사관장액	대장말단~직장
		살로팔크좌약 펜타사좌약	직장

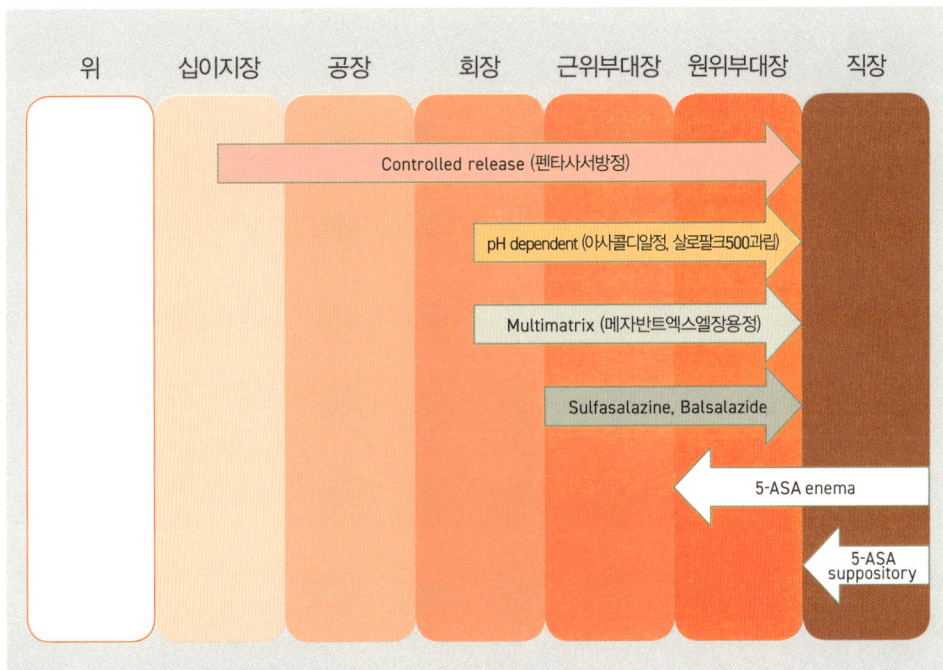

그림 5-3 5-ASA의 제형별 작용 부위

표 5-9 5-ASA 제제별 함량과 사용량

제형	성분명	제품명	함량	용법·용량
경구제	Sulfasalazine	사라조피린EN정	500mg	1~2정, 1일 4회
	Mesalazine (Mesalamine)	펜타사서방정	500mg, 1g	1일 1~4회(1일 4g까지)
		아사콜디알정	400, 800mg	800mg, 1일 3회
		살로팔크500과립	500mg	0.5~1g, 1일 3회
		메자반트엑스엘장용정	1,200mg	2~4정, 1일 1회
외용제	Mesalazine (Mesalamine)	아사콜관장액	4g/100ml	4g, 1일 1회
		펜타사관장액	1g/100ml	1g, 1일 1회
		아사콜좌약	500mg	1개, 1일 2~3회
		펜타사좌약	1g	1개, 1일 1회

두 약물의 대표적인 이상반응은 무엇인가요?

Sulfasalazine의 이상반응은 주로 대사체로 생기는 설파피리딘에 의해 발생합니다. 용량의 존적 이상반응은 위장관 불편감, 두통, 관절통, 엽산 흡수장애 등이며 특발성 이상반응으로는 발진, 열, 폐렴, 골수억제, 용혈성 빈혈, 췌장염, 남성에서의 정자생성 감소 등이 나타날 수 있습니다. 설파(sulfa)제 알레르기 환자는 사용을 피해야 합니다. Mesalazine은 설파 구조가 없으므로 이로 인한 이상반응은 거의 나타나지 않으며 발진, 복통, 트림, 설사, 두통, 근육통, 비인두염 등이 나타날 수 있습니다. Sulfasalazine에 이상반응이 있는 환자가 5-ASA제제로 전환 시 약 80% 환자에서 이상반응이 사라지는 것으로 알려져 있습니다.

두 약물을 복용 시 주의사항은 무엇입니까?

Mesalazine 제제
- 경구제의 경우 급성 과민증상(경련, 급성복통, 출혈이 있는 설사, 열, 두통 또는 발진)이 있을 수 있습니다. 이 경우 약물복용을 중단하도록 합니다.
- 좌제와 관장액의 경우 취침 전 사용하도록 합니다.

Sulfasalazine 제제

- 심각한 과민반응이 치료 시작 후 한 달 동안에 발생할 수 있습니다.
- 약물 사용 중 소변과 피부가 노랑~주황색으로 변할 수 있습니다.
- 신장 결석 방지를 위해 충분한 수분 공급이 필요합니다.

📌 이것만은 꼭 기억하세요!

- Mesalazine제제는 제형에 따라 작용 부위가 달라집니다.
- Sulfasalazine은 설파제 알레르기환자는 복용을 피하도록 하고, 엽산흡수 저하에 따른 빈혈을 일으킬 수 있습니다.
- 경구 복용 약물의 경우, 장용 코팅 또는 서방성 제제이므로 분할하거나 씹어서 복용하지 않도록 합니다.

인플릭시맵 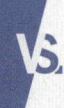 베돌리주맙
Infliximab   Vedolizumab

김형은

	Infliximab (레미케이드주사100mg)	Vedolizumab (킨텔레스주)
효능효과	중등도~중증의 크론병, 궤양성 대장염	중등도~중증의 크론병, 궤양성 대장염
작용기전	종양괴사인자 알파 억제	α4β7 integrin 억제
허가연령	6세 이상	성인
주의	코르티코스테로이드제나 면역억제제 등에 반응이 없는 경우 등에 사용	TNF-α 억제제 치료에 반응이 없는 경우 등에 사용

두 약물은 어떤 질환에 사용됩니까?

두 약물은 면역반응 조절 이상에 의한 만성질환인 염증성 장질환 중 크론병과 궤양성 대장염의 치료에 사용됩니다. 아직 질환의 병인은 명확하게 밝혀지지 않았지만, 유전적 요인과 환경 요인 등과 함께 정상 장내세균에 대한 과도한 면역반응으로 인해 지속적인 장 염증이 발생하는 것으로 알려져 있습니다.

두 약물의 작용기전은 무엇입니까?

두 약물은 크론병과 궤양성 대장염 치료를 위한 생물학적 제제로 스테로이드나 면역조절제 등에 효과가 없거나 부작용이 있는 경우 사용됩니다. 염증성 대장질환의 병태생리와 관계된 여러 염증 매개체나 사이토카인에 대한 연구가 많이 이루어졌고, 이 중 Infliximab는 염증성 대장질환의 병인에 중요하게 관여하는 염증유발 사이토카인(proinflammatory cytokine)인 종양괴사인자 알파(tumor necrosis factor-α, TNF-α)를 억제하는 TNF-α 단클론 항체입니다. TNF-α는 내피세포와 상피세포에서의 여러 다양한 면역세포들에 작용하는데,

염증성 장질환자의 혈액, 변, 점막에서 많이 발견됩니다.

Vedolizumab은 TNF-α 억제제와 달리, 백혈구의 표면단백질인 α4β7 integrin 억제 단클론 항체입니다. 백혈구의 α4β7 integrin은 장에만 특이적으로 있는 MAdCAM-1(mucosal addressin cell adhesion molecule 1)에 부착하여 백혈구가 장내로 이동하도록 관여하는데, vedolizumab은 α4β7 integrin에 작용하여 이를 억제합니다.

두 약물의 용법과 용량은 무엇입니까?

Infliximab의 경우 6세 이상에서 사용 가능합니다. 크론병과 궤양성 대장염 모두 5mg/kg을 2시간 정맥 주입(IV infusion)으로 첫 투여합니다. 첫 투여 후 유지 요법으로 2주째와 6주째 및 그 이후 8주마다 5mg/kg을 정맥주입합니다. 크론병에 한하여 성인의 경우 초기 치료에 반응을 보인 이후 반응이 떨어지면 10mg/kg까지 용량을 증가하여 투여할 수 있고, 소아의 경우 첫 투약 후 10주 내에 반응을 보이지 않을 경우 치료 지속을 입증하는 자료는 없습니다. 궤양성 대장염에 한하여 성인의 경우 14주간의 투여 기간(3회 투여) 이내, 어린이 및 청소년의 경우 8주 내에 치료 효과가 보이지 않는 환자에 대한 치료 지속은 다시 한 번 재고되어야 할 부분입니다.

Vedozulimab은 성인에게서만 사용 가능합니다. 크론병 및 궤양성 대장염 모두 300mg을 제0주, 제2주, 제6주, 이후 매 8주마다 정맥 주입(IV infusion)합니다. 이 약 투여 후 14주가 되는 시점에 치료적 유익성을 보이지 않을 경우 투여를 지속하는 것을 신중히 재고해야 하며, 반응성이 감소된 환자들에게서 투여 빈도를 매 4주로 증가시켰을 때 효과가 나타날 수도 있습니다.

염증성 대장질환에 사용되는 다른 약물은 무엇이 있나요?

염증성 대장질환의 치료 목표는 과거에는 설사, 혈변, 복통 등을 완화하여 정상적인 생활을 유지하는 것이 목표였으나, 최근에는 대장의 염증을 적극적으로 조절함으로써 증상을 완화하고 대장 점막 치유를 통해 치료하는 것으로 바뀌고 있습니다. 5-aminosalicylic acid, corticosteroids, azathioprine, 6-mercaptopurine, cyclosporine 등의 면역조절제, 생물학적 제제 등이 질병의 상태에 따라 처방이 됩니다.

〈그림 5-4〉는 중증도(severity)에 따라 사용되는 염증성 대장질환 치료제 종류와 약물의 예입니다.

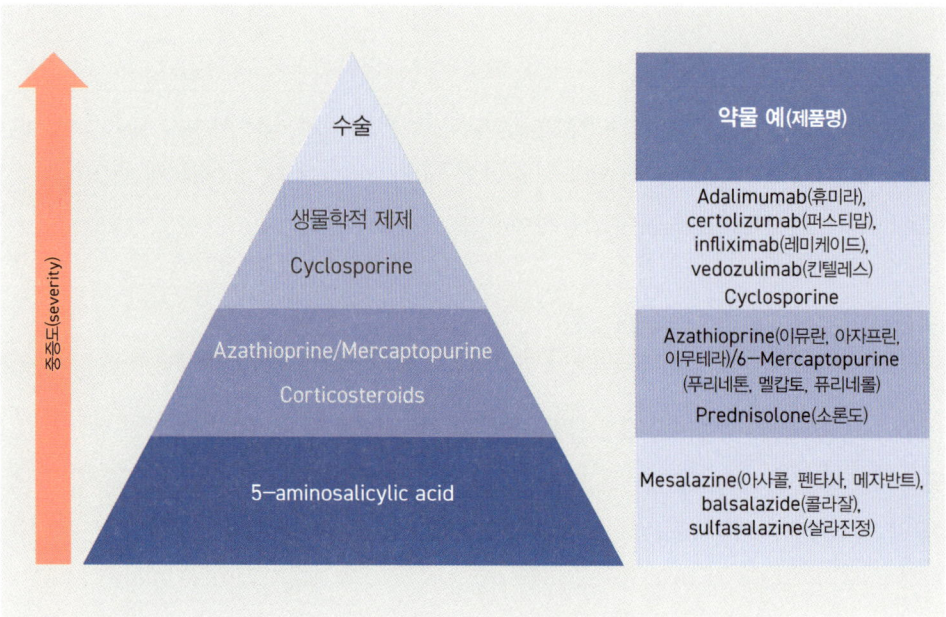

그림 5-4 염증성 대장질환 치료제 종류

대표적인 이상반응 및 사용 시 특별히 주의해야 할 사항은 어떠한 것이 있을까요?

Infliximab은 심각한 감염에 노출시킬 수 있어, 치료 전후 및 치료 중에 결핵을 포함한 감염에 대해 면밀히 조사해야 합니다. 약물이 인체 내에서 소실되는 데 6개월까지 소요되므로 이 기간 동안 계속해서 모니터링을 해야 합니다. TNF-α가 세포 내 감염 제거에 중요한 염증성 사이토카인인데, infliximab이 TNF-α를 억제하여 감염에 대한 방어기능을 약화시

 여기서 잠깐! "단클론 항체 약물 명칭은 어떻게 만들어질까?"

단클론 항체(Monoclonal antibody) 계통의 약물 명칭은 국제일반명 명명 지침에 따르며, 접두사, 하위 어간 A와 B, 접미어 이렇게 크게 4가지로 이루어집니다.
1. 접미어 -mab는 공통적인 어간으로 monoclonal antibody와 fragment를 뜻합니다.
2. 하위 어간 B는 항체의 기원에 따라 다음을 참조하여 -mab 앞에 기재하게 됩니다.
3. 다음으로는 질병 혹은 대상에 따른 하위 어간 A가 다음을 참조하여 삽입됩니다.
   만약 의약품에 방사성동위원소로 표지 되어 있거나(radiolabeled), toxin 같은 다른 화학 물질에 접합되어 있는 경우, 부가적인 말을 덧붙일 수도 있습니다.
4. 마지막으로 독특한 고유명을 가질 수 있도록 접두사를 앞에 붙이게 됩니다.

키기 때문입니다. 감염증 이외에는 림프종으로 포함한 악성종양, 간기능 이상, 심부전, 주입 부위 이상반응 등이 나타날 수 있습니다.

Vedozulimab은 장에만 선택적으로 작용하기 때문에 전신적인 면역억제 효과가 상대적으로 적을 것으로 예상됩니다만 vedozulimab 또한 결핵, 악성종양, 주입 부위 이상반응 등이 나타날 수 있습니다.

두 약물 모두 면역체계에 작용하기 때문에 본 약물을 투여 중 생백신 접종은 권장하지 않습니다.

이것만은 꼭 기억하세요!

- Infliximab과 vedolizumab은 크론병 및 궤양성 대장염과 같은 염증성 대장질환 치료에 사용되는 생물학적 제제입니다.
- Infliximab은 TNF-α 억제제이고, vedolizumab은 장에 선택적으로 작용하는 α4β7 integrin 억제제입니다.
- Infliximab은 6세 이상에서 사용 가능하고, vedolizumab은 성인에서 사용 가능합니다.

구역과 구토 Nausea and Vomiting

구현지

정의

구역(nausea)은 구토를 할 것 같은 불쾌한 감각으로 구토로 이어질 수 있고 아닐 수도 있으며, 구토(vomiting)는 복부 및 흉벽 근육의 수축으로 인한 위 내용물의 강제 배출을 말함.

작용기전

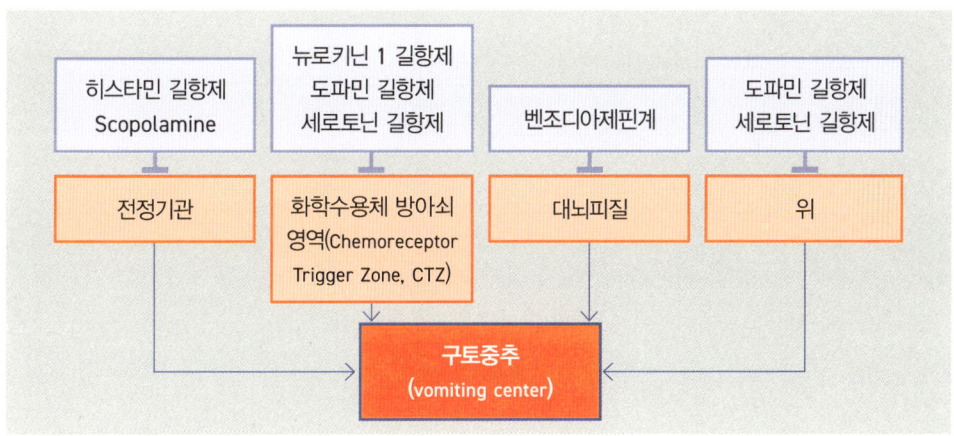

그림 5-5 **구역구토 치료약물의 작용기전**

치료 및 치료약물

원인이 되는 물질의 제거하고 탈수와 전해질 교정

원인에 따른 치료 약물 선택

1) 일반적 오심구토

   페노티아진(phenothiazines)계, 세로토닌 길항제

2) 항암화학약물로 인한 구토

   세로토닌 길항제, 뉴로키닌-1(nerokinin1) 길항제, 부신피질호르몬제(corticosteroids)

3) 수술 후 오심구토

   세로토닌 길항제, 스코폴라민(scopolamine)

4) 임신 시

   피리독신(pyridoxine), 항히스타민제

5) 위마비

   메토클로프라미드(metoclopramide)

치료약물

1) 세로토닌 수용체 길항제

   온단세트론(ondansetron, 조프란정), 그라니세트론(granisetron, 카이트릴정), 라모세트론(ramosetron, 나제아오디정), 팔로노세트론(palonosetron, 알록시주)

2) 항히스타민제

   디멘히드리네이트(dimenhydrinate, 보나링에이정), 메클리진(meclizine, 엠클리진정), 독시라민(doxylamine, 아졸정)

3) Butyrophenones

   할로페리돌(haloperidol, 페리돌정)

4) 뉴로키닌 1 길항제(neurokinin 1 antagonist)

   아프레피탄트(aprepitant, 에멘드정), 포스아프레피탄트(fosaprepitant, 에멘드IV주), 네투피탄트/팔로노세트론(netupitant/palonosetron, 아킨지오캡슐)

5) 기타

   스코폴라민(scopolamine, 키미테패취), 피리독신/독시라민(doxylamine/pyridoxine, 디클렉틴장용정)

6) 위장운동 촉진제

   모사프라이드(mosapride, 가스모틴정), 이토프라이드(itopride, 가나톤정), 돔페리돈(domperidone, 모티리움엠정), 레보설피라이드(levosulpride, 레보프라이드정)

7) 기타

   소화효소제(베스자임정, 베나치오)

멀미 | Motion Sickness

정의

멀미는 실제의 움직임에 대하여 비정상적인 인식에 반응하여 발생하며, 증상은 갑자기 나타나며 식은 땀을 흘리며 토할 것 같은 느낌이 나타남. 그 외에 현기증, 타액 증가, 식욕 부진, 창백한 피부가 동반되기도 함.

치료약물

스코폴라민(scopolamine, 키미테패취), 디멘히드리네이트(dimenhydrinate, 보나링에이정), 디멘히드리네이트/카페인/피리독신(dimenhydrinate/caffeine/pyridoxine, 이지롱내복액), 메클리진(meclizine, 엠클리진정), 메클리진/스코폴라민(meclizine/scopolamine, 보미롱산)

돔페리돈 Domperidone VS. 메토클로프라미드 Metoclopramide

전보명

	Domperidone (모티리움엠정)	Metoclopramide (맥페란정)
효능효과	구역, 구토 증상 치료 (※ 레보도파 투여 시 사용 가능)	구역, 구토 증상 치료 (※ 레보도파 투여 시 사용 불가능)
작용기전	도파민 길항제 (혈액뇌장벽을 통과하지 않음)	도파민 길항제 (혈액뇌장벽을 통과함)
용법용량	1일 3회, 식전에 복용	1일 2~3회, 식전에 복용
이상반응	혈액뇌장벽을 통과하지 않으므로 추체외로증상이 거의 없음	혈액뇌장벽을 통과하므로 추체외로증상(근긴장, 떨림, 안구회전발작 등)이 나타날 수 있음

두 약물은 어떤 질환에 사용됩니까?

두 약물은 모두 도파민(dopamine) 길항제로 위장관운동을 촉진시키고 구역·구토 증상을 치료하는 데 사용됩니다. 그러나 두 약물은 레보도파 투여 환자에게 사용할 수 있는지 여부에 따라 적응증에서 차이가 납니다.

Domperidone은 혈액뇌장벽(blood-brain barrier, BBB)을 통과하지 못하므로 파킨슨병 치료를 위해 레보도파를 복용 중인 환자의 구역·구토에 사용할 수 있는 반면, metoclopramide는 BBB를 통과하여 중추신경계의 도파민 작용을 억제하게 되므로 레보도파 또는 도파민 효능제를 투여 중인 환자에게는 사용할 수 없습니다.

두 약물은 작용기전이 어떻게 다른가요?

Domperidone은 도파민 D_1, D_2 수용체 길항제입니다. BBB는 통과하지 못하므로 중추신경계 도파민 작용은 억제하지 못하나, 말초에서 위장관과 화학수용체 방아쇠 영역(chemoreceptor trigger zone, CTZ)에 있는 도파민 수용체를 길항합니다. 화학수용체 방아쇠 영역은 연수(medulla oblongata)의 네 번째 뇌실의 바닥, 맨 아래 구역(area postrema)에 위치하며 이는 혈액뇌장벽 바깥에 위치하여 구토를 조절하는 역할을 합니다. 따라서 domperidone은 위장관에 존재하는 도파민 수용체를 길항하여 위장관 운동을 촉진하고, 화학수용체유발대의 도파민 수용체를 길항하여 구토를 억제하는 효과를 나타냅니다.

Metoclopramide는 콜린유사성 작용과 도파민 길항작용으로 인해 위장관계 이상 및 구역·구토 예방과 치료에 사용됩니다. BBB도 통과하므로 중추성 및 말초성 구토작용을 억제합니다. 또한 삼차신경혈관계의 세로토닌($5-HT_3$)을 억제함으로써 편두통에 효과가 있는 것으로도 알려져 있습니다.

두 약물의 용법과 용량을 비교해 주세요.

두 약물은 모두 식전에 복용하되 성인의 경우 domperidone은 1회 1mg을 하루에 3번, metoclopramide는 1일 10~30mg을 2~3회에 나누어 복용합니다.

Metoclopramide의 경우 과량복용 시 추체외로증상이나 심폐정지가 발생할 수 있어 과량 투여를 방지하기 위해 환자가 약을 먹고 구토를 하더라도 투여 간격을 최소 6시간 이상으로 하는 것을 권장합니다.

두 약물을 복용 시 주의사항은 무엇입니까?

Domperidone
- 간손상 환자: 주로 간에서 대사되므로 간손상 환자에게는 주의해야 합니다.
- 강력한 CYP3A4 억제제 투여 환자: ketoconazole, erythromycin, fluconazole, amiodarone 등 QTc 간격을 지연시키는 강력한 CYP3A4 억제제와 함께 복용 시, CYP3A4에 의한 domperidone 대사가 지연됨에 따라 혈중농도가 상승하게 되고 이로 인해 QTc 연장에 의한 심부정맥이 발생할 수 있으므로 사용 금기입니다.

Metoclopramide

- 파킨슨병: 혈액뇌장벽을 통과하여 중추에서도 도파민 작용을 길항하므로 파킨슨병 환자와 레보도파나 도파민 효능제를 복용 중인 환자에게는 투여금기입니다.
- 간질환자: 간질의 강도나 발작 빈도를 증가시킬 수 있으므로 투여해서는 안 됩니다.
- 노인(특히 여성): 심각한 운동장애인 지연성 운동장애(tardive dyskinesia) 발생 위험성이 높아지므로 주의해야 합니다. 지연성 운동장애는 metoclopramide 복용기간이 길수록, 총 투여량이 증가할수록 발생 위험성이 높아지므로 metoclopramide 제제를 3개월(12주) 이상 사용하지 않도록 하는 것이 바람직합니다.
- 어린이와 30세 이하의 성인, 고용량 사용 환자: 추체외로증상이 나타날 수 있으므로 주의해야 합니다. 일반적으로 metoclopramide 투여 시작 24~48시간 이내에 나타나는 것으로 알려져 있으며, 추체외로 증상이 나타나면 즉시 투여를 중단해야 합니다. 1세 미만의 소아는 추체외로증상 발현 위험성이 높아 사용 금기입니다.

두 약물의 대표적인 이상반응은 무엇입니까?

두 약물은 모두 도파민 길항제이므로 프로락틴(prolactin)의 분비를 증가시켜 고프로락틴혈증, 유즙분비과다, 여성형 유방이 나타날 수 있습니다. 또한 졸음이나 어지러움을 유발할 수 있어 자동차 운전이나 기계 조작 시 주의해야 합니다.

Domperidone은 고용량 또는 장기간 사용 시 심장 부작용 위험이 증가할 수 있다는 보고가 있습니다. 특히 ketoconazole, amiodarone과 같이 QTc 기간 연장 약물과는 병용해서는 안 됩니다. Dopmeridone은 metoclopramide와 달리 혈액뇌장벽을 통과하지 않으므로 추체외로증상은 덜 나타나는 것으로 알려져 있으나, 과량투여나 혈액뇌장벽이 성숙되지 않

여기서 잠깐! "추체외로증상(extrapyramidal symptoms, EPS)이란!"

- 추체외로란 골격근의 근 긴장 및 운동을 반사적으로 지배하는 신경로(路)의 총칭입니다. 이 추체외로계에 장애가 발생하면 파킨슨병에서 볼 수 있는 근긴장과 진전, 무도병, 일정한 방향이 없는 움직임, 근긴장이상, 간대성 근경련 등 불수의운동을 일으킵니다.
- 추체외로증상을 유발하는 대표적인 약물로는 halopeirdole, fluphenazine 등 도파민 D2 수용체를 길항하는 정형 항정신병 약물(typical antipsychotics)이 있습니다. 이 외에 항도파민성 약물인 metoclopramide나 duloxetine, sertraline, fluoxetine 등의 항우울제에서도 추체외로증상이 나타나는 것으로 알려져 있습니다.

은 1세 이하의 소아의 경우에는 신경계 이상반응이 나타날 수 있습니다.

Metoclopramide 복용 시 특히 주의해야 하는 이상반응은 주로 신경계 이상반응으로 다음과 같습니다.

- 지연성 운동장애(tardive dyskinesia): 노인(특히 여성)에서 발생빈도가 높으며, 치료기간과 총 투여용량이 증가될수록 위험성이 높아지므로 3개월(12주) 이상으로 투여하지 않도록 합니다.
- 악성신경마비증후군(neuroleptic malignant syndrome): 드물지만 매우 심각한 이상반응으로 심각한 경우 사망하는 경우도 있습니다. 악성신경마비증후군 증상으로는 고열, 운동마비, 근육경직, 연하곤란, 빈맥이나 부정맥, 발한, 의식장애 등이며 이러한 증상이 나타나면 즉시 투여를 중단하여야 합니다.
- 추체외로증상(extrapyramidal syndrome): 손떨림, 근육경직, 안구회전발작, 초조감 등의 증상으로 주로 metoclopramide 투여 초기에 나타나며, 어린이와 30세 미만의 성인에서 좀 더 빈번히 나타날 수 있습니다.
- 그 외 경련이나 우울증을 유발할 수 있으며, 파킨슨 증상을 악화시킬 수 있습니다.

> **이것만은 꼭 기억하세요!**
>
> - Domperidone은 BBB를 통과하지 못하므로 레보도파 투여환자에게 사용할 수 있으나, metoclopramide는 레보도파를 사용 중인 환자나 파킨슨병환자에게 사용해서는 안 됩니다.
> - Metoclopramide는 BBB를 통과하므로 추체외로증상이 나타날 수 있어 근경직, 떨림, 안구회전발작 등의 증상이 나타나면 투여를 중단하여야 합니다.
> - Metoclopramide는 노인, 특히 여성 노인에서 지연성 운동장애 발현 위험성이 높으므로 3개월(12주) 이상 사용하지 않도록 합니다.

온단세트론 VS. 아프레피탄트
Ondansetron   Aprepitant

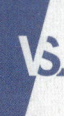

정연주

	Ondansetron (조프란정)	Aprepitant (에멘드캡슐)
효능효과	진토제(항암요법, 수술, 방사선요법 시)	진토제(항암요법 시)
작용기전	세로토닌 수용체 길항제 (5-HT$_3$ antagonist)	뉴로키닌 1 길항제 (Neurokinin-1 antagonist)
용법용량	1일 8~32mg	1일차: 치료 1시간 전 125mg 경구투여 (corticosteroid, 5-HT$_3$ antagonist와 병용) 2~3일차: 1일 1회 80mg 아침에 경구투여 (corticosteroid 병용)

두 약물은 어떤 질환에 사용됩니까?

두 약물은 항암요법 시 구역·구토를 예방하는 진토제입니다. 구역·구토를 심하게 유발하는 항암요법(고농도의 시스플라틴 요법 등)의 경우에 투여합니다.

Aprepitant와 달리 ondansetron은 항암요법 이외에도 수술, 방사선요법에 의한 구역·구토 예방 목적으로도 투여할 수 있습니다. FDA 미승인 적응증이지만, 소아의 경우 위장염(gastroenteritis)으로 인한 구토 시 사용하기도 합니다.

두 약물은 작용기전이 어떻게 다른 가요?

Ondansetron은 5-HT$_3$ 수용체를 특이적으로 길항하여 구토를 억제하게 됩니다. 5-HT$_3$ 수용체는 말초 미주신경 말단, 중추 화학수용체 방아쇠 영역(chemoreceptor trigger zone)에 위치합니다. 항암제 투여시 소장 점막세포에서 세로토닌이 분비되는데 이는 미주신경의 5-HT$_3$ 수용체를 자극하게 되어 구토가 발생합니다. 이때 ondansetron은 세로토닌이 수용체에 반응하는 것을 차단하여 구토를 억제합니다.

Aprepitant는 뇌에 있는 뉴로키닌 1(neurokinin-1) 수용체를 선택적으로 억제합니다. 뉴로키닌 1 수용체는 substance P가 작용하는 곳이고 substance P는 구역, 우울, 염증 및 면역반응에 관여합니다. 따라서 aprepitant는 substance P가 뉴로키닌 1 수용체에 결합하는 것을 막습니다.

두 약물의 용법과 용량은 무엇입니까?

Ondansetron은 1일 8~32mg을 경구, 정맥주사, 근육주사로 다양하게 투여할 수 있습니다. 그러나 1일 32mg 요법은 2012년 FDA에서 QT 간격 지연 등의 빈맥성부정맥 발생 위험을 경고함으로써 권장되지 않습니다.

Aprepitant는 3일간 1일 1회 경구투여하므로 용법이 간편하나 corticosteroid 및 5-HT$_3$ 길항제와 함께 사용해야 합니다. 첫째 날 항암요법 치료 1시간 전에 125mg을 투여하고 둘째 날과 셋째 날에는 80mg을 아침에 경구투여합니다.

심한 구토를 유발하는 항암요법 시:

- 1일차: Aprepitant 125mg + Dexamethasone 12mg + 5-HT$_3$ antagonist
- 2일차: Aprepitant 80mg + Dexamethasone 8mg
- 3일차: Aprepitant 80mg + Dexamethasone 8mg
- 4일차: Dexamethasone 8mg

중등도 구토를 유발하는 항암요법 시:

- 1일차: Aprepitant 125mg + Dexamethasone 12mg + 5-HT$_3$ antagonist
- 2일차: Aprepitant 80mg
- 3일차: Aprepitant 80mg

 여기서 잠깐! "구강붕해정를 복용하는 방법은?"

항암요법 시 구역·구토가 심하여 환자는 음식이나 약, 물도 복용하기 어려울 수 있어 진토제 제형으로 구강붕해정도 있습니다. 구강붕해정의 복용법을 알아볼까요?
물기 없이 건조한 손으로 호일 뒷면을 벗겨내어 약을 부드럽게 꺼내도록 합니다. 구강붕해정은 포장을 눌러서 벗겨내지 않도록 합니다. 개봉 즉시 혀 위에 놓으면 수초 이내에 녹게 되고 이후에 삼킵니다. 물 등은 필요하지 않습니다.

두 약물을 복용 시 주의사항은 무엇입니까?

Ondansetron
- 아급성 장폐색 환자: 음식물의 대장 통과 시간을 지연시킬 수 있어 투여 후 모니터링합니다.
- 중증의 간장애 환자: 하루 8mg까지 사용할 수 있습니다.
- 용량 의존적으로 QT 간격을 연장시킬 수 있으므로 신중히 투여합니다.

Aprepitant
- Warfarin과 병용 시 warfarin의 혈중농도를 낮출 수 있으므로 INR을 주의 깊게 모니터링합니다.
- 경구용 피임제 병용 시 피임제의 효과를 낮출 수 있으므로 마지막 용량 투여 후 1개월간 다른 피임법을 해야 합니다.

두 약물의 대표적인 이상반응은 무엇입니까?

Ondansetron의 주된 이상반응으로 변비, 설사, 간효소 증가, 두통, 피로, 불쾌감 등이 나타날 수 있고 심각한 이상반응으로 QT 간격 지연, 심전도 이상, Torsades de Pointes 등이 드물게 나타날 수 있습니다.

Aprepitant의 일반적인 이상반응으로 변비(8.5~12.3%), 설사(5.5~10.3%), 식욕저하(4.3~10.1%), 두통(5~16.4%), 딸꾹질(10.8%), 피로(21.9%) 등이 발생할 수 있고 심각한 이상반응

표 5-10 5-HT_3길항제

성분명	Ondansetron	Granisetron	Ramosetron	Palonosetron
제품명	조프란정, 조프란자이디스정, 보미셋시럽, 조프란주 등	카이트릴정, 카이트릴주, 산쿠소패취 등	나제아오디정, 나제아주사액 등	알록시주
투여경로	경구, 주사	경구, 주사, 외용	경구, 주사	주사
상용량	8~32mg	경구: 2~9mg 주사: 3~9mg 외용: 상완 1매	경구: 0.1mg 주사: 0.3~0.6mg	0.25mg

표 5-11 Neurokinin-1 길항제

성분명	Aprepitant	Fosaprepitant
제품명	에멘드캡슐125mg, 에멘드캡슐80mg	에멘드IV주150mg
투여경로	경구	주사
상용량	1일차: 125mg, 2~3일차: 80mg	1일차: 150mg

으로는 동성빈맥, 스티븐스-존슨증후군, 발열성호중구감소증, 패혈증, 과민반응 등이 드물게 나타날 수 있습니다.

> ### 이것만은 꼭 기억하세요!
>
> - 두 약물은 항암요법 시 구역·구토를 예방하는 진토제입니다.
> - Aprepitant는 3일간(1일차: 125mg, 2차: 80mg, 3일차: 80mg) 경구투여하며 corticosteroid 및 5-HT$_3$ antagonist와 함께 투여합니다. 투여 용법을 꼭 확인하세요!
> - Ondansetron은 QT 간격을 지연시킬 수 있으므로 주의해야 합니다.

아프레피탄트 Aprepitant VS. 네투피탄트/팔로노세트론 Netupitant/Palonosetron

구현지

	Aprepitant (에멘드캡슐)	Netupitant/Palonosetron (아킨지오캡슐)
효능효과	심한 구토 또는 중등도 구토 유발성 항암 화학요법제의 초기 및 반복적인 치료에 의해 유발되는 급성 및 지연형의 구역 및 구토의 예방	심한 구토 또는 중등도 구토 유발성 항함 화학요법제의 초기 및 반복적인 치료에 의해 유발되는 급성 및 지연형의 구역 및 구토의 예방
작용기전	뉴로키닌 1 길항제	Netupitant: 뉴로키닌 1 길항제 Palonosetron: 세로토닌 길항제
용법	첫째 날 화학요법 치료 1시간 전: 125mg 둘째 날, 셋째 날 아침: 80mg	첫째 날 화학요법 치료 1시간 전
반감기	9~13시간	Netupitant: 80시간 Palonosetron: 50시간

두 약물은 어떤 질환에 사용됩니까?

두 약물은 항암 화학요법제로 유발되는 구역과 구토를 예방하기 위해 사용되는 항구토제입니다. 구역과 구토는 항암 화학요법제를 사용하며 나타나는 대표적인 부작용으로, 항암 화학요법 투여 0~24시간 이내 발생하여(5~6시간 후에 최고조에 이르며) 24시간 이내 소실되는 급성 구토와 24시간 이후에 나타나는 지연형 구토로 나눌 수 있습니다. 또 정맥 항암 화학요법제들은 진토제를 예방적으로 사용하지 않았을 때, 구토를 유발할 것으로 예상되는 구토유발도에 따라 고위험(>90%), 중등도 위험(30~90%), 저위험(10~30%), 최소위험(<10%) 약물로 나눌 수 있습니다. 예를 들어 고위험 구토유발약물에는 anthracycline과 cyclophosphamide 병용투여, cisplatin, cyclophosphamide>1500mg/m², dacarbazine, doxorubicin≥60mg/m², epirubicin>90mg/m², ifosfamide≥2g/m²/dose가 있습니다. 2017년 미국 종양학회의 항구토제 가이드라인에서는 구토유발도가 고위험인 약물에는 뉴로키닌 1 길항제(neurokinin 1 antagonist), 세로토닌(5-HT$_3$) 길항제, dexamethasone과 olanzapine을 병용하며, dexamethasone과 olanzapine(10mg)은 2~4일간 계속 사용하도록 권고하고 있습니다.

Aprepitant와 netupitant/palonosetron은 중등도 및 심한 구토를 유발하는 항암 화학요법제의 초기 및 반복적인 치료에 의해 유발되는 급성 및 지연형의 구역 및 구토의 예방에 허가된 약물입니다.

두 약물의 작용기전은 무엇입니까?

에멘드의 aprepitant는 뉴로키닌 1 길항제이며, 아킨지오는 뉴로키닌 1 길항제인 netupitant와 세로토닌 길항제인 palonosetron의 복합제입니다. 구토 반사에 관여하는 신경전달물질에는 substance P, 세로토닌, 도파민, endocannabinoids가 있습니다. Aprepitant와 netupitant는 뉴로키닌 1 수용체에 선택적으로 작용하여, substance P를 길항하는 작용을 합니다. Substance P는 여러 감각신경에 작용하는 중요한 신경전달물질로 우울, 염증반응, 통증 반응에도 관여하지만 구토 반사에도 관여하며, 구토를 유발할 때 작용하는 수용체가 뇌에 있는 뉴로키닌 1 수용체입니다. Aprepitant와 netupitant는 substance P가 뉴로키닌 1 수용체에 결합하지 못하게 함으로써, 항암 화학요법제로 인한 급성 및 지연성 구토를 억제합니다. Palonosetron은 선택적인 세로토닌 길항제로, 위장과 뇌의 연수에 위치하는 세로토닌 수용체를 차단하여 구토를 억제합니다.

두 약물은 약동학적으로 어떤 차이가 있을까요?

Aprepitant는 경구로 복용 시 3~6시간 후에 최고 혈중농도에 이르며, 생체이용률은 60~65%이며 음식에 영향을 받지 않습니다. 단백결합률은 95% 이상이며, 주로 CYP3A4에 의해서 대사되지만, 일부는 CYP1A2와 CYP2C19으로 대사됩니다. 반감기는 9~13시간입니다.

Netupitant/palonosetron은 경구로 복용 시 5시간 후에 최고 혈중농도에 이르며, 음식에 영향을 받지 않습니다. Netupitant의 단백결합률은 99.5% 이상이며, palonosetron의 단백결합률은 62%입니다. Netupitant는 주로 CYP3A4로 대사되지만, palonosetron은 일부분만 간대사 됩니다. Netupitant는 대변으로 86.5%가 배설되며 4.7% 정도가 신장으로 배설되는 반면, palonosetron은 85~93%가 신장으로 배설됩니다. 반감기는 netupitant가 80시간, palonosetron은 50시간입니다.

두 약물의 용법과 용량은 무엇입니까?

Aprepitant

코르티코스테로이드 및 세로토닌 길항제와 병용하여 3일간 투여하며, 첫째 날 항암 화학요법 1시간 전에 125mg을 경구투여하고, 둘째 날과 셋째 날은 80mg을 1일 1회 아침에 투여합니다.

- 심한 구토를 유발하는 항암 화학요법에 의한 구역 및 구토 예방

	1일	2일	3일	4일
Aprepitant	125mg 화학요법 치료 1시간 전	80mg 아침	80mg 아침	–
Dexamethasone	12mg 화학요법 치료 30분 전	8mg	8mg	8mg
세로토닌 길항제	세로토닌 길항제 허가사항에 따라	–	–	–

- 중등도의 구토를 유발하는 항암 화학요법에 의한 구역 및 구토 예방

	1일	2일	3일
Aprepitant	125mg 화학요법 치료 1시간 전	80mg 아침	80mg 아침
Dexamethasone	12mg 화학요법 치료 30분 전	–	–
세로토닌 길항제	세로토닌 길항제 허가사항에 따라	–	–

Netupitant/palonosetron

- 심한 구토를 유발하는 항암 화학요법에 의한 구역 및 구토 예방

	1일	2일	3일	4일
Netupitant/ palonosetron	Netupitant 300mg/Palonosetron 0.5mg 화학요법 치료 1시간 전	–	–	–
Dexamethasone	12mg 화학요법 치료 30분 전	8mg	8mg	8mg

- 중등도 구토를 유발하는 항암 화학요법에 의한 구역 및 구토 예방

    Netupitant 300mg /palonosetron 0.5mg 1캡슐을 화학 요법치료 1시간 전, dexamethasone 12mg은 30분 전에 투여합니다.

두 약물의 이상반응은 무엇입니까?

Aprepitant의 흔한 이상반응은 무기력(7%), 저혈압(6%), 어지러움, 딸국질(5%), 두통(3%) 등이 나타날 수 있으며, 심각한 이상반응으로는 스티븐슨존슨 증후군이 보고되었습니다. Netupitant/palonosetron의 흔한 이상반응은 두통(9%), 피로(4~7%), 변비(3%) 등이 나타날 수 있으며, 심각한 이상반응으로는 세로토닌 증후군이 나타날 수 있습니다. Palonosetron은 QT 연장 가능성이 있으므로, QT를 연장시킬 수 있는 약물과 병용 시 주의해야 합니다.

두 약물의 약물상호작용은 무엇입니까?

Aprepitant와 netupitant는 CYP3A4 저해제로 작용할 수 있습니다. CYP3A4에 의해 대사되는 화학요법제의 경우 임상시험에서 용량조절이 필요하지 않은 경우도 있었지만, 임상시험에 사용되지 않은 약물인 경우 화학요법제의 독성을 주의 깊게 관찰할 필요가 있습니다. 또한 dexamethasone(20mg)과 병용 시 dexamethasone의 혈중 약물농도-시간 곡선하 총 면적(area under the concentration-time curve, AUC)이 2배 이상 증가하므로, dexamethasone의 용량을 50% 감량한 용량(8~12mg)으로 권장되고 있습니다. Netupitant/palonosetron은 경구 피임약의 효과에 영향을 미칠 가능성은 낮지만, aprepitant는 CYP2C9 기질로 작용하여 경구 피임약의 효과를 감소시킬 수 있어서 aprepitant 투여 중 및 마지막 투여 1개월 동안은 다른 피임방법을 사용해야 합니다. 또한 warfarin의 혈중농도를 감소시킬 수 있어서 aprepitant 처방한 후 7~10일 간격으로 INR(international normalized ratio)을 주의 깊게 관찰해야 합니다.

이것만은 꼭 기억하세요!

- 에멘드(aprepitant)와 아킨지오(netupitant/palonosetron)는 심한 구토 또는 중등도 구토 유발성 항암 화학요법제의 초기 및 반복적인 치료에 의해 유발되는 급성 및 지연형 구역 및 구토의 예방을 위해 사용됩니다.
- 에멘드(aprepitant)는 뉴로키닌 1 길항제이며 아킨지오는 뉴로키닌 1 길항제인 netupitant와 세로토닌 길항제인 palonosetron 복합제입니다.
- 에멘드는 첫째 날, 항암요법 치료 1시간 전에 125mg, 둘째 날과 셋째 날은 80mg을 아침에 복용하며, 아킨지오는 첫째 날, 항암요법 치료 1시간 전에 1회 복용합니다.

스코폴라민 패취 vs. 디멘히드리네이트 복합제제
Scopolamine vs. Dimenhydrinate

정경혜

	Scopolamine (키미테패취)	Dimenhydrinate (+caffeine, pyridoxine, 이지롱내복액)
효능효과	멀미에 의한 구역·구토의 예방	멀미에 의한 어지러움·구토·두통 등의 예방 및 완화
작용기전	항콜린제	항히스타민제(카페인, 비타민 B_6)
용량용법	성인: 최소한 4시간 전에 귀 뒤 털이 없는 건조한 피부 표면에 1매(scopolamine 1.5mg) 부착, 필요시 3일 지난 후 새 패취 부착	15세 이상: 1회 1병(30mL) 11~14세: 1회 ⅔병(20mL) 7~10세: 1회 ½병(15mL) 3~6세: 1회 ⅓병(10mL) - 승차 30분 전에 1회 복용량 복용, 필요시 4시간 이상의 간격을 두고 1회 복용량 복용(최대 1일 3회)

두 약물은 어떤 질환에 사용됩니까?

두 약물은 모두 멀미 예방을 위한 일반의약품입니다.

Dimenhydrinate는 53~56% diphenhydramine과 44~47% 8-chlorotheophylline을 함유하며 임부의 멀미, 구역, 구토에도 사용가능한 약물입니다. Dimenhydrinate 복합제제에 함유되어 있는 피리독신은 수용성 비타민 B_6로 위 점막에서 지각 신경 마비 작용에 의해 반사성 구토를 감소시키며 카페인은 항히스타민제의 졸음 부작용을 감소시킵니다.

두 약물은 패취와 액제라는 제형상 차이도 있지만 중요한 차이점은 작용 발현 시간과 작용 지속 시간입니다. Scopolamine 패취는 효과가 늦게 나타나기 때문에 차나 배를 타기 4시간 전에 미리 붙여야 하며 지속 시간은 3일입니다. 그러므로 장시간 멀미 예방이 필요할 경우에 사용하기 적합한 제제입니다. 그러나 dimenhydrinate 복합제제는 15~30분 내 반응이 나타나므로 멀미가 예상되는 시간 30분 전에 복용하며 약효는 3~6시간 지속됩니다. 대부분 멀미 예방을 위해 필요한 시간이 길지 않기 때문에 dimenhydrinate 복합제제를 복용하는 경우가 많습니다.

두 약물의 작용기전은 무엇입니까?

Scopolamine은 벨라돈나 알칼로이드로 전정핵으로부터 중추신경계로 들어오는 콜린성 신경 전달과 망상체에서 구토중추로의 콜린성 신경 전달을 차단하는 항콜린제입니다. Dimenhydrinate는 1세대 항히스타민제이며 과도하게 자극된 전정기능을 억제하는 약물로 귀 미로(labyrinth)의 자극을 약 3시간까지 억제합니다. 아세틸콜린에 의한 신경 흥분을 감소시켜 구토중추의 활성화를 억제한다고 알려져 있습니다.

이상반응과 주의할 점은 무엇입니까?

- 두 약물 모두 입마름, 땀 분비 감소, 변비, 빈맥, 소변 저류 등의 항콜린 이상반응이 나타날 수 있으며 이 부작용은 노인 환자에서 더 심하게 나타납니다. 녹내장, 배뇨장애 환자는 주의합니다.
- 약을 복용하는 동안 음주를 피하며 적절하게 수분을 섭취합니다.
- 졸음을 유발할 수 있으므로 운전 또는 기계 조작을 하지 않습니다.
- 스코폴라민(scopolamine) 패취
  - 패취를 만진 후 반드시 손을 씻어야 합니다. 패취를 만졌던 손을 씻지 않고 눈을 비비면 스코폴라민의 산동작용으로 인해 사물이 잘 보이지 않는 등의 시각 장애가 올 수 있습니다.
  - 소변이 잘 안 나올 수 있습니다. 심하면 패취를 제거합니다.
  - 땀이 덜 날 수 있으므로 날씨가 너무 덥거나, 운동 또는 사우나를 할 때 주의합니다.
  - 방향감각상실, 착란 등이 나타날 수 있으므로 위험이 수반되는 기계 조작을 하지 않도록 주의하며 이런 증상이 일어나면 즉시 패취를 제거합니다.
  - 중추신경계억제제, 항콜린제, 항히스타민제, 항우울약 등은 이 약의 작용을 증가시키므로 주의해서 복용합니다.
  - 투여를 중지한 후(특히 3일 이상 부착한 경우) 어지러움, 구역, 구토, 두통, 평형감각 장애 등 금단 증상이 나타날 수 있습니다.
- 디멘히드리네이트(dimenhydrinate) 복합제제
  - 1병을 분할한 후 남은 약을 사용할 경우에는 입구를 잘 봉하여 보관하고 2일 이내

사용합니다.
- 다른 진토제, 감기약, 항히스타민제, 진정제 등과 함께 복용하지 않아야 합니다.

스코폴라민(scopolamine) 패취의 사용법을 알려주세요.

- 손을 씻고 말린 후 귀 뒤의 털이 없는 건조한 피부 표면에 1매를 붙입니다. 한 번에 2매를 붙여서는 안 됩니다.
- 패취를 붙인 뒤 비누로 손을 깨끗이 씻고 떼어낸 뒤에도 패취를 붙였던 부위와 손을 깨끗이 씻습니다.
- 패취가 떨어지면 다른 쪽 귀 뒤에 새 패취를 붙입니다.
- 3일 이상 멀미 예방이 필요할 경우에는 첫 번째 패취를 떼고 다른 패취를 반대쪽 귀 뒤에 붙입니다.
- 패취를 자르지 않습니다. 또한 포장이 찢어진 상태로 있는 패취는 사용하지 않습니다.
- 사용 후 버릴 때 부착 면을 반으로 접어 어린이의 손이 닿지 않는 곳에 버립니다.
- MRI 검사 전에 반드시 패취제를 뗍니다. 패취제는 알루미늄 또는 다른 금속 물질을 지지체로 함유하고 있기 때문에 MRI 검사 시 부착 부위에 화상을 유발할 수 있기 때문입니다.

스코폴라민(scopolamine)과 디멘히드리네이트(dimenhydrinate)는 경구용 단일제제로 무슨 용도로 사용되나요?

스코폴라민(부스코판당의정)은 복부 경련, 복통을 완화하는 진경제로 사용됩니다. 디멘히드리네이트(보나링에이정)는 멀미·메니에르증후군·방사선숙취에 의한 구역·구토·어지러움 치료에 쓰입니다.

멀미에 사용되는 다른 복합제제에 대해 알고 싶어요.

멀미 예방에 스코폴라민과 항히스타민제 복합제제와 스코폴라민 없이 meclizine, chlorpheniramine, doxylamine 등의 항히스타민제만 복합된 제제가 생산됩니다(표 5-12).

표 5-12 **멀미 예방약**

스코폴라민	항히스타민제	기타	제품명 예
Scopolamine 0.1mg	Meclizine 25mg	–	보미롱산
Scopolamine 0.2mg	Meclizine 25mg	Caffeine 20mg	트라밍엔정, 메카인정
Scopolamine 0.125mg	Dimenhydrinate 20mg	–	보나링츄어블정
	Meclizine 25mg Chlorpheniramine 2mg	Caffeine 25mg, Pyridoxine 10mg	뱅드롱액

멀미에 도움이 되는 생활요법은 무엇인가요?

- 되도록 흔들림이 적은 자리에 앉습니다. 창가 좌석과 같이 흔들림을 볼 수 있는 곳이 좋습니다. 자동차나 버스는 앞 좌석, 비행기는 날개 근처, 배는 가운데나 갑판 위가 멀미가 덜 일어납니다.
- 차량 진행 방향과 같은 방향으로 앉습니다. 또한 직접 차를 운전하는 것이 멀미가 덜 일어납니다.
- 차 안에서 책을 읽거나 핸드폰을 보는 등 한곳에 시선을 집중하는 행동은 피하고 가능하면 먼 곳의 경치를 바라봅니다.
- 환기를 자주해서 신선한 공기를 마시고 흡연을 피합니다.
- 소화가 잘 되는 음식으로 과식하지 않고, 가능하면 출발 2시간 전에 식사를 마치는 것이 좋습니다.
- 반복적으로 멀미 유발 환경에 노출되면 대부분의 경우 멀미 증세가 점차 줄어듭니다.

이것만은 꼭 기억하세요!

- 스코폴라민(scopolamine) 패취는 승차나 승선하기 4시간 전에 붙이고 디멘히드리네이트(dimenhydrinate) 복합제제는 30분 전에 복용합니다.
- 스코폴라민(scopolamine) 패취는 약효가 3일 동안 지속되며 디멘히드리네이트(dimenhydrinate) 복합제제는 4시간 이상 간격을 두고 다시 복용합니다.
- 두 약물은 항콜린 작용 때문에 입마름, 땀분비 감소, 변비, 빈맥, 소변 저류 등의 이상반응이 나타날 수 있습니다.

디멘히드리네이트 vs. 베타히스틴
Dimenhydrinate Betahistine

한혜성

	Dimenhydrinate (보나링에이정)	Betahistine (메네스에스정)
효능효과	멀미, 메니에르병, 방사선 숙취에 의한 구역·구토, 어지러움이나 수술 후 구역·구토	메니에르병에 의한 어지러움, 이명, 청력 소실
작용기전	항히스타민제	히스타민-1효능제, 히스타민-3길항제

두 약물은 어떤 질환에 사용됩니까?

Dimenhydrinate는 멀미, 메니에르병, 방사선 숙취에 의한 구역, 구토, 어지러움이나 수술 후 구역, 구토에 사용합니다. 방사선 숙취란 방사선이나 방사성 물질 때문에 생기는 중독증을 의미하며 방사선 치료를 받았을 때 전신 권태나 구토감 등을 느끼는 것을 의미합니다. Betahistine의 경우 메니에르병에 의한 어지러움, 이명, 청력소실에 사용합니다.

두 약물은 모두 메니에르병에 사용되는데 어떤 질환입니까?

메니에르병은 1861년 프랑스 의사 메니에르(Meniere)에 의해 발견된 질병입니다. 병태와 기전이 완전히 밝혀지지는 않았지만 어떤 원인이든지 내림프 수종(endolymphatichydrops), 즉 내이의 임파액이 많아지게 되어 내이를 지나치게 출렁이게 함으로써 어지러움증을 일으키는 질환입니다. 연령이 높아지면서 유병률이 높아지며 남녀 비율은 비슷하게 발생합니다. 난청이 가장 흔한 증상으로 초기에는 한 쪽 귀에서만 나타나고 병이 진행될수록 양쪽 모든 귀에서 나타납니다. 주요 특징으로는 이충만감, 즉 귀가 꽉 찬 느낌 등의 전구증상이 나타나며 이후 발작성 어지러움과 함께 오심, 구토를 동반하고 어지러움은 20분~4시간 정도 지속됩니다. 어지러움과 함께 이명·난청을 동반하는 전형적인 메니에르증상 외에도 비전형적인 형태로 어지러움 증상만 있는 경우도 있기 때문에 충분한 관찰이 필요합니다. 급성 증상인 구토와 어지러움 증상을 치료하기 위해 오심, 구토 억제제가 사용되는데 주로 항히스타민제(dimenhydrinate)를 사용합니다. 만성메니에르병 치료는 betahistine이 효과적인 약물로 알려져 있으며, 그 외에 이뇨제인 티아지드(thiazide)계나 acetazolamide 등을 병용하기도 합니다. 생활습관으로는 저염식을 권장합니다.

두 약물의 작용기전은 무엇입니까?

Dimenhydrinate는 항히스타민제인 diphenhydramine 53~56%와 8-chlorotheophylline을 44~47% 함유하는 일종의 공융화합물입니다. 항히스타민작용, 진토작용, 진정작용을 나타냅니다.

Betahistine의 경우 정확한 기전은 알려져 있지 않지만 히스타민1(H1)수용체에 대해서는 부분적인 효능제로 작용하고, 히스타민 3(H3)수용체의 작용은 억제한다고 알려져 있습니다. 동물시험을 통해 밝혀진 결과는 H1-수용체 효능작용을 통해 와우관(달팽이관)의 혈류를 증가시키고 대뇌 피질과 피질 하부 구조의 신경활동의 흥분 효과를 나타내는 것을 알 수 있었습니다. 또한 H3-수용체 억제작용을 통해 어지럼증을 유발하는 히스타민의 과도한 분비를 막아 내이의 모세혈관을 확장, 혈류량를 증가시켜 전정신경계의 기능을 개선합니다. 전정신경계에는 귓속에 있는 반고리관, 전정기관, 뇌간(뇌의 일부분으로 숨골이라고도 합니다) 등이 속하며 이들 기관은 회전과 평형 감각을 담당합니다. 유럽에서 오래전부터

 여기서 잠깐! "히스타민(histamine) 수용체에 대해 알아볼까요?"

히스타민은 세포증식, 분화와 혈구 생성, 염증반응, 조직 재생과 신경전달 등에 관여하는 단백질입니다. 우리 몸에서 히스타민은 H1, H2, H3, H4의 4가지 수용체를 통하여 작용을 나타내는데, H1-수용체는 혈관확장과 혈관의 투과성 증가 등의 작용을 통해 알레르기 반응을 나타냅니다. Cetirizine, loratadine 등의 항히스타민제들은 이러한 H1-수용체를 차단하여 알레르기성 비염, 두드러기, 발적, 소양감 등의 알레르기성 반응을 치료하는 데 사용됩니다. H2-수용체는 주로 위벽 세포에 존재하여 위산의 분비와 조절에 관여하고 H3-수용체는 일부 중추신경계와 말초신경계에서 발견되는 수용체로 히스타민, 아세틸콜린, 노르에피네프린, 세로토닌 등의 신경전달물질의 방출에 관여합니다. H4-수용체는 골수 등에서 발견되는데 비만세포나 사이토카인(cytokine) 생성과 분비 등에 영향을 준다고 알려져 있습니다.

betahistine을 메니에르병 치료 시 혈액순환개선의 목적으로 사용하고 있습니다.

두 약물의 용법과 용량은 무엇입니까?

Dimenhydrinate의 경우 1회 1정(50mg)씩 1일 3~4회 투여합니다. 1일 200mg, 즉 4정을 초과하지 않아야 합니다. 멀미나 구토의 예방 목적으로는 30분이나 1시간 전에 1~2정을 투여합니다. Betahistine은 투여 초기에는 1회 1정(16mg)을 1일 3회 식사와 함께 투여합니다. 유지 용량으로는 1일 1.5~3정(24~48mg)을 투여합니다.

두 약물의 대표적인 이상반응은 무엇입니까?

Dimenhydrinate는 졸음, 두통, 수족 마비, 손떨림, 어지러움, 시력 장애, 불면, 지각 이상 등이 나타날 수 있으며, 그 밖에도 구갈, 가슴쓰림, 위통, 배뇨장애 등이 나타날 수 있습니다. Betahistine의 경우 소화불량이나 설사, 식욕부진, 복부팽만감 등의 위장관계 이상반응과 두통, 피부 발진, 심계항진 등이 나타날 수 있습니다.

두 약물을 복용 시 주의사항은 무엇입니까?

Dimenhydrinate는 소아 환자나 갑상선 기능항진증 환자, 급성 신장염 환자에게는 주의해서 투여해야 합니다. 이 약의 성분 중 테오필린계 약물의 이상반응이 나타날 수 있습니다. 또한 마취 전 환자에게 투여하는 경우 마취가 깨어나는 것이 지연될 수 있으므로 주의해야 합니다. Betahistine은 소화성 궤양의 병력이 있거나 또는 활동성 소화성 궤양 환자는 신중히 투여해야 하며 천식환자에게 투여 시도 주의해야 합니다.

두 약물을 사용할 수 없는 환자는 어떤 분들입니까?

Dimenhydrinate는 전립선 비대증 환자나 협우각형 녹내장 환자, 뇌전증 환자에게는 투여할 수 없습니다. Betahistine의 경우 부신 종양환자나 크롬친화세포종 환자에게는 투여하지 않아야 합니다.

두 약물과 다른 약물의 대표적인 상호작용은 무엇입니까?

Dimenhydrinate는 단가아민산화효소저해제(monoamine oxidase inhibitor, MAO저해제)와는 함께 투여할 수 없습니다. 또한 barbiturate계 약물 등 중추신경억제제와 함께 복용하는 경우 부작용의 위험이 증가할 수 있으므로 신중히 투여해야 합니다. 제8 뇌신경 장애를 일으킬 수 있는 aminoglycoside계 항생제(kanamycin, streptomycin 등)에 의한 난청 등을 은폐할 수 있으므로 함께 사용 시는 면밀하게 관찰해야 합니다. 또한 아트로핀이나 아트로핀 계열의 약물과 함께 투여 시에는 배뇨곤란이나 변비, 구갈 등의 부작용이 증가할 수 있습니다.

Betahistine은 항히스타민제와 함께 투여 시 betahistine의 작용을 감소시킬 수 있으므로 신중히 투여해야 합니다.

> **이것만은 꼭 기억하세요!**
>
> - Dimenhydrinate는 항히스타민제인 diphenhydramine 53~56%와 8-chlorotheophylline을 44~47% 함유하는 일종의 공융화합물 형태로 항히스타민작용, 진토작용, 진정작용을 나타냅니다.
> - Betahistine은 히스타민 1(H_1)수용체에 대해서는 부분적인 효능제로 작용하고 히스타민3(H_3) 수용체의 작용은 억제합니다.
> - 두 약물을 메니에르병에 사용하는 경우 dimenhydrinate는 주로 급성 증상을 개선하는 데 사용하고 betahistine은 만성증상에 효과적입니다.

레보설피리드 vs. 모사프리드
Levosulpiride vs. Mosapride

제남경

	Levosulpiride (레보프라이드정)	Mosapride (가스모틴정)
효능효과	기능성 소화불량(만성위염 포함) 증상의 완화(속쓰림, 구역, 구토)	기능성 소화불량(만성위염 포함) 증상의 완화(복부팽만감, 복부불쾌감, 속쓰림, 트림, 구역, 구토)
작용기전	D_2 수용체 길항제	$5-HT_4$ 수용체 효능제
용법용량	성인: 레보설피리드로서 1회 25mg 정제 1정을 하루 3회 식전에 경구투여한다.	성인: 모사프리드로서 1회 5mg 정제 1정을 하루 3회 식전 또는 식후에 경구투여한다.
이상반응	추체외로증상, 고프로락틴혈증	설사, 묽은 변, 복통, 구갈

두 약물은 어떤 질환에 사용됩니까?

두 약물은 모두 위장관 운동 촉진제(prokinetic drugs)로서 기능성 소화불량에 의한 속쓰림, 트림, 구역, 구토 증상을 완화합니다.

> **여기서 잠깐! "기능성 소화불량이란?"**
>
> 기능성 소화불량증은 Rome IV 진단 기준에 따르면 ① 식후 팽만감(postprandial fullness), ② 조기 포만감(early satiation), ③ 명치부위 통증(epigastric pain), ④ 명치부위 작열감(epigastric burning) 4가지 증상 중 한 가지 이상이 해당되고, 이러한 증상을 설명할 수 있는 생화학적·내시경적·초음파학적인 증거가 없을 때 진단할 수 있습니다. 또한 증상이 6개월 전부터 있어야 하고 적어도 3개월 이상 지속되어야 합니다. 기능성 소화불량증은 증상으로 진단하는 것이기 때문에 치료도 증상 소실을 목표로 합니다. 비약물치료로 신 음식, 커피, 지방이 많이 포함된 음식을 피하고 술과 담배를 자제합니다. 약물치료로 위장관 운동 촉진제의 투여가 증상의 완화에 도움을 줍니다.

두 약물의 작용기전은 무엇입니까?

두 약물 모두 기능성 소화불량에 사용되지만 작용기전은 다릅니다. Levosulpiride는 중추와 말초에 있는 도파민 수용체에 작용합니다. 위장에는 D_1, D_2, D_3, D_4, D_5의 다섯 가지 도파민 수용체가 있습니다. 이 중 위장관 운동성과 밀접한 관련성이 있는 것이 D_2 수용체로 이것이 자극되면 아세틸콜린과 같은 부교감 신경전달물질의 분비를 억제합니다. Levosulpiride는 D_2 수용체에 길항제로 작용하여 아세틸콜린의 분비를 증가시켜 위장관 운동을 촉진합니다.

Mosapride는 세로토닌 수용체 중 하나인 $5-HT_4$ 수용체에 효능제로 작용합니다(HT는 hydroxytryptamine의 약자로 세로토닌을 의미함). $5-HT_4$ 수용체가 자극되면 장의 수축력이 증가되고 연동반사가 활성화되어 위 내용물 배출이 촉진됩니다. 한편 mosapride의 대사체는 $5-HT_3$ 수용체 길항효과가 있습니다. $5-HT_3$ 수용체가 억제되면 구토가 억제되는 효과가 있습니다.

두 약물의 용법과 용량은 무엇입니까?

두 약물 모두 1일 3회 복용합니다. 보통 위장관 운동 촉진제는 식전에 투여하는 것이 권장됩니다. 허가사항에 따르면 levosulpiride는 1일 3회 식전에 경구로 복용하고 mosapride는 식전과 식후에 상관없이 1일 3회 복용할 수 있습니다.

두 약물의 대표적인 이상반응은 무엇입니까?

Levosulpiride는 혈액-뇌 장벽(blood brain barrier, BBB)을 통과하여 중추의 도파민 수용체를 차단할 수 있습니다. 이상반응으로 추체외로증상(extrapyramidal symptoms)과 고프로락틴혈증(hyperprolactinemia)을 유발할 수 있습니다. 이와 같은 이유로 파킨슨질환이 있는 사람이 levosulpiride를 복용 시 증상 악화가 일어날 수 있으므로 사용을 피하는 것이 좋습니다. Mosapride는 이상반응으로 설사, 묽은 변, 복통, 구갈을 일으킬 수 있습니다.

두 약물과 다른 약물의 대표적인 상호작용은 무엇입니까?

Levosulpiride는 도파민 수용체에 길항제로 작용하므로 도파민 수용체에 효능제로 작용하

> **여기서 잠깐!** "추체외로증상과 고프로락틴혈증에 대해 알아봅시다."
>
> - 추체외로증상: 약물의 이상반응으로 근육긴장이상증(dystonia), 정좌불능증(akathisia), 가성파킨슨증후군(psuedoparkinsonism), 지연성 운동장애(tardive, dyskinesia)의 형태로 나타납니다. 추체외로증상의 원인은 뇌의 흑질-선상계(nigrostriatal pathway)에 있는 도파민 수용체가 차단되기 때문입니다. 도파민 수용체를 차단하는 작용기전을 가진 조현병 치료제가 추체외로증상을 일으키는 대표적인 약물입니다. 조현병 치료제외에도 도파민 수용체를 억제하고 BBB를 통과하는 약물은 잠재적으로 모두 추체외로증상을 일으킬 수 있습니다. 이러한 약물들 중에서도 도파민 수용체에 대한 결합력이 클수록, BBB를 잘 통과할수록 추체외로증상을 일으킬 위험이 큽니다.
> - 고프로락틴혈증: 결절-누드 경로(tuberoinfundibular pathewa)에 있는 도파민 수용체가 차단되면 prolactin의 분비가 증가하게 됩니다. Prolatin의 증가는 유즙분비, 남성의 여성형 유방화와 같은 부작용을 초래합니다. 결절-누드경로는 BBB의 바깥에 존재하기 때문에 BBB를 통과하지 않는 D_2 수용체 길항제에서도 나타나는 이상반응입니다.

는 약물과 함께 복용 시 서로의 효과를 감소시킬 수 있습니다. 도파민 수용체 효능제로 작용하는 약물에는 파킨슨질환 치료제인 bromocriptine, pergolide, pramipexole, ropinirole, rotigotine 등이 있습니다.

두 약물 모두 atropine이나 scopolamine과 같은 항콜린제와 병용 시 약의 작용이 감소될 수 있으므로 복용 간격을 두는 등 주의해야 합니다.

위장관 운동 촉진제로 그 외 어떤 약물이 있나요?

Levosulpiride, mosapride 외에 현재 유통되는 약물로 metoclopramide, domperidone, itopride, prucalopride가 있습니다(표 5-13). 심각한 심혈관계 이상반응으로 시판 중단된 약물로 cisapride가 있습니다.

Cisapride는 $5-HT_4$ 수용체 효능작용을 통해 위장관 운동촉진효과를 나타내는 대표적인 약물로 식도, 위, 소장, 대장의 운동 기능 개선 효과가 있어 한때 대표적인 기능성 소화불량 치료제로 사용이 되었으나 QT 간격 연장으로 인한 부정맥 및 심인성 급사의 우려로 시판이 중단되었습니다.

- Metoclopramide는 가장 오래된 D_2 길항제로서 BBB를 통과할 수 있어 추체외로증상과 졸음, 초조, 피곤 등의 증상이 나타나고 근육긴장이상증(dystonia) 등이 나타날 수 있습니다.
- Domperidone은 D_2 길항제이지만 BBB를 통과하지 않기 때문에 추체외로증상의 이상

표 5-13 위장관 운동 촉진제와 관련 수용체

약물	제품명	D_2 길항작용	5-HT_3 수용체 길항작용	5-HT_4 수용체 촉진작용	Motilin 수용체 촉진작용
Metoclopramide	멕페란정	+++	+	+	
Domperidone	모티리움정	+++			
Itopride	가나칸정	+++			
Levosulpiride	레보설피리드정	+++	±		
Mosapride	가스모틴정			+++	
Prucalopride	레졸로정			+++	
Erythromycin	−				+++

반응이 드물게 나타납니다.

- Levosulpiride도 D_2 길항제로 serotonin 수용체에도 작용하는 특징이 있습니다.
- Itopride는 D_2 수용체 길항작용과 함께 아세틸콜린에스터분해효소(acetylcholinesterase) 억제 효과가 있습니다.
- Mosapride는 두통, 구역 등의 경미한 부작용이 보고되었을 뿐 부정맥과 같은 심각한 이상반응은 보고되지 않아 cisapride를 대신하여 임상에서 많이 사용되고 있는 약물입니다.
- Prucalopride도 부정맥과 같은 심각한 이상반응은 보고되지 않아 임상에서 많이 사용되고 있습니다.
- Eythromycin은 motilin 수용체 효능제입니다. Motilin 수용체가 자극되면 평활근 수축을 유발하여 위장관 운동을 촉진합니다. 현재 사용되는 약물로 erythromycin이 대표적이며 경구투여보다 정맥투여가 더 효과적이라는 보고가 있습니다.

이것만은 꼭 기억하세요!

- Levosulpiride와 mosapride는 기능성 소화불량에 사용되는 약물입니다.
- Levosulpiride는 이상반응으로 추체외로증상과 고프로락틴혈증을 일으킬 수 있습니다.
- Mosapride는 이상반응으로 설사, 묽은 변, 복통, 구갈을 유발할 수 있습니다.

베스자임 베나치오에프

박재경

	Pancreatin, bromelain, dimethicone (베스자임정)	감초, 현호색, 회향, 진피, 건강, 육계, 창출 (베나치오에프액)
효능효과	소화불량, 식욕감퇴, 과식, 체함, 소화촉진, 위부팽만감	식욕감퇴, 위부팽만감, 소화불량, 과식, 체함, 구역, 구토
작용기전	소화효소제, 음식물 분해	생약성분, 위장운동 촉진
주의사항	7세 이하 금기	만 3개월 미만 금기

두 약은 어떤 질환에 사용됩니까?

Pancreatin, bromelain, dimethicone 복합제(이하 소화효소제)와 감초, 현호색, 회향, 진피, 건강, 육계, 창출 복합제(이하 생약소화제) 모두 소화불량, 식욕감퇴, 과식, 위부팽만감 및 체했을 때 복용합니다. 생약소화제는 이외에 구역, 구토에도 허가받았습니다.

두 약의 작용기전은 무엇입니까?

소화효소제는 pancreatin(400mg), bromelain(30mg), dimethicone(40mg) 성분의 복합제입니다.

- Pancreatin은 지방, 탄수화물 및 단백질을 분해하는 lipase, amylase 및 protease로 구성되어 있습니다. 돼지의 췌장에서 추출하여 만들어지며, 십이지장에서 음식물을 분해합니다. Pancreatin은 췌장효소(pancreatic enzyme)를 일컫는 말로 pancreaze, pancre-lipase 등으로 불립니다.
- Bromelain은 단백질 분해효소로 주로 파인애플에서 얻어지며, 화상에 의한 괴사조직

의 제거, 항염증효과 등을 나타낸다고 알려져 있습니다. 소화기관과 관련된 용도로 관장(bowel preparation), 궤양성 대장염(ulcerative colitis) 등에 사용됩니다.
- Dimethicone은 항팽만제로 장 점액의 표면장력을 감소시켜 위장관에서 가스 방출 및 가스에 의한 부글거림을 감소시킵니다.

생약소화제는 창출(atractylodes rhizome 50.6mg), 감초(glycyrrhiza 330mg), 현호색(corydalis tuber 240mg), 회향(foeniculi fructus 189.75mg), 진피(citrus unshii peel 290.95mg), 건강(ginger 126.5mg) 및 육계(cinnamomi cortex 189.75mg)의 복합제입니다.

창출은 국화과인 모창출의 뿌리줄기로서 위 운동 향상 및 항염증 효과가 있으며 감초는 복통과 위 경련을 완화시킵니다. 현호색은 *Corydalis yahusuo*(Papaveraceae)의 뿌리로 진통 및 항궤양 효과가 있어 민간요법으로도 사용되어 왔습니다. 현호색은 5-HT_3 및 dopamine-2 수용체를 억제하고 5-HT_4 수용체를 활성화하며 위의 이완장애(gastric dysaccommodation)를 조절함으로써 위장운동을 활성화하여 위의 배출을 촉진시키고 기능성 소화불량(functional dyspepsia)의 증상을 개선시킵니다.

또한 회향은 산형과의 열매로 소화불량, 진통, 진경, 항궤양 효과를 나타냅니다. 진피는 잘 익은 귤의 껍질로서 위 운동 향상과 항염증 효과가 있고, 건강은 생강의 뿌리줄기를 말린 것으로 위 운동을 향상시켜 소화불량, 구토에 효과가 있습니다. 육계는 녹나무과의 줄기껍질이며 복통을 호전시키고 항균, 항염 효과를 나타냅니다.

 여기서 잠깐! "**소화불량(dyspepsia)에 대해 알아봅시다.**"

소화불량은 주로 위와 십이지장에서 발생하는 모든 소화기 증상을 일컫는 말로 기능성 소화불량(functional dyspepsia)과 기질성 소화불량(organic dyspepsia)으로 나뉩니다. 일반적인 소화불량은 검사상 이상소견을 보이지 않는 기능성 소화불량을 말하며, 기질성 소화불량은 위암 또는 소화성궤양 등으로 인해 발생합니다. Rome criteria에 근거하여 기능성 소화불량을 정의하며, 2006년 발표된 Rome criteria Ⅲ에서는 소화불량을 '위 십이지장 영역에서 발생한 식후 포만감, 조기 만복감, 속쓰림(epigastric burning) 중 한 가지 이상을 호소하는 경우'로 정의하고 있습니다. 가장 최근 발표된 Rome criteria Ⅳ(2016)에서는 증상의 빈도에 따라 식후 불편증후군(postprandial distress syndrome, PDS)과 상복부 통증 증후군(epigastric pain syndrome, EPS)을 새롭게 정의하고 있습니다.

두 약물의 용법과 용량은 무엇입니까?

두 약 모두 1일 3회 식후에 복용합니다. 성인의 경우 소화효소제는 1회 1~2정씩, 생약소화제는 1회 1병씩 복용합니다.

생약소화제(75ml/병)의 최소 투여 간격은 4시간이며, 만 15세 미만인 경우 연령에 따라 1회 용량이 다릅니다. 생약소화제의 허가용량은 만 1세 이상부터 나와있습니다(만 1~3세 미만: 1/5병, 만 3~5세 미만: 1/4병, 만 5~8세 미만: 1/3병, 만 8~11세 미만: 1/2병, 만 11~15세 미만: 2/3병).

두 약물을 복용 시 주의사항은 무엇입니까?

소화효소제는 7세 이하의 영·유아에게, 생약소화제는 만 3개월 미만의 영아에게 투여하지 않습니다. 또한 생약소화제의 경우 만 3개월 이상 1세 미만인 경우 금기는 아니지만 복용하지 않는 것이 권장됩니다.

소화효소제는 원료에 나트륨을 함유하고 있으며 생약소화제는 감초성분으로 인해 복용 시 혈중 나트륨이 증가될 수 있습니다. 따라서 두 약 모두 나트륨 제한식이를 하는 경우 주의해야 합니다. 또한 소화효소제는 2주 이상, 생약소화제는 1개월 이상 투여해도 증상의 개선이 없을 경우 의사의 진료를 받도록 합니다.

두 약물의 대표적인 이상반응은 무엇입니까?

두 약 모두 상용량에서 이상반응은 흔하게 발생하지 않습니다.

소화효소제의 주요 이상반응으로 오심, 설사, 구토 등이 발생할 수 있습니다. 흔하지 않은 이상반응으로 pancreatin을 복용한 환자에서 섬유화 대장병증(fibrosing colonopathy)이 보고되었으며 고용량으로 장기간 복용할 경우 및 소아에서 발생 위험이 증가합니다. 또한 pancreatin을 고용량으로 복용할 경우 과요산뇨증(hyperuricosuria)이 보고되었습니다. Pancreatin은 돼지에서 추출되므로, 돼지 유래의 제품으로 인해 요산이 증가될 수 있는 신장애 환자와 돼지 알레르기가 있는 사람은 주의해야 합니다.

이 성분들의 제품에는 어떤 것들이 있나요?

소화효소제는 베스자임정(동아제약), 올편제정(한국프라임제약)으로 판매되고 있습니다. 성분이 비슷한 약물로 판크론정(영진약품)은 pancreatin, dimethicone 외에 섬유소인 hemicellulose와 우담즙(ox bile extract)을 함유하고 있습니다.

생약소화제와 비슷한 성분의 제품으로 베나치오액(20mL/병, 동아제약)이 판매되고 있습니다. 베나치오액은 위의 생약소화제의 성분에 l-menthol(8mg)이 추가되어 있습니다. 까스활명수-큐액(동화약품)은 위의 생약소화제와 창출, 현호색, 육계, 진피, 건강 성분이 같고 이 외에 정향, 육두구, 아선약, 후박, l-menthol, 고추 틴크(capsicum tincture)를 함유하고 있습니다. 속청액(종근당)은 위의 생약소화제와 감초, 진피, 건강, 육계 성분이 같고 이 외에 DL-carnitine, l-menthol, 용담을 포함하고 있습니다.

> **이것만은 꼭 기억하세요!**
>
> - 소화효소제는 음식물 분해를 돕고 생약소화제는 위장운동을 촉진하여 소화불량 등의 증상을 개선합니다.
> - 소화효소제는 7세 이하의 영·유아에게, 생약소화제는 만 3개월 미만에게 금기입니다.
> - 소화효소제는 2주 이상, 생약소화제는 1개월 이상 복용 시 증상의 개선이 없을 경우 의사의 진료를 받도록 합니다.

참고문헌

1. 국가 건강정보포털. Korea Disease Control and Prevention Agency; 2021. Available from: https://health.cdc.go.kr/healthinfo.
2. 박혜경, 신용문, 아영미 외. 대한 약사회 가정방문 복약관리교육교재 2019.
3. 복약지도매뉴얼Ⅲ(2014년 일반의약품: 약사공론).
4. [알아야 藥!] 위장질환 치료제. 헬스조선. [cited 2021 Mar 14]. Available from: http://health.chosun.com/site/data/html_dir/2012/04/17/2012041701854.html?Dep0=twitter.
5. 서울대학교병원 의학정보원; c2021[cited 2021 Apr]. Available from: http://www.snuh.org/health/nMedInfo/nList.do.
6. 신철민, 기능성 위장관질환에 있어서 식이 및 영양요법: 기능성 소화불량, Korean J Med. 2016;90(2):98–104.
7. 심영광, 이주엽, 김나영 외. 기능성 소화불량증 환자 중, 식후불편증후군 아형 환자에서 새로운 위장운동 촉진제 베나치오큐액의 유효성 및 안정성: 단일기관, 무작위배정, 양측눈가림, 위약대조 예비실험. Korean J Gastroenterol. 2015 May;66(1):17–26.
8. 아산병원. 의료정보. 질환백과 [cited 2021 Feb]. Available from: http://www.amc.seoul.kr/asan/.
9. 의약품안전나라 [database on the Internet]. 식품의약품안전처. Available from: https://nedrug.mfds.go.kr.
10. 약학정보원 [internet] Korean Pharmaceutical Information Center. Available from: www.health.kr.
11. 질병관리청 국가건강정보포털. 질병관리본부, 보건복지부[cited 2020. Jan]. Available from: https://health.cdc.go.kr/healthinfo/biz/health/gnrlzHealthInfo/gnrlzHealthInfo/gnrlzHealthInfoView.do.
12. 질환별 약 복용법– 소화성 궤양, 가톨릭대학교 부천성모병원 약제팀. [cited 2021 Mar 14]. Available from: https://www.cmcbucheon.or.kr/page/department/support/part_medicine/t0/s3/a451429?viewUrlPrefix=%2Fpage%2Fdepartment%2Fsupport%2Fpart_medicine%2Ft0%2Fs3%2Fa.
13. 한국 임상약학회. 체액 및 전해질 불균형. 약물치료학 제 3개정; 2014; 623–628.
14. 한국약사교육연구회, 2014 일반의약품 복약지도매뉴얼 Ⅲ, 약사공론, 2014.
15. ACCP Updates in Therapeutics 2019: Ambulatory Care Preparatory Review Course. ACCP 2019.
16. ACCP Updates in Therapeutics 2019: Pharmacotherapy Preparatory Review and recertification Course. ACCP 2019.
17. Bharucha, Adil E., et al. "American Gastroenterological Association medical position statement on constipation." Gastroenterology 144.1 (2013): 211–217.
18. Anton Emmanuel, Marina Cools, Lieve Van De Plassche et al. Prucalopride Improves Bowel Function and Colonic Transit Time in Patients With Chronic Constipation: An Integrated Analysis. Gastroenterology 2013;144 (5):S–545.
19. Aziz, Imran, et al. "An approach to the diagnosis and management of Rome IV functional disorders of chronic constipation." Expert Rev. Gastroenterol. Hepatol. 14.1 (2020): 39–46.
20. Beneyto, J. E., et al. "Evaluation of a new antacid, almagate." Arzneimittelforschung 34.10A (1984): 1350–1354.
21. Brian K. Alldredge, Robin L. Corelli, Michael E. Ernst et al. Koda-Kimble and Young's applied therapeutics: the clinical use of drugs. 10th ed. Philadelphia: Lippincott Williams & Wilkins; 2012.
22. Choe, Seong Choon, and Dong Ho Lee. "Use of Oral Antibiotics in Elderly Gastrointestinal Patients." J Korean Geriatr Soc 16.3 (2012): 108–113.
23. Choi, Chang Hwan, et al. "Second Korean guidelines for the management of ulcerative colitis." Intest Res

15.1 (2017): 7-37.

24. Crockett, Seth D., et al. "American Gastroenterological Association Institute guideline on the medical management of opioid-induced constipation." Gastroenterology 156.1 (2019): 218-226.
25. Danese, S. "Mechanisms of action of infliximab in inflammatory bowel disease: an anti-inflammatory multitasker." Dig Liver Dis 40 (2008): S225-S228.
26. Dipiro JT, Yee GC, Posey LM, et al. Pharmacotherapy: A pathophysiologic approach. 11th ed.: McGraw-Hill; 2020. p543-560.
27. Doctorkorea. Doctorkorea Inc. [cited 2021 Feb.] Available from http://www.doctorkorea.com/pharmacology/index.
28. Drugsbank [Cited 2021 Jan 18]. Available from: https://www.drugbank.ca/drugs/DB11089.
29. Drugs.com [database on the Internet]. Available from: https://www.drugs.com/.
30. Ford, Alexander C., et al. "American College of Gastroenterology monograph on the management of irritable bowel syndrome and chronic idiopathic constipation." Am J Gastroenterol ACG 109 (2014): S2-S26.
31. Futagami, Seiji, et al. "New classification Rome IV functional dyspepsia and subtypes." Clin Transl Gastroenterol 3 (2018).
32. Jung, Hwoon Yong. "Pharmacological treatment for reflux esophagitis." J. Korean Med. Assoc. 54.1 (2011): 88-91.
33. Shin, Jeong Eun, et al. "Guidelines for the diagnosis and treatment of chronic functional constipation in Korea." J Neurogastroenterol Motil. 22.3 (2016): 383-411.
34. Jo, Yun Ju. "Drug Interaction between Proton Pump Inhibitors and Clopidogrel: Safe Perspective." Korean J Med. 81.1 (2011): 26-33.
35. John W, David C. M, Exploring the Role of the Pharmacist in OTC PPI Use for Frequent Heartburn. US Pharmacist. 2010. http://www.uspharmacist.com/continuing_education/ceviewtest/lessonid/106740/.
36. Kim, You Sun. "How to Optimally Use Currently Available Drugs in a Therapeutic Algorithm?." Korean J Gastroenterol= Taehan Sohwagi Hakhoe chi 71.2 (2018): 74-80.
37. Kinoshita, Yoshikazu, and Shunji Ishihara. "Causes of, and therapeutic approaches for, proton pump inhibitor-resistant gastroesophageal reflux disease in Asia." Therap Adv Gastroenterol. 1.3 (2008): 191-199.
38. Lee, Kuen Yong, and David J. Mooney. "Alginate: properties and biomedical applications." Prog Polym Sci. 37.1 (2012): 106-126.
39. Kwon, Joong Goo, et al. "Guidelines for the treatment of irritable bowel syndrome." Korean J Gastroenterol = Taehan Sohwagi Hakhoe chi 57.2 (2011): 82-99.
40. Lexi-drugs online [database on the Internet]. Lexicomp Inc. Available from: http://online.lexi.com.
41. Medication guide, FDA. [cited 2021 Feb]. Available from: https://www.fda.gov/drugs/drug-safety-and-availability/medication-guides.
42. Medlineplus,U.S. National Library of Medicine [cited 2021 Feb]. Available from: https://www.nlm.nih.gov/medlineplus/druginfo/meds/a604027.html.
43. MICROMEDEX DRUGDEX [database on the Internet]. IBM Corporation. Available from: www.micromedexsolutions.com.
44. Peake, Simon TC, et al. "Mechanisms of action of anti-tumor necrosis factor α agents in Crohn's disease." Inflamm Bowel Dis 19.7 (2013): 1546-1555.
45. Poudel, Bijay Kumar, et al. "The pharmacological effects of benachio-F on rat gastrointestinal functions." Biomol Ther (Seoul). 23.4 (2015): 350.56.
46. Saxena, Pramod R. "Serotonin receptors: subtypes, functional responses and therapeutic relevance." Pharma-

col. Ther. 66.2 (1995): 339-368.
47. Allen, Rebecca, and Barbara M. O'Brien. "Uses of misoprostol in obstetrics and gynecology." Rev Obstet Gynecol. 2.3 (2009): 159-168.
48. Richard A. Harvey, Michelle A. Clark, Richard Finkel et al. Lippincott's illustrated reviews: Pharmacology 5th edition. Philadelphia: Lippincott Williams & Wilkins; 2012. p.351-362.
49. Saito, Ryo, Yukio Takano, and Hiro-O. Kamiya. "Roles of substance P and NK1 receptor in the brainstem in the development of emesis." J Pharmacol Sci. 91.2 (2003): 87-94.
50. Schmulson, Max J., and Douglas A. Drossman. "What is new in Rome IV." J Neurogastroenterol Motil. 23.2 (2017): 151-163.
51. Schreiber, Stefan. "Commentary: vedolizumab: a new mechanism of action for the treatment of ulcerative colitis." Gastroenterol Hepatol (N Y). 10.1 (2014): 67-68.
52. Shin, Jeong Eun, et al. "Guidelines for the Use of Laxatives-Which Laxatives, When?." The Korean Journal of Medicine 88.1 (2015): 22-26.
53. Song, Chang Seok, and Dong Il Park. "Concerns on Atrophic Gastritis and Neoplasia: Unsafe Perspective." Korean J Med. 81.1 (2011): 6-10.
54. U.S. Pharmacist.[cited 2021 Feb]. Available from https://www.uspharmacist.com/article/proton-pump-inhibitors-considerations-with-longterm-use.
55. U.S. Pharmacist2007:(32):20-23.[cited 2021 Feb]. Available from http://www.uspharmacist.com/content/t/gastroenterology/c/10190.
56. Update in Therapeutics: The Ambulatory Care Pharmacotherapy preparatory Review Course. ACCP 2019;Vol.2:1070-1087.
57. WHO General policies for monoclonal antibodies, INN Working Document 09.251, 2009.
58. Zeind CS, Carvalho MG. Applied therapeutics: the clinical use of drugs. 11th ed. Wolters Kluwer; 2018.

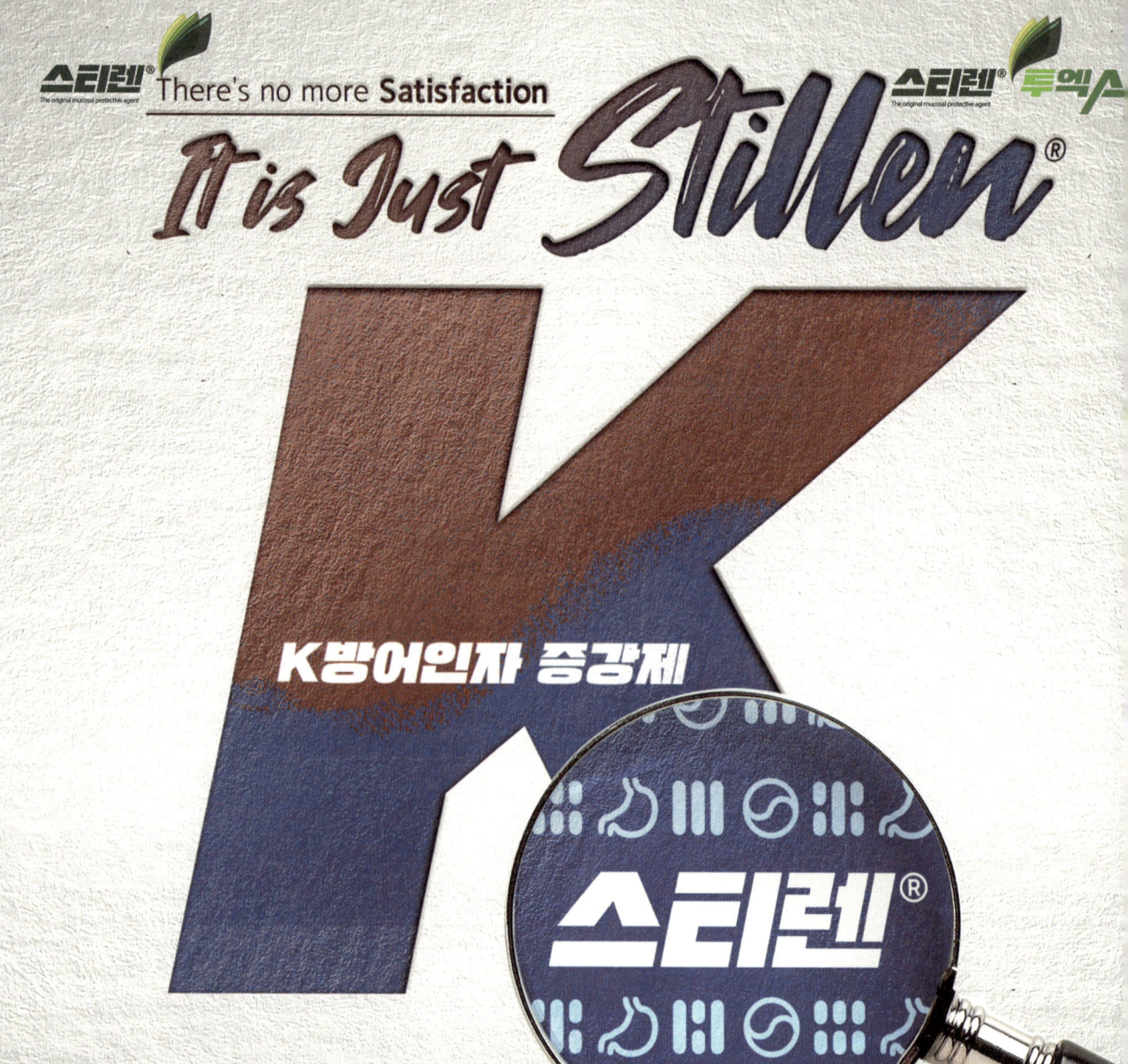

국내 No.1 PPI 브랜드
에소메졸 패밀리

에소메졸 패밀리
2021년 1~3분기
누적처방금액 353.4억

(2위 274.9억)

선생님의 성원에 감사합니다.
지속적인 사랑과 관심 부탁드립니다.

Hanmi 한미약품

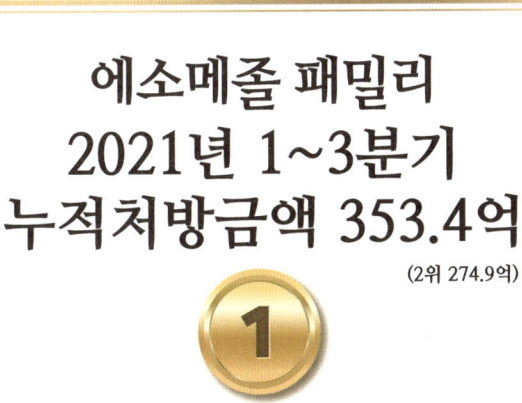

에소메졸®캡슐

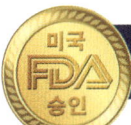 미국 FDA 승인

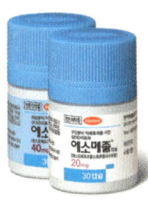

- 대한민국 최초, FDA승인 & USP 등재
- GERD에 뛰어난 치료 효과 [1),2)]
- NSAIDs로 인한 궤양 치료 및 예방 [3)]
- H.pylori 박멸요법에 입증된 효과 [4)]

에소메졸® 디알 서방캡슐

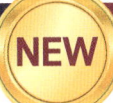 NEW

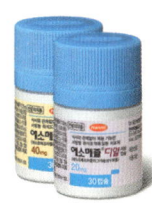

- 이중지연방출(Dual Delayed-Release) 제형으로 약효지속시간 개선 [5)]
- 야간산분비(NAB) 개선 [5)]
- 식사와 관계없이 복용 가능 [6)]

References 1. Castell DO, et al. Am J Gastroenterol. 2002;97:575-83. 2. Lee YJ, et al. Korean J Otorhinolaryngol-Head Neck Surg. 2014;57(10):698-702.
3. Scheimen JM, et al. Am J Gastroenterol. 2006;101:701-710. 4. Xin Y, et al. BMC Gastroenterol. 2016;16:80. 5. Data on file. HM-ESOM-101. 6. Data on file. HM-ESOM-103.

* UBIST Data : 21년 1~3분기 원외처방금액 / PPI(Proton Pump Inhibitor) 기준
[※ UBIST Data : 의약품 통계 정보 서비스로 의료기관에서 발행된 원외 처방전을 통해 조제된 약국의 약품 조제 내역 데이터]

6
간 질환

바이러스성 간염 Viral Hepatitis

황미경

정의

바이러스성 간염은 간 염증과 손상을 일으키는 감염으로 A, B, C, D, E, G형 간염바이러스 및 엡스타인바 바이러스(Epstein-Barr virus), 단순포진바이러스(herpes simplex virus), 거대세포바이러스(cytomegalovirus) 등에 의해 발생할 수 있음. 급성 간염의 임상 증상은 무증상에서 전격간염(fulminant hepatitis)까지 다양하며, 일반적으로 발병 후 6개월 이내에 회복되지 않고 지속되는 간염을 보일 때 만성 간염으로 정의함.

B형 간염

B형 간염바이러스(hepatitis B virus, HBV)는 DNA바이러스로 감염된 혈액과 체액을 통해 전염

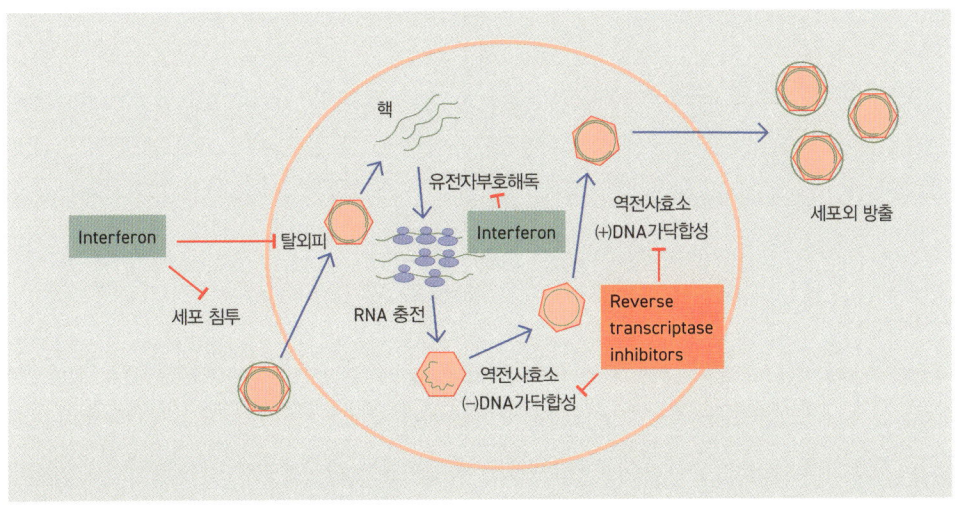

그림 6-1　B형 간염 치료약물의 작용기전

치료약물

1) 페그인터페론알파(peginterferon alfa, 페가시스프리필드주)
2) 역전사효소 억제제(reverse transcriptase inhibitor, RTI)

    HBV의 중합효소(polymerase)는 4개의 도메인으로 구성되어 있고, 이 중 역전사효소 도메인이 DNA합성과 관계되는 부분임. HBV 중합효소의 역전사효소 도메인에서의 활성부위 돌연변이가 약제 내성의 주요 원인이 됨.

    - 클레부딘(clevudine, 레보비르캡슐), 라미부딘(lamivudine, 제픽스정), 텔비부딘(telbivudine, 세비보정), 아데포비어(adefovir, 헵세라정), 베시포비르(besifovir, 베시보정), 엔테카비르(entecavir, 바라크루드정), 테노포비르DF(tenofovir disoproxil fumarate, 비리어드정), 테노포비르AH(tenofovir alafenamide hemifumarate, 베믈리디정)

C형 간염

C형 간염바이러스(hepatitis C virus, HCV)는 RNA 바이러스로 주로 혈액을 통해 전염

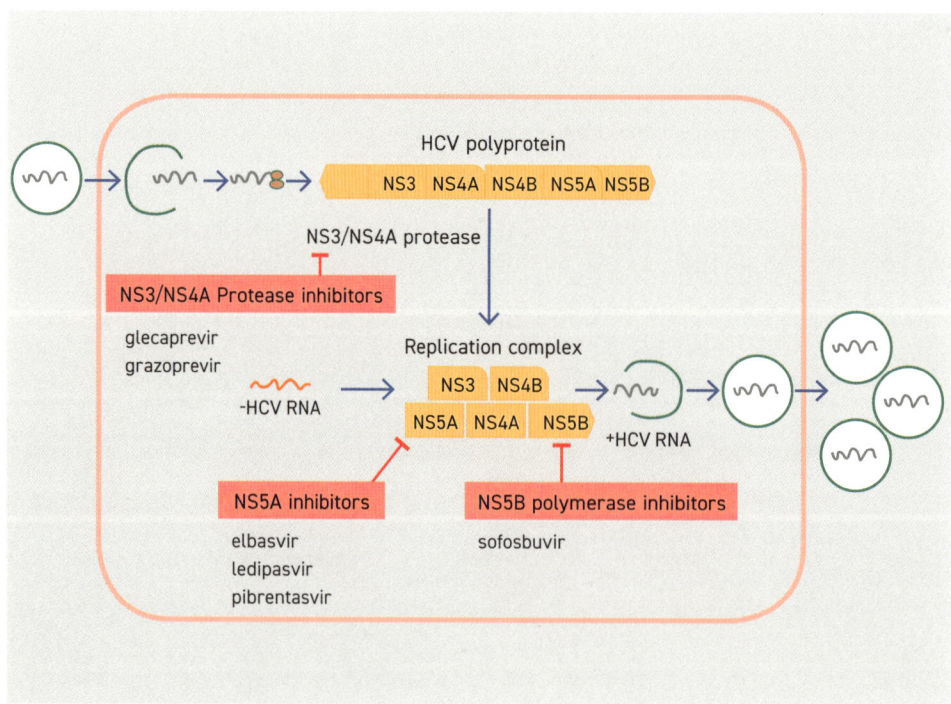

그림 6-2 **C형 간염 치료약물의 작용기전**

치료약물

1) 리바비린(ribavirin, 바이라미드캡슐)
2) NS5B 중합효소(polymerase) 저해제(+NS5A저해제)
   - 소포스부비르(sofosbuvir, 소발디정)
   - 소포스부비르/레디파스비르(sofosbuvir/ledipasvir, 하보니정)
3) NS3/4A 단백분해효소(protease) 저해제 + NS5A 저해제
   - 그라조프레비르/엘바스비르(grazoprevir/elbasvir, 제파티어정)
   - 글레카프레비르/피브렌타스비르(glecaprevir /pibrentasvir, 마비렛정)

엔테카비르 Entecavir VS. 테노포비르 Tenofovir DF

정연주

	Entecavir (바라크루드정)	Tenofovir DF* (비리어드정)
효능효과	만성B형간염 2세 이상	만성B형간염, HIV-1 감염 12세 이상
작용기전	HBV 합성 억제 Guanosine nucleoside analogue	HBV 합성 억제 Adenosine nucleotide analogue
용법용량	1일 1회 0.5~1mg 공복 복용(식후 2시간 또는 식전 2시간)	1일 1회 1정(300mg) 음식물 섭취와 상관없음

* Tenofovir DF: Tenofovir disoproxil fumarate

두 약물은 어떤 질환에 사용됩니까?

두 약물은 만성B형간염 치료제입니다. Entecavir는 2세 이상에게 투여할 수 있고 tenofovir DF는 12세 이상(35kg 이상)에게 투여할 수 있습니다.

Entecavir와 달리 tenofovir DF는 인체면역결핍바이러스(HIV)-1 감염 치료 목적으로도 투여할 수 있습니다.

두 약물은 작용기전이 어떻게 다른가요?

두 약물은 B형간염 바이러스의 증식을 억제하는 약물입니다.

Entecavir는 구아노신 뉴클레오시드(guanosine nucleoside) 유사체로서 체내의 인산화 과정을 거쳐 활성형인 entecavir triphosphate 형태가 되어 HBV 중합효소(polymerase)를 억제함으로써 B형간염 바이러스의 합성을 막습니다.

Tenofovir disoproxil fumarate(DF)는 adenosine monophosphate 유사체이며 tenofovir의 전

구체입니다. 체내에서 tenofovir로 분해된 후 인산화 과정을 거친 tenofovir diphosphate가 바이러스 DNA로 유입되어 HIV-1 reverse transcriptase와 HBV polymerase의 활성을 억제하여 DNA 사슬을 종결시킵니다.

두 약물의 용법과 용량을 비교해 주세요.

Entecavir는 공복 시(식사 2시간 후 또는 최소 2시간 전) 투여합니다. 음식물과 같이 복용 시 흡수가 지연되어 효과가 떨어질 수 있습니다. 1일 1회 0.5mg 복용하고 lamivudine(제픽스정)에 저항성 환자(16세 이상)는 1일 1회 1mg 증량합니다. 2세 이상의 소아 환자는 체중에 따라 1일 1회 3~10mL의 시럽제형(바라크루드시럽, 0.05mg/mL)을 복용합니다.
반면 tenofovir DF는 1일 1회 1정(300mg)을 음식물의 섭취와 상관없이 경구투여합니다.
두 약물 모두 신부전환자(CrCl < 50mL/min)에게 투여 시 감량해야 합니다. Entecavir는 1회 용량을 줄이거나 투여 간격을 늘리고 tenofovir DF는 투여 간격을 늘립니다.

약물동력학적으로 차이가 있나요?

Entecavir는 경구로 복용 후 30~90분 후에 최고 혈중농도에 도달하고 음식물과 섭취 시 흡수가 지연되며 최고 혈중농도와 AUC가 감소됩니다. 단백결합률은 13%이고 반감기는 128~140시간입니다.
Tenofovir DF는 경구 복용 시 1시간 후에 최고 혈중농도에 도달하며 생체이용률은 25%입니다. 단백결합률은 0.7% 이하이며 반감기는 17시간입니다.

두 약물의 이상반응과 주의사항은 무엇인가요?

두 약물 복용 시 나타날 수 있는 일반적인 이상반응으로는 오심, 두통, 어지러움, 피로 등이 있습니다.
두 약물에 대한 공통적인 주요 블랙박스경고(black box warning)는 다음과 같습니다.
- 유산증 및 지방증을 동반한 중증의 간비대증이 나타나면 투여를 중단해야 합니다.
- 복용 중이던 entecavir나 tenofovir 등의 HBV 치료제를 중단할 경우 B형 간염의 중증 급성 악화가 나타날 수 있으므로 투약을 중단하더라도 간효소 수치 등을 모니터링해야 합니다.

표 6-1 국내 시판 중인 HBV 경구치료제

구분	성분명	제품명	상용량	제조사
뉴클레오시드 유사체	Lamivudine	제픽스정	100mg 1일 1회	GSK
	Entecavir	바라크루드정	0.5~1mg 1일 1회(공복)	BMS
	Telbivudine	세비보정	600mg 1일 1회	노바티스
	Clevudine	레보비르캡슐	30mg 1일 1회	부광
뉴클레오티드 유사체	Adefovir	헵세라정	10mg 1일 1회	GSK
	Tenofovir DF	비리어드정	300mg 1일 1회	길리어드
	Tenofovir AH	베믈리디정	25mg 1일 1회	길리어드

Tenofovir DF의 경우 심각한 이상반응으로 혈관부종, 신부전, 골연화증 등이 나타날 수 있습니다. 골절의 병력이 있거나 골감소증의 위험이 있는 환자에서는 골밀도를 모니터링해야 합니다.

함께 복용 시 주의해야 할 약물은 무엇입니까?

두 약물은 주로 신장으로 대사되므로 신기능을 감소시키거나 신세뇨관으로 배설되는 약물과 병용 시 이들 약물의 혈중농도를 상승시킬 수 있습니다.

Tenofovir는 adefovir(헵세라정)와 구조가 유사하여 교차 내성을 나타낼 수 있으므로 병용투여하지 않습니다.

이것만은 꼭 기억하세요!

- Entecavir는 공복 시 복용하고 tenofovir DF는 음식물과 상관없이 복용합니다.
- Tenofovir DF는 만성B형간염뿐만 아니라 에이즈 치료에도 사용합니다.
- 두 약물 모두 유산증, 지방증, 간비대, 급성 간염 악화 등이 나타날 수 있습니다.

엘바스비르/그라조프레비르 VS. 글레카프레비르/피브렌타스비르
Elbasvir/Grazoprevir VS. Glecaprevir/Pibrentasvir

정연주

	Elbasvir/Grazoprevir (제파티어정)	Glecaprevir/Pibrentasvir (마비렛정)
효능효과	만성 C형 간염 유전자형 1형, 4형	만성 C형 간염 유전자형 1형, 2형, 3형, 4형, 5형, 6형
작용기전	Direct acting antivirals (DAA)	
	Elbasvir: NS5A 저해제 Grazoprevir: NS3/4A 단백분해효소 저해제	Glecaprevir: NS3/4A 단백분해효소 저해제 Pibrentasvir: NS5A 저해제
용법용량	1일 1회 1정 음식과 관계 없음 단독 또는 ribavirin과 병용	1일 1회 3정 음식과 함께 복용
치료기간	12~16주	8~16주
신장애	용량 조절 불필요 단, ribavirin 용량 조절 필요	용량 조절 불필요
간장애	경증: 용량조절 불필요 중등증 또는 중증: 금기	경증: 용량조절 불필요 중등증 또는 중증: 금기

두 약물은 어떤 질환에 사용됩니까?

두 약물은 직접 작용 항바이러스제(direct acting antivirals, DAA)로서 성인의 만성 C형 간염 치료제입니다. Elbasvir/Grazoprevir(제파티어정)는 유전자형 1형과 4형에 투여할 수 있으므로 치료 전에 유전자형 검사를 해야 합니다. Glecaprevir/Pibrentasvir(마비렛정)는 유전자형 1형~6형에 투여할 수 있어 유전자형 검사를 따로 할 필요는 없습니다. 재치료 시 유전자형에 따라 치료기간과 이에 따른 약물경제성을 평가하여 치료제를 선택하게 됩니다. 두 약물은 간경변 유무에 따라서도 비용 효과를 고려할 수 있습니다.

C형 간염의 최근 치료 방향은 인터페론은 사용하지 않고 경구용 DAA 약물을 C형 간염 유전자형과 과거 약물 치료 여부에 따라 병합 투여하는 방법으로 변하는 추세입니다. DAA 약물은 이상반응이 적고 치료기간이 비교적 짧으며 치료 성공률이 90%를 상회할 정도로 매우 높다는 장점이 있지만 고가인 단점이 있습니다. 환자의 C형 간염 바이러스 유전자형, 과거 약물 치료 여부, 간경변증 유무에 따라 다양한 DAA 약물 중에서 선택할 수 있습니다. 선택된 약물에 따라 ribavirin 등의 약물을 병용하기도 하고 치료기간이 달라져 치료 알고리즘이 복잡하고 약가 또한 다양합니다. DAA 약물 치료는 매우 효과적이지만 바이러스 변이에 의해 치료가 실패하는 경우가 있으며 적절한 재치료를 위해 기존에 노출되지 않았던 계열의 DAA 약물이 포함되어야 합니다.

두 약물의 작용기전은 무엇입니까?

DAA 약물은 C형 간염 바이러스(Hepatitis C virus, HCV) 생활사에 직접 작용하여 항바이러스 효과를 나타냅니다. DAA 약물은 작용 부위에 따라 HCV nonstructural protein(NS) 3/4A 단백분해효소 저해제(protease inhibitor, PI), NS5A 저해제, NS5B 중합효소 저해제(polymerase inhibitor) 등으로 나뉩니다.

NS3/4A PI는 가장 먼저 개발된 DAA 약물로 HCV 증식에 필수적인 다기능단백질(polyprotein)의 단백분해 과정을 차단합니다. 1세대 PI인 boceprevir와 telaprevir 이후 simeprevir, asunaprevir, paritaprevir, grazoprevir, voxilaprevir, glecaprevir 등이 개발되었습니다.

NS5A 억제제는 HCV의 RNA 복제 및 비리온 조립(virion assembly)을 억제하며 다른 계열의 DAA 약물과 병용할 경우 상승 효과를 나타냅니다. Ledipasvir, elbasvir, pibrentasvir가 있습니다.

NS5B 중합효소 억제제는 sofosbuvir가 있습니다. 제파티어정과 마비렛정은 공통적으로 NS3/4A 단백분해효소 저해제(Grazoprevir, Glecaprevir)와 NS5A 저해제(Elbasvir, Pibrentasvir)의 복합제입니다.

두 약물의 용법을 비교해 주세요.

Elbasvir/Grazoprevir(제파티어정)는 1일 1회 1정으로 음식과 관계없이 복용합니다. 유전자형 1형에서는 이전 치료 경험 여부, 다른 약제 치료 경험 여부에 따라 단독 또는 ribavirin과 병용하여 12주간 치료합니다. 유전자형 4형에는 치료 경험이 없으면 이 약 단독으로 12주, peginterferon과 ribavirin 치료 경험이 있으면 ribavirin과 병용하여 16주간 복용합니다.

약 복용을 누락한 경우 평소 복용 시간에서 16시간 이내이면 빨리 누락된 용량을 복용하지만 16시간이 지났을 경우에는 복용하지 않고 다음 복용 시간에 복용합니다.

Glecaprevir/Pibrentasvir(마비렛정)는 1일 1회 3정을 음식과 함께 복용합니다. 유전자형 1형~6형에 쓸 수 있습니다. 치료 경험이 없는 환자는 8주간 복용합니다. 치료 경험이 있는 환자는 유전자형, 이전 치료제 종류, 간경변 여부에 따라 8주, 12주, 또는 16주간 복용합니다. 약 복용을 누락한 경우 평소 복용 시간에서 18시간 미만이면 빨리 누락된 용량을 복용하지만 18시간 이상 지났을 경우에는 복용하지 않고 다음 복용 시간에 복용합니다.

두 약물 모두 경증, 중등도, 중증(혈액투석 환자 포함) 신장애 환자에서 용량을 조절할 필요가 없습니다.

경증의 간장애 환자에서 두 약물의 용량을 조절할 필요가 없지만, 중등도 또는 중증의 간장애 환자는 복용하지 않습니다.

두 약물의 이상반응은 무엇인가요?

두 약물의 이상반응 공통점은 흔한 이상반응으로 오심, 두통, 피로 등이 있고 심각한 이상반응으로 B형 간염 바이러스 재활성화 등이 있습니다.

Elbasvir/Grazoprevir(제파티어정)의 경우 오심(5~11%), 두통(7~11%), 피로(5~11%) 등이 나타나고 흔치않게 ALT 수치 상승 등이 나타날 수 있습니다.

Glecaprevir/Pibrentasvir(마비렛정)의 경우에도 흔한 이상반응으로는 유사하게 오심(6~12%), 두통(5~17%), 피로(10~16%) 등이 나타날 수 있습니다.

약물 복용 시 주의해야 할 사항이 있나요?

두 약물은 B형 간염 환자에서 B형 간염 바이러스를 재활성화시킬 수 있습니다. 그러므로 두 약물로 C형 간염 치료를 시작하기 전에 B형 간염 검사를 하고 C형 간염 치료 중이나 후에 간염 악화 여부와 B형 간염 바이러스 재활성에 대한 모니터링이 필요합니다.

Elbasvir/Grazoprevir(제파티어정)는 ALT 수치가 상승될 수 있으므로 치료 전, 치료 8주차, 12주차에 간 수치 모니터링이 필요합니다. 남성보다는 여성에게서, 백인보다는 아시아인에서 혈장농도가 높게 관찰되었지만 이에 따른 용량 조절이 필요하진 않습니다.

Glecaprevir/Pibrentasvir(마비렛정)는 성별, 인종, 체중, 고령에 따른 용량 조절은 필요하지 않습니다.

두 약물과 관련한 약물 상호작용은 무엇인가요?

DAA 약물은 다양한 약물상호작용을 유발할 수 있으므로 반드시 치료 전에 사용하고 있는 모든 약물에 대한 상호작용 여부를 확인해야 합니다.

Elbasvir/Grazoprevir(제파티어정)

- Grazoprevir는 OATP1B1/3 약물수송체의 기질이어서 OATP1B 억제제(atazanavir, darunavir, lopinavir, saquinavir, cyclosporine 등)와 병용 금기
- CYP3A의 기질이어서 CYP3A 유도제(phenytoin, carbamazepine, rifampicin, St. John's Wort, efavirenz 등)와 병용 금기
- P당단백(P-gp)의 기질이지만 영향은 적다고 알려져 있음

Elbasvir/Grazoprevir(제파티어정)와 잠재적 상호작용으로 다음과 같이 주의해야 합니다.

- CYP3A 유도제(nafcillin, bosentan, etravirine, modafinil): 약물 농도를 낮춰 효과 감소 우려로 병용 권장하지 않음
- Ketoconazole: 약물 농도 증가시켜 간독성 위험을 높일 수 있으므로 병용 권장하지 않음
- Tacrolimus: tacrolimus 농도를 증가시킬 수 있으므로 tacrolimus의 이상반응 모니터링 필요
- HIV 치료제 중 cobicistat 포함 요법 시: 약물 농도 증가 우려로 병용 권장하지 않음
- HMG-CoA 환원효소 억제제 병용 시: statin 농도 증가시키므로 용량 제한 Atorvastatin 1일 20mg 이내, rosuvastatin 1일 10mg 이내, fluvastatin·lovastatin·simvastatin은 최소 필요량 사용
- Sunitinib: sunitinib 농도 증가 우려로 sunitinib 용량 조절 필요

Glecaprevir/Pibrentasvir(마비렛정)는 P-gp, BCRP, OATP1B1/3에 대한 저해제이고 CYP3A, 1A2, UGT1A1에 대한 약한 저해제입니다. 치료 중 간기능에 변화가 있을 수 있어서 vitamin K 길항제와 병용 시 국제표준화비율(INR)을 모니터링해야 합니다.

Glecaprevir/Pibrentasvir(마비렛정)와 잠재적 상호작용으로 다음과 같이 주의해야 합니다.

- Digoxin: digoxin 농도 증가 우려로 digoxin 용량 감량(50%)
- Dabigatran: dabigatran 농도 증가 우려로 병용 권장되지 않음
- 경구 피임제(estradiol 함유 제제): ALT 상승 우려로 병용 권장되지 않음

- HIV 치료제 중 darunavir, lopinavir, ritonavir, efavirenz 등: 병용 권장되지 않음
- HMG-CoA 환원효소 억제제 병용 시: statin 농도 증가시키므로 용량 제한 rosuvastatin 1일 5mg 이내, pravastatin 50% 감량, lovastatin 권장되지 않음
- Cyclosporin: cyclosporine 하루 100mg 초과 필요 환자는 마비렛정이 권장되지 않음

* OATP: organic anion transporting polypeptide, 유기 음이온 전달 단백질
* BCRP: breast cancer resistance protein, 유방암 내성 단백질
* UGT: uridine glucuronosyltransferase 우리딘 글루쿠론산전이효소

이것만은 꼭 기억하세요!

- 두 약물은 C형 간염 바이러스에 직접 작용하는 항바이러스제로서 NS3/4A 단백분해효소 저해제와 NS5A 저해제의 복합제입니다.
- Elbasvir/Grazoprevir(제파티어정)는 유전자형 1형, 4형에 1일 1회 1정씩 음식과 관계없이 복용할 수 있습니다.
- Glecaprevir/Pibrentasvir(마비렛정)는 유전자형 1형~6형에 1일 1회 3정씩 음식과 함께 복용할 수 있습니다.
- 두 약물은 약물상호작용이 다양할 수 있으므로 병용 약물에 대해 주의하도록 합니다.

간성뇌증 Hepatic Encephalopathy

황미경

정의

무증상 변화에서 혼수상태에 이르기까지 광범위한 신경학적 또는 정신적 이상이 유발되는 간기능 부전 또는 문맥전신단락(portosystemic shunting)으로 인한 뇌기능 장애

작용기전

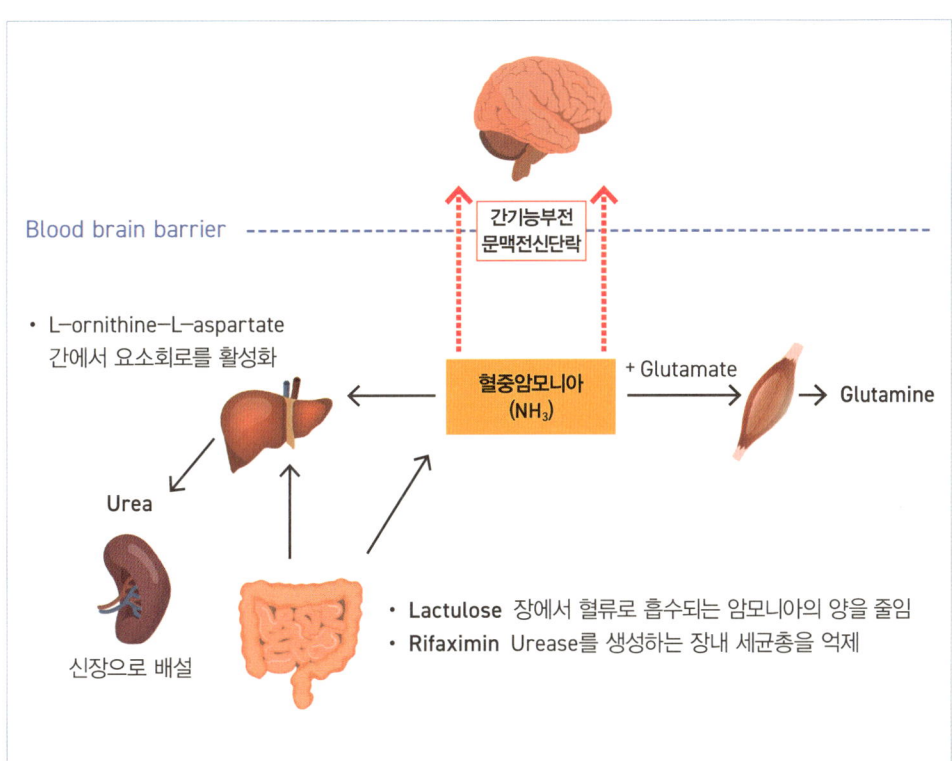

그림 6-3 간성뇌증 치료약물의 작용기전

치료약물

1) 락툴로오즈(lactulose, 듀락칸시럽)
   - 비흡수성 이당류
   - 장내 세균에 의해 초산과 젖산으로 분해되어 대장 내 pH를 낮추고 하제로서의 효과
   - $NH_3 \rightarrow NH_4^+$로 변화시켜 암모니아가 혈류로 들어가지 못하게 함.

2) 리팍시민(rifaximine, 노르믹스정)
   - 요소분해효소(urease)를 생성하는 장내 세균총을 억제하여 암모니아 형성을 줄임.

3) L-아스파르트산-L-오르니틴(L-ornithine-L-aspartate, 헤파멜즈주)
   - 암모니아가 요소로 대사되는데 필요한 기질로 이용되어 요소회로를 활성화시키며, 혈중 암모니아 농도를 감소시킴.

4) 경구 분쇄아미노산(branched chain amino acid, BCAA 리렉탄과립, 리큐어현탁액)
   - Isoleucine, leucine, valine
   - 경구제형이 간성뇌증의 발현개선에 더 효과적임.

5) Benzodiazepine 길항제
   - 플루마제닐(Flumazenil, 플루닐주사)
   - 벤조디아제핀계 약을 복용한 간성뇌증에 투여 가능.

6) 아연(Zinc)
   - 암모니아 대사의 보효소, 아연 결핍 시 투여.

락툴로오스 vs. 리팍시민
Lactulose   Rifaximin

전보명

	Lactulose (듀락칸시럽)	Rifaximin (노르믹스정)
효능효과	간성뇌증(치료 및 재발 예방) 변비	간성뇌증(재발 예방) 설사
작용기전	비흡수성 이당류 - 장내 삼투압 증가 및 산성화로 배변 촉진 및 암모니아 배출	항생제 - 요소분해효소(urease)를 생성하는 장내 세균 활성 저해
주의사항	1일 2~3회 묽은 변을 보도록 용량 조절 특히 간성뇌증 초회 사용 시 다른 하제와 병용하지 말 것	Rifamycin 유도체(리팜피신 등)에 과민증이 있는 환자에게 금기 장기간 사용 시 위막성 대장염을 유발할 수 있음
이상반응	복부 팽만감, 상복부 통증, 전해질 이상(심한 설사 시)	복통, 구역, 어지럼증, 위막성 대장염(장기간 사용 시)

두 약물은 어떤 질환에 사용됩니까?

Lactulose는 변비약으로, rifaximin은 항생제로 잘 알려져 있지만 두 약물은 모두 간성뇌증(hepatic encephalopathy)에 사용된다는 공통점도 있습니다.

Lactulose는 간성뇌증 치료 및 재발을 위한 예방요법으로 1차 선택 치료제(first choice of treatment)로 사용되며, rifaximin은 간성뇌증 재발 예방을 위해 lactulose와 함께 추가요법(add-on therapy)으로 사용됩니다.

두 약물은 모두 혈중 암모니아 수치를 낮추는 효과가 있어 간성뇌증에 사용되는데, 이는 우리 몸에서 해독기능을 담당하고 있는 간의 대사능력이 현저하게 감소하게 되면 혈중에 독성 물질이 쌓이게 되며, 특히 혈중 암모니아 수치가 올라가면서 과도하게 축적된 암모니아는 뇌의 주요 신경독성물질로 작용하여 뇌기능을 저해하고 간성뇌증을 유발하기 때문입니다.

간성뇌증 이외에 lactulose는 비흡수성 이당류로 변비에 사용되며, rifaximin은 장에서 흡수되지 않는 항생제로 급성 장내 감염이나 장내 세균총 이상 등으로 인한 설사, 위장관 수술전후 장내 감염 예방에도 사용됩니다.

간성뇌증에 대해 좀 더 알려주세요!

간성뇌증이란 간기능이 현저하게 저하되는 급만성 간질환이나 문맥전신단락(portosystemic shunting)으로 뇌 기능에 이상이 생긴 것을 말하는 것으로 신경학적 또는 정신적 이상부터 혼수에 이르기까지 광범위한 증상을 나타냅니다. 간은 우리 몸에서 해독기능을 담당하는 중요한 장기로 음식이나 약물 등의 주요 대사 장소입니다. 음식을 통해 섭취한 단백질은 우리 몸에서 분해되어 암모니아를 생성하는데, 이 암모니아는 간에서 요소로 전환되어 몸 밖으로 배출됩니다. 그런데 간기능이 매우 떨어져 암모니아 대사가 원활하지 못하면 혈액 중에 암모니아가 쌓이게 되고 이는 뇌에서 신경독성작용을 일으켜 뇌기능에 악영향을 미치게 됩니다. 간성뇌증을 유발시키는 요인으로는 감염, 위장관 출혈, 과도한 이뇨제의 사용, 전해질 이상, 변비 등이 있습니다.

간성뇌증은 4가지 요소, 즉 기저질환, 증상의 중증도, 발병경과, 유발인자의 유무에 따라 다음과 같이 분류하게 됩니다.

1. 기저질환에 따른 분류: Type A, B, C
- A: 급성 간부전
- B: 문맥-전신순환 우회로
- C: 간경화에 의한 간성뇌증

2. 증상의 중등도에 따른 분류: 경증, Grade I, II, III, IV
- Grade I: 미세한 인식부족, 불안, 집중시간 단축, 수면리듬 변화 등
- Grade II: 무기력, 시간인지능력 저하, 실행장애, 자세고정불능, 인격장애 등
- Grade III: 아플 정도로 자극을 주어야만 눈을 뜸, 혼돈, 전반적 지남력 장애, 이상행동
- Grade IV: 혼수상태

3. 발병경과에 따른 분류: 일과성(episodic), 재발성(recurrent), 지속성(persistent)
4. 유발인자의 유무: 유발인자 존재형(precipitated), 비존재형(nonprecipitated)

간성뇌증 치료는 그 원인이나 유발인자를 제거하고 lactulose, neomycin 등 혈중 암모니아 농도를 낮추는 약물을 사용하여 치료하게 됩니다. 또한 초기 급성단계에서는 과도한 암모

니아 생성을 줄이기 위해 단백질 섭취를 제한하지만 장기간 단백질 섭취제한은 오히려 영양불량을 초래하고 예후를 악화시키므로 임상반응이 나아지면 단백질 섭취를 다시 늘려 나갑니다. 일반적으로 식물성 단백질은 열량 대 질소비가 더 높고 식이섬유를 포함하고 있어 대장 산성화를 유도할 수 있다는 장점이 있다고 알려져 있습니다.

두 약물의 작용기전은 어떻게 다른가요?

Lactulose는 비흡수성 합성 이당류로 대장에 있는 박테리아에 의해 젖산, 아세트산, 포름산으로 분해됩니다. 이로 인해 장내 삼투압이 증가하고 산성화됨으로써 장내 수분량은 증가되고 대변을 부드럽게 합니다. 또한 산성물질의 증가로 장내 암모니아(NH_3)는 암모늄 이온(NH_4^+)으로 전환되고, 계속적으로 장내 산성도가 높아짐에 따라 혈액 속의 암모니아가 대장으로 배출되어 암모늄 이온 형태로 전환됩니다. 이렇게 이온형태로 변환된 암모니아는 혈액으로의 재흡수도 차단됨에 따라 결과적으로 우리 몸 밖으로 배출되어 혈중 암모니아 농도가 감소하게 됩니다.

Rifaximin은 세균의 DNA-의존성 RNA 중합효소와 결합하여 세균의 RNA 합성을 억제합니다. 이 약물은 요소분해효소(urease)를 생성하는 장내 세균총에 작용하여 혈중 암모니아 농도를 낮추는데, 요소분해효소는 요소(urea)를 가수분해하여 암모니아를 생성하는 효소입니다. 이런 효과가 있는 항생제로는 네오마이신(neomycin), 메트로니다졸(metronidazole), 반코마이신(vancomycin), 리팍시민(rifaximin) 등이 있는데, 이 중 rifaximin은 전신 흡수율이 낮고 항균범위가 넓은데다 이상반응이 적은 장점이 있어 가장 널리 사용됩니다. Rifaximin은 lactulose 단독요법으로 실패한 경우에 간성뇌증의 재발 예방을 위해 lactulose와 함께 추가요법으로 사용되나 가격이 비싸다는 단점이 있습니다. 반면에 네오마이신과 메트로니다졸은 간성뇌증 치료에 단독 또는 추가 요법으로 사용되지만 네오마이신은 신독성, 귀독성, 메트로니다졸은 비가역적인 말초신경독성으로 인해 장기간 사용에는 권장되지 않습니다.

두 약물의 용법·용량은 무엇입니까?

Lactulose는 간성 혼수 치료를 위해 처음에는 30~50mL씩 1일 3회 경구로 복용합니다. 그 후 복용량은 개인에 맞게 조절하되, 하루에 2~3회 정도의 묽은 변을 보도록 용량 조절합니다. 간성 혼수 예방을 위해서는 초회 25mL씩 1일 3회 경구 복용하고 이후 유지량은 간성 혼수 치료 때와 동일하게 개인별로 조절합니다. 이 약을 경구로 복용할 수 없는 경우에는 관장을 통해 약을 주입할 수 있습니다. Lactulose 300mL를 물이나 생리식염수 700mL에 섞어 항문을 통해 주입하고 30~60분간 그대로 둡니다. 혼수상태가 나아질 때까지 매 4~6시간마다 반복할 수 있습니다.

Lactulose를 변비에 사용할 때는 일반적으로 성인의 경우, 첫 2~3일간은 아침 식전에 15~30mL을 복용하고 그 후로는 10~15mL로 줄여서 복용합니다.

Rifaximin은 간성혼수에 400mg을 8시간마다 경구투여합니다. 이 약을 설사 치료를 위해 사용할 때는 200mg을 6시간마다 복용합니다.

두 약물 사용 시 특별히 주의해야 점은 무엇인가요?

Lactulose 시럽은 갈락토오스를 함유하고 있으므로 갈락토오스 불내성 환자에게 사용해서는 안 됩니다. 이 약은 장내 세균총에 의해 분해되어 약효를 나타내기 때문에 광범위 항균제와 함께 투여하면 장내 세균총의 감소로 이 약의 효과가 감소될 수 있습니다. 이 약을 다른 하제들과 함께 사용하지 않도록 주의해야 하는데, 특히 간성뇌증 치료 초기에는 다른 하제의 효과로 인해 lactulose의 투여량이 잘못 설정될 수 있기 때문입니다.

Rifaximin은 위장관을 통해 흡수되지 않기 때문에 약물 간의 상호작용은 거의 없다고 봅니다. 그러나 장점막에 병변이 있는 경우에는 매우 적은 양이지만 흡수되어 소변으로 배설됨에 따라 적색뇨가 나타날 수도 있습니다. 이 약은 광범위 항균제이므로 장기간 사용 시 위막성 대장염을 유발할 수 있다고 보고되고 있으므로 복통이나 경련, 심한 설사, 혈변 등의 증상이 나타나는 경우에는 즉시 의료진에게 알려야 합니다. 이 약으로 치료하고 48시간 후에도 증상이 지속되거나 악화된다면 다른 항균제 치료법을 고려해 보아야 합니다.

두 약물의 이상반응은 어떻게 다른가요?

Lactulose의 흔한 이상반응으로 복부 팽만감, 설사, 상복부 통증, 구역, 구토, 근육경련 등이 나타날 수 있습니다. 이 약물로 인해 설사가 심한 경우에는 전해질 이상이 나타날 수 있으므로 특히 간성뇌증 환자에게 투여 시 하루에 2~3회를 초과하여 잦은 연변을 하지 않도록 투여량을 조절하고 모니터링해야 합니다.

Rifaximin의 흔한 이상반응으로 말초 부종, 복통, 구역, 복수, 어지럼증, 두통 등이 나타날 수 있습니다. 리팜피신이나 리파부틴 등 rifamycin 유도체에 과민반응이 있는 환자는 이 약에도 과민반응을 나타낼 수 있으므로 투여하지 않도록 합니다. 장기간 사용으로 위막성 대장염 증상이 나타날 수 있으므로 주의합니다.

> **이것만은 꼭 기억하세요!**
>
> - Lactulose는 간성뇌증 치료 및 예방에 1차 선택 약물로 사용됩니다.
> - Rifaximin은 간성뇌증 재발 예방을 위해 lactulose와 함께 추가요법으로 사용됩니다.
> - Lactulose는 과량 복용 시 전해질 이상을 초래할 수 있으므로 1일 2~3회의 묽은 변을 보도록 용량을 조절합니다.

참고문헌

1. 2017 대한간학회 C형간염 진료 가이드라인.
2. 2018 대한간학회 만성B형간염 진료 가이드라인.
3. 약학정보원 [database on the Internet] Korean Pharmaceutical Information Center. Available from: www.health.kr.
4. 의약품안전나라 [database on the Internet]. 식품의약품안전처. Available from: https://nedrug.mfds.go.kr.
5. ACCP Updates in Therapeutics: Pharmacotherapy Preparatory Review and Recertification Course. ACCP 2019.
6. Drugs.com [database on the Internet]. Available from: https://www.drugs.com/.
7. Ferenci, Peter. "Hepatic encephalopathy." *Gastroenterol Rep.* 5.2 (2017): 138-147.
8. Geddawy, Ayman, et al. "Direct acting anti-hepatitis C virus drugs: clinical pharmacology and future direction." *J Transl Int Med.* 5.1 (2017): 8-17.
9. Ghany, Marc G., Timothy R. Morgan, and AASLD-IDSA Hepatitis C Guidance Panel. "Hepatitis C guidance 2019 update: American Association for the Study of Liver Diseases-Infectious Diseases Society of America recommendations for testing, managing, and treating hepatitis C virus infection." *Hepatol.* 71.2 (2020): 686-721.
10. Hadjihambi, Anna, et al. "Hepatic encephalopathy: a critical current review." *Hepatol Int.* 12.1 (2018): 135-147.
11. Hepatic Encephalopathy in Chronic Liver Disease: 2014 Practice Guideline by the American Association for the Study of Liver Diseases and the European Association for the Study of the Liver. 2014.
12. Jang, Eun Sun. "Diagnostic Tests for Viral Hepatitis." *Korean J Med.* 85.3 (2013): 267-271.
13. Lexicomp [database on the Internet] Lexicomp Inc. Available from: http://online.lexi.com.
14. Michailidis, Eleftherios, et al. "Antiviral therapies: focus on hepatitis B reverse transcriptase." *Int. J Biochem Cell Biol.* 44.7 (2012): 1060-1071.
15. MICROMEDEX DRUGDEX [database on the Internet]. IBM Corporation. Available from: www.micromedexsolutions.com.
16. Swaminathan, Mirashini, Mark Alexander Ellul, and Timothy JS Cross. "Hepatic encephalopathy: current challenges and future prospects." *Hepat Med.* 10 (2018): 1-11.
17. Terrie, Yvette C. "The Pharmacist's Role in Identifying, Treating, and Preventing Chronic Hepatitis C." *US Pharm.* 44.11(2019):3-10.
18. Updates in Therapeutics: The Ambulatory Care Pharmacotherapy Preparatory Review Course. ACCP 2019.

7 신장 질환

만성콩팥병 Chronic Kidney Disease, CKD

황미경

정의

미국신장재단(National Kidney Foundation, NKF)의 정의가 널리 이용되고 있으며 '단백뇨, 혈뇨 또는 병리학적 이상 소견과 같은 콩팥 손상 소견이나 사구체 여과율이 60mL/min/1.73m² 이하로 3개월 이상 지속되는 경우'임.

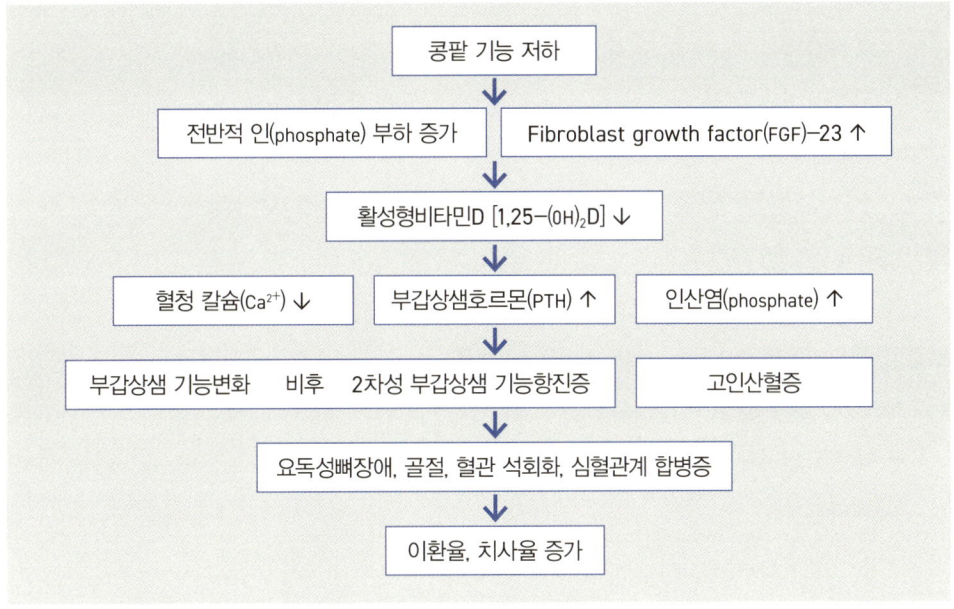

그림 7-1 콩팥기능 저하에 따른 무기질 및 뼈 대사 변화와 합병증

만성콩팥병에서의 합병증 관리

빈혈(anemia) 치료

만성콩팥병에서의 빈혈 치료가 이환율과 치사율을 감소시킴.

1) 적혈구 생성 자극제(erythropoiesis-stimulating agents, ESA)
    - 에포에틴알파(epoetin-alfa, 에스포젠프리필드주)
    - 다베포에틴알파(darbepoetin alfa, 네스프프리필드시린지주)
    - 메톡시폴리에칠렌글리콜-에포에틴베타(methoxypolyethyleneglycol-epoetin beta, 미쎄라프리필드주)
2) 철분요법
    - 철덱스트란(iron dextran, 코스모퍼주)
    - 수크로오스수산화제이철착염(ferric hydroxide sucrose complex, 베노훼럼주)
    - 글루콘산제이철나트륨착염(sodium ferric gluconate complex, 훼리탑캡슐)
    - 건조황산제일철(dried ferrous sulfate, 훼로바유서방정)

고인산혈증(hyperphosphatemia) 치료

1) 인산염 결합제
    - 탄산칼슘(calcium carbonate, 씨씨본정), 아세트산칼슘(calcium acetate, 포스바인정)
    - 세벨라머탄산염(sevelamer carbonate, 렌벨라정), 탄산란탄(lanthanum carbonate, 포스레놀정)
    - 수크로제이철옥시수산화물(sucroferric oxyhydroxide, 벨포로츄어블정)
2) 식이중 인산염 제한

부갑상샘기능항진증(hyperparathyroidism) 치료

1) 비타민D 또는 비타민 D 유사체
    - 에르고칼시페롤(ergocalciferol, vitamin D2), 콜레칼시페롤(cholecalciferol, vitamin D3) (비타투디정)
    - 칼시페디올(calcifediol, 25-hydroxy vitamin D3, 칼디올연질캡슐)
    - 칼시트리올(calcitriol, 1,25-dihydroxy vitamin D3, 로칼트롤연질캡슐, 본키주)
    - 파리칼시톨(paricalcitol, 젬플라주)
2) 칼슘유사작용제제
    - 시나칼세트(cinacalcet, 레그파라정)

세벨라머탄산염
Sevelamer carbonate

vs.

탄산란탄
Lanthanum carbonate

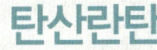
성새암

	Sevelamer carbonate (렌벨라정)	Lanthanum carbonate (포스레놀정)
효능효과	투석을 받는 만성콩팥병 환자의 혈청 인 조절	투석을 받거나 또는 투석을 하지 않지만 혈청 인 수치가 조절되지 않는 만성콩팥병 환자의 고인산혈증 치료
작용기전	아민 중합체	은백색의 금속성 물질
	비칼슘계 인결합제로서 장에서 인산염과 결합하여 인 흡수 억제	비칼슘계 인결합제로서 장에서 인산염과 결합하여 인 흡수 억제
복용법	일반정제	츄어블정: 그대로 삼키지 않고 반드시 씹어서 복용
	산제: 물에 녹여서 30분 이내에 복용	산제: 물에 녹지 않으므로 유동성 음식에 섞어서 즉시(15분 이내) 복용

두 약물은 어떤 질환에 사용됩니까?

Sevelamer carbonate와 lanthanum carbonate는 인 결합제(phosphate binder)로서 만성콩팥병(chronic kidney disease, CKD) 환자의 고인산혈증 치료에 사용됩니다.

두 약물의 허가 적응증을 보면 sevelamer carbonate는 투석을 받는 만성콩팥병 환자의 혈청 인 조절에 사용되는 반면, lanthanum carbonate는 투석을 받는 만성콩팥병 환자뿐만 아니라 투석을 하지 않지만 식이요법만으로 혈청 인 수치가 조절되지 않는(1.78mmol/L [약 5.6mg/dL] 이상) 만성콩팥병 환자에도 사용됩니다.

두 약물의 급여심사기준을 보면 투석을 받는 말기신부전증(end-stage renal disease, ESRD) 환자 중 식이요법에도 불구하고 혈중 인 수치가 sevelamer carbonate는 5.5mg/dL 이상, lanthanum carbonate는 5.6mg/dL 이상(이미 약물을 투여 중인 유지요법의 경우에는 4.0mg/dL

이상)인 경우 투여해야 급여가 인정됩니다.

만성콩팥병 환자의 고인산혈증에 대해서 알려주세요.

일반적인 하루 인 섭취량은 1,500mg 정도이며, 그중 900mg 정도가 신장을 통해 배출됩니다. 그러나 만성콩팥병 환자는 신장에서 인 배설이 감소하기 때문에 혈청 인 농도가 상승하여 고인산혈증이 발생하게 됩니다. 고인산혈증은 저칼슘혈증, 골절, 이차성 부갑상선기능항진증 등 미네랄 대사이상을 일으킬 수 있습니다(그림 7-2). 또한 인과 칼슘이 함께 혈관에 침착되는 혈관석회화가 발생해 심혈관질환을 유발할 수도 있습니다. 이러한 합병증은 만성콩팥병 환자의 예후에도 영향을 미치기 때문에 적절한 치료가 필요합니다.

인의 조절을 위해 1일 인 섭취량을 600~800mg으로 제한하는 식이요법이 이뤄집니다. 그러나 신기능이 어느 정도 이하로 저하되면 대부분의 경우 식이요법만으로는 인 조절이 충분하지 않으며, 투석으로도 인을 모두 제거할 수 없기 때문에 경구용 인 결합제 치료가 병행되어야 합니다.

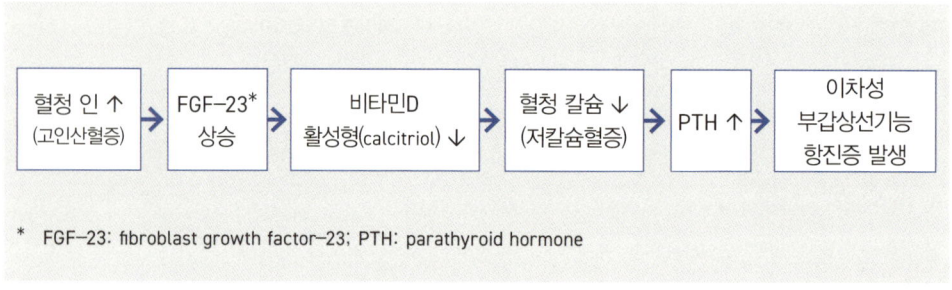

그림 7-2 고인산혈증에 따른 미네랄 대사이상 발생 기전

두 약물의 작용기전은 무엇입니까?

인 결합제는 음식물 중 인산염과 결합하여 장에서 흡수되는 것을 억제합니다. 이들 약물은 체내에서 거의 흡수되지 않습니다.

Sevelamer는 아민 중합체(polymeric amine)로서 인의 흡수를 억제하여 혈청 인 농도를 감소시킵니다. 처음에는 염산염(hydrochloride)으로 출시되었다가 염산염에 의한 대사성산증에 대한 우려로 현재는 탄산염(carbonate) 형태가 사용됩니다. 염산염 제제(레나젤정)는 2019년 10월 유효기간 만료로 허가가 취하된 상태입니다.

Lanthanum은 은백색의 금속성 물질로서 인산염과 강력한 불용성 복합체를 형성하여 인의 흡수를 억제합니다.

두 약물의 용법·용량을 알려주세요.

표 7-1 Sevelamer carbonate와 Lanthanum carbonate의 용법·용량

	Sevelamer carbonate	Lanthanum carbonate
제품 예	• 렌벨라정 800mg • 렌벨라산 800mg	• 포스레놀정(츄어블정) 500mg, 750mg • 포스레놀산 1,000mg
용법·용량	• 1일 3회 식사와 함께 복용 • 산제는 1포당 최소 30mL의 물에 혼합하여 30분 이내에 복용 • 염산염 제제에서 탄산염 제제로 전환 시 동일 용량 투여 〈성인(18세 이상)〉 초기 용량: 혈청 인 농도에 따라 다음과 같이 복용 • 5.5~7.5mg/dL: 1회 800mg, 1일 3회 • 7.5mg/dL 이상: 1회 1,600mg, 1일 3회 목표 혈청 인 수치에 도달할 때까지 2주 간격으로 800mg씩 용량 조절 최대용량: 1일 14g	• 매 식사와 함께 혹은 식후 즉시 복용 • 츄어블정은 그대로 삼키지 않고 반드시 씹어서 복용해야 하며, 물 없이 복용 가능 • 산제는 소량의 유동성 음식에 섞어서 즉시(15분 이내) 복용(이 약은 액체에 녹지 않음) 〈성인(65세 이상 고령자 포함)〉 초기 용량: 혈청 인 농도에 따라 다음 용량을 분복 • 5.6mg/dL 〈 농도 ≤ 7.4mg/dL: 750mg • 7.4mg/dL 〈 농도 ≤ 9.0mg/dL: 1,500mg • 9.0mg/dL 〈 농도: 2,250mg 적정 혈청 인 수치에 도달할 때까지 2~3주 간격으로 용량 조절

- 인산이나 물의 섭취량을 조절하기 위해서 권장된 식이요법을 준수해야 합니다.
- 식이에 들어있는 인과 결합해야 하므로 식사 중 또는 식사 직후에 즉시 복용하도록 복약 상담합니다.

고인산혈증에 사용되는 다른 약물은 어떤 것들이 있습니까?

만성콩팥병 환자의 고인산혈증에는 주로 칼슘계 인 결합제(calcium carbonate, calcium acetate)와 비칼슘계 인 결합제(sevelamer, lanthanum)가 사용되고 있으며, 2018년 3월 승인된 신약인 철분계 인 결합제(sucroferric oxyhydroxide)도 있습니다(표 7-2). 과거에는 알루미늄계 인 결합제도 사용되었으나 알루미늄 중독 등 부작용의 우려로 현재는 사용이 권장되지 않습니다.

표 7-2 **인 결합제 종류**

분류	성분명	제품 예
칼슘계 인 결합제	Calcium carbonate*	씨씨본정
	Calcium acetate	포슬로정
비칼슘계 인 결합제	Sevelamer carbonate	렌벨라정
	Lanthanum carbonate	포스레놀정
철분계 인 결합제	Sucroferric oxyhydroxide	벨포로츄어블정

* Calcium carbonate는 허가사항에 고인산혈증 치료 적응증은 없음.

칼슘계 인 결합제는 칼슘과 인이 결합하여 인의 흡수를 억제합니다. 그러나 약물이 흡수되어 고칼슘혈증 및 혈관석회화를 유발할 우려가 있습니다. 비칼슘계 인 결합제는 칼슘계 인 결합제와 비교해 고칼슘혈증 위험이 낮지만 상대적으로 가격이 비싼 편입니다.

두 약물의 이상반응 및 주의사항은 무엇인가요?

Sevelamer carbonate는 주로 오심, 구토, 설사, 소화불량, 비인두염, 사지통증, 발진, 관절통, 기관지염, 호흡곤란, 고혈압 등이 발생할 수 있습니다. 또한 장관 내에서 팽윤하여 장관 천공 우려가 있으므로 장폐색 환자는 사용 금기이며, 장관 협착이나 변비가 있는 환자는 신중히 투여해야 합니다. 연하곤란 및 약물이 식도에 정체되는 사례가 보고된 바 있으므로 연하곤란 환자는 산제를 복용하는 것이 좋습니다.

Lanthanum carbonate는 복통, 변비, 설사, 두통, 고혈압, 오심, 구토 등이 나타날 수 있습니다. 이러한 위장관계 부작용은 식사와 함께 투여하면 줄어들 수 있으며, 일반적으로 투여가 지속될수록 약해집니다. 심각한 이상반응으로 위장관폐색, 장폐색증, 위장관천공 등이 나타날 수 있습니다. 이러한 이상반응은 정제를 씹지 않고 복용했을 때 관련이 있다고 보고되어 있으므로 환자들에게 반드시 정제를 완전히 씹어서 복용하고 통째로 삼키지 않도록 복약 지도해야 합니다. Lanthanum은 뼈와 위장관 점막 등 다른 조직에 침착(축적)될 가능성이 있는 것으로 알려져 있습니다. 또한 이 약은 어지러움을 유발할 수 있으므로 약물 복용 중에 자동차 운전이나 위험이 수반되는 기계를 조작할 경우 주의해야 합니다.

두 약물 모두 다른 약물이나 영양소의 흡수를 억제할 가능성이 있으므로 약물 복용 전후

2시간 정도 간격을 두는 것이 좋습니다.

> **이것만은 꼭 기억하세요!**
>
> - 두 약물은 식이에 함유된 인과 결합해야 하므로 식사 중 또는 식사 직후에 즉시 복용하도록 복약 지도합니다.
> - Lanthanum carbonate는 씹어서 복용하지 않을 경우 위장관폐색, 장폐색증과 같은 심각한 이상반응이 나타날 수 있으므로 반드시 씹어서 복용하도록 복약 상담해야 합니다.
> - 두 약물 모두 다른 약물의 흡수를 감소시킬 가능성이 있으므로 시간 간격을 두고 복용하는 것이 좋습니다.

수크로제이철 vs. 칼시페디올
Sucroferric oxyhydroxide vs. Calcifediol hydrate

황미경

	Sucroferric oxyhydroxide (벨포로츄어블정)	Calcifediol hydrate (칼디올연질캡슐)
효능효과	혈액투석 또는 복막투석을 받고 있는 만성콩팥병 환자의 혈청 인 조절	신장투석환자에 있어서 만성신부전증과 관련된 다음 증상의 개선: 저칼슘혈증, 대사성 골질환
작용기전	인 결합제(phosphate binder)	비타민D 유사체(vitamin D analog)
용법·용량	초기: 1일 3정(철로서 1500mg) 식사와 함께 1정씩 복용 유지: 적정 인 수치로 조절될 때까지 2~4주 간격으로 1일 1정씩 증량 또는 감량	초기: 1주 300~350μg을 매일 또는 격일 투여 반응이 충분치 않을 경우 4주 간격으로 증량, 고칼슘혈증 발생 시 칼슘 수치가 정상으로 돌아올 때까지 투여 중지 유지: 대부분 50~100μg을 매일 또는 100~200μg을 격일 투여
모니터링	초기 혈청 인 목표 농도는 5.5mg/dL 이하 이후 치료 중 정기적 모니터링	치료시작 또는 용량 조절 후 3개월 이내 혈청 칼슘, 혈청 인, 혈청 총 25-hydroxyvitamin D, 원상태 부갑상선 호르몬 수치 이후 적어도 6~12개월마다

두 약물은 어떤 질환에 사용하나요?

만성콩팥병 환자의 무기질과 골 질환에 사용되는 약입니다. 칼슘과 인 대사의 항상성은 신장과 장, 뼈 사이의 상호작용으로 유지되며, 여기에는 활성/유사 비타민D, 부갑상선호르몬(parathyroid hormone, PTH), 섬유아세포성장인자(fibroblast growth factor)-23을 포함한 여러 호르몬에 의해 조절되게 됩니다. 만성콩팥병이 심각한 단계로 진행되면 투석이 필요하게 되고 이러한 균형 조절은 점점 더 어려워 지게 되어 만성콩팥병-무기질뼈장애(chronic

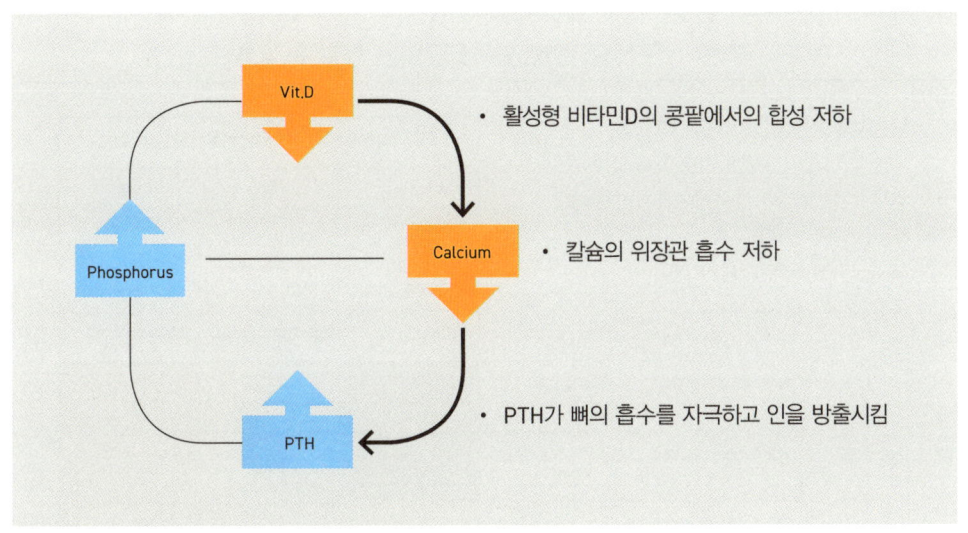

그림 7-3 만성콩팥병에서의 무기질과 뼈 대사 이상 개요

kidney disease-mineral bone disorder, CKD-MBD) 및 이차성 부갑상선항진증(secondary hyperparathyroidism, SHPT)이 발생하게 됩니다. 생화학적 불균형 외에 CKD-MBD는 부갑상선 증식, 혈관석회화, 뼈통증 및 골절과 연관된 요독성 뼈장애(uremic bone disorder), 심혈관계 합병증과 관련되어 있습니다. 신기능이 저하하게 되면 신장에서의 인 배출에 장애가 발생하며, 활성형 비타민D의 신장에서의 합성 저하와 함께 혈청 칼슘을 낮추게 되고, 이는 PTH와 혈청 인을 높게 할 뿐 아니라 만성콩팥병 환자의 예후에 좋지 않은 영향을 미치게 됩니다.

두 약물의 작용기전은 어떤 차이가 있습니까?

Sucroferric oxyhydroxide는 약물 내 수산기(hydroxyl group)와 식이 중 인과의 리간드 교환과정(ligand-exchange process) 등을 통해 혈청 인과 칼슘-인 생산물 농도를 낮추는 작용을 하며, 식이에 들어 있는 인은 장 흡수가 되지 않고 변으로 배설되게 됩니다. 칼슘이 없는 철분 기반약물이나 장관에서 철분이 흡수되는 것은 아닙니다.

Calcifediol hydrate는 비타민D 유사체로 PTH 합성을 억제하고 PTH 농도를 낮추는 작용을 합니다.

여기서 잠깐! "만성콩팥병(CKD)의 단계는 어떻게 구분되나요?"

만성콩팥병은 신장에 구조적 또는 기능적 이상이 3개월 이상 지속되는 경우로 정의되며, 사구체여과율범주(GFR category)와 단백뇨범주(albuminuria category)에 따라 다음과 같이 분류합니다(KIDGO 2012).

				Persistent albuminuria categories		
				A1	A2	A3
				Normal to mildly increased	Moderately increased	Severely increased
				<30mg/g	30~300mg/g	>300mg/g
GFR Categories(ml/min/1.73m²)	G1	Normal or high	≥90			
	G2	Mildly decreased	60~89			
	G3a	Mildly to moderately decreased	45~59			
	G3b	Moderately to severely decreased	30~44			
	G4	Severely decreased	15~29			
	G5	Kidney failure	<15			

- Green: low risk (if no other markers of kidney disease, no CKD)
- Yellow: moderately increased risk
- Orange: high risk
- Red: very high risk

만성콩팥병에서 인 섭취는 어떻게 관리해야 하나요?

3기 이상 만성콩팥병 환자의 일일 식이 중 인 섭취는 800~1200mg으로 제한하도록 합니다.

인 함량이 높은 식품(육류 및 생선, 견과류, 통 곡물, 콩과 식물, 치즈)에는 많은 중요 영양소가 포함되어 있어 만성콩팥병 환자에게 인이 풍부한 음식을 피하는 것은 이미 영양결핍 위험성이 높은 환자 군에서 어려움이 있을 수 있습니다. 반면 식품라벨에는 인 함량에 대한 정보가 거의 없어 섭취에 대한 개량을 어렵게 하며, 숨겨진 인의 공급원이 될 수 있는 패스트 푸드나 가공식품을 피하는 것이 바람직합니다.

- 식품첨가물: pH조절제, 안정제, 풍미/색상강화제를 포함한 식품첨가물 형태의 인이 큰 폭으로 증가하였으며, 미국 슈퍼마켓 식품의 약 50%에 인 함유 첨가물이 있는 것

표 7-3 　식이공급원과 관련된 인의 생체이용률

공급원	식물성	동물성	무기 첨가물
함유 식품	곡물	육류	탄산음료
	콩과 식물	치즈	조리 식품
	견과류	어류	캔 음식
생체이용률	30~50%	60~90%	90~100%

으로 알려져 있습니다.

- 약물 중 인: 약 제형의 10% 이상이 인을 함유하고 있어 다제약물 환자의 경우 일일 인 섭취량에 크게 늘어날 수 있습니다. 인 함유량이 높은 약물로는 paroxetine(인산 111.5mg/40mg), amlodipine(인산 120mg/10mg), Lisinopril(인산 32.6mg/10mg), sitagliptin(인산염 110mg/100mg) 등이 있으며, 인 함유량은 동일 약물의 경우에도 제형이 달라지면 달라질 수 있습니다.

두 약물의 용법·용량과 복용 시 주의해야 할 점을 알려주세요.

수크로제이철 옥시수산화물(sucroferric oxyhydroxide) 2,500mg (철로서 500mg)
- 이 약은 1일 3회 식사와 함께 씹어서 복용
- 그대로 삼켜서는 안 되며 반드시 씹거나 부수어 복용
- 초기 투여: 1일 3정(식사와 함께 1일 3회 1정씩 씹어 복용)
- 유지 투여: 혈청 인 수치를 모니터링하며 적정 혈청 인 수치로 조절될 때까지 1일 1정씩 증량 또는 감량(2~4주 간격)
- 1일 최대 유지 용량: 6정

칼시페디올 수화물(calcifediol hydrate) 20μg, 50μg
- 이 약의 최적 1일 용량은 혈청 칼슘 수치를 근거로 결정
- 초기 투여: 칼시페디올로서 1주 300~350μg 투여(매일 또는 격일 투여)
- 유지 투여: 대부분 50~100μg을 매일 또는 100~200μg을 격일 투여
- 혈청 칼슘 수치는 매주 측정하고, 고칼슘혈증 발생 시 혈청 칼슘 수치가 정상으로 돌아올 때까지 투여 중지

만성콩팥병 환자의 무기질과 골 대사 이상 시 치료 목표는 무엇입니까?

- 혈청 인: 만성콩팥병 3a–5기 인 경우 정상 범위에 들도록 낮추어야 합니다.
- 혈청 칼슘: 3a–5기 환자인 경우 고칼슘혈증은 피해야 합니다(혈청 칼슘 농도는 알부민 농도가 낮은 경우 보정 필요).
- PTH: 투석을 받지 않는 만성콩팥병 환자의 최적 PTH 농도는 알려져 있지 않습니다. 5기 만성콩팥병 환자의 PTH 농도는 정상 상한치의 2~9배로 유지되도록 합니다.

> **이것만은 꼭 기억하세요!**
>
> - Sucroferric 츄어블정은 최적의 효과를 위해 식사와 함께 복용하고, 씹거나 부수어 복용하도록 하고 통째로 삼키지 않도록 합니다.
> - Sucroferric 츄어블정은 칼슘이 함유되지 않은 철분 기반 약물이나 장관으로 철분이 흡수되지는 않습니다.
> - Calcifediol 캡슐 복용 시 정기적으로 혈청 칼슘 수치를 확인하고, 전문가와 상의 없이 고함량의 칼슘제를 병용하지 않도록 합니다.

사이클로스포린 Cyclosporine 시롤리무스 Sirolimus

성새암

	Cyclosporine (산디문뉴오랄연질캡슐)	Sirolimus (라파문정)
효능효과	장기이식(신장, 간장, 심장, 폐, 췌장) 거부반응 예방 & 다른 면역억제제 투여 중인 환자의 거부반응 치료 골수이식 거부반응 예방 중증 건선, 신증후군, 중증 류마티스관절염, 재생불량성빈혈 치료	신장이식 환자에서의 장기 거부반응 예방(cyclosporine 이후에 사용) 림프관평활근종증 환자의 치료
작용기전	칼시뉴린 억제제	mTOR 억제제
복용법	1일 2회(12시간 간격) 일정한 시간에 복용	1일 1회 일정한 시간에 복용
주요 부작용	신독성, 고혈압, 다모증, 치육증식	혈액독성, 고지혈증, 여드름, 상처치유 지연

두 약물은 어떤 질환에 사용됩니까?

Cyclosporine과 sirolimus는 면역억제제입니다.

Cyclosporine은 장기이식(신장, 간장, 심장, 폐, 췌장)과 골수이식 거부반응의 예방 및 치료에 사용됩니다. 그 밖에 자가면역질환인 건선, 신증후군, 류마티스관절염, 재생불량성빈혈, 내인성포도막염의 치료에도 사용됩니다. 제형 및 제품에 따라 적응증이 다를 수 있습니다.

Sirolimus는 신장이식 환자의 거부반응 예방에 사용됩니다. 초기에는 이 약 단독으로 사용하지 않고 cyclosporine 및 스테로이드제와의 병용요법이 권장됩니다. 그 밖에 림프관평활근종증(lymphangioleiomyomatosis, LAM) 환자의 치료에도 사용됩니다. 림프관평활근종증은 가임기의 젊은 여성에게 주로 나타나는 희귀 진행성 질환으로 평활근 세포가 비정상적으로 증식하여 폐와 림프계 등에 이상이 생기는 질환입니다.

표 7-4 Cyclosporine과 Sirolimus의 용법·용량

	Cyclosporine	Sirolimus
제품 예	산디문뉴오랄연질캡슐 25mg, 100mg	라파문정 0.5mg, 1mg, 2mg
용법용량 (경구제 기준)	[장기이식] • 초기용량: 수술 12시간 전, 1일 10~15mg/kg, 2회 분할 투여 • 유지용량: 수술 후 1~2주간 초기용량과 동일, 점차적으로 1일 2~6mg/kg(2회 분할 투여)이 될 때까지 혈중농도에 따라 감량 • 다른 면역억제제와 병용 시 보다 낮은 용량 사용 가능 [골수이식] • 초기용량: 수술 하루 전 1일 12.5~15mg/kg, 2회 분할 투여 • 유지용량: 1일 약 12.5mg/kg을 이식 후 1년이 될 때까지 0(zero) 용량으로 감량하기 전에 3~6개월간(가급적 6개월) 투여	[면역학적 위험이 낮거나 중등도인 신장이식 환자] • 초기에 cyclosporine 및 스테로이드와 병용투여 권장 • 초기 부하용량: 1일 1회 6mg • 유지용량: 1일 1회 2mg • 목표 혈중농도에 맞게 유지용량을 조절하며, 해당 유지용량을 최소 7~14일 동안 유지 • 1일 최대 40mg • Cyclosporine은 이 약의 대사를 억제하여 혈중농도를 높이므로 cyclosporine을 복용하고 4시간 후에 sirolimus 복용 • 약물 농도 변화를 최소화하기 위해서 일관되게 식사와 함께 투여하거나 또는 공복에 투여 • 으깨거나 씹거나 쪼개어 복용해서는 안 됨

두 약물의 작용기전은 무엇입니까?

Cyclosporine은 칼시뉴린 억제제입니다. 칼시뉴린에 의해 인터류킨-2(interleukin-2, IL-2) 생성이 활성화되는 것을 억제하며, 이에 따라 T세포의 증식이 억제됩니다.

Sirolimus는 mTOR 억제제입니다. 세포 주기 진행에 관여하는 mTOR를 억제하여 T세포의 성장을 억제하고 항체 생성을 억제합니다. 또한 림프관평활근종증 환자의 이상증식 세포에서 mTOR 경로를 억제하여 세포 증식을 억제합니다.

면역억제제에 대해 알려주세요.

이식수술 후 초기 3~6개월은 거부반응이 심하게 나타나기 때문에 작용기전이 다른 2~3개의 면역억제제를 병용함으로써 효과는 최대화하고 부작용은 최소화하게 됩니다. 주로 칼시뉴린 억제제 + 항대사물질/mTOR 억제제 + 스테로이드를 병용하며, 6~12개월이

표 7-5 면역억제제 종류

분류	성분명	제품 예
스테로이드	Prednisolone	소론도정
	Methylprednisolone	메치론정
	Deflazacort	캘코트정
항대사물질	Azathioprine	이뮤란정
	Mycophenolate mofetil	셀셉트캡슐
	Mycophenolate sodium	마이폴틱장용정
	Mizoribine	브레디닌정
mTOR 억제제	Sirolimus	라파뮨정
	Everolimus	써티칸정
칼시뉴린 억제제	Cyclosporine	산디문뉴오랄연질캡슐
	Tacrolimus (FK506)	프로그랍캅셀

지난 후 점차적으로 용량과 종류를 줄여갑니다(표 7-5).

두 약물의 이상반응 및 주의사항은 무엇인가요?

Cyclosporine은 매우 흔한(10% 이상) 부작용으로 신독성, 고혈압, 고지혈증, 고혈당증, 식욕부진, 진전(손떨림), 두통, 치육증식, 구역, 구토, 설사, 다모증 등이 있습니다.

Sirolimus는 매우 흔한(10% 이상) 부작용으로 혈소판감소증, 빈혈, 백혈구감소증, 고지혈증, 빈맥, 고혈압, 고혈당증, 감염 위험 증가, 단백뇨, 간기능 이상, 두통, 월경장애, 발진, 여드름, 상처치유 지연, 부종, 관절통, 복통, 변비, 설사, 구역 등이 있습니다. 다른 면역억제제에 비해 신장 독성이 적습니다.

공통 이상반응/주의사항

- 면역억제제는 감염 위험을 높일 수 있습니다.
- 두 약물은 정기적으로 혈중농도를 검사하고 복용량을 결정하게 됩니다. 혈중농도를 검사할 때에는 아침에 약을 복용하지 말고 공복 상태로 내원하여 혈액검사를 받아야

표 7-6 Cyclosporine과 Sirolimus의 약동학적 특징

	Cyclosporine	Sirolimus
최대 혈중농도 도달시간	1.5~3.5시간	1~6시간
반감기	8.4~27시간	2.5일
단백결합률	90%	92%
분포용적(Vd)	13L/kg	12L/kg
대사	CYP3A4	CYP3A4
배설	주로 대변; 6% 소변	대변(91%)

합니다.
- 다른 병원을 방문 시에는 면역억제제를 복용 중임을 반드시 알려야 합니다.
- 면역억제제 투여 중에는 예방접종에 의한 면역 형성이 잘 안되거나 생백신 투여 시 감염이 발생할 수 있으므로 예방접종 시 반드시 의료진과 상담해야 합니다.
- 두 약물 모두 중증 간장애 환자에서 용량 조절이 필요합니다.

두 약물과 다른 약물을 함께 복용 시 약물상호작용은 무엇입니까?

두 약물 모두 간에서 CYP3A4에 의해 대사되므로 이 효소에 영향을 주는 약물과 상호작용을 나타낼 수 있습니다.
- 두 약물의 혈중농도 증가: 칼슘채널차단제인 diltiazem, 항진균제인 ketoconazole, 항생제인 erythromycin, 위장약인 cimetidine, 자몽주스 등
- 두 약물의 혈중농도 감소: 항경련제인 phenytoin, 항생제인 rifampicin, 항우울제인 St. John's Wort 등

Cyclosporine은 신독성 증가 우려로 인해 tacrolimus와 병용 투여하지 않아야 하며, 다른 신독성 유발 약물(aminoglycoside계 항생제, NSAIDs, methotrexate, furosemide 등)과 병용투여 시 특별한 주의가 필요합니다.

이것만은 꼭 기억하세요!

- Cyclosporine은 신장, 간장, 심장, 폐, 췌장 등 다양한 장기이식의 거부반응 예방 및 치료에 사용되며, sirolimus는 신장 이식의 거부반응 예방에 사용됩니다.
- Sirolimus는 초기에 cyclosporine 및 스테로이드와 병용투여가 권장되며, cyclosporine을 복용하고 4시간 후에 sirolimus를 복용합니다.
- Cyclosporine은 1일 2회, sirolimus는 1일 1회 복용하며, 두 약물 모두 일정한 시간에 식사와 함께 또는 공복에 일관되게 복용합니다.
- 두 약물은 정기적으로 혈중농도를 검사하고 복용량을 결정하게 됩니다.

타크로리무스 Tacrolimus VS. 미코페놀레이트 Mycophenolate

구현지

	Tacrolimus (프로그랍캡슐)	Mycophenolate mofetil (셀셉트캡슐)
효능효과	신장, 간, 골수이식에서의 거부반응 억제 만성류마티스관절염 루푸스신염 중증근무력증	동종 신장, 심장, 간 이식환자에 대한 급성 장기 거부반응 방지
작용기전	칼시뉴린 저해제: 사이토카인 생성 억제	면역억제성 대사길항제
이상반응	고혈압, 두통, 진전, 고혈당, 고칼륨혈증, 신기능이상	설사, 오심, 복통, 빈혈, 백혈구감소증, 요로감염증

두 약물은 어떤 질환에 사용됩니까?

Tacrolimus와 mycophenolate 두 약물 모두 면역억제제로 다른 사람으로부터 이식 받은 장기나 조직이 우리 몸을 방어하려는 면역체계에 의한 거부반응으로 손상 받지 않게 하기 위하여 면역반응이 제대로 나타나지 않게 조절하는 약물입니다. Tacrolimus는 신장, 간, 골수이식에서의 거부반응 억제 그리고 자가면역질환인 만성류마티스관절염, 루푸스신염, 중증근무력증에서 각각 다른 질병조절항류마티스제(disease-modifying anti-rheumatic drugs, DMARDs)나 스테로이드, 면역억제제에 치료 효과가 없는 경우 사용하도록 허가되어 있습니다. Tacrolimus 외용제는 중등도-중증의 아토피성 피부염에 2차 치료제로 사용됩니다. Mycophenolate는 신장, 심장, 간 이식에서의 거부반응의 억제에 사용합니다. 면역억제제는 단독으로 사용 시 각 약물의 심각한 독성이 나타날 수 있어서 일반적으로 저용량을 병용하여 사용됩니다.

두 약물의 작용기전은 무엇입니까?

Tacrolimus는 *Streptomyces tsukubaensis*라는 토양균으로부터 얻어진 macrolide 면역억제제로 인터루킨 2(interleukin-2, IL-2)의 생산을 감소시켜 T 세포 활성을 억제시킵니다. 먼저 tacrolimus는 T 세포 내로 확산되어 들어가 tacrolimus-FKBP-12 복합체를 형성, 면역반응을 활성화시키는 신호전달 물질인 칼시뉴린(calcineurin)을 억제시킵니다. 칼시뉴린은 NFATc(cytosolic Nuclear Factor of Activated T cells)가 세포질에서 핵으로 이동할 수 있게 하며 핵으로 들어간 NFATc는 사이토카인을 코딩하는 유전자를 활성화시켜 사이토카인의 하나인 IL-2를 생산하게 합니다. IL-2는 T 세포를 증가시키고 자연살해세포(natural killer cell, NK세포)의 활성을 증가시키는 역할을 합니다.

Mycophenolate는 소화기관에서 급속히 가수분해되어, mycophenolic acid를 형성하는데, 이것은 강하고 가역적이며 비경쟁적으로 일인산이노신 탈수소효소(inosine monophosphate dehydrogenase)를 억제하여 guanosine phosphate가 새로 생성되는 것을 억제시킵니다. GMP생성억제는 핵산이 만들어 지는데 중요한 역할을 하는 T 와 B 세포가 증식되는 것을 억제하게 됩니다.

약물 동력학적인 면에서는 어떤 차이가 있나요?

Tacrolimus는 경구로 복용 시 1.5~3시간 후에 최고 혈중농도에 이르며, 생체이용률은 경구 복용 시 17~31%이며 고지방, 고탄수화물 음식에 의해 흡수 속도와 흡수량이 현저히 감소됩니다. 간에서 CYP3A4에 의해 98~99% 대사됩니다. 반감기는 성인은 8.7~37.9시간, 소아는 10.2~11.5시간, 노인은 13.1시간이며 외용제인 연고의 경우 71~112시간입니다.

Mycophenolate mofetil은 경구로 복용 시 0.63~1.8시간 후에 최고 혈중농도에 이르며, 생체이용률은 94%, 음식에 의한 영향으로는 최고 혈중농도가 40% 정도 감소되지만 전체 흡수량에는 영향이 없습니다. 신장으로 93% 배설되며, 반감기는 17.9시간입니다.

두 약물의 용법과 용량은 무엇입니까?

Tacrolimus는 신이식환자에게는 1일 2회 1회 0.10~0.15mg/kg, 간이식환자에게는 1일 2회 0.05~0.10mg/kg로 투여하고 서서히 감량하며, 골수이식 환자에서는 이식 1일 전부터 1일 2회 0.06mg/kg, 이식편대숙주병 발현 후에는 1일 2회 0.15mg/kg를 투여하고 서서히 감량합니다.

만성류마티스관절염, 루푸스신염, 중증근무력증에는 1일 1회, 1회 3mg을 복용합니다.

Mycophenolate mofetil은 신장이식환자에는 1일 2회 1g, 심장이식, 간이식환자에게는 1일 2회, 1회 1.5g을 투여합니다.

이상반응은 무엇입니까?

Tacrolimus의 흔한 이상반응으로는 고혈압, 말초 부종(6~36%), 탈모(28.9%), 변비(14~40%), 빈혈(5~50%), 두통(9~64%), 진전(15~54%) 등이며, 심각한 이상반응으로는 QT 간격연장, 위장관 천공(3~15%), 이식 후 당뇨병(10~37%), 고칼륨혈증(12~45%), 신독성(36~59%) 등 나타날 수 있습니다.

Mycophenolate의 흔한 이상반응으로는 설사(31~51.3%), 오심(19.9~54.5%), 복통(24.7~62.5%), 변비(신이식: 18.5~41.2%), 요로감염, 고혈압, 말초 부종, 고혈당, 저칼륨혈증 등이 나타날 수 있으며, 심각한 이상반응으로는 백혈구감소증(23.2~45.8%), 빈혈, 피부암(1.6~4.2%) 등이 나타날 수 있습니다.

Mycophenolate sodium은 mycophenolate mofetil의 위장장애를 최소화하기 위해 장용정으로 개발되었으며, mycophenolate sodium 720mg이 mycophenolate mofetil 1000mg과 같은 효과를 가집니다.

복용 시 주의해야 할 사항은 무엇입니까?

Tacrolimus는 CYP3A4에 대사되므로 cyclosporin과 병용 시 상승적·상가적인 신독성이 나타나므로 병용 금기이며, verapamil, nicardipine, diltiazem, nifedipine, itraconazole, lansoprazole, metoclopramide, amiodarone 등은 tacrolimus의 혈중농도를 높이며, carbamazepine, phenobarbital, phenytoin, rifampicin, methimazole 등은 tacrolimus의 혈중농도를 감소시킵니다. Spironolactone과 병용 시 고칼륨혈증이 나타날 수 있으므로 주의해야 합니다. 임부에게 금기이며, 피임약의 대사를 변화시킬 수 있어 다른 피임방법을 고려해야 합니다.

Mycophenolate의 경우 azathioprine과 병용 시 골수 억제를 유발할 수 있어 병용이 권장되지 않으며, telmisartan은 mycophenolat의 농도를 30% 감소시키며, 제산제와 양성자펌프

억제제와 병용 시에도 mycophenolate의 노출을 감소시키므로 주의하여 사용하여야 합니다. 피부암의 위험이 있으므로 자외선 노출을 피하도록 합니다. Mycophenolate 투여 중과 중단 후 적어도 6개월 후까지는 헌혈을 하지 않도록 해야 합니다.

두 약물을 복용 중에는 생균백신의 사용을 피해야 하며, 생균백신에는 홍역, 유행성이하선염, 풍진, 폴리오, BCG, 황열, 장티푸스 백신이 있습니다.

경구용 면역억제제에는 어떤 것들이 있습니까?

- 사이토카인 생성 및 작용을 선택적으로 억제
    - 칼시뉴린 저해제: cyclosporine(산디문뉴오랄연질캡슐), tacrolimus(프로그랍캡슐)
    - mTOR억제제: sirolimus(라파뮨정), everolimus(써티칸정)
- 면역억제성 대사길항제
    - Azathioprione(이뮤란정)
    - Mycophenolate mofetil(셀셉트캡슐), mycophenolate sodium(마이폴틱장용정)
- 부신피질호르몬제
    - Methylprednisolone(메치론정)
    - Prednisolone(소론도정)

이것만은 꼭 기억하세요!

- 두 약물은 장기이식 후 거부반응을 줄이기 위한 면역억제제로, tacrolimus는 사이토카인 생성을 억제하고, mycophenolate는 면역억제성 대사길항제입니다.
- Tacrolimus의 대표적인 이상반응은 신독성과 진전, 경련과 같은 신경학적 독성, 이식 후 당뇨병이 있으며, mycophenolate의 대표적인 이상반응은 설사, 오심, 복통과 같은 위장관 장애입니다.
- Tacrolimus는 음식에 의해 약물의 흡수 속도와 흡수량이 감소될 수 있으며, mycophenolate 복용 시는 피부암의 위험을 줄이기 위해 자외선으로부터 노출을 피하도록 합니다.

참고문헌

1. 2017년 KDIGO 만성 콩팥병-미네랄뼈질환 가이드라인 업데이트: 변경 사항과 주요 시사점. 대한신장학회. Available from: https://kdigo.org/wp-content/uploads/2017/02/2017-KDIGO-CKD-MBD-Update_Summary_Korean.pdf.
2. 신장이식과 새로운 삶 – 환자와 가족을 위한 안내서. The Korean Society for Transplantation. Available from: https://www.mykst.org/#n.
3. 약학정보원 [database on the Internet] Korean Pharmaceutical Information Center. Available from: www.health.kr.
4. 의약품안전나라 [database on the Internet]. 식품의약품안전처. Available from: https://nedrug.mfds.go.kr.
5. ACCP Updates in Therapeutics: Pharmacotherapy Preparatory Review and Recertification Course. ACCP 2019.
6. Drugs.com [database on the Internet]. Available from: https://www.drugs.com/.
7. Hogan, Patrick G., et al. "Transcriptional regulation by calcium, calcineurin, and NFAT." Genes Dev. 17.18 (2003): 2205-2232.
8. Imanishi, Yasuo, Yoshiki Nishizawa, and Masaaki Inaba. Pathogenesis and Treatment of Chronic Kidney Disease-Mineral and Bone Disorder. Hemodialysis. IntechOpen, 2013. Available from: https://www.intechopen.com/books/hemodialysis/pathogenesis-and-treatment-of-chronic-kidney-disease-mineral-and-bone-disorder.
9. Kang, Hee-Gyung. "Allograft Immune Reaction of Kidney Transplantation Part 2. Immunosuppression and Methods to Assess Alloimmunity." *Korean Soc Pediatr Nephrol.* 12.2 (2008): 133-142.
10. KDIGO 2017 Clinical Practice Guideline Update for the Diagnosis, Evaluation, Prevention, and Treatment of Chronic Kidney Disease-Mineral and Bone Disorder (CKD-MBD). Kidney Int. Suppl. 7.1(2017) Available from: https://kdigo.org/wp-content/uploads/2017/02/2017-KDIGO-CKD-MBD-GL-Update.pdf.
11. Lexicomp [database on the Internet] Lexicomp Inc. Available from: http://online.lexi.com.
12. Lim, Chun Soo. "Medical therapy in patients with chronic kidney disease." J Korean Med Assoc. 55.4 (2012): 381-389.
13. MAYO CLINIC. MFMER. Available from: https://www.mayoclinic.org/diseases-conditions/chronic-kidney-disease/symptoms-causes/syc-20354521.
14. Medscape [database on the internet]. WebMD LLC. Available from: https://reference.medscape.com/.
15. MICROMEDEX DRUGDEX [database on the Internet]. IBM Corporation. Available from: www.micromedexsolutions.com.
16. Pradeep, Arora. Chronic kidney disease. Medscape. WebMD LLC. Available from: https://emedicine.medscape.com/article/238798-overview#a3.
17. Przepiorka, Donna, et al. "Relationship of tacrolimus whole blood levels to efficacy and safety outcomes after unrelated donor marrow transplantation." *Biol. Blood Marrow Transplant.* 5.2 (1999): 94-97.
18. PubChem [database on the internet]. National Library of Medicine. Available from: https://pubchem.ncbi.nlm.nih.gov.
19. Rastogi, Anjay, et al. "Management of hyperphosphatemia in end-stage renal disease: A new paradigm." *J. Ren. Nutr.* 31.1 (2021): 21-34.
20. Updates in Therapeutics: The Ambulatory Care Pharmacotherapy Preparatory Review Course. ACCP 2019.

21. Waziri, Bala, Raquel Duarte, and Saraladevi Naicker. "Chronic kidney disease-mineral and bone disorder (CKD-MBD): current perspectives." *Int J Nephrol Renovasc Dis*. 12 (2019): 263-276.
22. Whalen, Karen. Lippincott's Illustrated Reviews: Pharmacology. 7th edition. Wolters kluwer Health. 2018.

8

비뇨생식기 질환

요실금 Urinary Incontinence

황미경

정의

자신도 모르게 소변이 흐르는 증상을 말함. 하부 요로는 정상적으로 요의 저장과 배출을 원활하게 하는 기능을 가지고 있으며, 효과적으로 요를 저장하기 위해서는 요량이 증가하는 동안 방광 내 압력이 낮게 유지되어야 하고, 방광 출구는 닫힌 상태로 유지되고, 복압이 증가한 경우에도 이 상태를 유지할 수 있어야 하며, 요 저장이 이루어지는 동안 불수의적인 방광 수축이 발생하지 않아야 함. 이러한 요소에 이상이 있을 경우 요실금이 발생하게 됨.

방광의 소변 조절

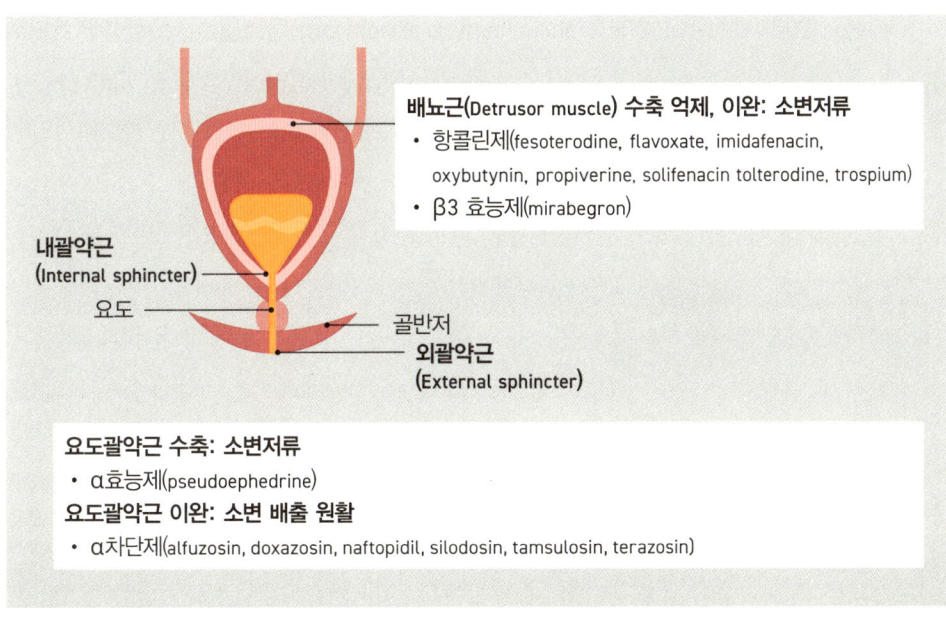

그림 8-1 방광의 소변조절과 작용약물

방광에서의 소변 조절은 소변이 찰 때까지 방광의 배뇨근(detrusor muscle)은 이완시키고, 요도괄약근(sphincter)은 수축하여 소변을 저류시키고, 소변이 찬 이후에는 배뇨근은 수축시키고, 요도괄약근은 이완시켜 소변을 내보냄.

치료약물

절박성(과민성) 요실금(urge urinary incontinence)

1) 항무스카린/항콜린제
   배뇨근 수축 억제
   - 옥시부티닌(oxybutinin, 동화디트로판정, 라이리넬오로스서방정), 톨테로딘(tolterodine, 디트루시톨SR캡슐), 페소테로딘(fesoterodin, 토비애즈서방정), 트로스퓸(trospium, 스파스몰리트당의정), 솔리페나신(solifenacin, 베시케어정), 이미다페나신(imidafenacin, 유리토스정), 프로피베린(propiverine, 비유피4정), 플라복세이트(flavoxate, 스파게린정)

2) β_3 효능제
   배뇨근 이완
   - 미라베그론(mirabegron, 베타미가서방정)

3) 보툴리눔독소A형(보톡스주)
   배뇨근 자극억제

스트레스성 요실금(stress urinary incontinence)

1) α효능제
   요도괄약근 수축(약물 효과는 제한적임)
   - 슈도에페드린(pseudoephedrine, 슈다페드정)

2) 외용 에스트로겐제제
   스트레스성 요실금 증상 개선
   - 결합형 에스트로겐 질크림(conjugated estrogen vaginal cream, 프레마린질크림)

3) 세로토닌/노르에피네프린(serotonin/norepinephrine) 재흡수저해제
   - 둘록세틴(duloxetine, 심발타캡슐): 방광 이완과 요도 저항을 높임(미승인 적응증)

범람성 요실금(overflow urinary incontinence)

1) 알파 차단제

   요도괄약근 이완
   - 알푸조신(alfuzosin, 자트랄엑스엘정), 독사조신(doxazosin, 카두라엑스엘서방정), 실로도신(silodosin, 트루패스정), 탐스로신(tamsulosin, 하루날디정), 테라조신(terazosin, 일양하이트린정), 나프토피딜(naftopidil, 플리바스정)

2) 5알파 환원효소(5α-reductase) 저해제

   전립샘의 크기를 줄이고 요실금의 진행을 늦춤
   - 피나스테리드(finasteride, 프로스카정), 두타스테리드(dutasteride, 아보다트연질캡슐)

3) 콜린자극제

   배뇨근을 자극하나 전신적 콜린자극효과를 가짐
   - 베타네콜(bethanechol, 마이토닌정)

기능성 요실금(functional urinary incontinence)

약물 없음, 장애물 제거, 규칙적 배뇨, 이동보조기구 등

전립샘비대증 Benign Prostatic Hyperplasia, BPH

정의

전립샘 비대증은 커진 전립샘이 소변 흐름을 막아 발생하는 배뇨장애 증상을 의미하며, 초기에는 배뇨를 시작하기 힘들고, 방광이 완전히 비워지지 않아 자주 배뇨하게 되며, 소변을 참기가 힘들고, 소변의 양과 세기가 줄어들며, 소변을 본 후에도 개운치 않은 잔뇨감의 증상을 나타나게 됨.

작용기전

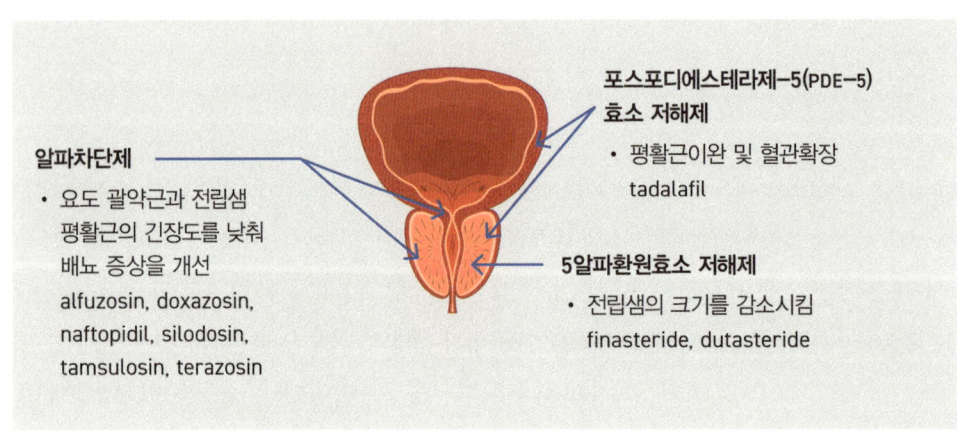

그림 8-2 전립샘비대증에 작용하는 약물

치료약물

알파1차단제(α₁-blocker)
합병증 없는 중등도~중증 증상이 있는 환자에게 1차 선택약
전립샘, 방광경부, 요도의 평활근의 알파아드레날린 수용체를 억제

- 알푸조신(alfuzosin, 자트랄엑스엘정), 독사조신(doxazosin, 카두라엑스엘서방정), 실로도신(silodosin, 트루패스정), 탐스로신(tamsulosin, 하루날디정), 테라조신(terazosin, 일양하이트린정), 나프토피딜(naftopidil, 플리바스정)

5알파환원효소 저해제(5-α-reductase inhibitor)
중등도~중증 증상이 있는 환자에게 1차 선택약이나, 전립샘이 비대되어 있는 환자에게 가장 효과적
Testosterone을 dihydrotestosterone으로 전환시키는 5-α-reductase 효소를 저해함.

- 피나스테리드(finasteride, 프로스카정), 두타스테리드(dutasteride, 아보다트연질캡슐)

포스포디에스터라제 5 저해제(Phosphodiesterase type 5, PDE5 inhibitor)
Phosphodiesterase type 5에 의해 유도된 방광, 요도, 전립샘의 평활근 긴장을 이완시킴.

- 타다라필(tadalafil, 시알리스정): 5mg만 양성전립샘비대증에 적응증 있음.

톨터로딘 Tolterodine VS. 솔리페나신 Solifenacin

전보명

	Tolterodine (디트루시톨에스알캡슐)	Solifenacin (베시케어정)
효능효과	절박성 요실금, 절박뇨, 빈뇨 등 과민성 방광 증상 치료	절박성 요실금, 절박뇨, 빈뇨 등 과민성 방광 증상 치료
작용기전	항무스카린제	항무스카린제
용법용량	속방성: 2mg씩 1일 2회 서방성: 4mg 1일 1회	5mg 1일 1회, 최대 10mg까지 증량 가능
이상반응	입마름, 소화불량, 눈물 감소 등	입마름, 변비 등

두 약물은 어떤 질환에 사용됩니까?

두 약물은 모두 항무스카린성 약물로 절박뇨, 빈뇨, 절박성 요실금 등 과민성 방광 증상 치료에 사용됩니다.

과민성방광이란 절박성요실금 유무에 관계없이 절박뇨가 있는 경우를 말하며 흔히 주간 빈뇨와 야간빈뇨를 동반합니다. 절박뇨(urgency)란 강하고 갑작스럽게 소변배출 욕구가 일어나 참을 수 없다고 호소하는 것이며, 절박성요실금(urgency incontinence)은 갑자기 소변이 마려운 느낌이 있으며 소변을 참을 수 없어 화장실에 가는 도중이나 미처 속옷을 내리기도 전에 소변이 흘러나오는 경우입니다.

과민성방광의 주된 원인으로 방광근의 형태, 기능 및 신경학적 변화 등이 있으며, 방광의 수축에 주로 관여하는 말초 신경전달 물질은 아세틸콜린으로 배뇨근의 무스카린 수용체에 작용합니다. 5가지 무스카린 수용체 아형(M1~M5) 중 M2와 M3 수용체가 주로 방광에 위치하고 M3가 방광 수축을 매개합니다. 교감 신경은 방광 수축을 억제하고 소변의 저장을 촉진하기 위해 요도 수축을 자극하는 반면 부교감 신경은 방광 수축을 자극하고 소변

배출을 촉진하기 위해 방광 배출구를 이완시킵니다. 방광 충만은 방광 부교감 신경을 억제하는 교감신경의 활성을 증가시키고 이로 인해 요도가 수축됩니다. 이러한 구조 중 하나라도 장애가 발생하면 과민성 방광 증상이 나타날 수 있습니다. 아세틸콜린 외에도 성장인자, 세로토닌, 도파민, 글루타민산, 프로스타글란딘과 같은 신경전달물질이 배뇨주기와 관련하여 연구되었습니다. 세로토닌성 활성은 교감신경 반사 경로를 자극함으로써 소변이 저장되도록 하고, 도파민 D_1 수용체는 방광 활성을 억제하는 것으로 알려졌으며 D_2 수용체는 배뇨를 촉진하고, 글루타민산은 부교감 신경 배뇨 경로를 차단하는 것으로 알려져 있습니다.

Tolterodine과 solifenacin 두 약물은 모두 경쟁성 무스카린성 수용체 길항제로 방광평활근 수축을 억제하여 잔뇨량을 증가시키고 방광 활동을 감소시킵니다. Solifenacin은 M3 수용체에 상대적 선택성을 가지며, 동물 연구에서 침샘에 비해 방광에 더 선택적으로 작용하고 그 선택성은 tolterodine이나 oxybutynin(옥시부티닌)보다 높아 구갈 발현율이 상대적으로 적은 것으로 알려져 있습니다.

두 약물의 용법과 용량은 무엇입니까?

두 약물은 모두 식사와 무관하게 복용할 수 있습니다.
Tolterodine은 속방성 제제와 서방성 제제가 있는데, 속방성 제제는 일반적으로 2mg을 1일 2회 복용하며, 서방성 제제는 4mg을 1일 1회 복용합니다.
Solifenacin은 5mg을 1일 1회 복용하고 최대 10mg까지 증량할 수 있습니다. 두 약물 모두 식사와 상관없이 일정한 시간에 규칙적으로 복용하도록 합니다.

두 약물을 복용할 수 없는 환자가 있습니까?

두 약물 모두 항무스카린제로 소화기계 평활근 운동성을 감소시킬 수 있으므로 요저류나 위장관 폐쇄 증상이 있거나 녹내장 환자는 투여하지 않도록 합니다.

두 약물의 이상반응은 어떻게 다릅니까?

두 약물 모두 방광에만 선택적으로 작용하는 항무스카린성 약제가 아니므로 침샘이나 다른 장기에서 항콜린성 효과를 나타내어 입마름, 졸음, 시야 흐림, 변비, 어지럼증 등의 이상반응을 나타낼 수 있습니다.

Tolterodine의 경우 입마름, 소화불량, 눈물 감소 이상반응이 흔히 나타나며, solifenacin의 이상반응도 이와 유사한데 입마름과 변비가 가장 흔하게 나타납니다.

Solifenacin은 다른 항무스카린제에 비해 침샘에 대한 작용이 낮아 입마름 증상이 덜 나타나는 것으로 알려져 있습니다.

두 약물의 약물상호작용에는 어떤 차이가 있습니까?

Tolterodine은 주로 간 대사효소 중 CYP2D6에 의해 5-히드록시메틸톨터로딘으로 대사되며, 이 대사체 또한 항무스카린성 효과를 나타냅니다. CYP2D6 대사경로가 결여된 사람에서는 CYP3A4에 의해 N-탈알킬톨터로딘으로 대사됩니다. 따라서 이렇게 대사능력이 저하된 사람에게 강력한 CYP3A4 억제제(예: 케토코나졸)를 함께 투여하면 tolterodine의 혈장 농도가 증가하므로 이런 경우에는 tolterodine 용량을 1일 2mg으로 줄여 복용하도록 권장합니다.

Solifenacin은 주로 간 대사효소 중 CYP3A4에 의해 대사됩니다. 따라서 강력한 CYP3A4 억제제(예: 케토코나졸)와 병용하는 경우에 solifenacin의 혈중농도는 유의하게 증가되므로 이러한 경우에는 solifenacin의 1일 최대용량을 5mg으로 제한해야 합니다.

이것만은 꼭 기억하세요!

- Tolterodine, solifenacin 모두 항무스카린제로 과민성방광 증상 치료에 사용됩니다.
- Tolterodine 속방성 제제는 1일 2회, 서방성 제제는 1일 1회 식사와 무관하게 복용합니다.
- Solifenacin은 작용시간이 길어 1일 1회 식사와 무관하게 복용합니다.
- Tolterodine, solifenacin 복용 시 입마름, 시야흐림, 소화불량, 변비 등의 항콜린성 이상반응이 나타날 수 있습니다.

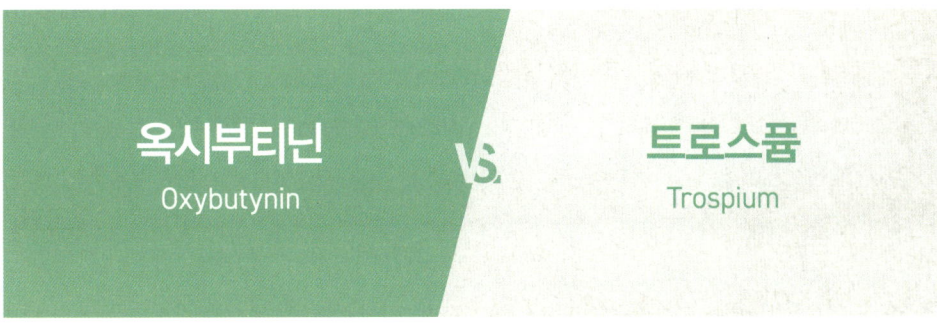

김예지

	Oxybutynin (디트로판정)	Trospium (5mg: 스파스맥스정, 20mg: 스파스몰리트당의정)
효능효과	성인: 과민성 방광으로 인한 요실금, 절박뇨, 빈뇨 소아: 신경성 상태 관련 배뇨근 과활동의 치료	5mg: 위·십이지장 궤양, 담낭·담도 질환, 뇨로 결석증의 평활근연축에 수반되는 동통 20mg: 하부 요로 폐쇄에 의하지 않은 빈뇨, 야간 다뇨, 과민성 방광, 절박요실금
작용기전	무스카린 수용체 차단	
구조	3가 아민(BBB 통과)	4가 아민(BBB 통과하지 않음)
대사 (활성형)	CYP3A4 (N-desethyloxybutynin: DEO)	CYP효소로 대사 되지 않음

두 약물의 작용기전은 무엇이며 어떤 질환에 사용됩니까?

Oxybutynin과 trospium은 신경세포 접합 후 결합 부위에서 아세틸콜린(Acetylcholine(Ach))이 무스카린 수용체에 작용하는 것을 경쟁적으로 억제합니다. 이로써 항경련 및 항무스카린 작용을 함으로 방광 평활근을 이완해 배뇨를 원활하게 도움으로서, 과민성 방광 치료에 사용됩니다. Oxybutynin의 미승인 적응증은 카테터 관련 방광 통증, 다한증에 사용됩니다.

Trospium은 용량에 따라 적응증이 다릅니다. 5mg은 위·십이지장 궤양, 담낭·담도 질환,

요로 결석증의 평활근 연축에 수반되는 동통에 승인되었습니다. 이와는 달리 20mg은 하부 요로폐쇄가 아닌 방광기능 이상에 의한 빈뇨, 야간 다뇨, 절박요실금, 과민성 방광에 승인된 약물입니다.

두 약물의 약동학은 어떻게 다른가요?

Oxybutynin의 반감기는 속방형 제제의 경우 2~3시간, 효과는 복용 후 0.5~1시간에 나타나며, 효과 지속 시간은 6~10시간입니다. 활성형은 N-desethyl oxybutynin(DEO)으로 간에서 CYP3A4에 의해 대사되고 신장으로 배설됩니다. 서방형의 경우 반

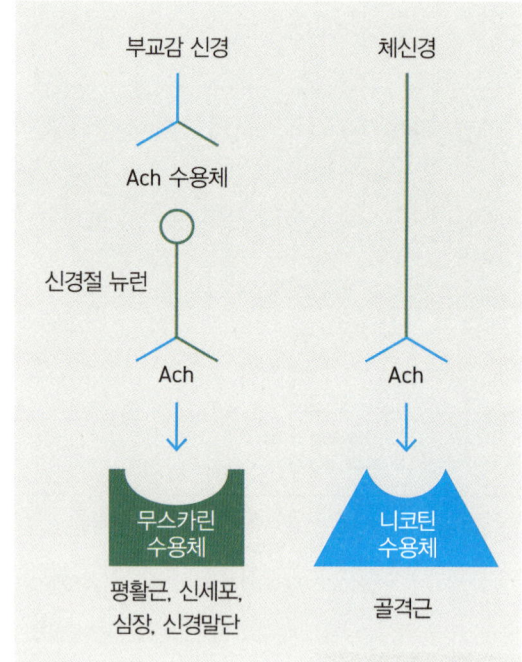

그림 8-3 **무스카린 수용체와 니코틴 수용체**

감기는 12~13시간이며, 삼투압에 의해 약물성분이 24시간 동안 서서히 유리되게 함으로써 상부 위장관보다 대장에서 좀 더 많이 흡수되어 CYP450의 영향을 속방형보다 적게 받습니다.

Trospium의 반감기는 20시간이며, 경구 복용 시 5~6시간 후에 혈중 최고치에 이르며 CYP450에 의해 대사 되지 않아 약물 상호작용이 적습니다. 대부분 대변(85.2%)으로 배설되고, 적은 양이 신장(5.8%)으로 배설됩니다. 하지만 생체이용률이 10% 미만으로 낮아 대사되지 않은 형태의 약물이 신장으로 배설(60%)되므로 CrCl이 30mL/min 이하인 환자들에서는 약용량을 감소해야 합니다.

용법은 어떻게 다른가요?

Oxybutynin 서방정의 초기 권장 용량은 성인 5mg 또는 10mg을 하루 1번 복용합니다. 용량 조절은 1주 간격으로 5mg씩 증량 가능하며 최대용량은 하루 30mg입니다. 6세 이상 소아의 경우 초기 권장 용량은 5mg 하루 한 번 복용하며, 1일 15mg을 넘지 않도록 하고 씹거나 자르거나 분쇄해서는 안 됩니다. 반면 속방형 제제(예: 디트로판정)는 가루약으로 만들

수 있어서 알약을 복용할 수 없는 어린이들에게 사용 가능합니다. 용량은 1~5세 어린이는 0.2mg/kg을 하루 2~4회로 나누어 분복하고 5세 이상은 5mg을 하루 두 번 복용합니다. Trospium은 성인 1회 20mg을 1일 2회 씹지 않고 복용합니다. 75세 이상의 노인이나 신기능이 나쁜 환자(CrCl 30mL/min)는 하루 한 번 복용합니다. 식사와 같이 복용 시 생체이용률이 70~80%까지 감소될 수 있으므로 식사 1시간 전이나 식후 2시간 후에 복용하도록 합니다.

두 약물의 이상반응은 무엇입니까?

공통적인 이상반응은 항콜린 이상반응으로 인한 구갈, 변비, 시야 이상, 심계항진 등이 있을 수 있습니다.

특히 속효성 oxybutynin은 구갈이 가장 문제가 되는데, 이는 간대사를 거쳐 생성된 활성형인 DEO가 침샘 분비를 억제하기 때문입니다. 이를 개선하기 위해 서방형 제제, 패취제, 겔 형태의 제품이 개발되어 있지만 국내에는 현재 경구제만 있습니다. Oxybutynin은 3가 아민계 약물로 혈액 뇌관문 장벽(BBB)도 쉽게 통과하므로 불면, 현기증, 환각을 유발할 수 있습니다.

Trospium도 항콜린 부작용을 나타내지만 4급 아민계 약물로 혈액 뇌 관문 장벽(BBB)을 통과하지 않기 때문에 어지러움, 불면, 환각 등 중추신경계 부작용이 oxybutynin보다 적고, 약물 상호작용이 적습니다.

표 8-1 절박뇨에 사용하는 항무스카린 약물의 이상반응 비교

성분명	제품명	구갈	변비	어지러움	시야 혼탁
Oxybutynin	디트로판정	88	32	38	22
Oxybutynin ER/XL	라이리넬오르스서방정	68	9	11	3
Tolterodine IR	유로트롤정	50	10	4	8
Tolterodine ER	디트로시톨에스알캡슐	39	10	3	6
Fesoterodine	토비에즈서방정	99	14	2	4
Trospium	스파스몰리트당의정	33	11	–	3
Solifenacin	베시케어정	34	19	1	7

두 약물 복용 시 주의해야 할 사항은 무엇인가요?

두 약물 모두 요폐 증상을 나타내는 배뇨곤란 환자, 중증의 위장관 운동 저하 환자 또는 위장관의 기계적 협착 환자, 근무력증 환자, 녹내장 환자 등에게 투여하지 않거나 주의하여야 합니다.
약물 복용 시 주의점은 사우나 또는 더운 환경에 오래 노출되거나 과격한 운동을 할 경우에 발한 억제로 체온이 과도하게 올라갈 수 있으므로 주의하고 충분한 수분을 섭취하도록 합니다. 졸음, 시야 흐림이 나타날 수 있으므로 운전 시 주의를 요하도록 합니다.

다른 약물과 함께 복용 시 약물 상호 작용은 무엇입니까?

Oxybutynin은 CYP3A4에 의해 대사되므로 간대사효소 저해제와 병용 시 약물의 농도를 높여 독성을 나타낼 수 있습니다. 또한 콜린에스테라제(choline esterase) 저해제인 donapezil, galantamine, rivastigmine과는 길항 효과를 나타낼 수 있으므로 모니터링이 필요합니다.
두 약물은 항콜린 약물인 삼환계 항우울제, 항히스타민제, 모노아민산화효소저해제(MAOI), 1세대 항정신병약 등은 상가작용으로 약효가 증강될 수 있습니다. DUR노인주의 의약품으로써 다른 항콜린제와의 병용 시 항콜린 이상반응이 증가할 수 있으므로 병용은 추천되지 않습니다.

요실금을 예방하기 위해서는 어떤 생활 습관이 권고됩니까?

- 골반저 근육운동인 쾨겔(Kogel) 운동을 지속적으로 꾸준하게 하기
- 배뇨 연습, 정해진 시간에 소변 보기, 패드 사용

 여기서 잠깐! "요실금이 의심된다면?"

요실금이 의심된다면 먼저 혹시 약물로 인한 요실금은 아닌지 살펴보도록 합니다.
- 야간뇨 유발 약물: 칼슘차단제(dihydrpyridine계), NSAIDs, thiazolidinedions, gabapentin, pregabaline
- 요실금 유발 약물: 콜린성 약물은 방광자극으로 요실금을 유발할 수 있음.
- 다뇨, 빈뇨, 절박뇨 및 요실금 유발 약물: loop 이뇨제

- 체중 감량
- 카페인 음주 감량, 수분 섭취 조절
- 규칙적 운동과 변비 예방, 금연 등

요실금은 일종의 노화 현상인데 약물치료를 계속 해야 할까요?

요실금의 원인에 따라 약물 복용 여부나 치료 기간은 다릅니다. 수술 등에 의해 생긴 신경인성 방광 환자는 증상 조절을 위해 약을 계속 복용해야 하지만, 신경계가 정상이고 요로 감염이 없는 과민성 방광 환자의 경우 약물치료에 반응이 있는 경우 3~6개월간 복용 후 중단합니다. 하지만 증상이 재발한 경우에는 지속적인 약물 치료와 다른 치료 방법을 고려해야 합니다.

또한 요실금은 노화의 현상으로 받아들이지 말고, 자기도 모르게 소변이 새는 증상이 나타나면 전문의와 상담해서 적절한 약물과 생활요법을 병용하여 치료하도록 합니다.

국가 건강 정보 포털 사이트에 들어가면 요실금 자가진단을 할 수 있으니 본인의 상태를 체크해 보는 것도 이러한 질환의 예방과 치료에 도움이 되리라 생각됩니다.

요실금 자가진단
http://health.mw.go.kr/AttachFiles/Content/Workspace/Source_code/q007.html

이것만은 꼭 기억하세요!

- Oxybutynin은 CYP3A4에 의해 대사되므로 약물 상호 작용을 유의해야 합니다.
- 입안이 건조하면 얼음 조각을 물고 있거나, 무가당 껌, 사탕을 드세요.
- Trospium은 혈액 뇌 관문 장벽(BBB)을 통과하지 않아 oxybutynin에 비해 어지러움, 불면, 환각 등의 부작용과 약물상호작용이 적습니다.
- Trospium은 식사와 함께 복용 시 생체이용률이 70~80% 감소될 수 있으므로 공복에 복용합니다.

페소테로딘 Fesoterodine VS. 미라베그론 Mirabegron

정경인

	Fesoterodine (토비애즈서방정)	Mirabegron (베타미가서방정)
효능효과	과민성방광	과민성방광
작용기전	무스카린 수용체 차단	β3 교감신경효능제
용법	1일 1회 4mg, 최대 8mg	1일 1회, 50mg
이상반응	구갈, 변비 등 항콜린반응	빈맥, 요로감염

Fesoterodine과 mirabegron은 어떤 질환에 사용하는 약물입니까?

Fesoterodine은 항무스카린성 과민성방광 치료제이며, mirabegron은 교감신경효능제에 속하는 과민성방광 치료제입니다.

두 약물 모두 서방형 제제로 하루 한 번만 복용하면 되고 절박뇨, 빈뇨, 절박성 요실금과 같은 과민성방광 증상의 치료에 사용됩니다.

Fesoterodine과 mirabegron의 작용기전은 무엇입니까?

Fesoterodine은 항무스카린제로 불수의적인 배뇨근 수축 정도를 줄이면서 방광 내 용적을 증가시키는 작용을 합니다. Fesoterodine은 과민성방광의 표준 치료인 항무스카린제를 경구 복용할 때 나타나는 광범위한 간 대사로 인한 약동학적 문제를 극복하기 위해, tolterodine(디트루시톨SR캡슐)의 활성대사체인 5-hydroxymethyl tolterodine(5-HMT)의 전구물질(prodrug) 형태로 개발된 약입니다. tolterodine과 비교해 개인별로 체내 약물 농도의 변동이 심하지 않고, 권장 용량인 4mg에서 최대투여용량인 8mg으로 증량 시 용량 증

> **여기서 잠깐!** "**무스카린 수용체**(muscarinic receptor)**란?**"
>
> 무스카린 수용체는 M1~M5까지 5개가 있는데 이 중 방광근에 많이 분포하는 수용체는 M2와 M3입니다. 먼저 M3 수용체는 방광근을 수축시키고 타액을 분비하는 데 영향을 미칩니다. 이에 비해 M2 수용체는 역시 주로 방광근에 분포하긴 하지만 M3와는 반대로 방광근을 이완시킵니다.
> 과민성방광의 표준 치료인 항무스카린제제 중에는 비선택적 무스카린제제(tolterodine, fesoterodine 등)도 있고, M3 선택적 항무스카린제제(solifenacin 등)도 있습니다.
> 통상 선택적 무스카린제제가 구갈, 변비 등의 부작용이 적게 나타나지만, 비선택적 제제라도 방광조직 선택성이 높으면 이상반응 측면에서 더 나은 결과를 보여줄 수 있습니다.

가에 따른 약효의 증가를 기대할 수 있는 것이 장점입니다.

Mirabegron은 선택적 β3 교감신경수용체 효능제로 개발된 최초의 약물로, β3 수용체를 활성화시켜 배뇨근을 이완시킵니다. β3 교감신경수용체는 대부분 방광에 분포하며 배뇨근의 수축과 이완에 작용합니다. 항무스카린제와는 달리 부교감신경작용에 영향을 주지 않기 때문에 배뇨단계에서 급성 요정체의 발생위험을 감소시킵니다.

과민성방광과 요실금은 어떤 차이가 있습니까?

요실금은 말 그대로 '자신도 모르게 소변이 유출'되어 속옷을 적시는 현상으로 개인 위생과 사회적 문제가 될 수 있는 질환입니다. 이에 비해 과민성방광은 요로감염이 없고 다른 명백한 병인이 없는 조건에서 요절박(강하고 갑작스럽게 요의를 느끼면서 소변이 마려우면 참지 못하는 증상)이 있는 경우로, 절박성 요실금(요절박 직후 또는 동시에 나타나는 요실금)의 유무는 관계없습니다. 대체로 과민성방광 범주 내에 요실금이 있지만, 스트레스성 요실금과 같이 과민성방광과는 관련이 없는 요실금도 있습니다.

과민성방광에서 mirabegron이 주목받는 이유는 무엇입니까?

과민성방광은 연령이 증가할수록 유병률이 증가하여 노인 환자가 많고 약을 장기간 복용해야 하므로 이상반응을 줄여 복약순응도를 높이는 것이 중요합니다. 그런데 기존의 항무스카린제는 구갈, 변비 등의 항콜린 부작용이 많이 생기는 데다가 노인에서 빈번히 처방되는 삼환계 항우울제, 항파킨슨제, 항치매제 등과 병용 시 이러한 부작용이 더욱 심해질 수

표 8-2 시판되고 있는 과민성방광 치료제

구분	성분명	제품명	용법	비고
항무스카린/ 항콜린제	Solifenacin	베시케어정	1일 1회 5mg, 1일 최대 5mg	M3 선택적
	Tolterodine	디트루시톨에스알캡슐	1일 1회 4mg	방광조직선택성 우수
	Trospium	노스파정	1일 5~10mg, 1일 3회	BBB 통과 못하여 CNS 부작용 적음
	Fesoterodine	토비애즈서방정	1일 1회, 4mg, 최대 8mg	Tolterodine 활성대사체의 전구물질
	Oxybutynin	동화디트로판정	1일 6~15mg을 2~3회 분할투여. 1일 최대 20mg	BBB 통과, CNS 부작용 주의
	Ppropiverine	비유피-4정	1일 1회 20mg	
	Flavoxate	스파게린정	1회 3회 200mg 3회	신경성 빈뇨
β3 교감신경효능제	Mirabegron	베타미가서방정	1일 1회 50mg	항콜린부작용 위험 낮음
삼환계 항우울제	Imipramine	명인이미프라민정	소아: 1일 25~50mg 1~2회 분할투여	유뇨증에 사용

있어 약물 중단과 그로 인한 치료 실패가 빈번합니다. 구갈의 경우 mirabegron(베타미가서 방정)은 항무스카린제의 3분의 1 수준으로 나타납니다. 다만 변비 발생률은 별로 개선되지 않았는데, 이는 베타3 수용체가 위장관에도 분포되어 있기 때문입니다.

또한 mirabegron은 항무스카린제과 병용투여할 수 있고, 병용으로 상승효과를 기대할 수 있는 것도 주목받는 이유입니다.

두 약물의 이상반응은 무엇입니까?

Fesoterodine의 매우 흔한(≥ 1/10) 이상반응은 구갈이고, 흔한 이상반응(≥1/100~〈1/10) 으로는 어지럼증, 두통, 안구건조, 인후건조, 소화불량, 변비, 배뇨장애 등이 있습니다. Mirabegron은 흔한 이상반응(≥1/100~〈1/10)으로 빈맥과 요로감염이 있습니다.

이것만은 꼭 기억하세요!

- Fesoterodine은 과민성방광의 표준 치료인 항무스카린제이고, mirabegron은 β3 교감신경효능제입니다.
- Fesoterodine은 구갈, 변비 등 항콜린 이상반응이 흔한 것이 단점이고, tolterodine 대사체의 전구물질로서 개인별 약물 농도의 차이가 적습니다.
- Mirabegron은 항콜린 이상반응의 위험(특히 구갈)이 낮아 복약순응도가 높은 것이 가장 큰 장점이며, 항무스카린제와의 병용으로 상승작용을 기대할 수 있습니다.

탐스로신 vs. 테라조신
Tamsulosin vs. Terazosin

황미경

	Tamsulosin (하루날디정)	Terazosin (일양하이트린정)
효능효과	양성전립샘비대증에 따른 배뇨장애	양성전립샘비대에 의한 배뇨장애 고혈압(경증~중등도)
작용기전	비뇨기계 선택적 α1 차단제	비선택적 α1 차단제

복용법	1일 1회 0.2~0.4mg 식후 복용	초회량 1일 1회 1mg 취침 전 복용
		유지량
		– 양성전립샘비대에 의한 배뇨장애:
		  1일 1회 5~10mg
		– 고혈압: 1일 1회 2~10mg 아침 또는
		  저녁 복용

약효개시시점	수일 후	수 주 후

두 약물은 어떤 질환에 사용합니까?

알파-1 차단제인 두 약물은 양성 전립샘비대증(Benign Prostatic Hyperplasia, BPH)으로 인한 배뇨장애에 사용되는 약입니다. 전립샘비대증은 남성에게 나타나는 흔한 질환이며, 나이와 비례하여 증가합니다. 전립샘비대증의 유병률은 40대 남성의 경우 약 20%, 60대 남성의 경우 최대 60%, 70~80대 남성의 경우 최대 90%로 추정됩니다. 증상이 있는 전립샘비대증은 하부 요로 증상이 있는 경우로, 배뇨장애증상(소변주저, 약뇨, 간헐뇨, 복압배뇨)이나 저장장애(자극)증상(빈뇨, 야간뇨, 요절박, 요실금) 또는 둘 다 나타나게 됩니다. 전립샘비대로 인한 방광 경부의 폐색은 〈그림 8-4〉에 표시된 바와 같이 2가지 기전에 의합니다. 첫째는 정적 방광출구폐색으로 전립샘 조직의 증식으로 전립샘이 비대해진 결과 요도 내강을 좁게 함으로써, 둘째는 동적 방광출구폐색으로 알파 효능 수용체에 의해 매개되는 평활

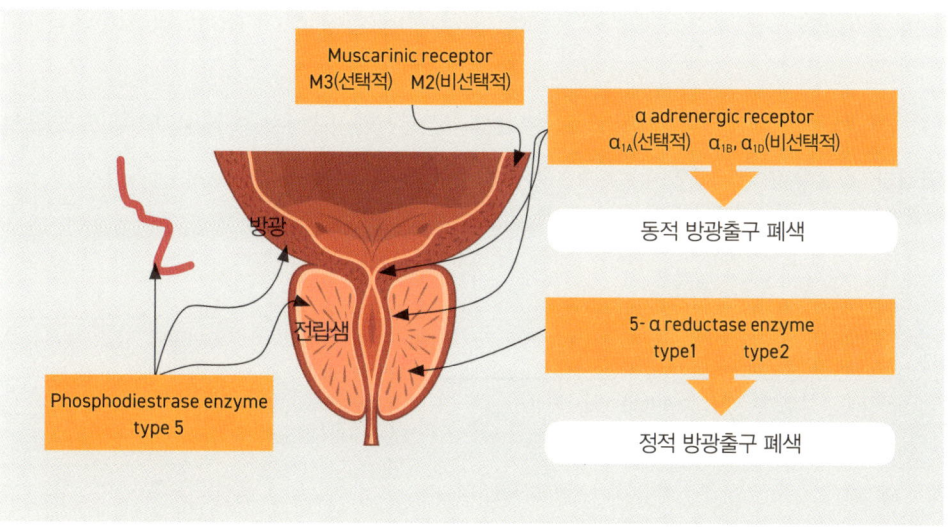

그림 8-4 전립샘비대와 하부 요로 증상에 관련된 수용체와 효소

근의 긴장도가 높아져 생기는 것으로, 폐색 증상을 악화시키고 요의 흐름 속도를 감소시킵니다. 알파 차단제는 전립샘, 전립샘 요도, 방광 경부의 알파 아드레날린 수용체를 차단하여 근 긴장과 방광 폐색을 감소시키고, 소변의 흐름과 증상을 개선시킵니다.

두 약물의 차이점은 무엇인가요?

아드레날린 수용체는 알파(α)와 베타(β)로 나누어지며 알파는 다시 알파-1과 알파-2로 나뉘어집니다. 두 약물 모두 알파-2보다는 알파-1에 친화력이 높은 알파 차단제이므로 페녹시벤자민(phenoxybenzamine)과 같은 1세대 약물에 비해 기립성 저혈압, 반사성 빈맥, 부정맥과 같은 이상반응이 적습니다. Terazosin은 원래 고혈압치료제로 개발되었으나 전립샘비대증과 연관된 증상 개선과 요속 증가 등의 효과로 인해 전립샘비대증에 따른 배뇨 장애에 쓰게 되었으며, 고혈압이 동반된 전립샘 환자의 경우 혈압강하 효과도 기대할 수 있습니다. 다만 고혈압 치료 가이드라인에 따르면 고혈압치료에 알파-1 차단제 단독 요법은 추천되지 않습니다.

전립샘에 있는 알파-1 수용체는 3가지 아형($α_{1A}$, $α_{1B}$, $α_{1D}$)이 있으며, 이 중 약 70%가 $α_{1A}$입니다. $α_{1B}$ 아형은 말초 혈관에 존재하며 혈압 조절에 중요한 역할을 합니다. Tamsulosin은 terazosin보다 $α_{1A}$에 선택성이 높아 비뇨기계 선택적 알파 차단제이며 심혈관계 이상반응이 적습니다.

전립샘비대증에 의한 배뇨장애에 쓰이는 알파-1 차단제 약물은 어떤 것이 있습니까?

알파-1 차단제는 합병증이 없는 중등도 또는 심한 전립비대증 환자에 첫 번째 선택 약물입니다. 적정용량에서 수일~수 주 내 증상을 신속히 경감시킵니다(표 8-3).

표 8-3 전립샘비대증 치료제로 쓰이는 알파-1 차단제

성분명	특징	용량	복용시간	제품명
Terazosin	비선택적	1~10mg 1일 1회 (천천히 증량)	취침 전(실신방지를 위해) 서방정: 식사와 무관(보통 아침 복용)	일양하이트린정
Doxazosin		• 속방형: 1~8mg 1일 1회 (천천히 증량) • 서방형: 4~8mg 1일 1회		카딜정, 카두라엑스엘서방정
Tamsulosin	비뇨기계 선택적	0.2mg 1일 1회	식후	하루날디정, 탐스날서방정, 베아로신서방캡슐
Silodosin		• 8mg/일 1일 1~2회 • 4mg/일: CrCl 30~50mL/min/1.73m^2 • 금기: CrCl < 30mL/min/1.73m^2	식사와 함께	트루패스정, 트루패스구강붕해정
Alfuzosin		10mg 1일 1회	저녁 식사 직후	자트랄엑스엘정
Naftopidil		25~75mg 1일 1회	식후	플리바스정

두 약물의 용법·용량과 복용 시 주의해야 할 점은 무엇인가요?

Tamsulosin

1회 0.2mg을 1일 1회 복용(증상에 따라 증감). 서방정과 캡슐형은 통째로 삼켜야 하며 부수거나 씹지 않도록 합니다. 구강붕해정(하루날디정)의 경우 구강 내에서 붕해되지만 구강점막에서 흡수되지 않으므로 혀 위에 놓고 타액으로 녹여 삼키거나 물과 함께 복용합니다. 구강 붕해정의 경우도 씹어 먹지 않도록 합니다.

Terazosin

초회 투여로 인한 저혈압, 실신 등의 발현 가능성을 최소화하기 위해 반드시 천천히(약

4~7주) 증량하여야 합니다. 초회량으로는 전립샘비대 증상 개선이 나타나지 않으나 유지량에서 증상 개선이 나타납니다.

- 초회량: 취침 전 1mg을 복용
- 유지량: 1일 1회 5~10mg(양성 전립샘 비대에 의한 배뇨장애), 1일 1회 2~10mg 아침 또는 저녁에 복용(고혈압)

알파-1 차단제의 이상반응과 주의사항은 무엇입니까?

비선택적 알파-1 차단제(terazosin, doxazosin)의 초회 투여 시 취침 전 복용하게 하는 이유는 혈중농도가 높을 때 저혈압, 어지러움 등의 발생 가능성이 높으므로 이 시간대에 자게 함으로써 이상반응을 줄이는 효과가 있습니다.

심혈관계에는 베타 아드레날린 수용체와 α_{1B}, α_{1D} 아드레날린 수용체 아형이 존재하며 알파차단제의 수용체 차단작용으로 혈관이 확장되면 대표적 이상반응인 혈압 저하, 기립성 저혈압, 어지러움, 권태감, 두통 등이 나타나게 됩니다. 또한 홍채이완근육은 α_{1A} 수용체를 통해 수축하고 동공 확대가 일어나게 되는데, 알파-1 차단제를 복용하는 환자 또는 이

표 8-4 알파-1 차단제의 이상반응

이상반응	Terazosin	Doxazosin	Tamsulosin	Silodosin	Alfuzosin
어지러움	++	++	+	+	+
저혈압	++	++	+	+	+
실신	++	++			+
권태감	+	+	+	+	
두통	+	+	+	+	+
부종	+	+			+
호흡곤란	+	+			
피로/졸음	+	+	+		+
상기도감염/비충혈	+	+	+	+	+
비정상 사정			+	+	
홍채긴장저하증후군	+	+	+	+	+

전에 복용한 환자는 백내장 또는 녹내장 수술 시에 동공확대가 되지 않는 홍채긴장저하증후군(Floppy Iris Syndrome)이 나타날 수 있으므로 홍채긴장저하증후군 발생을 대비한 대책이 필요합니다. Tamsulosin의 경우 심한 설파 알레르기가 있는 환자는 복용하지 않도록 합니다.

두 약물과 함께 복용 시 약물 상호작용이 있는 약물은 무엇인가요?

두 약물 모두 CYP3A4 동종효소계를 통해 대사되므로 CYP3A4억제제인 cimetidine(에취투정), diltiazem(헤르벤정) 등과 병용 시 해당 약물의 혈중농도를 증가시키므로 주의가 필요하며, CYP3A4유도제인 carbamazepine(테그레톨정), phenytoin(부광페니토인캡슐) 등과 함께 복용 시에는 두 약물의 대사를 증가시키므로 주의가 필요합니다. 또한 sildenafil(비아그라정), vardenafil(레비트라정)과 같은 포스포디에스터라제 5(phosphodiesterase type-5, PDE-5)억제제와 병용 시 혈관이완성 혈압강하작용이 증가할 수 있습니다.

전립샘비대증상을 악화시킬 수 있는 약물은 무엇인가요?

- 테스토스테론(Testosterone) 보충제: 전립샘비대를 악화시킬 수 있습니다.
- 아드레날린 효능약(비충혈제거제: 페닐에프린(phenylephrine), 슈도에페드린(pseudoephedrine)): 전립샘과 요도의 평활근을 수축시켜 요의 흐름을 방해합니다.
- 항콜린약(흡입 또는 경구 항무스카린 약물, 항히스타민제, 삼환계 항우울제, 진경제): 방광배뇨근의 수축 작용과 방광을 비우는 능력을 감소시켜 요배출을 어렵게 할 수 있습니다.
- 이뇨제, 카페인: 배뇨 빈도를 증가시킵니다.

> **이것만은 꼭 기억하세요!**
>
> - Tamsulosin 제제는 씹거나 부수어 복용하지 않도록 하며, 구강붕해정인 경우에도 씹어 먹지 않도록 합니다.
> - Terazosin을 처음 투여하는 경우 자기 전 복용하도록 하고 점차적으로 증량합니다.
> - 알파-1 차단제를 복용하는 환자가 백내장 또는 녹내장 수술을 하는 경우 안과의사에게 알리도록 하고, 아직 알파-1 차단제 투여를 시작하지 않은 경우 시작 시점을 미루도록 합니다.

알푸조신 Alfuzosin 실로도신 Silodosin

정연주

	Alfuzosin (자트랄엑스엘정)	Silodosin (트루패스구강붕해정)
효능효과	전립샘비대증에 수반하는 배뇨장애 전립샘비대증 관련 급성 요폐에서 카테터에 대한 보조요법	전립샘비대증에 수반하는 배뇨장애
작용기전	비선택적 알파 1 수용체 길항제	선택적 알파 1A 수용체 길항제
용법용량	1일 1회 1정 10mg 저녁 식사 직후 복용	1일 4mg씩 2회 아침 저녁 식후 또는 1일 8mg 1회 식사와 함께 복용

두 약물은 어떤 질환에 사용됩니까?

두 약물은 전립샘비대증에 수반하는 배뇨장애에 쓰입니다.
Alfuzosin은 전립샘비대증 관련 급성 요폐에서 카테터에 대한 보조요법에도 적응증이 있습니다. FDA 미승인 적응증으로 하부요로감염으로 인한 발기부전, 고혈압, 요로결석에 쓰이기도 합니다.

두 약물의 작용기전은 무엇인가요?

두 약물은 α1 아드레날린수용체 길항제입니다. 전립샘에 주로 존재하는 α1-아드레날린수용체를 선택적으로 차단하여 전립샘의 평활근을 이완시켜 요도내압을 낮추고 배뇨저항을 감소시켜 소변의 흐름을 개선시켜 전립샘비대로 인한 배뇨장애를 개선합니다.
Alfuzosin은 비선택적 α1 아드레날린 수용체 길항제(uroselective)로 분류되긴 하지만 terazosin, doxazosin보다는 비뇨기계에 선택적이라고 알려져 있습니다.

> **여기서 잠깐!** **"전립샘비대증에 대해 알아볼까요?"**
>
> 1. 원인: 전립샘비대증의 주요 유발인자는 연령과 남성 호르몬입니다. 전립샘비대증의 조직학적 변화는 35세부터 시작되어 60대 남자의 60%, 80대의 90%에게 나타나고 이 중 50%의 환자군에서 전립샘비대증으로 인한 여러 가지 배뇨장애 증상을 호소하며 25~30% 정도가 치료를 받게 됩니다. 인종과 환경, 식생활, 유전적 요인도 알려져 있으나 좀 더 연구가 필요합니다.
> 2. 증상: 초기에는 소변 횟수가 평상시보다 증가하며 특히 밤에 잠자는 동안에도 여러 번 일어나게 되어 잠을 잘 못 자기도 합니다. 소변이 곧 나올 것 같으면서 안 나오거나, 시간이 오래 걸리고, 소변 줄기가 가늘어지게 됩니다. 또는 아랫배나 항문과 음낭 사이의 회음부가 불쾌하거나 압박감이 느껴지기도 합니다. 심해지면 일상 생활 중 소변보는 일을 항상 생각하게 되고 화장실을 미리 확인해야 해서 일상 생활이 힘들어집니다. 비대증이 진행되면서 점점 정도가 심해지고 요의가 생기면 즉시 가야지 그렇지 않으면 요가 급하게 되어 본의 아니게 화장실까지 가기 전에 실수를 하게 되어 사회생활에 점점 불편을 느끼게 됩니다. 더 진행되면 지속적인 폐색에 의한 만성 요폐가 생길 수 있고 심하면 방광 기능을 잃거나 방광결석, 요로감염, 신우신염, 신기능 상실까지도 나타날 수 있습니다.
> 3. 치료: 전립샘비대증 치료 시 증상 정도와 증상이 환자 일상 생활에 미치는 부정적인 영향을 먼저 알아야 합니다. 생명을 위협하는 질환이 아닌 만큼 삶의 질을 향상시키는 것이 일차적인 치료의 목적입니다. 또한 치료와 연관된 합병증과 환자의 치료 선호도 및 가격대비 효과의 측면도 고려해야 합니다. 현재 치료 방법은 관찰, 약물요법, 수술, 최소 침습적 치료의 방법이 있습니다.

Silodosin은 α1 아드레날린수용체 길항제중 전립샘에 가장 많이 존재하는 A형을 선택적으로 차단하는 선택적 α1A 아드레날린수용체 길항제로서 비선택적 길항제에 비해 심혈관계에 미치는 작용이 적다고 알려져 있습니다.

두 약물의 용법과 용량을 비교해주세요.

Alfuzosin은 1일 1회 1정(10mg)을 저녁 식사 직후에 복용합니다. 공복 복용 시 흡수가 50% 이하로 낮아집니다. 전립샘비대증과 관련된 급성 요폐에서 카테터에 대한 보조요법으로 투여 시 카테터 삽입 첫날부터 1일 1회 1정을 식사 후에 복용합니다. 카테터를 삽입한 동안 2~3일간 복용하고 카테터 제거 후 하루 더 복용하여 총 3~4일간 복용합니다. 서방정 제형으로 복용 시 전체를 삼켜야 합니다. 부수거나 씹거나 가루로 복용할 경우 약물의 방출 및 흡수가 적절하지 않아 혈관확장 이상반응이 빨리 나타날 위험이 있습니다.

Silodosin은 1일 4mg씩 2회 아침 저녁 식후 복용하거나 1일 8mg 1회 식사와 함께 복용할 수 있습니다. 간기능 또는 신기능 장애 환자는 저용량(1회 2mg 1일 2회)으로 시작합니다. 제

표 8-5 Alfuzosin과 Silodosin의 약동학적 특성

	Alfuzosin	Silodosin
최대효과발현시간	1.5시간	2.6시간
생체이용률	49%(식후)	32%
대사	간대사 CYP3A4	간대사 CYP3A4, 글루쿠론산 전이효소, 알코올 탈수소효소, 알데히드 탈수소효소에 의한 대사
반감기	10시간	13.3시간

형으로는 4mg 정제, 8mg 구강붕해정이 있습니다.

두 약물의 이상반응은 무엇인가요?

두 약물은 α1 아드레날린수용체를 차단하므로 기립성 저혈압, 어지러움, 두통, 수술 중 홍채이완증후군(Intraoperative Floppy Iris Syndrome, IFIS) 등의 이상반응이 공통적으로 나타날 수 있습니다.

Alfuzosin은 silodosin에 비해 혈압에 영향을 미칩니다. Silodosin은 전립샘에 대한 선택성이 높아 심혈관계 이상반응은 적지만 사정장애(역행사정) 발생률(28.1%)이 높게 나타납니다.

이 외에도 alfuzosin의 주요 이상반응으로는 현기증, 입마름, 피로, 권태감 등이 있으며 silodosin의 기타 이상반응으로 설사, 비충혈, 코인두염 등이 있습니다.

대표적인 이상반응인 기립성 저혈압에는 어떻게 대처해야 하나요?

두 약물의 대표적인 이상반응인 기립성 저혈압은 일어날 때 혈압이 낮아지는 증상을 뜻합니다. 실제 증상은 어지러움, 두통, 피로감, 구역, 창백, 발한, 실신 등으로 나타납니다. 위험인자로는 고령, 약물, 장시간 서 있거나 누워 있는 자세, 음주 등이 있습니다. 기립성 저혈압을 유발하는 약물의 복용 여부와 용량을 전문가와 상의하도록 합니다. 일상생활에서는 천천히 앉고 천천히 일어나며, 장시간 서 있지 않도록 하고 부득이한 경우에는 탄력스타킹

을 신는 것이 좋습니다. 꾸준히 운동하고 물을 충분히 섭취하며 음주를 피하는 것도 좋은 방법입니다.

두 약물은 다른 약물과 어떤 약물상호작용이 있습니까?

두 약물의 공통적인 주요 상호작용은 다음과 같습니다.

- CYP3A4 저해제(itraconazole, ketoconazole, posaconazole 등 아졸계 진균제, erythromycin, diltiazem, verapamil, 자몽주스 등)와 병용 시 이 약의 혈중농도가 증가될 수 있습니다.
- 혈압강하제 병용 시 기립성 저혈압이 나타날 수 있으므로 감량을 고려합니다.
- PDE5 저해제(sildenafil, vardenafil) 병용 시 혈압강하작용이 증가할 수 있습니다.
- P-Glycoprotein 저해제(cyclosporine 등)와 함께 투여 시 이 약의 농도가 상승할 수 있으므로 병용을 피하도록 합니다.

이것만은 꼭 기억하세요!

- Alfuzosin은 비선택적 α1 효능길항제(배뇨기계선택적)이고, silodosin은 선택적 α1A 효능길항제로서 모두 전립선비대증에 수반하는 배뇨장애에 쓰입니다.
- Alfuzosin은 1일 1회 1정을 저녁 식후에 복용하는 서방정이고, silodosin은 1일 1~2회 식사와 함께 복용합니다.
- Alfuzosin은 심혈관계 이상반응이 높게 나타나고, silodosin은 심혈관계 이상반응이 적지만 사정장애(역행사정) 발생률이 높게 나타납니다.

피나스테리드 Finasteride VS. 두타스테리드 Dutasteride

정경혜

	Finasteride 5mg (프로스카정) Finasteride 1mg (프로페시아정)	Dutasteride (아보다트연질캡슐)
효능효과	5mg: 전립샘비대증 치료 1mg: 성인 남성(만 18~41세)의 남성형 탈모증(안드로겐 탈모증)의 치료	전립샘비대증 치료 성인 남성(만 18~50세)의 남성형 탈모(안드로겐 탈모증)의 치료
작용기전	5알파 환원효소 저해제 (5α-reductase inhibitor)	5알파 환원효소 저해제 (5α-reductase inhibitor)
용량용법	전립샘비대증: 1일 1회 5mg 탈모 치료: 1일 1회 1mg	1일 1회 0.5mg

피나스테리드(finasteride)와 두타스테리드(dutasteride)는 어떤 질환에 사용하는 약물입니까?

Finasteride와 dutasteride는 양성전립샘비대(Benign prostatic hyperplasia, BPH) 치료에 사용하는 약물입니다. BPH로 인한 빈뇨, 요저류 등의 증상을 개선하고, 전립샘 퇴행이나 급성 요폐 발생빈도와 관련 수술의 필요성을 감소시킵니다. 일반적으로 전립샘 크기가 40g 이상인 환자에게 사용합니다. 또한 성인의 남성형 탈모(androgenic alopecia) 치료에 사용되는 약물입니다.

Finasteride는 전립샘비대증에는 5mg, 탈모 치료에는 1mg을 사용하며 dutasteride는 전립샘비대증과 탈모에 모두 0.5mg을 사용합니다. 두 약물은 식사와 관계없이 1일 1회 복용합니다.

Finasteride는 승인되지는 않았으나 여성 다모증(female hirsutism) 치료로 2.5~7.5mg이 사용됩니다.

피나스테리드(finasteride)와 두타스테리드(dutasteride)의 작용기전은 무엇입니까?

피나스테리드와 두타스테리드는 5 알파 환원효소 저해제(5α-reductase inhibitor)입니다. 5α-reductase는 남성호르몬인 testosterone, androstenedione을 dihydrotestosterone (DHT)으로 전환하는 효소입니다.

```
Testosterone, Androstenedione ──────▶ DHT(Dihydrotestosterone)
                                ↑
                           5α-reductase
```

DHT는 testosterone보다 전립샘 내 안드로겐 수용체 친화성이 높으며 효능이 큽니다. 나이가 들면 남성호르몬은 감소하나 DHT는 감소하지 않습니다. DHT가 증가하면 전립샘의 상피세포와 선조직이 증식해서 방광목을 차단, 폐색시켜 하부 요로 증상을 유발합니다. 두 약물은 5α-reductase 차단작용으로 DHT를 감소시켜 전립샘 크기를 줄이고 질환 진행을 지연시킵니다.

Finasteride는 2형 5α-reductase를 차단하며, dutasteride는 1형과 2형 5α-reductase를 모두 차단하나 두 약물의 치료 효과는 비슷합니다.

1형 5α-reductase는 두피, 간, 피부 내 피지선에 많이 함유되어 있으며, 2형 5α-reductase는 전립샘, 생식기 조직, 두피의 모낭에 많이 함유되어 있습니다.

약물의 효과가 나타나기 위해서 어느 정도의 기간이 필요합니까?

약물의 작용 발현을 위해서 3~6개월이 필요하며, 증상이 개선되더라도 최소한 6개월 이상 약물을 복용합니다. 만일 finasteride 복용을 중단하면 DHT는 14일 내에 이전 수치로 돌아오며 전립샘 크기는 약 3개월 내에 이전 상태로 돌아오므로 계속 복용해야 효과가 지속됩니다.

남성 탈모 치료 효과를 위해서는 3개월 이상의 치료 기간이 필요하며 계속 복용해야 치료 효과가 유지됩니다. 약물을 중단하면 1년 이내에 다시 탈모가 발생합니다.

두 약물의 약동학적 차이는 무엇입니까?

Finasteride는 1~2시간 후 최고 혈중농도에 도달합니다. 반감기는 3~16시간으로 다양하게 나타나나 평균 5~6시간이며 80세 이상인 경우에는 평균 8시간입니다. CYP3A4에 의해 2개의 활성 대사체로 대사됩니다.

Dutasteride는 2~3시간 후 최고 혈중농도에 도달하며 반감기는 약 5주입니다. CYP3A4와 CYP3A5에 의해 간에서 대사됩니다.

다른 약물과의 상호작용은 무엇입니까?

Finasteride는 특별한 약물상호작용이 알려져 있지 않습니다. Dutasteride는 CYP450 3A4를 강하게 억제하는 약물과 병용하면 혈중농도가 증가합니다.

두 약물의 이상반응과 복용 시 주의할 점은 무엇입니까?

두 약물의 이상반응은 성욕저하와 발기부전, 사정장애 등 성기능 이상과, 가슴 압통이나 가슴이 커지는 여성형 유방(gynecomastia), 현기증입니다. 전립샘암(≤1%) 발생 가능성도 있습니다. Dutasteride의 경우 복용 후 처음 6개월 동안 성욕저하와 발기부전이 가장 높게 나타났습니다.

Finasteride와 dutasteride는 남성호르몬 차단제이므로 깨진 약이 피부를 통해 흡수되면 태아에 문제가 발생할 수 있기 때문에 임부나 임신 가능성이 있는 여성은 만져서는 안 됩니다. The National Institute for Occupational Safety and Health(NIOSH)에서는 이 약물들을 다룰 때 장갑을 끼고 보호 가운을 입고 조제하도록 권고합니다. 그러므로 포장을 개봉하지 않고 가능하면 원포장 상태로 또는 PTP 그대로 환자에게 투약합니다. 또한 임부나 임신할 예정인 여성은 이 약물을 복용하는 남성과의 성관계를 피해야 합니다.

약물 복용 후 전립샘특이항원(prostate-specific antigen, PSA)이 3~6개월 내에 약 50%까지 감소하므로 PSA 모니터링이 필요합니다. 약물 복용 후 PSA의 감소가 없으면 다른 질환을 의심할 수 있습니다.

Dutasteride는 캡슐 내용물이 구강 인두 점막에 노출되면 자극을 초래할 수 있으므로 씹거나 쪼개지 않고 통째로 삼켜 복용합니다. 임부에게 수혈되는 것을 예방하기 위해 마지막 약을 복용하고 적어도 6개월 동안 헌혈을 해서는 안 됩니다.

전립샘비대증은 어떤 질환입니까?

전립샘비대증은 전립샘 내 평활근과 상피세포의 증식으로 인한 전립샘 비대로 요도 폐색을 일으켜 하부요로 증상이 발생하는 질환입니다. 하부요로 증상은 소변 줄기가 가늘어지거나 중간에 끊기는 증상, 잔뇨감, 배뇨 후 요점적 등의 방광 배출 장애로 인해 발생하는 증상과 요절박, 빈뇨, 야간빈뇨, 요실금 등 방광의 저장 기능 이상으로 인해 발생하는 증상을 말합니다.

자기 전에 수분 섭취를 제한하고 술이나 카페인 함유 음료를 피합니다. 또한 전립샘비대 증상을 악화시키는 약물(항콜린약물, 이뇨제, pseudoephedrine, phenylephrine, ephedrine 등)의 복용을 피합니다.

전립샘비대증은 어떻게 치료합니까?

경증일 때는 약물치료를 하지 않고 매년 증상을 모니터하며 중등도일 때 약물 치료를 시작합니다. 대표적인 치료 약물은 α_1-차단제와 5 알파 환원효소(5α-reductase) 저해제입니다. 전립샘 크기가 크지 않을 때는 α_1-차단제를 사용하며 전립샘 크기가 40g 이상일 경우에는 5 알파 환원효소 저해제와 α_1-차단제를 병용합니다. 발기부전 증상이 있는 경우에는 α_1-차단제와 포스포다이에스터분해효소 5 저해제(PDE-5 inhibitors)를 단독으로 사용하거나 병용합니다. 만일 과민성 방광 증상이 수반될 경우에는 α_1-차단제에 항콜린약물 또는 mirabegron(베타미가서방정)을 병용합니다. 중증이나 합병증이 수반되는 경우에는 수술을 시행합니다.

전립샘비대증에 사용되는 다른 약물에 대해 알고 싶어요.

전립샘비대증에 첫 번째 사용하는 약은 α_1-차단제입니다. α_1-차단제는 α_1 수용체를 차단하여 전립샘 평활근, 요도괄약근을 이완시켜 소변이 잘 나오도록 하는 약물입니다. 테라조신(Terazosin, 하이트린정), 독사조신(doxazosin, 카두라엑스엘서방정), 알푸조신(alfuzosin, 자트랄엑스엘정), 탐스로신(tamsulosin, 하루날디정), 실로도신(silodosin, 트루패스캡슐), 나프토피딜(naftopidil, 플리바스정)이 있습니다. 5-알파 환원효소 저해제와 병용해서 많이 사용합니다. 2011년 10월 FDA에서 포스포다이에스터분해효소저해제 중 tadalafil 5mg을 전립샘비대 치료로 승인했습니다. 이 약물은 PDE-5를 억제함으로써 방광, 요도, 전립샘의 평활근을 이완시켜 전립샘비대와 발기부전 치료로 사용합니다. 국내에 tamsulosin과의 복합제제가 생산됩니다.

그 외에 일반의약품으로 Serenoa repens 세레노아레펜스리피도스테롤추출물(Saw palmetto, 쏘메토연질캡슐), Cucurbita pepo semen oil ext. 쿠쿠르비트종자유엑스(카리토프레쉬연질캡슐), Cernitin 쎄니틴(쎄닐톤연질캡슐)이 사용됩니다.

> **이것만은 꼭 기억하세요!**
>
> - Finasteride와 dutasteride는 전립샘비대증 치료와 안드로겐 탈모 치료에 사용합니다.
> - Dutasteride는 전립샘비대증 치료와 탈모 치료의 용량이 동일하나 finasteride는 전립샘비대증에는 5mg, 탈모 치료에는 1mg을 사용합니다.
> - 치료 효과를 보기 위해서 전립샘비대증에는 최소 6개월 이상, 남성 탈모에는 최소한 3개월 이상 복용해야 하며 약물을 중단하면 다시 증상이 나타납니다.
> - 임부나 임신할 가능성이 있는 여성은 두 약물을 만져서는 안 됩니다.

발기부전 Erectile Dysfunction

황미경

정의

발기부전은 성관계를 위해 충분한 발기가 되지 않거나 발기 상태를 유지하지 못하는 것으로, 이러한 상태가 3개월 이상 지속되었을 때 일반적으로 발기부전으로 정의함

작용기전

cGMP의 분해를 막아 궁극적으로 성공적인 발기 및 유지를 유도

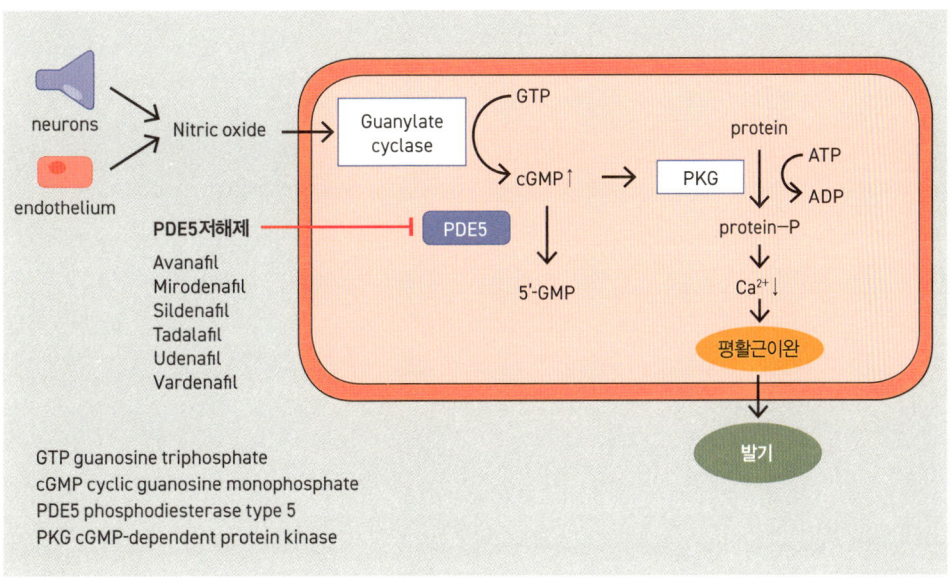

그림 8-5 발기의 기전과 작용약물

치료약물

포스포디에스터라제 5(Phosphodiesterase type 5, PDE5) 저해제

아바나필(avanafil, 제피드정), 미로데나필(mirodenafil, 엠빅스정), 실데나필(sildenafil, 비아그라정), 타다라필(tadalafil, 시알리스정), 유데나필(udenafil, 자이데나정), 바데나필(vardenafil, 레비트라정)

실데나필 vs. 타다라필
Sildenafil vs. Tadalafil

구현지

	Sildenafil (비아그라정)	Tadalafil (시알리스정)
효능효과	발기부전의 치료	발기부전의 치료(5, 10, 20mg정) 양성 전립샘 비대증의 징후 및 증상의 치료(5mg정)
작용기전	포스포다이에스터분해효소저해제	포스포다이에스터분해효소저해제
이상반응	두통, 홍조, 소화불량 시각이상	두통, 홍조, 소화불량 근육통
복용시간	성행위 1시간 전	5mg: 매일 일정한 시간 10mg, 20mg: 성행위 30분 전

두 약물은 어떤 질환에 사용됩니까?

Sildenafil과 tadalafil은 발기부전 치료제입니다. Sildenafil은 국내 20mg, 25mg, 50mg, 100mg 제형이 사용되고 있는데 25mg, 50mg, 100mg 제형은 발기부전치료제로, 20mg 제형은 폐동맥 고혈압치료제로 허가되어 있습니다. Tadalafil은 5mg, 10mg, 20mg 제형이 사용되는데 10mg, 20mg은 발기부전치료제로, 5mg은 발기부전 치료제 외에도 양성 전립샘 비대증의 징후 및 증상의 치료, 두 가지를 모두 동반한 경우의 징후 및 증상의 치료로 허가되어 있습니다. Tadalafil도 국내 허가 사항은 아니지만 FDA에서는 폐동맥 고혈압에도 허가 받은 약물입니다.

미승인 적응증으로 두 약물 모두 이차적인 레이노 증후군에 사용되며 sildenafil은 페이로니병(Peyronie's disease: 발기 시 음경이 구부러지는 질환), 약물로 인한 발기부전이나 우울증, 파킨슨병, 죽상경화증, 척수 손상, 전립샘절제술 등으로 인한 발기부전, 여성의 성적흥분장애(female sexual arousal disorder)에도 사용됩니다.

두 약물의 작용기전은 무엇입니까?

두 약물 모두 고리일인산구아노신(cyclic guanosine monophosphate, cGMP)-특이적 포스포다이에스터분해효소(phosphodiesterase type-5, PDE5)의 선택적 저해제입니다. cGMP는 평활근을 이완시키는 작용을 하는데 혈관에서는 혈관 평활근을 이완시켜 혈관을 확장시키고 혈류를 증가시키는 작용을 합니다. 이 cGMP는 포스포다이에스터분해효소에 의해 분해되는데 sildenafil이나 tadalafil은 포스포다이에스터분해효소를 억제하여 혈중 cGMP의 효과를 증가시키고 더 오래 유지되게 합니다.

음경의 물리적 발기 작용기전은 성적 자극이 있는 동안 음경해면체 내에서 유리된 산화질소(nitric oxide, NO)가 구아닐산고리화효소(guanylate cyclase)를 활성화시켜 cGMP를 증가시키고 음경해면체의 평활근을 이완시켜 혈류의 유입을 가능하게 하는 것인데 sildenafil이나 tadalafil은 성적 자극으로 NO가 국소적으로 유리될 때 PDE 5를 억제하여 음경해면체 내의 cGMP 양을 증가시켜 혈관을 이완시킵니다. 폐동맥 고혈압 치료제나 전립샘비대증의 증상 개선에 이용되는 이유도 폐혈관 확장, 전립샘이나 평활근 이완, 주위 혈관을 이완시키는 작용이 있기 때문입니다.

약물 동력학적인 면에서는 어떤 차이가 있나요?

Sildenafil은 공복 상태에서 경구로 복용 후 30~120분에 최고 혈장농도에 도달되는데 고지방식과 함께 복용할 경우 최고 혈장농도에 도달하는 시간이 평균 60분 정도 지연되며 최고 혈장농도도 29% 정도 감소됩니다. 간에서 주로 CYP 3A4에 의해 대사되며 반감기는 sildenafil과 그 대사체 모두 4시간입니다.

Tadalafil은 경구 복용 후 2~4시간에 최고 혈장농도에 도달하며 음식에 영향을 받지 않습니다. 간에서 CYP 3A4에 의해 대사되며 반감기는 15~35시간입니다.

두 약물의 용법과 용량은 무엇입니까?

Sildenafil은 1일 1회 성행위 약 1시간 전에 권장 용량 25~50mg을 복용하며 경우에 따라 성행위 4시간 전에서 30분 전에 복용 가능합니다. 65세 이상 환자, 간부전 환자, 중증의 신부전 환자, CYP3A4억제제를 복용 중인 환자는 혈중농도가 상승될 수 있으므로 반드시 25mg으로 시작합니다. Sildenafil을 폐동맥 고혈압환자의 운동능력 개선에 사용할 때는

1일 3회 20mg을 4~6시간 간격으로 복용합니다.

Tadalafil의 권장 용량은 10mg이며 예상되는 성행위 30분 전부터 식사에 상관없이 복용합니다. 약의 효과가 보통 하루 이상 지속되기 때문에 이 약제를 지속적으로 매일 투여하는 것은 권장되지 않습니다. 반면 5mg 제형은 매일 거의 같은 시간에 복용하게 합니다.

두 약물 모두 정제, 구강붕해필름, 츄어블정으로 생산되며 sildenafil의 경우 세립제도 있습니다. 구강붕해필름은 개별 포장에서 꺼낸 직후에 바로 혀 위에 놓고, 녹여서 물 없이 복용합니다.

이상반응은 무엇입니까?

두 약물 모두 홍조, 두통, 소화불량이 가장 흔한 이상반응이며, 차이점으로는 sildenafil의 경우 시각이상(1~11%)이 있는데 물체가 초록이나 푸른 빛으로 보이거나, 빛에 더 예민해지거나 시야가 몽롱해지는 증상으로 나타납니다. Tadalafil은 시각이상에 대한 이상반응은 적은 편이나 요통(2.4~12%), 근육통(1~14%)이 나타날 수 있으며 스티븐스존슨 증후군이 보고되기도 하였습니다. 두 약물 모두의 심각한 이상반응으로는 시력상실, 청력감퇴, 발기지속(4시간 이상 발기가 지속될 때) 등이 있을 수 있으므로 이런 경우 복용을 중지하고 적절한 조치를 받도록 해야 합니다.

함께 복용 시 주의해야 할 약물이나 기타 주의사항에는 어떤 것이 있나요?

두 약물 모두 CYP3A4에 의해 대사되는 약물이므로 CYP3A4억제제인 cimetidine, clarithromycin, itraconazole 등과 함께 복용 시 sildenafil이나 tadalafil의 혈중농도가 상승할 수 있으며 CYP3A4유도체인 rifampicin과 병용 시 sildenafil이나 tadalafil의 혈중농도가 감소

 여기서 잠깐! "시각이상 이상반응이 나타나는 이유는 무엇입니까?"

cGMP는 눈에서 망막 안으로 들어온 빛을 전기적 신호로 바꾸는 2차 신호전달자 역할을 합니다. 광수용체가 빛을 받으면 포스포디에스터라제를 활성화시켜 cGMP를 분해시키고 광수용체의 과분극을 유도하여 시각정보를 뇌로 전달하게 합니다. 그런데 PDE5억제제가 망막의 광수용체의 신호전달에 관여하는 포스포디에스터라제 6에도 영향을 주기 때문에 시각이상의 이상반응이 나타날 수 있는 것입니다.

표 8-6 발기부전에 사용되는 PDE5 저해제

성분명	제품명	함량	복용 시간
Avanafil	제피드정	100mg, 200mg	30분 전
Sildenafil	비아그라정, 팔팔츄정	25mg, 50mg, 100mg	1시간 전
Tadalafil	시알리스정, 센돔정, 구구정	10mg, 20mg	30분 전
		5mg	매일 같은 시간
Udenafil	자이데나정, 큐데나필정	50mg, 75mg	매일 같은 시간
		100mg, 200mg	30분에서 12시간 전
Vardenafil	레비트라정	10mg, 20mg	30분 전

될 수 있습니다.

또 정기적 또는 간헐적으로 복용하는 경우라도 nitroglycerin, isosorbide dinitrate, isosorbide mononitrate 등의 모든 질산염 제제와는 심각한 저혈압을 유발할 수 있으므로 금기입니다.

그 밖에 심부전 환자나 관상동맥질환을 가진 환자, 혈압이 조절되지 않는 환자(혈압이 170/110mmHg 이상이거나 90/50mmHg 이하), 최근 6개월 안에 심근경색이나, 뇌졸중, 심각한 부정맥이 있었던 환자는 더 주의가 필요합니다.

이것만은 꼭 기억하세요!

- 두 약물 모두 질산염 제제와 지속적·간헐적이라도 함께 복용하면 안 됩니다.
- Sildenafil은 발기부전 치료제로 사용 시 성행위 1시간 전에 복용하며, tadalafil은 5mg 제형은 매일 같은 시간에 복용하고 10mg, 20mg 제형은 성행위 30분 전부터 복용할 수 있습니다.
- 두 약물의 공통된 이상반응은 두통·홍조·소화불량이 있으며, sildenafil은 시각이상, tadalafil은 근육통이 생길 수 있습니다.

야뇨증 Nocturnal Enuresis

황미경

정의

배뇨 조절이 가능한 연령에서 수면 중에 불수의적인 배뇨를 하는 질환으로 치료에는 행동 요법과 약물 요법 등이 있음.

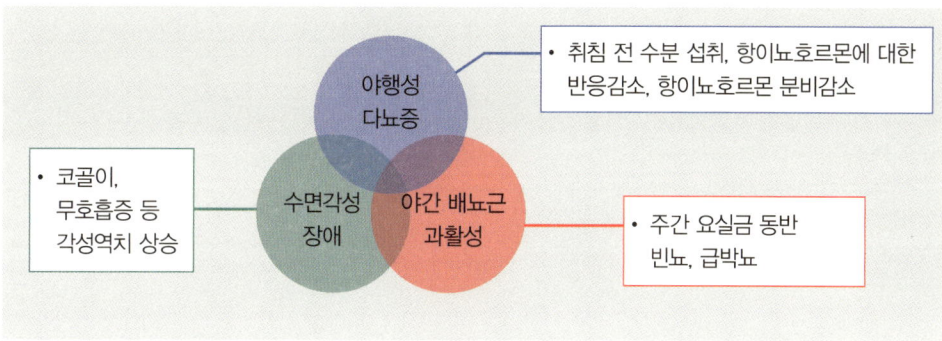

그림 8-6 야뇨증의 원인인자

치료약물

항이뇨호르몬제(antidiuretic hormone)

밤에 소변생성을 줄임.
- 데스모프레신(desmopressin, 미니린정)

삼환계항우울제(tricyclic antidepressant)

방광의 용적을 늘리고, 수면의 깊이를 감소시켜 잠에서 쉽게 깰 수 있도록 함.
- 이미프라민(imipramine, 환인이미프라민염산염정), 아미트리프틸린(amitriptyline, 에나폰정)

데스모프레신 Desmopressin VS. 이미프라민 Imipramine

성새암

	Desmopressin (미니린정)	Imipramine (환인이미프라민염산염정)
효능효과	일차성 야뇨증(5세 이상) 야간다뇨와 관련 있는 야간뇨 증상(성인)	주·야간의 유뇨증(유·소아) 우울증, 우울상태
야뇨증 치료 작용기전	항이뇨호르몬인 바소프레신(vasopressin)의 합성 유사체	삼환계 항우울제(TCA) – 방광에 대한 직접적인 항콜린 작용과 수면 깊이 조절
야뇨증 치료 사용 연령	소아 및 성인에서도 사용 가능	소아/청소년에서만 사용 가능
신장애 주의	신장애 환자(CrCl <50mL/min)에서 사용 금기	용량조절 필요 없음

두 약물은 어떤 질환에 사용되나요?

Desmopressin과 imipramine은 모두 야뇨증 치료에 사용되는 약물입니다.

Desmopressin은 5세 이상에서 일차성 야뇨증 치료에 사용될 수 있으며, 성인에 한해 야간다뇨와 관련 있는 야간뇨 증상의 치료에도 사용될 수 있습니다. Imipramine은 기본적으로 우울증 치료제로 잘 알려져 있는데, 유·소아의 주·야간 유뇨증 치료에도 적응증이 있습니다.

국내의 경우 두 약물 모두 야뇨증 치료의 일차 약물로 사용됩니다. 밤에는 항이뇨호르몬이 보통 상승하는데 desmopressin은 야간에 항이뇨호르몬 상승이 잘 안 되는 다뇨 환자에서 좋은 효과를 보입니다. 치료율은 40~80%로 상당히 높은 편이나 중단 시 약 60% 정도에서 재발할 수 있다는 단점이 있습니다. 약물을 서서히 감량해 가는 것이 재발 방지에 도움이 됩니다. Imipramine은 치료율이 30~60%이며, 2주에서 1개월 동안 치료해도 반응이 없는 경우에는 치료를 중단하거나 병용요법을 고려해야 합니다. 단, 국내와 달리 미국 FDA

> **여기서 잠깐!** "야뇨증(nocturnal enuresis)에 대해 알아볼까요?"
>
> 야뇨증이란 만 5세 이상 소아가 밤에 자다가 소변을 보는 증상이 1주일에 2회 이상, 적어도 3개월 이상 지속되는 경우를 말합니다(5세 미만의 경우에는 정상 발달 과정의 현상으로 봅니다). 유뇨증(enuresis)은 적절하지 않은 장소에서 소변을 보는 것으로 정의되며, 보통 야뇨증과 유뇨증, 야간 요실금(nocturnal incontinence)이 모두 같은 야뇨증의 의미로 사용되고 있습니다. 낮 동안의 증상은 보통 주간 요실금(daytime incontinence)이라고 말합니다.
> 야뇨증은 소아의 경우 남아 15%, 여아 10% 정도이며, 성인에서도 약 0.5% 정도에서 발견되는 것으로 알려져 있습니다. 일차성 단일 증상성 야뇨증이 가장 흔하며 전체 환아의 75%를 차지합니다.
> - 일차성 야뇨증: 출생 후 한 번도 소변을 가리지 못하는 경우
>   이차성 야뇨증: 적어도 6개월 이상 소변을 가리다가 다시 가리지 못하는 경우
> - 단일 증상성 야뇨증: 밤에만 소변을 가리지 못하는 경우
>   다증상성 야뇨증: 낮에 요실금이나 빈뇨(1일 8회 이상), 급박뇨 등의 증상이 동반된 경우

에서는 imipramine을 야뇨증 치료에 일시적인 보조요법으로만 승인하고 있습니다.

두 약물이 야뇨증 치료에 사용되는 기전을 알려주세요.

Desmopressin은 체내에 존재하는 항이뇨호르몬인 AVP(arginine vasopressin)의 합성 유사체(analogue)입니다. 항이뇨호르몬은 시상하부에서 합성되어 뇌하수체에서 분비되며, 신장의 집합관(collecting duct)과 원위 세뇨관(distal tubule)에 분포하는 V2 수용체에 작용하여 수분 재흡수를 촉진함으로써 삼투압과 혈압을 조절합니다. Desmopressin은 vasopressin에서 구조적으로 약간 변화를 준 유사체로서, vasopressin과 달리 혈압상승 작용은 없고 항이뇨 작용만 개선시킨 약물입니다.

Imipramine은 삼환계 항우울제(tricyclic antidepressant, TCA)로서, 야뇨증 치료에 사용되는 기전은 방광에 대한 직접적인 항콜린 작용을 통한 것입니다. 또한 수면 후기에 수면의 깊이를 얕게 하여 쉽게 각성이 될 수 있도록 하는 작용도 있습니다. 최근에는 소변의 전해질 배설을 적게 하거나 항이뇨호르몬 분비를 자극해서 야간에 소변량을 감소시키는 작용도 있다고 알려져 있습니다.

표 8-7 Desmopressin의 제형에 따른 허가 적응증

제형	적응증
정제, 설하정	일차성 야뇨증(5세 이상), 야간다뇨와 관련 있는 야간뇨 증상 치료(성인)
비액	바소프레신 감수성 요붕증, 뇌하수체 절제술 후의 다뇨 및 번갈 다음, 중추성 요붕증 감별진단 및 신장 농축 능력 측정
주사제	1. 중추성 요붕증, 뇌손상 및 뇌하수체 수술로 인한 일시적인 다뇨, 번갈 다음 2. A형 혈우병 3. 폰 빌레브란드 병(Type I) 4. 신장 농축 능력 측정

Desmopressin의 또 다른 작용과 제형별 특징에 대해 알려주세요.

Desmopressin은 앞서 설명한 항이뇨 작용 외에 또 다른 작용을 가지고 있습니다. Desmopressin은 혈중 혈액응고인자(폰 빌레브란드 인자[von Willebrand factor], factor VIII, tPA) 수치를 상승시켜 활성화부분트롬보플라스틴시간(activated partial thromboplastin time, aPTT)과 출혈 시간을 단축시키는 작용을 가지고 있습니다. 따라서 desmopressin은 야뇨증 외에 혈액응고 관련 질환에도 사용될 수 있습니다. Desmopressin은 〈표 8-7〉과 같이 제형에 따라 허가 적응증이 다릅니다.

두 약물의 이상반응 및 주의사항은 무엇인가요?

Desmopressin은 저나트륨혈증, 수분중독, 얼굴홍조, 피부 발진, 두통(2~5%), 복통, 인후통, 간수치 상승(일시적) 등의 이상반응이 발생할 수 있습니다. 특히 수분저류나 저나트륨혈증이 발생할 경우 두통, 구역/구토, 체중증가, 심한 경우 경련과 같은 증상이 발생할 수 있으며, 이러한 경우 즉시 약물을 중단해야 합니다. 이와 같은 이상반응 발생을 방지하기 위해 투여 전후로 수분 섭취를 제한하는 것이 중요합니다. Desmopressin 제제의 수분 섭취 제한은 약물투여 전 1시간~투여 후 8시간까지 제한하도록 합니다. 경구제의 경우 음식물 섭취에 의해 흡수가 감소하므로 음식의 영향을 일정하게 하기 위해 항상 동일한 시간에 복용하도록 합니다.

표 8-8 Desmopressin과 Imipramine의 용법·용량

	Desmopressin	Imipramine
제품명	미니린정 0.1mg, 0.2mg / 미니린멜트설하정 60mcg, 120mcg, 240mcg / 미니린나잘스프레이 500mcg/5mL 미니린주사액 4mcg/mL	환인이미프라민염산염정 25mg
용법용량 (경구제 / 야뇨증 치료 기준)	• 일차성 야뇨증(5세 이상): 취침 시 0.2mg 투여, 0.4mg까지 증량 가능 / 설하정: 취침 시 120mcg 설하 투여, 240mcg까지 증량 가능 • 야간다뇨 관련 야간뇨 증상 치료(성인): 취침 시 0.1mg 투여, 0.2mg, 0.4mg까지 증량 가능 / 설하정: 취침 시 60mcg 설하 투여, 120mcg, 240mcg까지 증량 가능	• 소아: 1일 25~50mg, 1~2회 분복 투여 • 유아: 1일 1회 25mg • 1회 복용할 경우 취침 전 복용
신장애 환자	CrCl <50mL/min: 사용 금기	용량 조절 필요 없음

Imipramine은 변비, 구강건조, 시야흐림, 요저류, 진정과 같은 항콜린성 부작용을 비롯해 식욕부진, 복통, 오심/구토와 같은 위장관계 증상이 나타날 수 있으며, 불안감, 어지러움과 같은 중추신경계 증상도 나타날 수 있습니다. ECG 변화, 심부정맥과 같이 보다 심각한 심혈관계 이상반응도 보고되고 있기 때문에 주의가 필요합니다. 외국에서는 이러한 이상반응 때문에 일차 약제로 권고하고 있지 않기도 합니다. 또한 자살성향 위험이 증가할 수 있어 유뇨증 환자를 제외한 소아/청소년에서의 사용은 승인되지 않았습니다.

야뇨증의 다른 치료법은 무엇입니까?

행동요법의 경우 가장 대표적으로 야뇨경보기가 이뤄지는데, 이는 잠옷에 경보기를 부착하여 오줌을 싸면 경보음이 울리고 잠에서 깨게 되는 것입니다. 나중에는 오줌을 싸기 전에 스스로 일어나 소변을 보는 습관을 들이게 하는 일종의 조건 반사를 이용한 치료법입니다. 약물요법으로는 항이뇨호르몬제인 desmopressin, 삼환계 항우울제인 imipramine이 사용되고 있으며, 낮 동안의 배뇨이상 증상(빈뇨, 급박뇨 등)이 동반된 경우에는 방광근육 이완 기능이 있는 항콜린제를 사용하게 됩니다. 환자의 상태에 따라 이들의 병용요법도 도움이 될 수 있습니다.

항콜린제는 방광이완제라고도 말할 수 있으며, 방광 근육의 이완작용과 국소 마취 효과를 통해 기능적 방광용적을 증가시키는 작용을 나타냅니다. 낮 동안의 배뇨이상 증상이 동반된 경우 효과가 있습니다. 부작용으로 구갈, 식욕부진, 안면홍조, 졸음 등이 있으며, 소아에서는 특히 변비가 흔히 나타납니다. 따라서 치료 시작 전과 치료 중에 변비 여부에 대해 세심한 관찰이 필요합니다.

이것만은 꼭 기억하세요!

- Desmopressin은 항이뇨호르몬인 vasopressin의 합성 유사체이며, imipramine은 삼환계 항우울제로서 방광에 대한 직접적인 항콜린 작용을 통해 항이뇨 효과를 나타냅니다.
- Desmopressin은 경구제뿐만 아니라 비액, 주사제와 같이 다양한 제형이 있으므로 필요에 맞게 사용할 수 있습니다. 주사제는 혈우병과 같은 혈액관련 질환에도 사용될 수 있습니다.
- Desmopressin은 수분저류와 저나트륨혈증 방지를 위해 투여 전 1시간~투여 후 8시간까지 수분 섭취를 제한해야 합니다.
- Imipramine은 심부정맥과 같은 심각한 심혈관계 이상반응이 나타날 수 있으므로 주의가 필요합니다. 이러한 부작용에 대한 우려로 미국에서는 일시적인 보조요법으로만 승인을 받았습니다.

참고문헌

1. 약학정보원[database on the Internet] Korean Pharmaceutical Information Center. Available from: www.health.kr.
2. 의약품안전나라 [database on the Internet]. 식품의약품안전처. Available from: https://nedrug.mfds.go.kr.
3. ACCP Updates in Therapeutics: Pharmacotherapy Preparatory Review and Recertification Course. ACCP 2019.
4. Cruz-Burgos, Marian, et al. "New Approaches in Oncology for Repositioning Drugs: The Case of PDE5 Inhibitor Sildenafil." *Front. Oncol.* 11 (2021): 208.
5. Davidian, Michael H. "Guidelines for the treatment of benign prostatic hyperplasia." *US Pharm* 41.8 (2016): 36-40.
6. Dipiro JT, Yee GC, Posey LM., et al. Pharmacotherapy: a pathophysiologic approach. 11th ed. McGraw-Hill; 2020.
7. DRUGDEX [database on the Internet]. Available from: www.micromedexsolutions.com.
8. Drugs.com [database on the Internet]. Available from: https://www.drugs.com/.
9. Giuliano, François, et al. "The mechanism of action of phosphodiesterase type 5 inhibitors in the treatment of lower urinary tract symptoms related to benign prostatic hyperplasia." *Eur. Urol.* 63.3 (2013): 506-516.
10. Hong, Chang Hee, et al. "Diagnosis and treatment of nocturnal enuresis in children." *Korean J Pediatr.* 51.11 (2008): 1140-1146.
11. Lexicomp [database on the Internet] Lexicomp Inc. Available from: http://online.lexi.com.
12. Malhotra, B., et al. "The design and development of fesoterodine as a prodrug of 5-hydroxymethyl tolterodine (5-HMT), the active metabolite of tolterodine." *Curr Med Chem.* 16.33 (2009): 4481-4489.
13. Medscape online [database on the Internet]. WebMD LLC; Available from: https://reference.medscape.com.
14. MICROMEDEX DRUGDEX [database on the Internet]. IBM Corporation. Available from: www.micromedexsolutions.com.
15. MSD MANUAL Professional version [database on the Internet]. Merck & Co., Inc., Available from: https://www.msdmanuals.com/en-kr/professional/genitourinary-disorders/voiding-disorders/urinary-incontinence-in-adults?query=urinary%20incontinence.
16. Oh, Seung June. "Review of the Anticholinergics for the Treatment of Overactive Bladder: 2009 Update." Int Neurourol J. 13.1 (2009): 7-22.
17. Pharmacotherapy 4th edition: Korea College of Clinical Pharmacy: Shinil books; 2017.
18. Rattu, Mohammad A. "Pharmacists' Role in Managing Male Urinary Incontinence." US Pharm 40.8 (2015): 35-38.
19. Sarma, Aruna V., and John T. Wei. "Benign prostatic hyperplasia and lower urinary tract symptoms." *N Engl J Med.* 367.3 (2012): 248-257.
20. Sinha, Rajiv, and Sumantra Raut. "Management of nocturnal enuresis-myths and facts." *World J Nephrol.* 5.4 (2016): 328-338.
21. Updates in Therapeutics: The Ambulatory Care Pharmacotherapy Preparatory Review Course. ACCP 2019.
22. Wilson, Jennifer A. "The management of urinary incontinence." *US Pharm* 41.9 (2016): 22-6.
23. Zeind CS, Carvalho MG. Applied therapeutics: the clinical use of drugs. 11th ed. Wolters Kluwer; 2018.

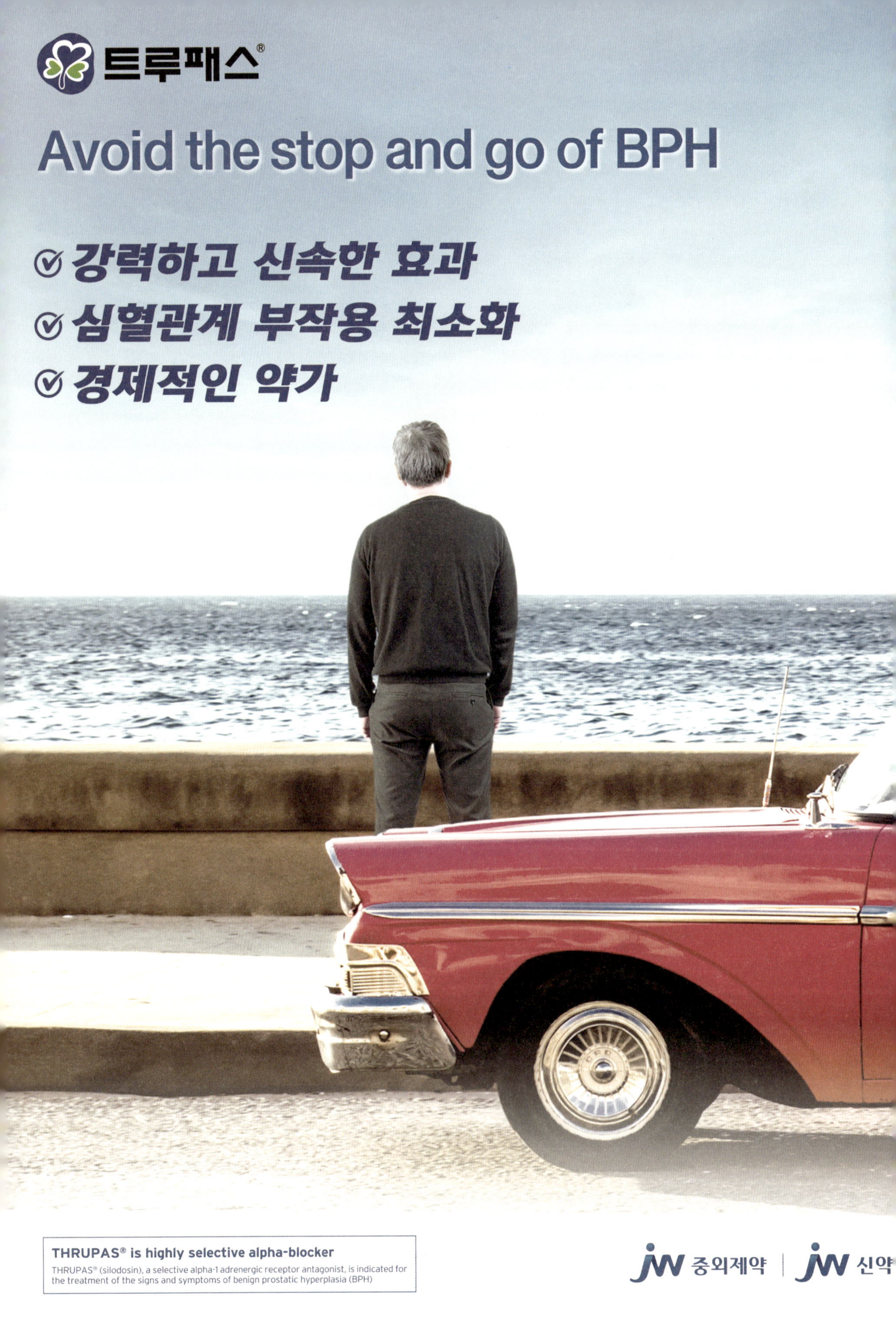

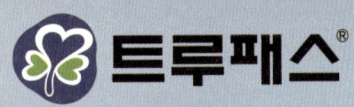

Avoid the stop and go of BPH

- 강력하고 신속한 효과
- 심혈관계 부작용 최소화
- 경제적인 약가

THRUPAS® is highly selective alpha-blocker
THRUPAS® (silodosin), a selective alpha-1 adrenergic receptor antagonist, is indicated for the treatment of the signs and symptoms of benign prostatic hyperplasia (BPH)

JW 중외제약 | JW 신약

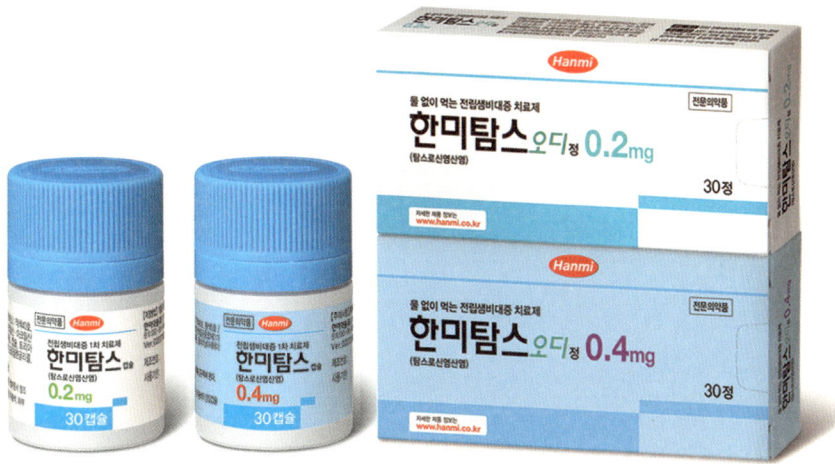

찾아보기

성분명

[ㄱ]

고세렐린 306
글레카프레비르/피브렌타스비르 441
글리메피리드 216
글리클라지드 220

[ㄴ]

날트렉손/부프로피온 269, 277
네비보롤 39, 61
네투피탄트/팔로노세트론 406
니코란딜 53
니트로글리세린 49
니페디핀 42

[ㄷ]

다비가트란 129
데스모프레신 522
덱사메타손 175
덱스란소프라졸 328
도큐세이트 371
돔페리돈 398
두타스테리드 509
둘라글루타이드 225
드로네다론 79
디멘히드리네이트 415
디멘히드리네이트 복합제제 411
디에노게스트 306
디옥타헤드랄스멕타이트 352
디히드로코데인 180, 184
딜티아젬 27

[ㄹ]

라모세트론 376
라미프릴 61
락툴로오스 355, 449
란소프라졸 328
레바미피드 340
레바프라잔 337
레보노르게스트렐 299
레보드로프로피진 184
레보설피리드 419
레보티록신/리오티로닌 261
레보티록신 261
레파글리니드 246
로라타딘 204
로베글리타존 235
로사르탄 23
로수바스타틴 92
로페라마이드 352
리나글립틴 243
리라글루티드 250, 273, 282
리바록사반 125
리팍시민 376, 449

[ㅁ]

메노트로핀 311
메살라진 385
메토클로프라미드 398
메트포르민 216
메티마졸 264
모메타손 196, 200
모사프리드 419
몰시도민 53
미라베그론 496

성분명

미소프로스톨　340
미코페놀레이트　474

실로도신　505
실로스타졸　118

[ㅂ]

베나치오에프　423
베돌리주맙　390
베라파밀　42
베스자임　423
베타히스틴　415
보글리보스　220
부데소니드/포르모테롤　163
비사코딜　360, 364
비소프롤롤　70

[ㅇ]

아미오다론　76, 79
아스피린　134, 139
아젤라스틴　196
아카보즈　246
아토르바스타틴　87
아프레피탄트　402, 406
아픽사반　129
알긴산나트륨　343
알리로쿠맙　97
알마게이트　343
알푸조신　505
암로디핀　23, 27
에날라프릴　66
에녹사파린　121
에독사반　139
에보글립틴　239
에볼로쿠맙　97
에소메프라졸　333
에스트라디올　317
에제티미브　92
에티닐에스트라디올/드로스피레논　295
에티닐에스트라디올/레보노르게스트렐　295
엑세나타이드　243, 250
엔테카비르　438
엘바스비르/그라조프레비르　441
엠파글리플로진　254
오르리스타트　269
오메가-3-산 에틸에스테르90　101
옥시부티닌　491
온단세트론　402

[ㅅ]

사이클로스포린　469
사쿠비트릴·발사르탄　66
삭사글립틴　235
산화마그네슘　355
살부타몰　167
설파살라진　385
세벨라머탄산염　459
세티리진　204
셀레시팍　45
솔리페나신　488
수크로제이철　464
스코폴라민 패취　411
스피로노락톤　31
시롤리무스　469
시메트로퓸　380
시타글립틴　239
실데나필　517

성분명

올로파타딘　192
와파린　125, 134
울리프리스탈　299
이미프라민　522
이바브라딘　70
이소소르비드이질산염　49
인다카테롤　172
인슐린글라진　225, 230
인슐린디터머　230
인플릭시맵　390

[ㅋ]

카르베딜롤　35, 39
칼시페디올　464
코데인　180
클로미펜　311
클로피도그렐　110, 114, 118

[ㅌ]

타다라필　517
타크로리무스　474
탄산란탄　459
탐스로신　500
테고프라잔　333
테노포비르　438
테라조신　500
톨터로딘　488
툴로부테롤　167
트레프로스티닐　45
트로스퓸　491
트리메부틴　380
트리암시놀론 아세토니드　200
티볼론　317

티오트로퓸　172
티카그렐러　114

[ㅍ]

판토프라졸　337
페노피브레이트　101
페소테로딘　496
펙소페나딘　192
펜터민　273
펜터민/토피라메이트　277, 282
폴리에틸렌글리콜　367
폴리카르보필칼슘　371
프라바스타틴　87
프라수그렐　110
프레드니솔론　175
프로파페논　76
프로프라놀롤　35
프로필티오우라실　264
프루칼로프라이드　360
피나스테리드　509
피오글리타존　254
피코황산나트륨　364, 367

[ㅎ]

헤파린　121
히드로클로로티아지드　31

535

성분명

[A]

Acarbose 246
Alfuzosin 505
Alirocumab 97
Almagate 343
Amiodarone 76, 79
Amlodipine 23, 27
Apixaban 129
Aprepitant 402, 406
Aspirin 134, 139
Atorvastatin 87
Azelastine 196

[B]

Betahistine 415
Bisacodyl 360, 364
Bisoprolol 70
Budesonide/Formoterol 163

[C]

Calcifediol hydrate 464
Carvedilol 35, 39
Cetirizine 204
Cilostazol 118
Cimetropium 380
Clomiphene 311
Clopidogrel 110, 114, 118
Codeine 180
Cyclosporine 469

[D]

Dabigatran 129
Desmopressin 522
Dexamethasone 175
Dexlansoprazole 328
Dienogest 306
Dihydrocodeine 180, 184
Diltiazem 27
Dimenhydrinate 411, 415
Dioctahedral smectite 352
Docusate Sodium 371
Domperidone 398
Dronedarone 79
Dulaglutide 225
Dutasteride 509

[E]

Edoxaban 139
Elbasvir/Grazoprevir 441
Empagliflozin 254
Enalapril 66
Enoxaparin 121
Entecavir 438
Esomeprazole 333
Estradiol valerate 317
Ethinylestradiol/Levonorgestrel 295
Ethinylestradiol/Drospirenone 295
Evogliptin 239
Evolocumab 97
Exenatide 243, 250
Ezetimibe 92

성분명

[F]

Fenofibrate 101
Fesoterodine 496
Fexofenadine 192
Finasteride 509
Fluticasone/Formoterol 163

[G]

Glecaprevir/Pibrentasvir 441
Gliclazide 220
Glimepiride 216
Goserelin 306

[H]

Heparin 121
Hydrochlorothiazide 31

[I]

Imipramine 522
Indacaterol 172
Infliximab 390
Insulin detemir 230
Insulin glargine 225, 230
Isosorbide dinitrate 49
Ivabradine 70

[L]

Lactulose 355, 449

Lansoprazole 328
Lanthanum carbonate 459
Levodropropizine 184
Levonorgestrel 299
Levosulpiride 419
Levothyroxine 261
Levothyroxine/Liothyronine 261
Linagliptin 243
Liraglutide 250, 273, 282
Lobeglitazone 235
Loperamide 352
Loratadine 204
Losartan 23

[M]

Magnesium oxide(MgO) 355
Menotropin 311
Mesalazine 385
Metformin 216
Methimazole 264
Metoclopramide 398
Mirabegron 496
Misoprostol 340
Molsidomine 53
Mometasone 196, 200
Mosapride 419
Mycophenolate 474

[N]

Naltrexone/Bupropion 269, 277
Nebivolol 39, 61
Netupitant/Palonosetron 406
Nicorandil 53

성분명

Nifedipine 42
Nitroglycerin 49

[O]

Olopatadine 192
Omega-3-acid ethyl esters 101
Ondansetron 402
Orlistat 269
Oxybutynin 491

[P]

Pantoprazole 337
Phentermine 273
Phentermine/Topiramate 277, 282
Pioglitazone 254
Polycarbophil Calcium 371
Polyethylene glycol 367
Prasugrel 110
Pravastatin 87
Prednisolone 175
Propafenone 76
Propranolol 35
Propylthiouracil 264
Prucalopride 360

[R]

Ramipril 61
Ramosetron 376
Rebamipide 340
Repaglinide 246
Revaprazan 337

Rifaximin 376, 449
Rivaroxaban 125
Rosuvastatin 92

[S]

Sacubitril·Valsartan 66
Salbutamol sulfate 167
Saxagliptin 235
Scopolamine 411
Selexipag 45
Sevelamer carbonate 459
Sildenafil 517
Silodosin 505
Sirolimus 469
Sitagliptin 239
Sodium alginate 343
Sodium picosulfate 364, 367
Solifenacin 488
Spironolactone 31
Sucroferric oxyhydroxide 464
Sulfasalazine 385

[T]

Tacrolimus 474
Tadalafil 517
Tamsulosin 500
Tegoprazan 333
Tenofovir DF 438
Terazosin 500
Tibolone 317
Ticagrelor 114
Tiotropium 172
Tolterodine 488

성분명

Treprostinil   45
Triamcinolone acetonide   200
Trimebutine   380
Trospium   491
Tulobuterol   167

[U]

Ulipristal   299

[V]

Vedolizumab   390
Verapamil   42
Voglibose   220

[W]

Warfarin   125, 134

제품명

[ㄱ]

가스모틴정　419
그린모닝연질캡슐　371
글루코바이정　246

[ㄴ]

나자코트비액　200
나조넥스나잘스프레이　196
나조넥스비강분무제　200
네비레트정　39, 61
넥시움정　333
노레보원정　299
노르믹스정　376, 449
노바스크정　23, 27
노보넘정　246

[ㄷ]

다이아벡스정　216
다이크로짇정　31
대화와르파린나트륨정　125
덱사메타손정　175
덱실란트디알캡슐　328
듀비에정　235
듀락칸시럽　355, 449
듀락칸이지시럽　355
드로피진정　184
디아미크롱정　220
디코데서방정　180, 184
디트로판정　491
디트루시톨에스알캡슐　488
딜라트렌정　35, 39

[ㄹ]

라미나지액　343
라파뮨정　469
란스톤캡슐　328
란투스주바이알　225, 230
란투스주솔로스타　225, 230
레니프릴정　66
레모둘린주사　45
레미케이드주사100mg　390
레바넥스정　337
레버미어플렉스펜주　230
레보프라이드정　419
레졸로정　360
레파타주프리필드펜　97
렌벨라정　459
로프민캡슐　352
리비알정　317
리트모놈정　76
리피딜슈프라정　101
리피토정　87
릭시아나정　139

[ㅁ]

마그오캡슐　355
마비렛정　441
맥페란정　398
멀택정　79
메네스에스정　415
메노푸어주　311
메바로친정　87
명문니트로글리세린설하정　49
명문인산코데인정　180
모티리움엠정　398
몰시톤정　53

제품명

무코스타정 340
미니린정 522

[ㅂ]

바라크루드정 438
바이에타펜주 243, 250
베나치오에프액 423
베스자임정 423
베시케어정 488
베이슨정 220
베타미가서방정 496
벤토린에보할러 167
벨포로츄어블정 464
보나링에이정 415
부광메티마졸정 264
브릴린타정 114
비리어드정 438
비사코딜정 360, 364
비아그라정 517
비잔정 306
빅토자펜주 250

[ㅅ]

사라조피린EN정 385
삭센다펜주 273, 282
산디문뉴오랄연질캡슐 469
셀셉트캡슐 474
소론도정 175
슈가논정 239
스멕타현탁액 352
스파스맥스정 491
스파스몰리트당의정 491
스피리바레스피맷 172

시그마트정·주 53
시알리스정 517
실콘정 371
심비코트터부헬러·라피헬러 163
싸이토텍정 340
씬지로이드정 261

[ㅇ]

아달라트오로스정 42
아마릴정 216
아보다트연질캡슐 509
아사콜디알정 385
아스트릭스캡슐 139
아스피린프로텍트정 134
아젭틴비액 196
아킨지오캡슐 406
안티로이드정 264
알닥톤필름코팅정 31
알레그라정 192
알레락정 192
알마겔정 343
알피움정 380
액토스정 254
야스민정 295
야즈정 295
업트라비정 45
에멘드캡슐 402, 406
에피언트정 110
엔트레스토필름코팅정 66
엘라원정 299
엘리퀴스정 129
영풍클로미펜시트르산염정 311
오마코연질캡슐 101
온글라이자정 235
온브리즈흡입용캡슐 172

541

제품명

이리보정 376
이소켓스프레이 49
이지롱내복액 411
이지트롤정 92
인데놀정 35
일성이숲틴정 42
일양하이트린정 500

[ㅈ]

자누비아정 239
자디앙정 254
자렐토정 125
자트랄엑스엘정 505
제니칼캡슐 269
제일와파린정 134
제파티어정 441
조프란정 402
졸라덱스데포주사 306
지르텍정 204

[ㅋ]

칼디올연질캡슐 464
케이캡정 333
코다론정 76, 79
코자정 23
코푸시럽 184
콘트라브서방정 269, 277
콤지로이드정 261
콩코르정 70
쿨프렙산 367
큐시미아캡슐 277, 282
크레스토정 92
크렉산주 121

클라리틴정 204
키미테패취 411
킨텔레스주 390

[ㅌ]

토비애즈서방정 496
트라젠타정 243
트루리시티일회용펜 225
트루패스구강붕해정 505
트리테이스정 61

[ㅍ]

판토록정 337
포리부틴정 380
포스레놀정 459
푸리민정 273
프라닥사캡슐 129
프랄런트펜주프리필드펜 97
프레탈정 118
프로그랍캡슐 474
프로기노바정 317
프로스카정 509
프로코라란정 70
프로페시아정 509
플라빅스정 110, 114, 118
플루티폼흡입제 163
피코락정 364
피코솔루션액 367

[ㅎ]

하루날디정 500

제품명

헤르벤정 27
헤파린나트륨주사액 121
호쿠날린패취 167
환인이미프라민염산염정 522

집필진		
	정경혜	중앙대학교 약학대학 부교수	약학박사, 미국 약사	미국 약물치료 전문약사(Board Certified Pharmacotherapy Specialists, BCPS)	대한약사회 학술이사
	구현지	중앙대학교 박사과정	미국 노인전문약사(Board Certified Geriatric Pharmacist, BCGP)	미국 약물치료 전문약사(Board Certified Pharmacotherapy Specialist, BCPS)	정문약국 근무
	김예지	중앙대학교 보건과학임상약학 박사, 미국약사	미국 약물치료 전문약사(Board Certified Pharmacotherapy Specialist, BCPS)	대한약사회 여약사이사	American Public Health Association(APHA) 홍보대사
	김형은	서울대학교 약학석사	브릿지바이오테라퓨틱스 PV director	(전) 한국 글락소스미스클라인 MI 및 PV 팀장	(전) 미국 Walgreens 약사
	박재경	알피바이오 개발마케팅팀장	대한약사회 여약사위원회	서울대학교 보건대학원 박사 수료	(전) 주식회사 KIMS 학술팀장
	성새암	알피바이오 개발마케팅팀	(전) 서울대학교병원 약제부	(전) 주식회사 KIMS 학술팀	(전) 약학정보원 학술팀
	전보명	숙명여자대학교 임상약학 석사	미국 약물치료 전문약사(Board Certified Pharmacotherapy Specialist, BCPS) 2007년	식품의약품안전처	(전) 연세대학교 신촌세브란스병원
	정경인	서울대학교 보건대학원 보건학 박사	차의과학대학교 건강과학대학 AI보건의료학부 조교수	(전) 약학정보원 상무, 학술정보센터장	(전) 서울대학교 보건환경연구소 연구교수
	정연주	미국 약물치료 전문약사(Board Certified Pharmacotherapy Specialist, BCPS)	한국병원약사회 노인약료 전문약사	중앙보훈병원 약제부장	중앙대학교 약학대학 겸임교수
	제남경	부산대학교 약학대학 부교수	팜디(Massachusetts College of Pharmacy and Health Sciences 졸업)	부산대학교병원 약제부 자문교수	한국임상약학회 홍보위원장
	한혜성	차의과학대학교 박사과정	한국약사교육연구회 총무부회장	대한약사회정책위원회 위원	화성시약사회 의약품안전사용강사
	황미경	약학박사	미국 약물치료 전문약사(Board Certified Pharmacotherapy Specialist, BCPS)	서울와이즈요양병원 약국장	(전) 서울시약사회 학술이사, 미래정책본부장

비교하면 보이는 약 vs. 약 1

지은이 한국약사교육연구회
펴낸이 최광훈
펴낸곳 대한약사회 약사공론

펴낸날 2022년 2월 17일 초판 1쇄 ● 2024년 10월 28일 초판 4쇄

등록 1994년 3월 12일 (신고번호 제1994-000038호)
주소 서울 서초구 효령로 194 대한약사회관 3층
전화 02.581.1301 / **팩스** 0504.084.3330
홈페이지 kpanews.co.kr
이메일 webmaster@kpanews.co.kr
인쇄 BTN

ⓒ 2022 한국약사교육연구회
이 책은 저작권법에 따라 한국 내에서 보호를 받는 저작물이므로 무단전재와 무단복제를 금합니다.
책값은 뒤표지에 있습니다. 잘못된 책은 구입하신 곳에서 교환해드립니다.

ISBN 979-11-92269-01-6 (94510)
　　　 979-11-92269-00-9 (94510) [세트]